Thieme

EKG-Auswertung leicht gemacht

Praxisbuch – mit System üben und verstehen

Rainer Klinge
Sybille Klinge

7., überarbeitete und erweiterte Auflage

180 EKGs
38 Zeichnungen
8 Tabellen

Georg Thieme Verlag
Stuttgart · New York

Anschrift der Autoren
Dr. med. Rainer Klinge
Breiter Weg 13a
38640 Goslar

Ehemaliger Chefarzt der Medizinischen Kliniken des Hafenkrankenhauses Hamburg
Lehrkrankenhaus des Uniklinikum Eppendorf und des Kreiskrankenhauses Goslar
Lehrkrankenhaus der Universität Göttingen

Dr. med. Sybille Klinge
Zehntstr. 21
38640 Goslar

Bibliografische Information
der Deutschen Nationalbibliothek

Die Deutsche Nationalbibliothek verzeichnet diese Publikation in der Deutschen Nationalbibliografie; detaillierte bibliografische Daten sind im Internet über http://dnb.d-nb.de abrufbar.

1. Auflage 1981
2. Auflage 1983
3. Auflage 1989
4. Auflage 1996
5. Auflage 2000
6. Auflage 2003

Rüdigerstraße 14
70469 Stuttgart
Deutschland
Telefon: +49/(0)711/8931-0
Unsere Homepage: www.thieme.de

Printed in Germany

Zeichnungen: Malgorzata & Piotr Gusta, Paris
Umschlaggestaltung: Thieme Verlagsgruppe
Umschlaggrafik: Martina Berge, Bad König
Verwendete Fotos von: fotolia.com
Redaktion: Dr. Thamar Triebel, Delmenhorst
Satz: primustype Hurler GmbH, Notzingen
gesetzt aus Indesign CS5
Druck: Stürtz GmbH, Würzburg

ISBN 978-3-13-596807-0 1 2 3 4 5 6
Auch erhältlich als E-Book:
eISBN (PDF) 978-3-13-157057-4

Vorwort zur 7. Auflage

Die EKG-Sammlung entstand ursprünglich auf Wunsch von EKG-Kursteilnehmern, die nach Studienmaterial fragten. Sie soll demjenigen zur Übung und Weiterbildung in der Auswertung und Interpretation von Elektrokardiogrammen dienen, der bereits ein entsprechendes Lehrbuch durchgearbeitet hat.
Zugrundegelegt ist eine vollständige, schematisierte EKG-Auswertung, ohne die ein Anfänger sich verloren fühlt. Diese ist zunächst zeitaufwendig, der Eingearbeitete kann jedoch mit Hilfe dieses Schemas in relativ kurzer Zeit einen gültigen Befund erstellen.
Die für die EKG-Auswertung wichtigsten Tabellen befinden sich auf der ausklappbaren vorderen Umschlagseite.
Die sechste Auflage wurde gründlich überarbeitet und auf den neuesten Stand gebracht. Einige EKGs wurden ersetzt, andere ergänzt, sodass sich die Zahl der auszuwertenden Ruhe-EKGs auf 110 erhöht hat.
Darüber hinaus ist auf Anregung vieler Studenten und Kollegen zusätzlich ein Kapitel über das Belastungs-EKG mit elf Übungsbeispielen in Form von Falldemonstrationen aufgenommen worden.

Der Hauptteil des Buches (Ruhe-EKG) setzt sich zusammen aus:

- der Einleitung, in der neben einer Anleitung zur routinemäßigen Auswertung von Elektrokardiogrammen die Bestimmung der Achsen von P, QRS und T erklärt wird und in der in die international übliche Nomenklatur der Erregungsrückbildungsstörungen eingeführt wird,
- den EKG-Streifen in Originalgröße mit den dazugehörigen klinischen Angaben,
- der schematischen Auswertung und Beurteilung
- den Bemerkungen zu jedem speziellen Fall (Fehlerquellen bei der Auswertung) sowie
- den in verkleinerter Form abgebildeten Vergleichs-EKGs sowie Merkkästen.

Hinten im Buch befinden sich leere Befundbögen zum Fotokopieren sowie ein EKG-Lineal.

Die Struktur des Buches ist einfach: auf der rechten Seite ist das auszuwertende EKG in Originalgröße abgebildet. Es wird nach Studium der auf der linken Seite abgedruckten klinischen Angaben mit Hilfe des EKG-Lineals auf dem kopierten standardisierten Befundbogen ausgewertet. Der selbst ermittelte Befund wird dann mit dem auf der linken Seite ausgedruckten Befund verglichen. Möglicherweise auftretende Fehlinterpretationen sind unter den„Bemerkungen" diskutiert; hier sind auch die Probleme besprochen, die dem noch wenig Geübten erfahrungsgemäß die größten Schwierigkeiten bereiten.
Die Sammlung enthält von Normalbefunden bis zu schwer pathologischen EKGs, in denen mehrere Diagnosen zu stellen sind, alles, was im klinischen Alltag an Befunden auftaucht. Diese sind so „durcheinandergewürfelt", dass der Leser nicht aus der Reihenfolge die zu erwartenden Diagnosen ableiten kann.
Die Gliederung des Kapitels „Belastungs-EKG" ähnelt der des Hauptteils. Dabei sind die wichtigsten Tabellen für die Durchführung und Auswertung einer Belastung vorangestellt. Auch hier empfiehlt es sich, dass der Leser ein diesbezügliches Lehrbuch vorab gelesen hat.

Das umfangreiche Stichwortverzeichnis am Ende des Buches führt u.a. Diagnosen, Einzel- und Detailbefunde auf. Es ist jeweils angegeben, welcher Befund in welchem EKG auftaucht. Dem Leser ist somit die Möglichkeit gegeben, neben der Auswertung „durcheinandergewürfelter" EKGs auch einzelne Befunde systematisch aufzusuchen und durchzuarbeiten oder auch zu anderen EKGs hier vorliegende Befunde zum Vergleich heranzuziehen.

Wir wünschen den Lesern viel Erfolg und Freude bei der Lektüre und Arbeit mit diesem Buch. Verbesserungs- oder Ergänzungswünsche nehmen wir jederzeit gerne entgegen.
Dem Thieme Verlag danken wir für die großzügige Ausstattung dieses Buches und Frau Marion Holzer für die große Sorgfalt bei der Gestaltung dieses umfangreichen Manuskriptes.

Goslar, September 2011 — Sybille und Rainer Klinge

Inhaltsübersicht

Verzeichnis der Tabellen

Verzeichnis der Skizzen

Merkkästen

Abkürzungen

I II III	Ableitungen I II III
A	Atrium (Vorhof)
AAI-SM	SM mit Stimulation und Detektion auf Vorhofebene
Abl.	Ableitung
ACVB	aortokoronarer Venenbypass
AICD-SM	Automatischer implantierbarer Cardioverter/Defibrillator
AKS	akutes Koronarsyndrom
aVF	augmented unipolar foot, Goldberger-Ableitung aVF
aVL	augmented unipolar left, Goldberger-Ableitung aVL
BWA	Brustwandableitung
CMP	Cardiomyopathie
CMO	obstruktive Myokardiopathie (= IHSS)
CPK	Kreatinphosphokinase
CX	Arteria circumflexa der linken Koronararterie
DCM	dilatative Cardiomyopathie
DDD-SM	SM mit Stimulation und Detektion sowohl auf Vorhof – als auch auf Ventrikelebene
E	Eichzacke
EPU	elektrophysiologische Untersuchung
Erbs	Erregungsrückbildungsstörung
GOT	Glutamat-Oxalat-Transaminase
GPT	Glutamat-Pyruvat-Transaminase
HBDH	Hydroxybutyrat-Dehydrase, a_1-Enzym der LDH
HHK	hypertensive Herzkrankheit
HNCM	hypertrophe nicht-obstruktive Cardiomyopathie
ICD	intrakardialer Cardioverter-Defibrillator
ICR	Interkostalraum (Zwischenrippenraum)
IHSS	idiopathische hypertrophe subvalvuläre Aortenstenose (= CMO)
iLSB	inkompletter Linksschenkelblock
iRSB	inkompletter Rechtsschenkelblock
KA	Konusarterie
KHK	koronare Herzkrankheit
LA	linkes Atrium (linker Vorhof)
LAD	left anterior descendens, Ast der linken Koronararterie (= RIVA)
LAF	linksanteriorer Faszikel
LAH	linksanteriorer Hemiblock
LCA	linke Koronararterie
LDH	Laktat-Dehydrogenase
LIMA	Left internal mammary artery bypass
LGL	Lown-Ganong-Levine-Syndrom
LPF	linksposteriorer Faszikel
LPH	linksposteriorer Hemiblock
LSB	Linksschenkelblock
LTS	linker Tawara-Schenkel
LV	linker Ventrikel
LVH	linksventrikuläre Hypertrophie
mV	Millivolt
NSTEMI	Non ST-elevation myocardial infarction
OHV	obere Hohlvene
OUP	oberer Umschlagspunkt
P	P-Welle
PA	Pulmonalarterie
PLA	Posterolateralast der CX
PQ	PQ-Zeit, Überleitungszeit
PTCA	perkuante transluminale Koronarangioplastie
PV	Pulmonalvene
QRS	QRS-Komplex, Erregungsausbreitungskomplex der Herzkammern
QT	QT-Zeit
r/R	Ramus (Ast)
RA	rechtes Atrium (rechter Vorhof)
RAD	Ramus atrialis dexter
RCA	rechte Koronararterie
RCD	Ramus circumflexus dexter der RCA
RCX	Ramus circumflexus der LCA
RD	Ramus diagonalis
RF	rechter Faszikel (rechter Tawara-Schenkel)
RIVA	Ramus interventricularis anterior der LCA (= LAD)
RIVP	Ramus interventricularis posterior der RCA
RMD	Ramus marginalis dexter der RCA
RMS	Ramus marginalis sinsiter der LCA
RS	Ramus septalis
RSB	Rechtsschenkelblock
RTS	rechter Tawara-Schenkel
RV	rechter Ventrikel
RVH	rechtsventrikuläre Hypertrophie
s	Sekunde
SA	Sinu-atrial (Überleitung)
SK	Sinusknoten
SKA	Sinusknotenarterie
SM	Schrittmacher
ST	ST-Strecke, Zeit der totalen Kammererregung
SSS	Sick-sinus-Syndrom
STEMI	ST-elevation myocardial infarction
SVES	supraventrikuläre Extrasystole
T	T-Welle
UHV	untere Hohlvene
VAI-SM	SM mit Detektion im Vorhof (A) und Stimulation im Ventrikel
VES	ventrikuläre Extrasystole
VVI-SM	SM mit Stimulation und Detektion auf Ventrikelebene

Einleitung

Routinemäßige Auswertung eines Elektrokardiogramms

Arbeitsanleitung

Bei der Auswertung von Elektrokardiogrammen empfiehlt es sich, streng schematisch vorzugehen. Auf diese Weise ist die Wahrscheinlichkeit, Details zu übersehen, am geringsten. Aus diesem und auch aus praktischen Beweggründen heraus wurde ein EKG-Auswertbogen entwickelt, in den die Daten angekreuzt bzw. eingetragen werden.

Sämtliche Ausschnitte der in diesem Buch dargestellten Elektrokardiogramme sind in Originalgröße abgebildet, sodass die Zeitwerte mit den üblichen EKG-Linealen ausgemessen werden können. Die Eichung (Verstärkung) ist stets so eingerichtet, dass ein Zentimeter einem Millivolt entspricht. In einigen EKGs sind Eichzacken (E) mit abgebildet.

Die Papiervorlaufgeschwindigkeit (Schreibgeschwindigkeit) beträgt 50 mm/s, wenn über den Kurven keine andere Geschwindigkeit angegeben ist.

Der Leser sollte sich zunächst die klinischen Angaben zu dem Patienten durchlesen und dann selbst auf dem zu fotokopierenden Befundzettel am Ende des Buches die Auswertung vornehmen. Sehen Sie sich bitte erst nach Ihrer eigenen Auswertung den im Buch ausgedruckten Befund an und vergleichen Sie ihn mit Ihren Ergebnissen. Wichtige Details und Fehlerquellen werden auf der linken Seite unter „Bemerkungen" diskutiert. Bei Bedarf sollten Sie noch zusätzlich ein Lehrbuch hinzuziehen, das dieses Übungsbuch nicht ersetzen kann und soll.

Auf der hinteren Umschlagseite ist die Auswertung eines Elektrokardiogramms mit dem EKG-Lineal in den einzelnen Schritten kurz zusammengefasst. Ein EKG-Lineal liegt diesem Buch bei.

Bestimmung der Herzfrequenz

Zunächst verschafft man sich einen orientierenden Überblick, welcher Rhythmus vorliegt, ob es sich um einen Sinusrhythmus handelt oder ob andere Erregungsbildungszentren die Schrittmacherfunktionen innehaben. Es wird also festgelegt, welches der Grundrhythmus ist und ob dieser regelmäßig oder unregelmäßig ist. Die Zeitwerte und die Herzachsen (P, QRS, T) werden in nachstehend beschriebener Weise ermittelt.

Das beiliegende EKG-Lineal wird so angelegt, dass die links oben abgebildete Pfeilspitze auf die Spitze eines QRS-Komplexes zeigt. Die Frequenz wird entsprechend der Zahl der auf dem Lineal angegebenen R-R-Abstände – in diesem Fall: drei – abgelesen. Schwankt die Frequenz, so wird der Minimal- und der Maximalwert angegeben. Sind nur zwei oder drei Herzaktionen abgebildet, so muss man die Herzfrequenz errechnen: eine Minute (= 60 s) wird geteilt durch einen R-R-Abstand. 60 (s): z. B. 0,8 (s) = 600: 8 = 75 (Aktionen in der Minute).

Der R-R-Abstand kann durch Auflegen des EKG-Lineals bestimmt werden (Sekundenskala) oder aber durch Abzählen der Kästchen: Ein großes Kästchen (0,20 s) ist unterteilt in 10 kleine Kästchen à jeweils 0,02 s.

Es muss streng darauf geachtet werden, ob das EKG mit einer Papiervorlaufgeschwindigkeit von 50 oder 25 mm/s registriert wurde. Auf dem Lineal sind für beide Geschwindigkeiten Frequenz- und Sekundenskala angegeben.

Ausmessen der Zeitwerte

Nach der Bestimmung der Herzfrequenz werden die Zeitwerte ermittelt. Zum Ausmessen wird zunächst stets die Ableitung II verwandt, da in dieser Ableitung sowohl die P-Welle als auch der QRS-Komplex am sichersten abzugrenzen sind. Der Grund hierfür liegt darin, dass die Achse der P-Welle und auch die des QRS-Komplexes (elektrische Herzachse) in den meisten Fällen in etwa in die Richtung der Ableitung II zeigen und sich deshalb dort am klarsten abbilden. Beträgt die Achse der P-Welle jedoch z. B. 0 Grad, so wird man vergleichend oder ergänzend Ableitung I (0°) hinzuziehen. Es wird also kontrolliert, ob in anderen Ableitungen der Beginn einer P-Welle oder eines QRS-Komplexes schon früher zu erkennen ist. Gültig ist jeweils die früheste Abweichung von der isoelektrischen Linie, wobei gleichgültig ist, in welcher Ableitung sie zu sehen ist. Dasselbe gilt für die letzte Abweichung von der isoelektrischen Linie für das Ende der P-Welle oder des QRS-Komplexes sowie der T-Welle (QT-Zeit).

Bestimmung der Achsen von P, QRS und T

Da in vielen EKG-Büchern eine Anleitung zur Achsenbestimmung fehlt, soll nachstehend die Methode erklärt werden. Die Achsenbestimmung ist aus mehreren Gründen wichtig: Der Auswerter wird an eine vektorielle Deutung des EKGs gewöhnt, die zum Verständnis des EKGs unbedingt erforderlich ist und in deren Kenntnis sich viele pathologische Veränderungen leicht ableiten lassen.

Die Beschreibung des EKGs wird durch das Nennen von Gradzahlen von P, QRS und T erheblich vereinfacht. Viele EKG-Apparate geben in ihren Computerbefunden die Gradzahlen an. Häufig, aber nicht immer, sind diese Werte richtig, vor allem, wenn es sich um ein normales EKG handelt. Manchmal sind sie jedoch falsch, deshalb ist es wichtig, die Gradzahlbestimmung mühelos nachvollziehen zu können.

Änderungen der Herzachse können auch innerhalb eines Lagetyps genau angegeben werden. Außerdem bietet die Achsendivergenz, d. h. der Winkel zwischen den Vektoren der Erregungsausbreitung und der Erregungsrückbildung in den Kammern, einen wichtigen Parameter (siehe Tabelle auf dem vorderen Umschlagdeckel).

Die Kenntnis der normalen (und später auch der pathologischen) Erregungsausbreitung in den Kammern ist wichtig. Aus diesem Grund wird hier das Erregungsbildungs- und -leitungssystem sowie der normale Erregungsablauf zur Erinnerung skizziert (Abb. 1.1 und Abb. 1.2).

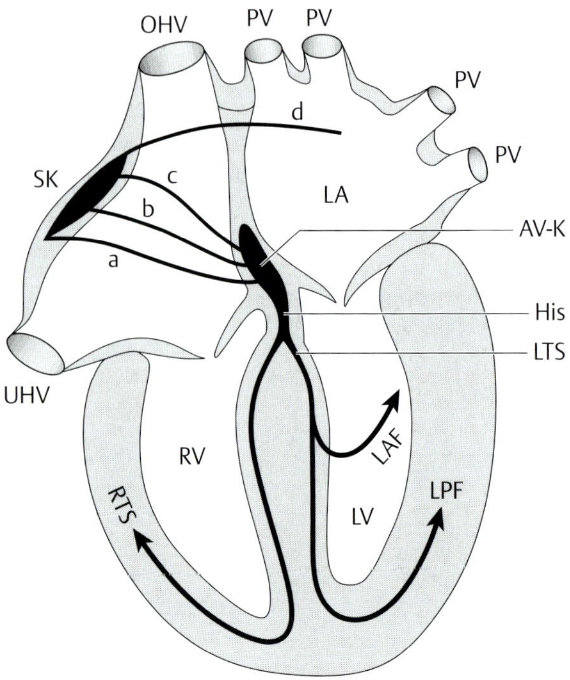

Abb. 1.**1** Schematische Zeichnung: Anatomie Erregungsbildungs- und -leitungssystem

a b c – internodale Leitungsbahnen
d – Bachmannsches Bündel
OHV – obere Hohlvene
UHV – untere Hohlvene
PV – Pulmonalvene
SK – Sinusknoten
AV-K – AV-Knoten
His – Hissche Bündel
LA – linkes Atrium
LV – linker Ventrikel
RV – rechter Ventrikel
LTS – linker Tawara-Schenkel
LAF – linksanteriorer Faszikel
LPF – linksposteriorer Faszikel
RTS – rechter Tawara-Schenkel

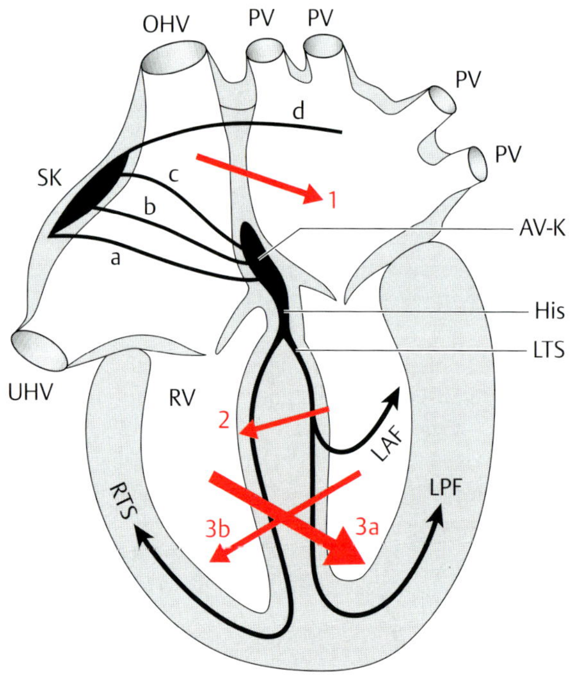

Abb. 1.**2** Schematische Zeichnung: Hauptvektoren der Erregungsausbreitung im Herzen

1 –Vorhofvektor (Achse P)
2 –septaler Vektor (initialer ventrikulärer Vektor)
3 a –Ventrikelhauptvektor (Achse QRS)
3 b –Vektor des rechten Ventrikels
3 a+3b: Der Summationsvektor zeigt in etwa in die Richtung um 3 a, da der Vektor des rechten Ventrikels (3 b) in dem des linken Ventrikels untergeht (vergleichsweise kleine Herzmuskelmasse und damit entsprechend schwächerer Vektor).

Zunächst soll die Bestimmung der Herzachsen **zeichnerisch anhand der Extremitätenableitungen I, II und III** – also anhand des Einthoven-Dreiecks – allein demonstriert werden. Im **EKG Nr. 2** beträgt die Höhe der R-Zacke in der Ableitung I 9 mm und in der Ableitung II 8 mm. Vom Mittelpunkt der Seiten des Einthoven-Dreiecks werden diese Größen in Ableitung I und II in Ableitungsrichtung (da es sich um positive Ausschläge handelt) eingetragen.

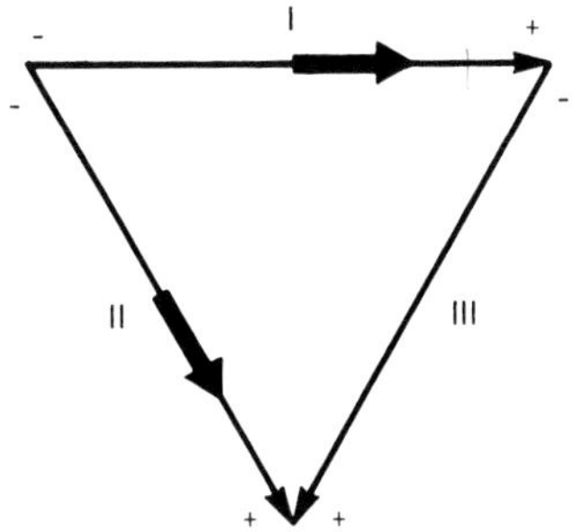

Durch die Pfeilspitzen und die Fußpunkte werden die Senkrechten auf die beiden Ableitungen eingezeichnet:

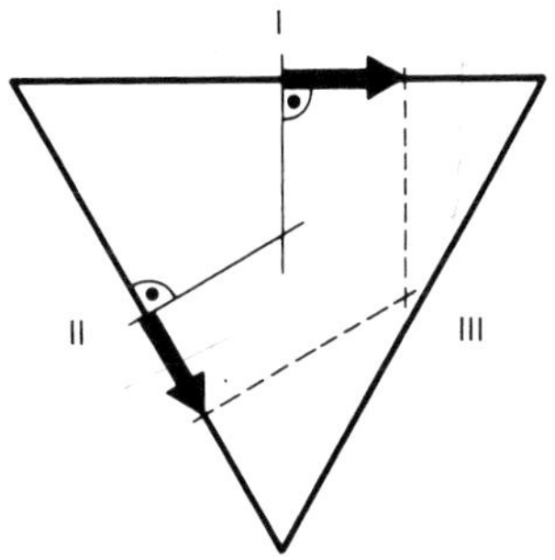

Die Schnittpunkte stellen Fußpunkt und Spitze des tatsächlichen Vektors dar. Sie werden miteinander verbunden, die Vektorspitze durch einen Pfeil gekennzeichnet.

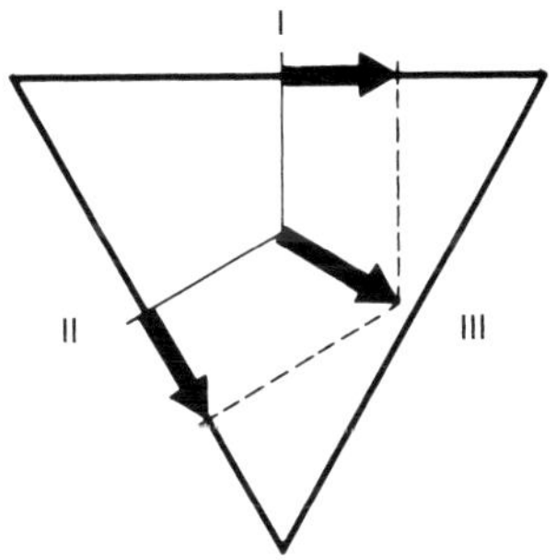

Durch den Fußpunkt des Vektors wird die Horizontale gezogen und der Winkel zwischen der Horizontalen und dem Vektor bestimmt.

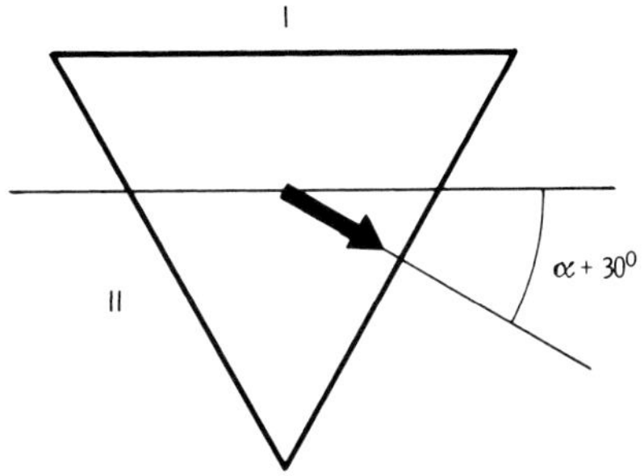

Der Winkel α gibt die Richtung des Gesamtvektors des QRS-Komplexes an, also des Vektors der Erregungsausbreitung in den Kammern (elektrische Herzachse). Korrigierend muss hier gleich bemerkt werden, dass es falsch ist, zum einen nur von der R-Zacke auszugehen und zum anderen nur von ihrer Höhe. **Entscheidend ist der gesamte QRS-Komplex und hier nicht nur die Amplitude, sondern die Fläche.** Die negativen Flächen (Q-Zacke, S-Zacke) werden von den Flächen der R-Zacke abgezogen. Dies hört sich im ersten Moment sehr kompliziert und sehr fehlerträchtig an, in kürzester Zeit lernt man jedoch mit den Flächen so gut umzugehen, dass die Ergebnisse mehrerer Auswerter nicht oder kaum voneinander abweichen.

Die elektrische Herzachse beträgt, wie oben ermittelt, in dem EKG Nr. 2 + 30°, sie steht also genau senkrecht auf Ableitung III. Dies bedeutet, dass der QRS-Komplex sich punktförmig auf diese Ableitung projiziert und hier überhaupt nicht erkennbar ist oder dass positive und negative Flächen des QRS-Komplexes in Ableitung III sich zu Null ergänzen. Umgekehrt kann man sagen, dass, wenn in einer Ableitung die Flächen des QRS-Komplexes sich zu Null ergänzen, auf dieser Ableitung die Herzachse senkrecht stehen muss.

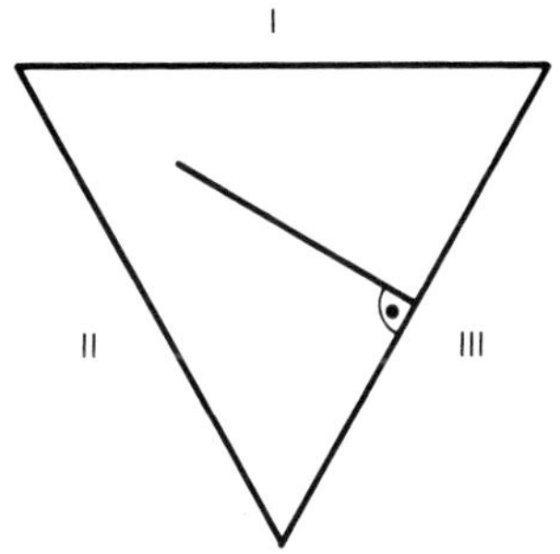

In der nächsten grafischen Darstellung des QRS-Vektors im EKG Nr. 2 werden jetzt (als Gegenbeispiel) die Ableitungen III und I herangezogen: Auf Ableitung III steht die QRS-Achse senkrecht (da sich der QRS-Komplex punktförmig auf Ableitung III projiziert):

Die Schnittpunkte der Senkrechten auf die Vektorspitze und den Fußpunkt in Ableitung I mit der Senkrechten im Mittelpunkt auf Ableitung III ergeben den „tatsächlichen Vektor“.

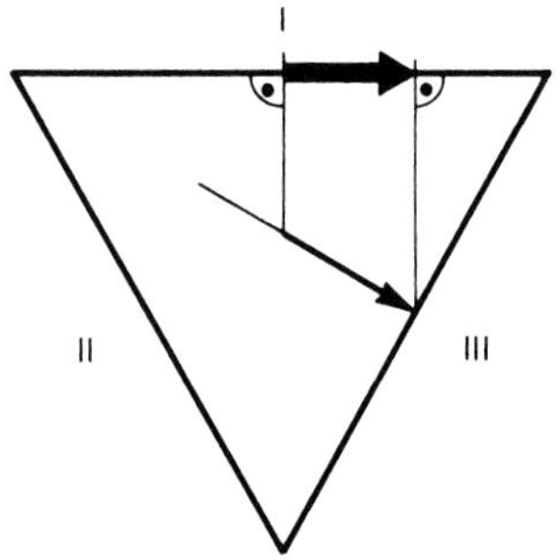

In der Frontalebene, in der die Achsen bestimmt werden, stehen neben den Extremitätenableitungen I, II und III die verstärkt unipolaren Goldberger-Ableitungen aVR, aVL und aVF zur Verfügung. Dass man unter den Ableitungen I, II und III eine findet, auf der z. B. die Achse QRS genau senkrecht steht, ist relativ selten.

Cabrera-Kreis

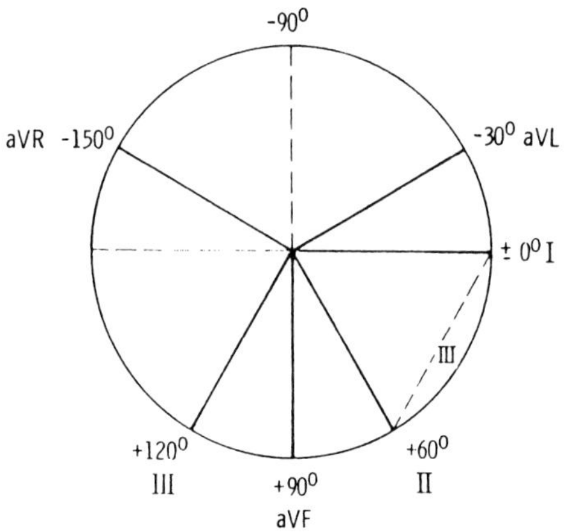

Betrachtet man jedoch zusätzlich die **Goldberger-Ableitungen (aVR, aVL, aVF)**, so findet man in diesen sechs Ableitungen schon häufiger eine, auf der der QRS-Komplex genau senkrecht steht. Im **EKG Nr. 4** ist dies die Ableitung aVL. Die Fläche des QRS-Komplexes ist hier gleich Null, die Achse QRS steht demnach senkrecht auf dieser Ableitung. Die Senkrechte auf aVL kann in zwei verschiedene Richtungen zeigen: entweder im **Uhrzeigersinn** von aVL: −30 ° (aVL) + 90 ° = + 60 ° oder im **Gegenuhrzeigersinn** von aVL: −30 ° (aVL) – 90 ° = −120 °.

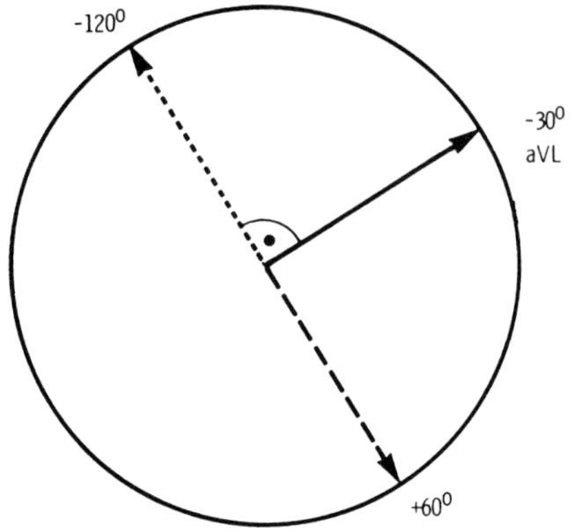

Liegt die elektrische Herzachse bei + 60 °, so muss in Ableitung II (60 °) die Fläche des QRS-Komplexes am stärksten positiv sein, da der Vektor dieser Ableitung genau parallel läuft und sich damit in ganzer Größe hierauf abbildet.

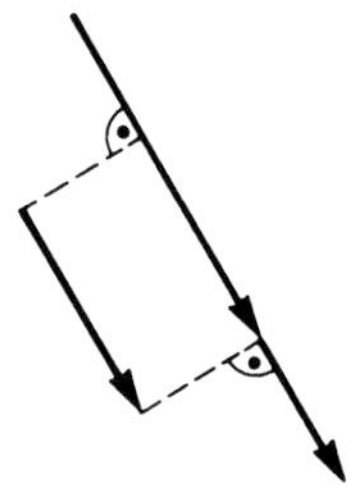

Im EKG Nr. 4 ist in Ableitung II tatsächlich der QRS-Komplex am stärksten positiv, die elektrische Herzachse zeigt demnach genau nach + 60 ° (−30 ° + 90 °).

Beträgt die Fläche des QRS-Komplexes in einer der Ableitungen der Frontalebene (im Cabrera-Kreis) gleich Null, so kann also fast auf den ersten Blick die elektrische Herzachse angegeben werden.

Im **EKG Nr. 1** ist die Fläche des QRS-Komplexes in Ableitung aVL fast gleich Null. Die kleine Flächendifferenz wird zunächst außer Acht gelassen: Die Achse QRS steht demnach senkrecht auf Ableitung aVL, also entweder −30 ° + 90 ° = + 60 ° oder −30 ° – 90 ° = −120 °. Da in Ableitung II (60 °) der QRS-Komplex am stärksten positiv ist, zeigt die elektrische Herzachse in diese Richtung. Nun ist in Ableitung aVL (die Ableitung, von der ausgegangen wurde) die Fläche des QRS-Komplexes etwas mehr negativ. Dies bedeutet, dass der Vektor weiter über die Senkrechte von aVL hinaus hinwegzeigt:

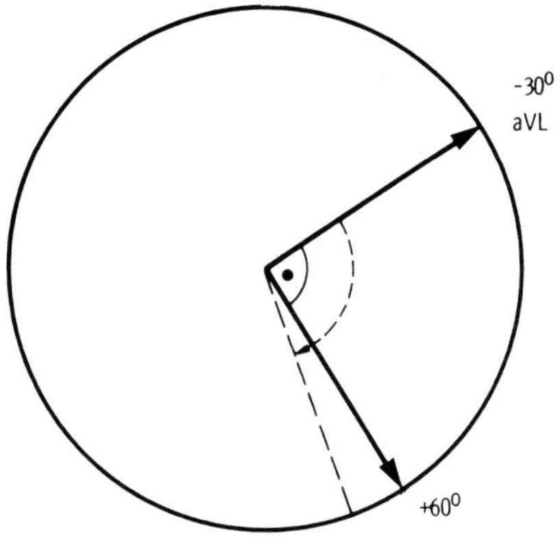

Die Achse QRS beträgt demnach –30 ° + 90 ° + 10 ° = + 70 °. Die Größe der Differenz + 10 ° oder + 20 ° wird geschätzt.

Im **EKG Nr. 3** steht die Achse QRS in etwa senkrecht auf Ableitung II. Von den zwei Möglichkeiten: + 60 ° + 90 ° = + 150 ° und + 60 ° – 90 ° = –30 ° ist die Letzte die Richtige, da in Ableitung aVL der QRS-Komplex am stärksten positiv ist. Die Gesamtfläche des QRS-Komplexes ist in der Ableitung, von der ausgegangen wurde (Ableitung II), jedoch etwas negativ, die Achse weist also etwas über die –90 °-Senkrechte hinaus.

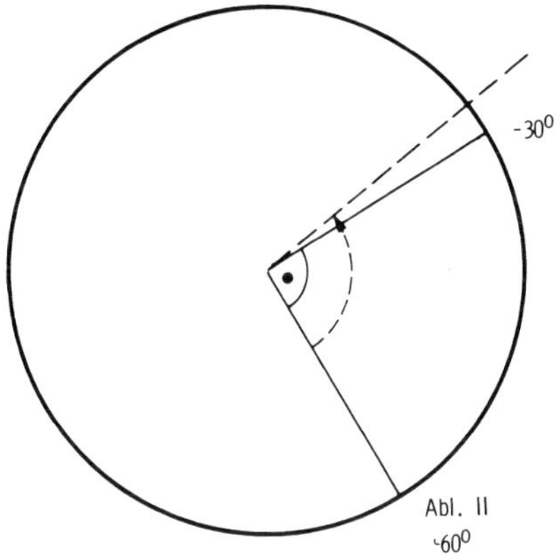

Die Achse beträgt also + 60 ° – 90 ° – 10 ° = –40 °.

Schwierigkeiten bei der Bestimmung der Achse von QRS entstehen beim Rechtsschenkelblock (vgl. Bemerkungen zu EKG 38) sowie beim Sagittaltyp (vgl. Bemerkungen zu EKG 32).

Die **Achse der P-Welle und der T-Welle** wird genauso bestimmt wie die des QRS-Komplexes. In den Bemerkungen zu den ersten drei Elektrokardiogrammen ist die Bestimmung aller Achsen beschrieben. In den restlichen Beispielen ist lediglich die Gradzahl sämtlicher Achsen in der Auswertung angegeben.

Es kommt gelegentlich – wenn auch nicht sehr häufig – vor, dass die Achsen von P, QRS und T nicht bestimmt werden können. Bei P und T ist dies der Fall, wenn die Wellen in den Extremitätenableitungen sehr flach sind. Man sollte dann in dem Auswertbogen statt der gefragten Gradzahl „zu flach" einsetzen. Dass die elektrische Herzachse (Achse QRS) nicht bestimmbar ist, kommt äußerst selten vor.

Bedeutung der Achsendivergenz

Die Achsendivergenz beinhaltet die Differenz zwischen den Winkeln, in denen sich die Erregungsausbreitung (QRS) und die Erregungsrückbildung (T) in den Herzkammern befinden. Beträgt z. B. die Achse QRS + 50 °, die von T + 10 °, so besteht eine Achsendivergenz von 40 °.

Die Achse T liegt normalerweise links der Achse QRS, dies bedeutet, dass eine Achse T, die rechts der Achse QRS liegt (z. B. Achse QRS + 10 °, Achse T + 50 °), als pathologisch anzusehen ist. Liegt die Achse T links von QRS, so liegt eine normale Achsendivergenz vor, solange die in der Tabelle auf der dritten Umschlagseite angegebenen Grenzwerte nicht überschritten sind. Je jünger der Patient ist und je steiler die Achse QRS ist, desto größer darf der Winkel zwischen der Achse QRS und der Achse T sein.

Häufig ist eine pathologische Achsendivergenz der einzige Hinweis auf z. B. eine koronare Herzkrankheit (siehe Tabelle auf der zweiten vorderen inneren Umschlagseite).

Weitere Auswertung anhand des Befundbogens

Nach Bestimmung der Zeitwerte und der Herzachsen werden die **Hypertrophie-Indizes** ermittelt: Neben dem Sokolow-Index (positiv: $S_{V1} + R_{V5}$ oder $R_{V6} \geqq 3{,}5$ mV) muss routinemäßig auch der Lewis-Index bestimmt werden (positiv bei $R_I + S_{III} - S_I - R_{III} \geqq 1{,}6$ mV). Bestimmt man nur den Sokolow-Index, so entgehen ca. 30 % der linksventrikulären Hypertrophien im EKG der Diagnostik.

Daraufhin werden die **Brustwandableitungen** beschrieben (siehe Auswertbogen). Es wird zunächst angegeben, in welchen Ableitungen Q-Zacken zu sehen sind und wie groß diese sind. Bei kleinen Q-Zacken schreibt man ein kleines q (z. B. qV_6), bei großen Q-Zacken ein großes Q (z. B. QV_6) oder, wenn QS-Komplexe vorliegen, werden diese aufgeführt und angegeben, in welchen Ableitungen sie vorkommen.

Ein weiterer wichtiger Teil der Auswertung ist die Beschreibung der R-Zacken in den Brustwandableitungen. Es wird angegeben, ob der **R-Zuwachs** regelmäßig erfolgt, ob er langsam oder schnell ist oder die R-Zacke in einer Ableitung abrupt groß wird. Darüber hinaus wird vermerkt, ob von einer Ableitung zu einer anderen ein R-Verlust, eine R-Reduktion oder kein R-Zuwachs vorliegt. Daraufhin wird die **R/S-Umschlagszone** festgelegt, z. B. zwischen V_3 und V_4 oder wenn z. B. in V_4 die Flächen von R und S gleich groß sind: „bei V_4". Die S-Zacken in den Brustwandableitungen werden beschrieben: Es wird hierbei vermerkt, bis zu welcher Brustwandableitung überhaupt S-Zacken zu sehen sind und wie groß die S-Zacken in der letztgenannten Ableitung sind.

Im Anschluss an die Beschreibung der QRS-Komplexe in den Brustwandableitungen folgt eine Rubrik, in der die **Formveränderungen von P, QRS, ST und T** aufgeführt werden. Die Veränderungen von P, ST und T werden zusammenfassend (in Frontal- und Horizontalebene, d. h. Extremitäten- und Brustwandableitung) beschrieben. In der Rubrik QRS brauchen nur noch die Veränderungen in den Extremitätenableitungen angegeben zu werden, da sie großenteils in den Brustwandableitungen oben schon beschrieben wurden. Im Fall eines Rechtsschenkelblocks (bei dem eine R'-Zacke in V_1 z. B. zu sehen ist) oder im Fall des Vorliegens von QS-Komplexen in den Brustwandableitungen müssen diese Veränderungen auch hier noch aufgeführt werden, soweit sie oben nicht notiert werden konnten.

Der letzte Schritt der Auswertung beinhaltet die **Beurteilung**. Hier werden die im Abschnitt „Auswertung" erhobenen Daten in Form von Diagnosen zusammengefasst.

Wir empfehlen den Lesern nachdrücklich, EKGs nach einem festen Auswertschema, wie hier angegeben, zu befunden. Andernfalls läuft man Gefahr, wichtige Dinge zu übersehen. Im Auswertteil notierte Pathologika sollten Sie markieren, um sie in der zusammenfassenden Beurteilung nicht zu vergessen.

Zu Anfang braucht man für die Auswertung eines EKGs selbstverständlich länger, später geht es erstaunlich schnell.

Die Klassifizierung der Erregungsrückbildungsstörungen ist schwierig und leider auch sehr uneinheitlich. Es werden deshalb nachstehend die Erregungsrückbildungsstörungen in ihren verschiedenen Erscheinungsformen beschrieben und die Nomenklatur festgelegt.

Nomenklatur der Erregungsrückbildungsstörungen („Erbs“)

Die ST-Strecken verlaufen normalerweise auf der Höhe der isoelektrischen Linie. Die T-Wellen sind in der Regel der Fläche des QRS-Komplexes gleichgerichtet. Sie haben in den Brustwandableitungen V_5 und V_6 ein Sechstel der Höhe der R-Zacken in diesen Ableitungen. Sind sie niedriger, so gelten sie als abgeflacht.

Zwei Gruppen von Erregungsrückbildungsstörungen werden unterschieden: **primäre**, d. h. solche ohne vorangegangene Erregungsausbreitungsstörung und **sekundäre**, die nach einer gestörten Erregungsausbreitung wie z. B. einem Schenkelblock folgen.

Die primären Erregungsstörungen werden wiederum in **spezifische** und **unspezifische** unterteilt (vgl. Tab. 1.**1**).

Bei den spezifischen kann man Erregungsrückbildungsstörungen vom **Läsions-**, **Ischämie**- und **Digitalistyp** unterscheiden. Die Begriffe Läsion und Ischämie sind insofern unglücklich, als sie einen pathophysiologischen Inhalt suggerieren, der im EKG nicht abzulesen ist. Da diese Benennungen sich jedoch international durchgesetzt haben, werden sie hier beibehalten.

Bei der **Läsion** handelt es sich um horizontale Verlagerungen der ST-Strecke: entweder Hebung (Außenschichtläsion) oder Senkung (Innenschichtläsion).

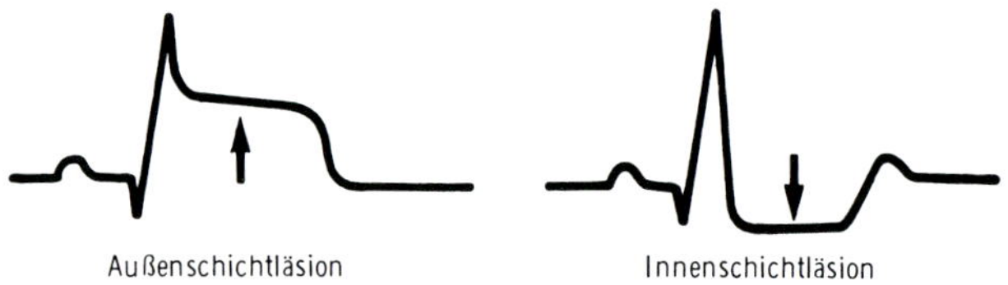

Außenschichtläsion und Innenschichtläsion

Die **Ischämie** beinhaltet isolierte Veränderungen der T-Welle: Bei der *Außenschichtischämie* ist die T-Welle entweder gleichschenklig negativ oder terminal negativ.

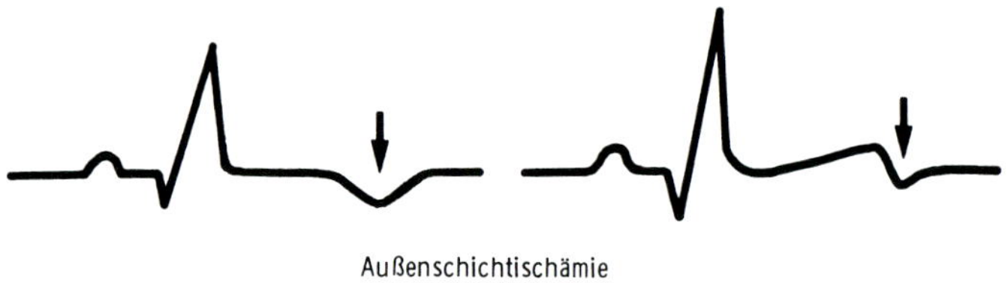

Außenschichtischämie

Differenzierung zwischen terminaler und präterminaler Negativität:
Ob eine T-Welle präterminal oder terminal negativ ist, kann zeichnerisch ermittelt werden: Zeigt die Winkelhalbierende der T-Welle senkrecht nach oben oder weg von dem davorstehenden QRS-Komplex, so handelt es sich um eine terminale Negativität.

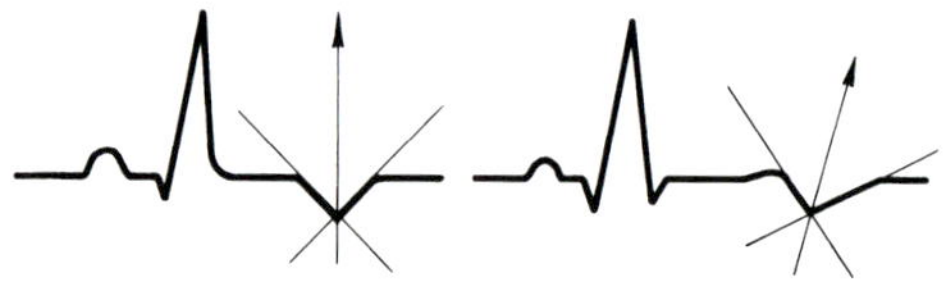
terminal negative T-Wellen

Zeigt die Winkelhalbierende dagegen zum QRS-Komplex hin, so handelt es sich um eine präterminale Negativität (unspezifische Erregungsrückbildungsstörung, s. u.).

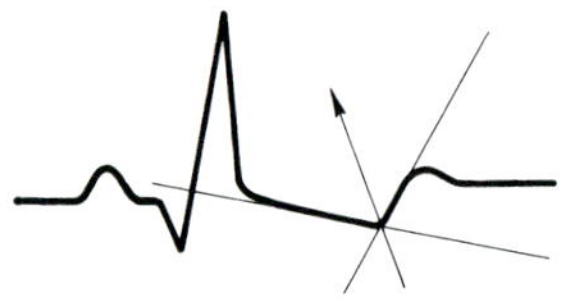
präterminal negative T-Welle

Der *Innenschichtischämie* (**Erregungsrückbildungsstörung vom Innenschichtischämietyp**) ist demgegenüber eine Überhöhung der T-Wellen zuzuordnen, wie man sie z. B. im Frühstadium eines Herzinfarktes sieht. Der Begriff Innenschichtischämie wird jedoch kaum verwandt.

Die **Erregungsrückbildungsstörung vom Digitalistyp** zeichnet sich durch mulden- oder girlandenförmige Veränderungen der ST-Strecke aus. Digitalis kann jedoch auch andere (unspezifische) Veränderungen der Erregungsrückbildung verursachen.

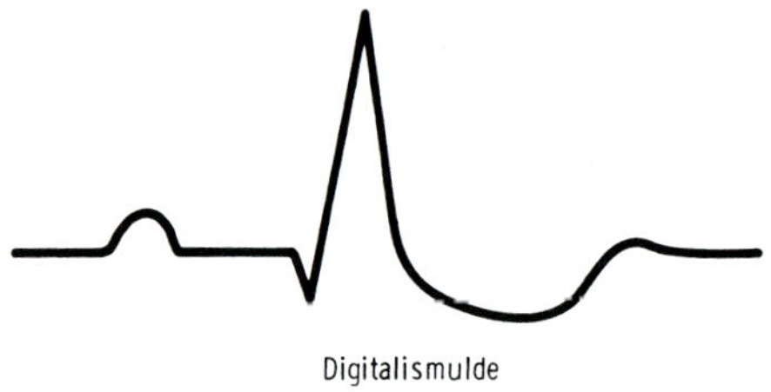

Digitalismulde

Bei den **unspezifischen Erregungsrückbildungsstörungen** handelt es sich um solche, die in die oben genannten nicht einzuordnen sind: ST-Strecken-Deszension oder T-Abflachung sowie starre ST-Strecken:

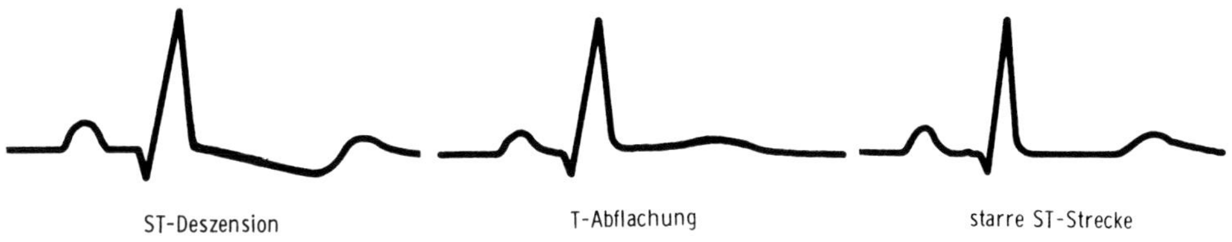

ST-Deszension, T-Abflachung, starre ST-Strecke

Eine ST-Deszension von gesenktem Abgang wird der Innenschichtläsion zugeordnet, da die ST-Strecke über die ganze Länge gesenkt ist.

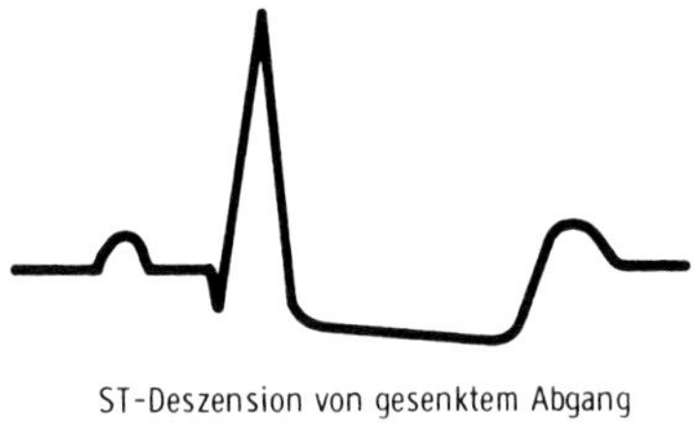

ST-Deszension von gesenktem Abgang

Eine aufsteigende ST-Strecke (ST-Aszension) beinhaltet keine Erregungsrückbildungsstörung. Eine ST-Aszension von überhöhtem Abgang wird häufig – besonders in den Brustwandableitungen V_2 bis V_4 – beobachtet, ohne dass eine Störung der Erregungsrückbildung vorliegt. Sie ist häufig verbunden mit einem „vegetativen T". Es können sich jedoch auch Erregungsrückbildungsstörungen vom Außenschichtläsionstyp dahinter verbergen. Im letzteren Fall verläuft der erste Anteil der ST-Strecke fast horizontal, und es folgt dann erst die Aszension. Ein Urteil ist in solchen Fällen nur in Zusammenschau mit den Veränderungen in allen Ableitungen und meist auch nur in Zusammenschau mit der Klinik möglich.

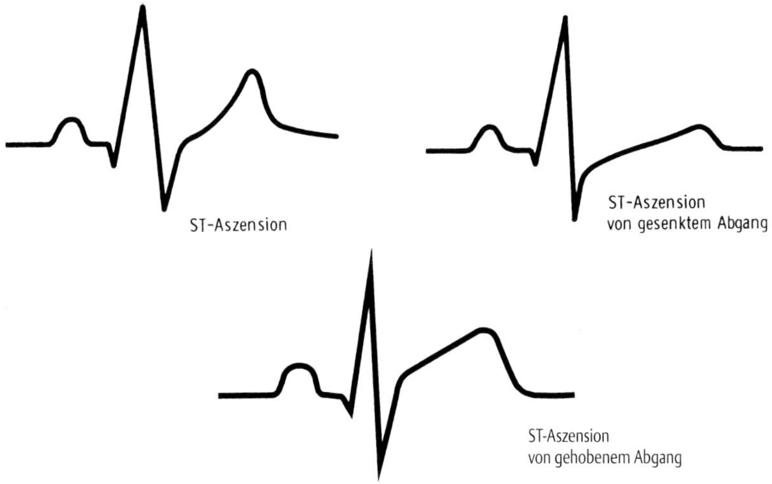

ST-Aszension, ST-Aszension von gesenktem Abgang, ST-Aszension von gehobenem Abgang

Als weitere, relativ selten zu beobachtende Erregungsrückbildungsstörung ist z. B. die durch eine Hypokalzämie bedingte zu nennen. Man könnte sie wie die digitalisbedingte als eine Sonderform auffassen. Charakteristisch ist die **verzögerte Erregungsrückbildung**, die zu einer verlängerten **QT-Zeit** führt. Der Normwert der QT-Zeit ist frequenzabhängig (wie der der PQ-Zeit) (siehe Tabelle auf dem vorderen Umklappdeckel).

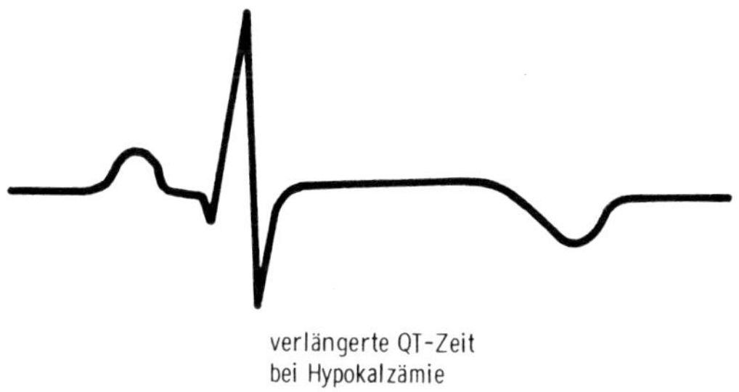

verlängerte QT-Zeit

Liegen Erregungsrückbildungsstörungen nur in den Ableitungen vor, die eine bestimmte Region der Kammermuskulatur repräsentieren, so wird diese **Lokalisation** für die Erregungsrückbildungsstörung genannt: z. B. für T-Negativierung in V_2 bis V_4: siehe EKG Nr. 19, „Erregungsrückbildungsstörung vom Außenschichtischämietyp im apikalen und supraapikalen Vorderwandbereich". Eine Tabelle der Herzwandregionen und deren Repräsentation in den verschiedenen Ableitungen ist auf der Innenseite des vorderen Umklappdeckels angegeben.

Liegt jedoch z. B. eine T-Abflachung sowohl in den Ableitungen der Frontalebene (I, II, III, a VR, aVL, aVF) als auch in der Horizontalebene (V_1 bis V_6) vor, so spricht man von diffusen, unspezifischen Erregungsrückbildungsstörungen.

Es sollte außerdem angegeben werden, **wie stark** die Erregungsrückbildungsstörung ausgeprägt ist (z. B. „leichte, unspezifische Erregungsrückbildungsstörung im Vorderwandlateralbereich" wie im EKG Nr. 26 oder „deutliche, vom Außenschichtischämietyp im Vorderwandapikal- bis -lateralbereich" wie im EKG Nr. 69).

Tab. **1** Erregungsrückbildungsstörungen

Erregungsrückbildungsstörungen		
primäre		**sekundäre**
ohne vorangegangene intraventrikuläre Erregungsausbreitungsstörung		*nach vorangegangener intraventrikulärer Erregungsausbreitungsstörung*
spezifische	unspezifische	
• Läsion: horizontal verlagerte ST-Strecke: Hebung oder Senkung • Ischämie: T-Wellen-Negativierung, terminal negative T-Wellen • Digitaliseinwirkung: bogen- bzw. girlanden- bzw. muldenförmige (konkave) ST-Strecken-Veränderungen	• starre ST-Strecken • ST-Strecken-Deszension • konvexbogige ST-Strecken • überhöhte T-Wellen • abflachte T-Wellen • präterminal negative T-Wellen	

Frequenzbereiche bei tachykarden Rhythmusstörungen:

Sinustachykardie 100–160 Aktionen/min

Paroxysmale supraventrikuläre Tachykardie (AV-junktionale und Vorhoftachykardie) 140–220 Aktionen/min bzw. 160–250/min (beachte Blockierungsverhältnis)

Vorhofflattern 220–350 Aktionen/min (beachte Blockierungsverhältnis)

Vorhofflimmern 350–600 Aktionen/min (beachte Blockierungsverhältnis)

Kammertachykardie 160–220 Aktionen/min

Kammerflattern 200–300 Aktionen/min

Kammerflimmern 200–400 Aktionen/min

Vorgehen bei der Befundung der Ruhe-EKGs 1 bis 110

1. Durchsicht der „Angaben zur Person", der „Anamese" sowie der „Befunde"
2. Eigenständige Auswertung der EKGs auf den zu fotokopierenden Befundbögen (Original am Ende des Buches) mit dem dort ebenfalls befindlichen EKG-Lineal.
3. Vergleich des eigenen Befundes mit der ausgedruckten Auswertung und der Beurteilung.
4. Durchlesen der „Bemerkungen". Hier sind die Besonderheiten eines jeden EKGs erklärt und die möglichen Fehlerquellen für die Auswertung aufgezeigt.
5. Durchsicht der links unten in verkleinerter Form abgebildeten Vergleichs- bzw. Kontroll-EKGs sowie der ausgedruckten Merksätze oder der erläuternden Skizzen.

Die vom EKG-Auswerter in den Befundbogen einzusetzenden Daten sind in der ausgedruckten Auswertung und Beurteilung rot gedruckt.

Übungs-EKGs

Achse P: Senkrecht auf Ableitung aVL in Richtung auf Ableitung II:
$-30° + 90° = +60°$

Achse QRS: In etwa senkrecht auf Ableitung aVL mit leicht überwiegender Negativität der QRS-Fläche:
$-30° + 90° = +70°$

Achse T: In etwa senkrecht auf Ableitung aVL mit gering überwiegender Positivität der T-Fläche in aVL:
$-30° + 90° - 10° = +50°$

In den Brustwandableitungen regelmäßiger R-Zuwachs, R/S-Umschlagszone zwischen V_2 und V_3, kleine S-Zacken bis V_5. Kleine Q-Zacken in V_5 und V_6, die in den dorsalen Ableitungen (V_7 bis V_9) noch etwas größer werden.

Die T-Welle darf in V_1 negativ sein. Der ST-T-Verlauf ist in allen Ableitungen normal.

Die **Herzfrequenz** kann man hier nicht an dem angelegten EKG-Lineal ablesen, da keine vier Aktionen hintereinander abgebildet sind. Sie wird folgendermaßen errechnet: Eine Minute (60 s) wird dividiert durch ein R-R-Intervall. Das Intervall beträgt 33 kleine Kästchen zu 0,02 s (man kann natürlich auch die Sekundenskala des EKG-Lineals anlegen): 60 (s): 0,66 = 88 Aktionen/min.

Bei dem aufgezeichneten EKG handelt es sich um einen Normalbefund, die Ableitungen V_7 bis V_9 wurden hier lediglich zum Vergleich für andere (pathologische) EKGs mitgeschrieben, eine spezielle Indikation zur Registrierung der posterioren Ableitungen bestand in diesem Fall nicht.

Normale Erregungsausbreitung:

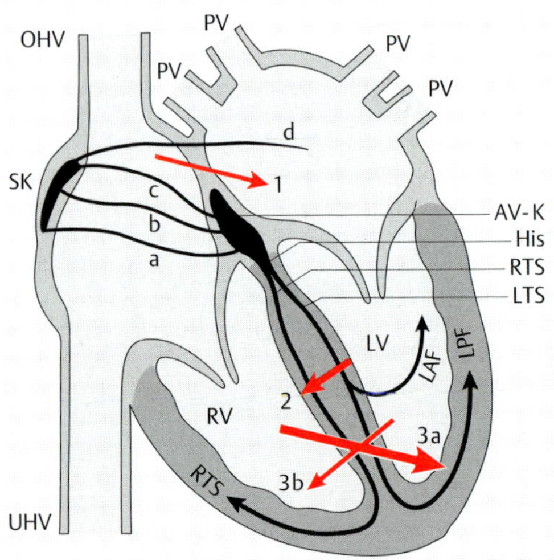

Pfeil 1: Erregung der Vorhöfe von rechts oben nach links unten

Pfeil 2: Erregung des Septums von links nach rechts durch den schneller leitenden linken Tawara-Schenkel

Pfeil 3: Erregung der freien Ventrikelwände, gleichzeitig:

Pfeil 3a: Kräftiger Vektor nach links bedingt durch den muskelstarken linken Ventrikel

Pfeil 3b: Schwacher Vektor nach rechts (ca. 1/5 der Stärke des Vektors nach rechts) zum rechten Ventrikel

Abkürzungen s. S. 2

Angaben zur Person:

Geschl. ♀ / 23 Jahre — 55 kg — 168 cm

Kreatinin: 0,6 (n = 0,4–1,3) mg/dl — Hypertonie: ☐ ja ☒ nein ☐ labile

Kalium: 4,2 (n = 3,5–5,5) mmol/l — aktueller RR: 120/70 mmHg

Herzwirksame Medikamente: keine

Anamnese, Befunde: Patientin gesund

Auswertung:

Zeiten:	P: 0,10	PQ: 0,17	QRS: 0,08	QT: 0,34 s	Frequenz 88/min
Achsen:	P: + 60°	QRS: + 70°	T: + 50°		
Hypertrophie-Indizes:	Lewis: −0,5 mV		Sokolow: 2,1 mV		
Q-Zacken in BWA:	q V_5–V_9				
R-Zuwachs in BWA:	☒ regelmäßig	☐ langsam	☐ schnell	☐ abrupt in V	
		☐ kein R-Zuwachs von V	bis V		
		☐ R-Reduktion von V	bis V		
		☐ R-Verlust von V	bis V		
R/S-Umschlagzone:	zwischen V_2 und V_3		bei V	☐ bis V_6 nicht erreicht	
S-Zacken in BWA:	bis V_5	☒ klein	☐ mittel	☐ groß	Voltage: o.B.
Formveränderungen:	P: –				
	QRS: –				
	ST: –				
	T: –				

Beurteilung:	☒ regelmäßig	☐ unregelmäßig	☒ normfrequent	
☒ Sinusrhythmus	☐ absolute Arrhythmie	☐	☐ bradykard	☐ tachykard

Extrasystolie: –

Intraatriale Leitungsstörungen: –

Überleitungsstörungen: –

Lagetyp: Steiltyp

Intraventrikuläre Leitungsstörung: –

Infarkt: –

Hypertrophiezeichen: –

Erregungsrückbildungsstörungen: –

weitere Diagnosen, Bemerkungen: –

Hauptdiagnose: Normalbefund

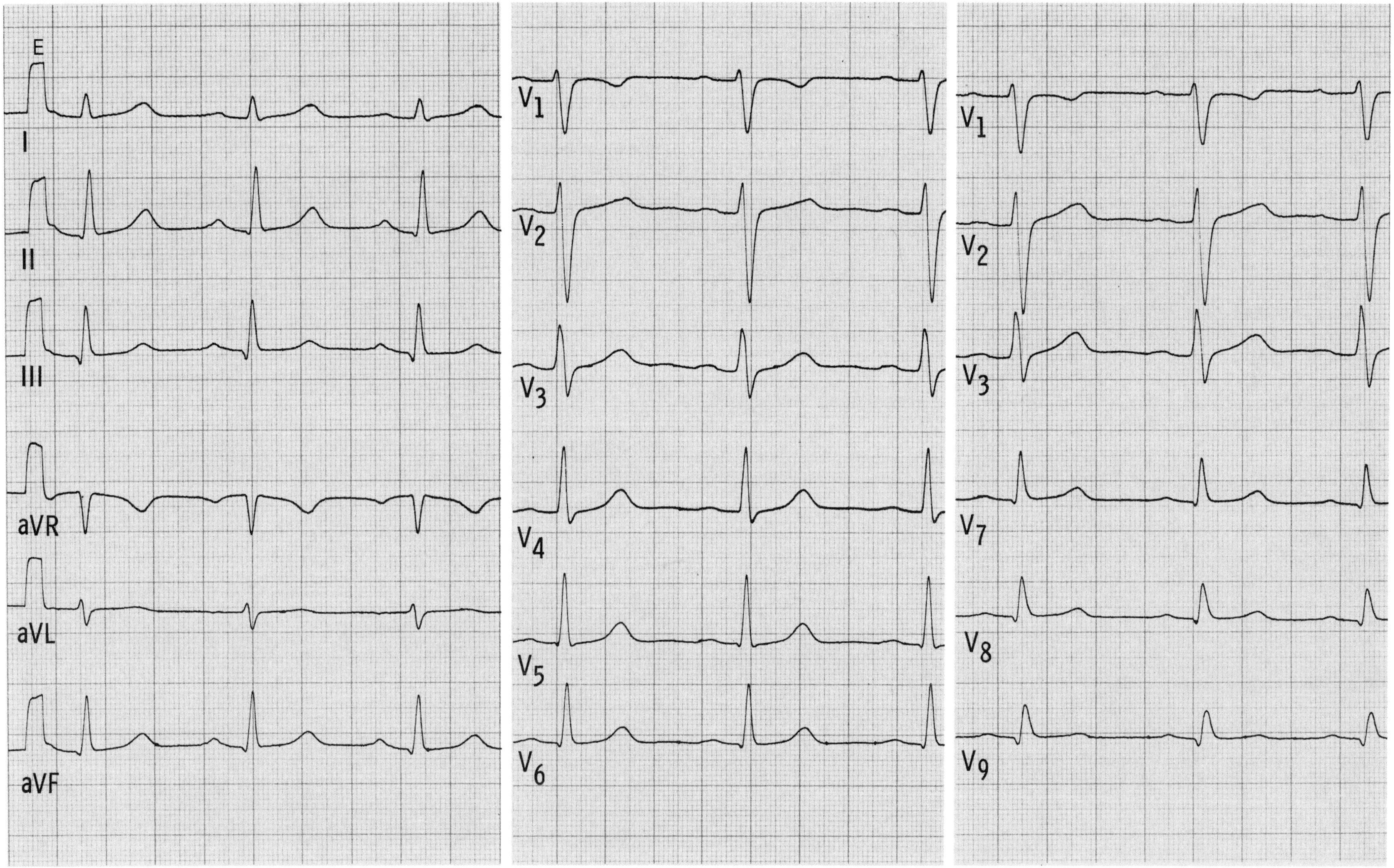
E
I
II
III
aVR
aVL
aVF
V_1
V_2
V_3
V_4
V_5
V_6
V_1
V_2
V_3
V_7
V_8
V_9

Achse P:	Senkrecht auf aVF in Richtung auf Ableitung I. Da eine geringe Positivität der P-Fläche in Ableitung aVF überwiegt, liegt der P-Vektor etwas weniger als 90° weg von Ableitung aVF: $+90° - 90° + 10° = +10°$
Achse QRS:	Senkrecht auf Ableitung III (die Flächen der positiven und negativen Zacken ergänzen sich hier genau zu Null) in Richtung auf Ableitung I: $+120° - 90° = +30°$
Achse T:	Senkrecht auf aVF in Richtung auf Ableitung I, leichtes Überwiegen der positiven Fläche in aVF: $+90° - 90° + 10° = +10°$

Die **T-Wellen** in den Ableitungen I, aVL und V_2 bis V_6 sind etwas hoch und spitz: In Zusammenschau mit den klinischen Daten (junger Patient, rezidivierende Ulcera duodeni, keine Hyperkaliämie, keine KHK) liegt es nahe, die T-Veränderungen als Zeichen einer vegetativen Dystonie aufzufassen.

In diesem Rahmen sind auch die leicht angehobenen ST-Strecken in den Ableitungen V_2 und V_3 zu sehen. Sehr häufig sind bei einer vegetativen Dystonie hohe spitze T-Wellen im Verbund mit gehobenen ST-Strecken in denselben Ableitungen festzustellen. Die ST-Strecken haben einen konkavbogigen Verlauf (siehe Skizze unten).

Einen konvexbogigen ST-Verlauf sieht man dagegen bei einem Herzinfarkt, bei einer Lungenembolie und bei einer Myokarditis (siehe Skizze unten).

a

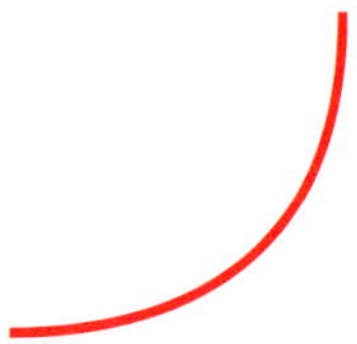

konkav-bogig

b

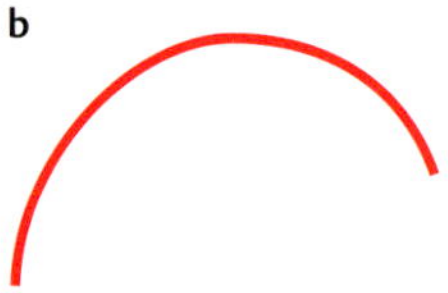

konvex-bogig

Überhöhte T-Wellen: Differenzialdiagnose:

- vegetative Dystonie
- Hyperkaliämie
- Infarktstadium 0 („Erstickungs-T“)
- überhöhte T-Wellen in den Brustwandableitungen bei posteriorem Infarkt im Stadium II

Angaben zur Person:

Geschl. ♂ / 22 Jahre		68 kg	182 cm
Kreatinin: 1,1 (n = 0,4–1,3) mg/dl		Hypertonie: ☐ ja ☒ nein ☐ labile	
Kalium: 4,8 (n = 3,5–5,5) mmol/l		aktueller RR: 160/90 +) mmHg	
Herzwirksame Medikamente: keine			
Anamnese, Befunde:	Rezidivierendes Ulcus duodeni, Herz und Lunge o. B. +) einmalig erhöhter Blutdruckwert (bei Aufnahme)		

Auswertung:

Zeiten:	P: 0,10	PQ: 0,14	QRS: 0,09	QT: 0,37 s	Frequenz 64/min
Achsen:	P: + 10°	QRS: + 30°	T: + 10°		
Hypertrophie-Indizes:	Lewis: 0,5 mV		Sokolow: 2,8 mV		
Q-Zacken in BWA:	q V_5 q V_6				
R-Zuwachs in BWA:	☒ regelmäßig	☐ langsam ☐ kein R-Zuwachs von V ☐ R-Reduktion von V ☐ R-Verlust von V	☐ schnell bis V bis V bis V	☐ abrupt in V	
R/S-Umschlagzone:	zwischen V_3 und V_4		bei V	☐ bis V_6 nicht erreicht	
S-Zacken in BWA:	bis V_6	☒ klein	☐ mittel	☐ groß	Voltage: o. B.
Formveränderungen:	P: – QRS: – ST: – T: hoch und spitz positiv V_2–V_6				

Beurteilung:	☒ regelmäßig	☐ unregelmäßig	☒ normfrequent	
☒ Sinusrhythmus	☐ absolute Arrhythmie	☐	☐ bradykard	☐ tachykard

Extrasystolie:	–
Intraatriale Leitungsstörungen:	–
Überleitungsstörungen:	–
Lagetyp:	Indifferenz-Linkstyp
Intraventrikuläre Leitungsstörung:	–
Infarkt:	–
Hypertrophiezeichen:	–
Erregungsrückbildungsstörungen:	Zeichen der vegetativen Dystonie
weitere Diagnosen:	–
Hauptdiagnose:	Normalbefund, vegetative Dystonie

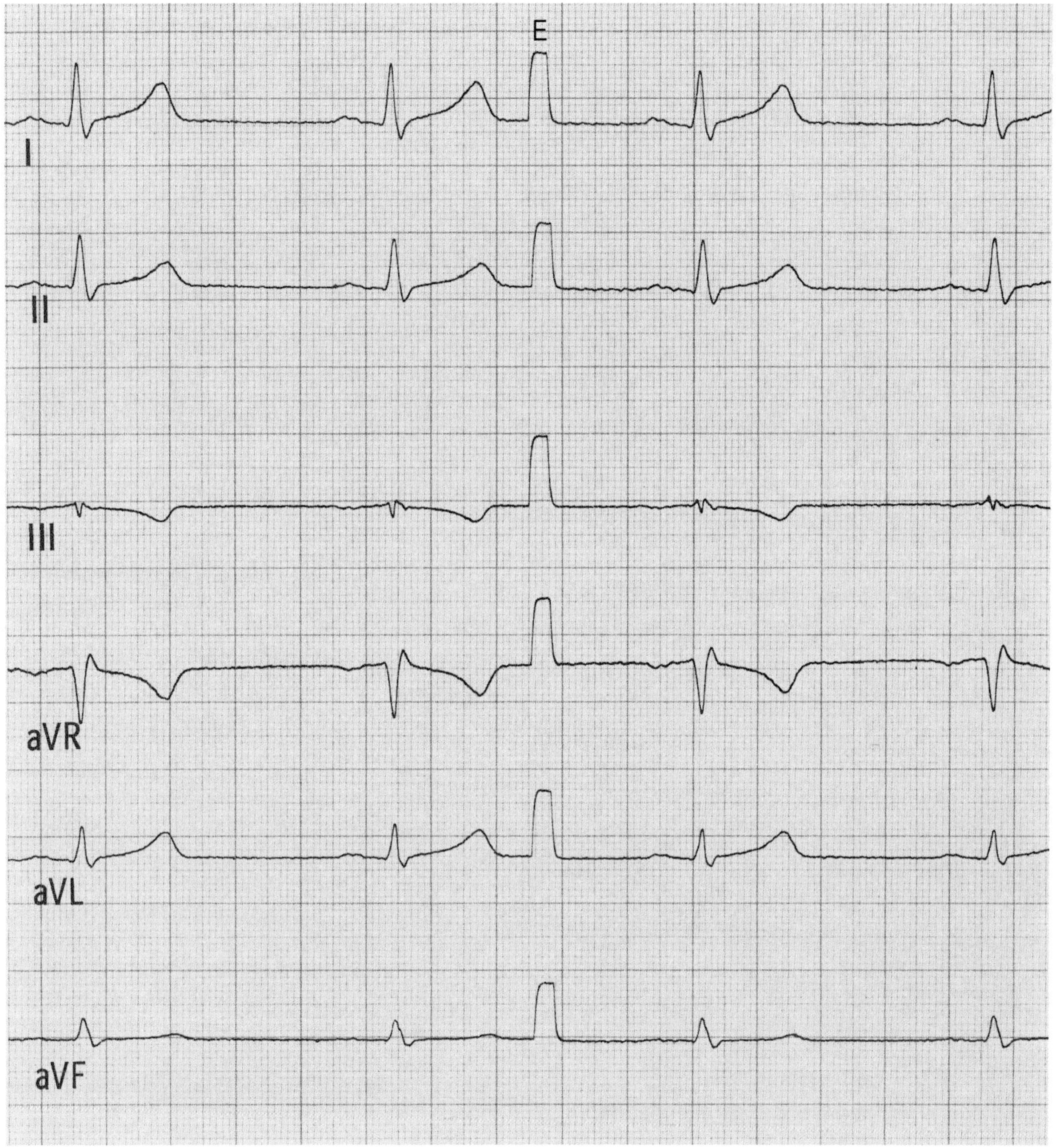
E
I
II
III
aVR
aVL
aVF

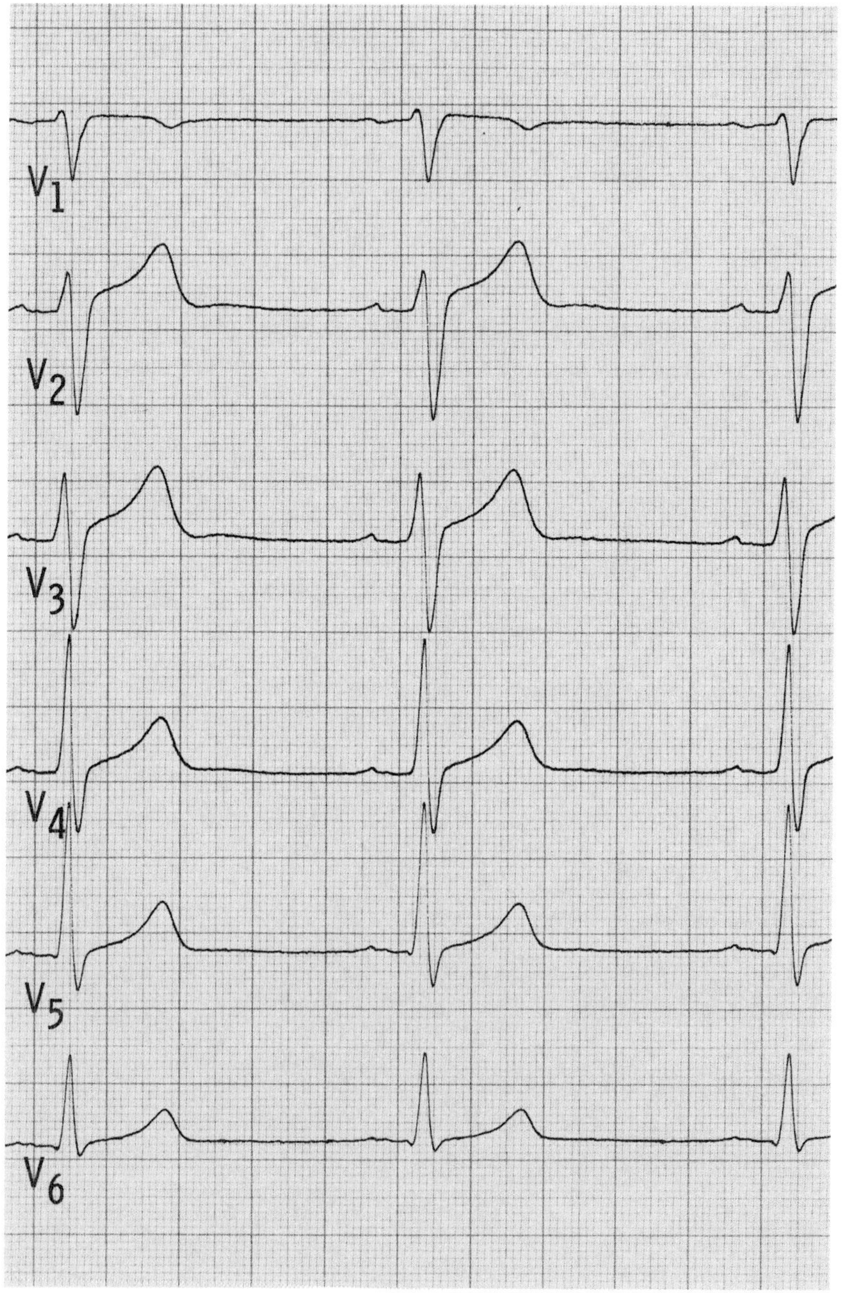
V1
V2
V3
V4
V5
V6

Bemerkungen

Achse P: Senkrecht auf a VL in Richtung auf Ableitung II mit etwas überwiegender Negativität in aVL (siehe letzte Aktion in den Extremitätenableitungen):
–30 ° + 90 ° + 10 ° = + 70 °.

Achse QRS: Senkrecht auf Ableitung II mit hier etwas überwiegender Negativität in Richtung auf Ableitung aVL:
+ 60 ° -90 ° – 10 ° = –40 °.

Achse T: Senkrecht auf Ableitung III mit minimal überwiegender Negativität der T-Welle in Ableitung III, in Richtung auf I:
+ 120 ° –90 ° – 10 ° = + 20 °.

Bei einem überdrehten Linkstyp muss man immer an einen **linksanterioren Hemiblock** denken. Für den linksanterioren Hemiblock (LAH) ist neben der überdreht-linkstypischen Herzachse ein langsamer R-Zuwachs in den BWA, eine nach links verschobene R/S-Umschlagszone und die bis V_6 durchgehenden tiefen (großen) S-Zacken typisch. Die tiefen S-Zacken in V_6 deuten darauf hin, dass zum Schluss der Erregungsausbreitung in den Kammern der Vektor der Erregungsausbreitung von der Ableitung V_6 wegzeigt: in diesem Fall nach links oben (siehe Skizze S. 28). Bis V_9 nimmt die Größe der S-Zacken ab.

Der R-Zuwachs in den Brustwandableitungen ist hier nicht auffallend langsam, er ist fast regelrecht. In diesem Fall ist die Verschiebung der R/S-Umschlagzone nach links (bei V_5) eindrucksvoller.

Beim Vorliegen eines Schenkelblocks (RSB, LSB, LAH) sind die **Hypertrophie-Indizes** nicht verwertbar.

Die Änderung der Erregungsausbreitung ist hier nicht durch einen hypertrophierten Ventrikel, sondern durch den Defekt im Erregungsleitungssystem bedingt.

Die T-Wellen sind in V_4 bis V_6 etwas abgeflacht. Diese Veränderung gehört nicht zum linksanterioren Hemiblock, sie kann hier z. B. durch eine Hypokaliämie bedingt sein.

Linksanteriorer Hemiblock (vgl. Skizze zum LAH auf S. 28):

- über –30 ° hinaus gedrehte Herzachse
- langsamer R-Zuwachs in den Brustwandableitungen
- nach links verlagerte R/S-Umschlagszone
- bis V_6 durchgehende relativ große S-Zacken

Relativ große S-Zacken in V_6 bei:

- linksanteriorem Hemiblock (LAH)
- Sagittaltyp (S_I-Q_{III}-Typ; S_I-S_{II}-S_{III}-Typ)
- Rechtsschenkelblock (RSB)

Angaben zur Person:

Geschl. ♂ / 71 Jahre — 56,8 kg — 162 cm

Kreatinin: 0,7 (n= 0,4–1,3) mg/dl — Hypertonie: ☐ ja ☒ nein ☐ labile

Kalium: 3,4 (n= 3,5–5,5) mmol/l — aktueller RR: 140/80 mmHg

Herzwirksame Medikamente: keine

Anamnese, Befunde: Sturz vom Fahrrad: vordere Beckenringfraktur
Herz und Lunge o. B.

Auswertung:

Zeiten:	P: 0,11	PQ: 0,15	QRS: 0,10–0,11	QT: ~0,38 s Frequenz 77/min
Achsen:	P: + 70 °	QRS: –40 – –50 °	T: + 20 °	
Hypertrophie-Indizes:	Lewis: 2,0 mV		Sokolow: 1,4 mV	(nicht verwertbar)
Q-Zacken in BWA:	–			
R-Zuwachs in BWA:	☐ regelmäßig	☒ langsam ☐ kein R-Zuwachs von V bis V ☐ R-Reduktion von V bis V ☐ R-Verlust von V bis V	☐ schnell	☐ abrupt in V
R/S-Umschlagzone:	zwischen V	und V	bei V_5	☐ bis V_6 nicht erreicht
S-Zacken in BWA:	bis V_7	☐ klein	☒ mittel	☐ groß Voltage: o. B.
Formveränderungen:	P: – QRS: – ST: – T: flach V_2–V_6			

Beurteilung:	☒ regelmäßig	☐ unregelmäßig		☒ normfrequent
☒ Sinusrhythmus	☐ absolute Arrhythmie	☐	☐ bradykard	☐ tachykard

Extrasystolie: –

Intraatriale Leitungsstörungen: –

Überleitungsstörungen: –

Lagetyp: überdrehter Linkstyp

Intraventrikuläre Leitungsstörung: LAH, leichte intraventrikuläre Ausbreitungsverzögerung QRS 110 ms

Infarkt: –

Hypertrophiezeichen: –

Erregungsrückbildungsstörungen: leichte, unspezifische, VW apikal-lateral

weitere Diagnosen: –

Hauptdiagnose: LAH, vgl. EKG Nr. 73 desselben Patienten mit akuter Rechtsherzbelastung
(vgl. EKG Nr. 72: LAH und posteriorer Infarkt)
(vgl. EGK 35 a LAH und anteriorer Infarkt)

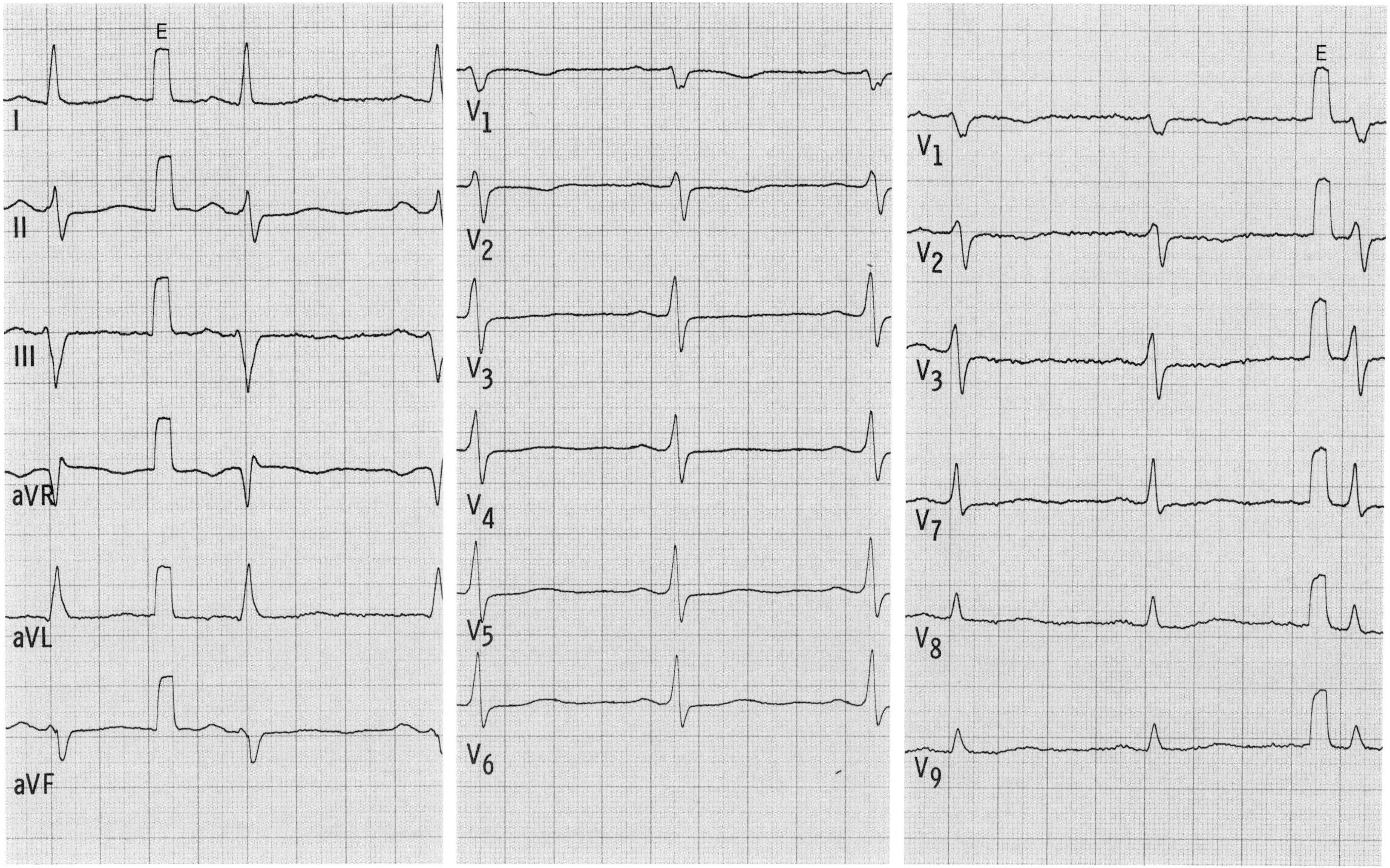
E
I
II
III
aVR
aVL
aVF
V1
V2
V3
V4
V5
V6
E
V1
V2
V3
V7
V8
V9

Bemerkungen

Sehr **hohe spitze T-Wellen** von V_2 bis V_5, besonders in V_2 bis V_4. Differenzialdiagnostisch muss bei hohen spitzen T-Wellen immer an das Herzinfarktstadium 0, an die Hyperkaliämie und an die vegetative Dystonie gedacht werden. Wie es zu den hohen spitzen T-Wellen kommt, ist unbekannt (lokale Hyperkaliämie?). Die Differenzialdiagnose kann manchmal Schwierigkeiten bereiten, da Patienten mit einer „vegetativen Dystonie“ zu Angina-pectoris-ähnlichen Beschwerden neigen. Die ST-Strecken aszendieren von überhöhtem Abgang in V_2 und V_3, die Aszension ist wesentlich steiler als in EKG Nr. 2, auch die T-Wellen sind höher als dort.

Errechnung der **Herzfrequenz**: 60 (60 s gleich 1 min) geteilt durch einen R-R-Abstand: In diesem Fall 1,05 s: Sekundenskala für Schreibgeschwindigkeit 50 mm/s anlegen oder kleine Kästchen auszählen (1 Kästchen = 0,02 s). 60 : 1,05 = 57 Aktionen/min.

Überhöhte T-Wellen: Differenzialdiagnose:

- vegetative Dystonie
- Hyperkaliämie
- „Erstickungs-T-Wellen“ im Infarktstadium 0
- überhöhte T-Wellen in den Brustwandableitungen bei posteriorem Infarkt im Stadium II

Angaben zur Person:

Geschl. ♂ / 45 Jahre — 74,5 kg — 180 cm

Kreatinin: 1,1 (n= 0,4–1,3) mg/dl — Hypertonie: ☐ ja ☒ nein ☐ labile

Kalium: 4,3 (n= 3,5–5,5) mmol/l — aktueller RR: 135/85 mmHg

Herzwirksame Medikamente: keine

Anamnese, Befunde: Nikotin- und Alkoholabusus
Herzschmerzen abends in der Entspannungsphase
beruflicher Stress

Auswertung:

Zeiten:	P: 0,10	PQ: 0,17	QRS: 0,08	QT: 0,40 s	Frequenz 57/min
Achsen:	P: + 60 °	QRS: + 60 °	T: + 40 °		
Hypertrophie-Indizes:	Lewis: –0,2 mV	Sokolow: 3,4 mV			
Q-Zacken in BWA:	–				
R-Zuwachs in BWA:	☐ regelmäßig	☒ langsam	☐ schnell	☒ abrupt in V_4	
		☐ kein R-Zuwachs von V	bis V		
		☐ R-Reduktion von V	bis V		
		☐ R-Verlust von V	bis V		
R/S-Umschlagzone:	zwischen V_3 und V_4		bei V	☐ bis V_6 nicht erreicht	
S-Zacken in BWA:	bis V_4	☒ klein	☐ mittel	☐ groß	Voltage: o. B.

Formveränderungen:
P: –
QRS: –
ST: vom gehobenen Abgang steil und konkav-bogig aszendierend V_2–V_4
T: hoch und spitz positiv V_2–V_5

Beurteilung: ☒ regelmäßig ☐ unregelmäßig ☐ normfrequent

☒ Sinusrhythmus ☐ absolute Arrhythmie ☐ ☒ bradykard ☐ tachykard

Extrasystolie: –

Intraatriale Leitungsstörungen: –

Überleitungsstörungen: –

Lagetyp: Indifferenz – Steiltyp

Intraventrikuläre Leitungsstörung: –

Infarkt: –

Hypertrophiezeichen: –

Erregungsrückbildungsstörungen: deutliche Zeichen der vegetativen Dystonie

weitere Diagnosen: –

Hauptdiagnose: Vegetative Dystonie

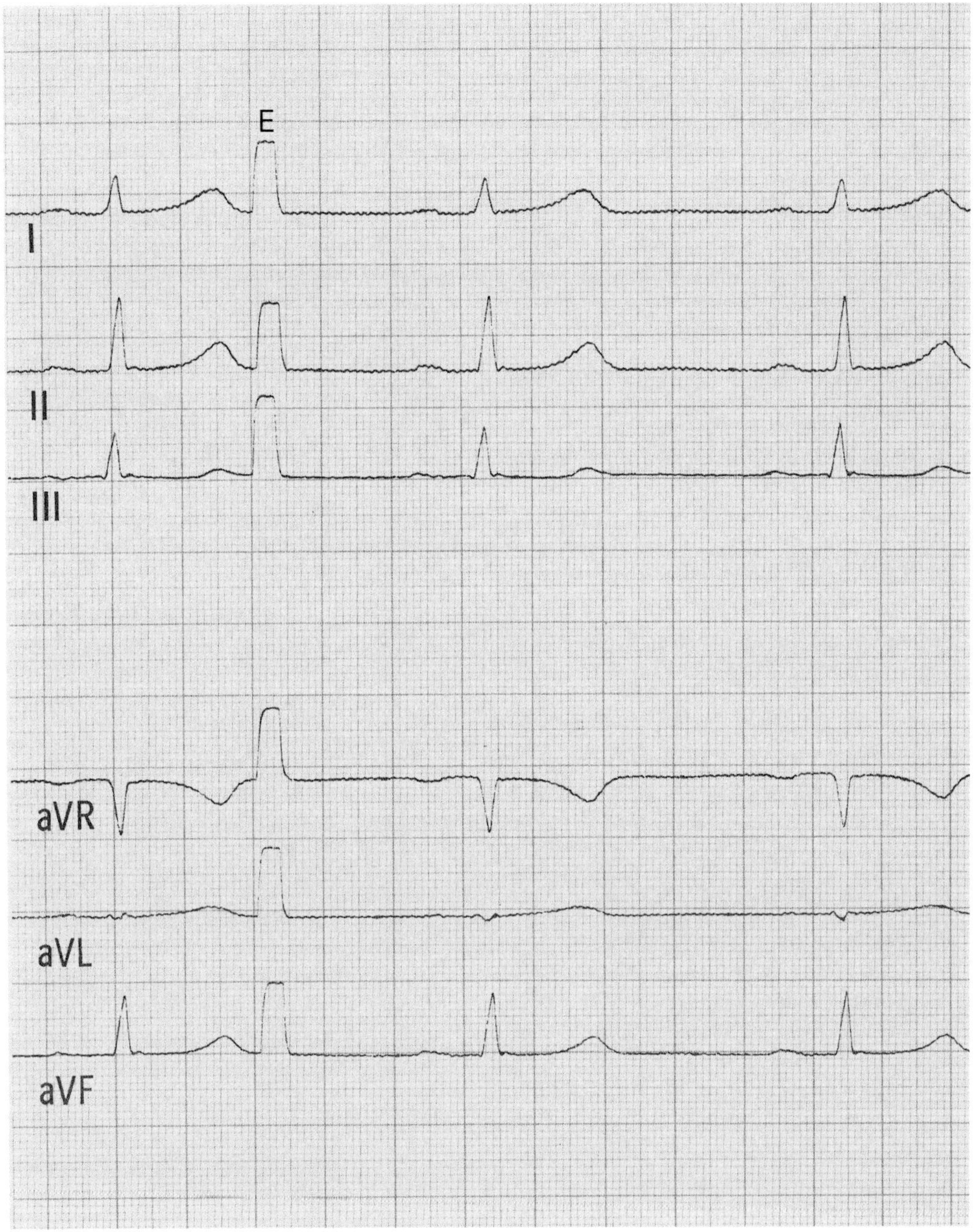
E
I
II
III
aVR
aVL
aVF

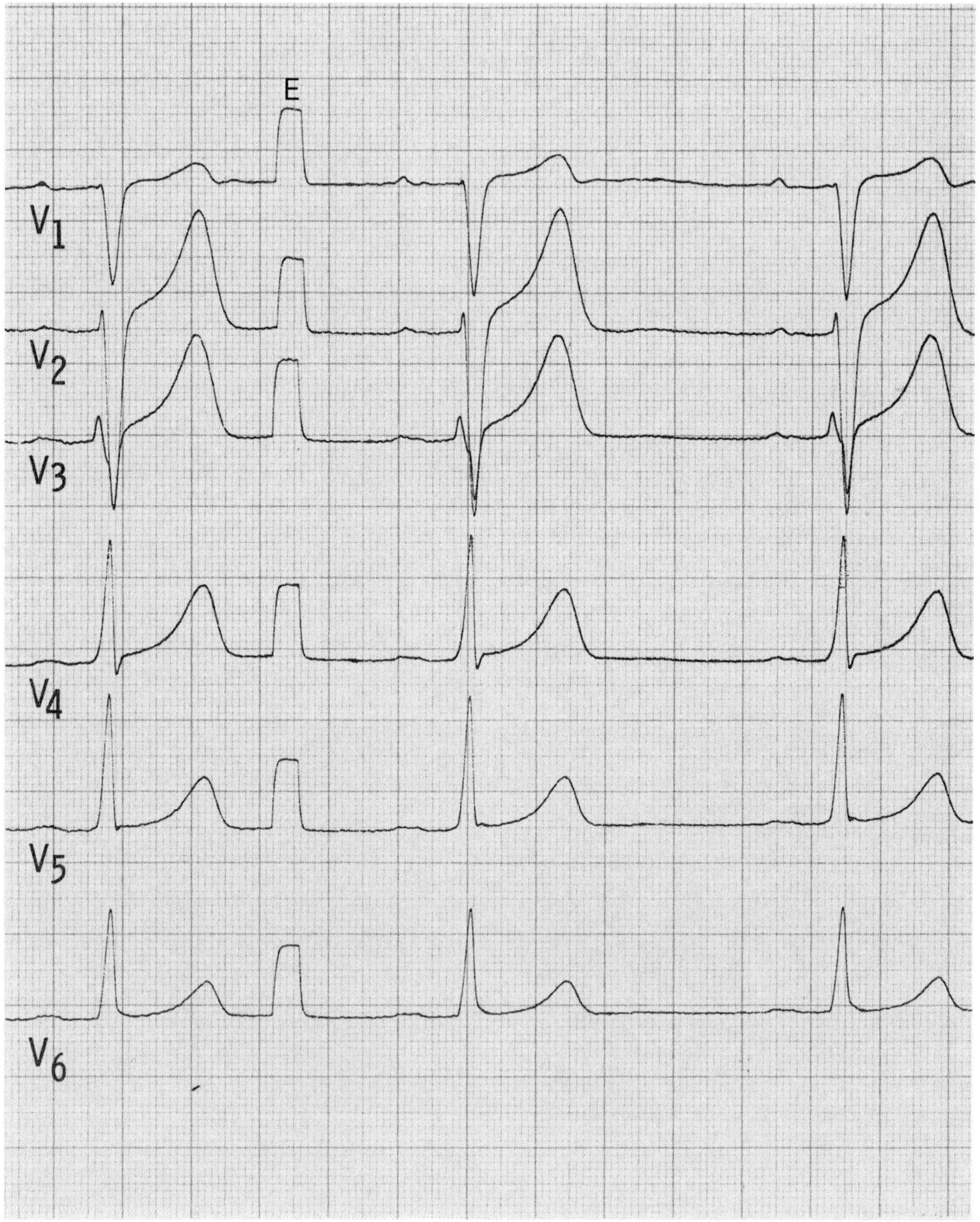
E
V1
V2
V3
V4
V5
V6

Es liegen in den linksgerichteten Ableitungen (I, aVL und V_6) deutlich verbreiterte positive QRS-Komplexe vor. Der terminale Vektor der Erregungsausbreitung zeigt nach links. In den genannten Ableitungen fehlen Q-Zacken. Hieraus ist rückzuschließen, dass das Ventrikelseptum paradox von rechts nach links erregt wird. Normalerweise wird das Ventrikelseptum vom schneller leitenden linken Tawaraschenkel von links nach rechts erregt. Der linke Tawaraschenkel ist in dem vorliegenden Beispiel jedoch blockiert.

Sind bei einem **Linksschenkelblockbild** trotzdem deutliche Q-Zacken in den Ableitungen I, aVL und V_6 zu sehen, so sind diese als ein eindeutiges Zeichen für einen abgelaufenen Infarkt zu werten. In solchen Fällen ist der Linksschenkelblock durch den Aspekt der QRS-Komplexe und dem verspätet auftretenden OUP (oberer Umschlagspunkt) zu erkennen.

Die ST-T-Veränderungen in den Ableitungen I, aVL, V_5 und V_6 sind Veränderungen, die zum Linksschenkelblock gehören. Es handelt sich nicht um gesonderte Erregungsrückbildungsstörungen. Bei den ST-Aszensionen von überhöhtem Abgang in V_1 bis V_3 handelt es sich um – zumindest teilweise – spiegelbildliche Veränderungen zu den ST-Deszensionen von gesenktem Abgang in V_5 und V_6. Hier (in V_1 bis V_3) liegen keine zusätzlichen Störungen vor.

Bei der zweiten Aktion in den Extremitätenableitungen und in der dritten Aktion der BWA handelt es sich um je eine supraventrikuläre Extrasystole. Die vorangehende deformierte P-Welle ist noch deutlich zu erkennen. Es handelt sich hier um Vorhofextrasystolen.

Linksschenkelblock:

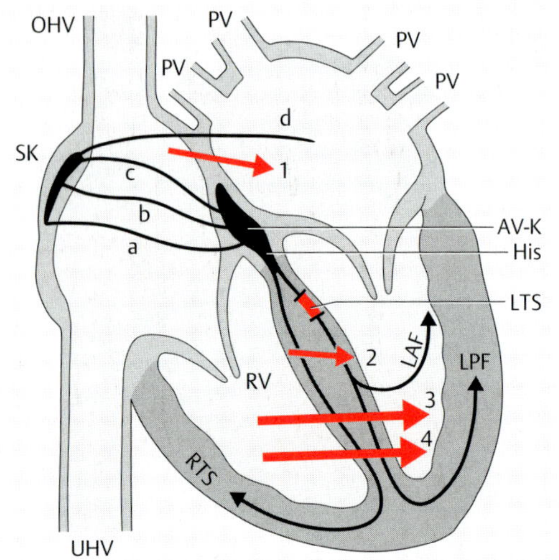

- fehlende Q-Zacken in den linksgerichteten Ableitungen I, aVL und V6
- anhaltender Vektor links
  = voluminöse positive Flächen des QRS-Komplexes ohne vorangehende Q-Zacken in den linksgerichteten Ableitungen
- Verspäteter oberer Umschlagspunkt (s. S. 44)

Abkürzungen s. S. 2

Angaben zur Person:

Geschl. ♀ / 83 Jahre — 58 kg — 167 cm

Kreatinin: 1,0 (n= 0,4–1,3) mg/dl — Hypertonie: ☒ ja ☐ nein ☐ labile

Kalium: 4,0 (n= 3,5–5,5) mmol/l — aktueller RR: 160/80 mmHg

Herzwirksame Medikamente: Diuretika

Anamnese, Befunde: Früher stark erhöhte Blutdruckwerte; seit einigen Jahren unter Diuretika-Gabe fast normale Werte, leichte Linksherzinsuffizienz.

Auswertung:

Zeiten:	P: 0,12	PQ: 0,17	QRS: 0,14	QT: 0,42 s	Frequenz 71/min
Achsen:	P: + 10 °	QRS: –10 °	T: + 140 °		
Hypertrophie-Indizes:	Lewis: 2,0 mV		Sokolow: 2,9 mV		(nicht verwertbar)
Q-Zacken in BWA:	keine				
R-Zuwachs in BWA:	☐ regelmäßig	☒ langsam	☐ schnell	☐ abrupt in V	
		☐ kein R-Zuwachs von V	bis V		
		☐ R-Reduktion von V	bis V		
		☐ R-Verlust von V	bis V		
R/S-Umschlagzone:	zwischen V	und V	bei V_4	☐ bis V_6 nicht erreicht	
S-Zacken in BWA:	bis V_5	☒ klein	☐ mittel	☐ groß	Voltage: o. B.
Formveränderungen:	P:	doppelgipflig II, biphasisch V_1			
	QRS:	–			
	ST:	deszendierend V_5 V_6			
	T:	präterminal negativ V_5 V_6			

Beurteilung: ☒ regelmäßig ☐ unregelmäßig ☒ normfrequent

☒ Sinusrhythmus ☐ absolute Arrhythmie ☐ ☐ bradykard ☐ tachykard

Extrasystolie: SVES (in Extremitätenableitungen 2. Aktion, in BWA 3. Aktion)

Intraatriale Leitungsstörungen: P-mitrale (s. grauer Kasten S. 102)

Überleitungsstörungen: –

Lagetyp: Linkstyp

Intraventrikuläre Leitungsstörung: LSB

Infarkt: –

Hypertrophiezeichen: nicht verwertbar (Schenkelblock!)

Erregungsrückbildungsstörungen: wie bei LSB

weitere Diagnosen: –

Hauptdiagnose: LSB

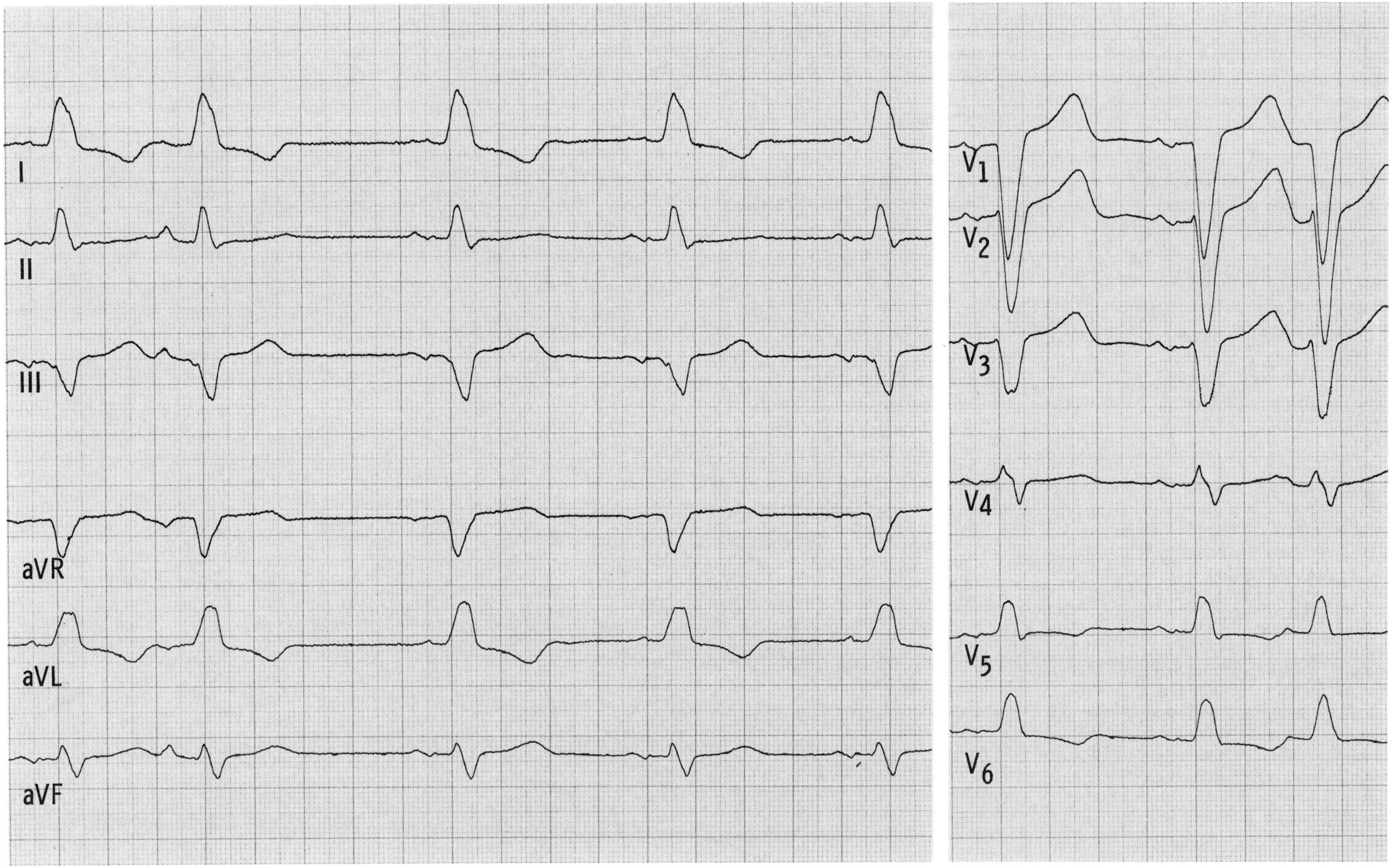
I
II
III
aVR
aVL
aVF
V1
V2
V3
V4
V5
V6

Der „Rhythmusstreifen“ ist mit 25 mm/s geschrieben.

Erst jeder zweiten P-Welle folgt ein QRS-Komplex, d. h., dass erst jede zweite Erregung in den Vorhöfen zu den Ventrikeln übergeleitet wird. Die Abstände zwischen der zweiten P-Welle und dem QRS-Komplex sind konstant. Es handelt sich also um einen **AV-Block II. Grades** (Typ Mobitz-Block) mit 2:1-Überleitung.

Auch bei einer Überleitung von 3:1 oder 4:1 spricht man von einem AV-Block II mit einer X:1-Überleitung.

Um die ersten (nicht übergeleiteten) P-Wellen nicht zu übersehen, muss man die isoelektrische Linie bis inklusive der ST-T-Region der vorangegangenen Aktion sorgfältig absuchen. Die P-Wellen können sich hier richtig „verstecken“ – so auch bei supraventrikulären Extrasystolen wie im EKG Nr. 5, in dem die P-Wellen in den BWA z. B. nur in den Ableitungen V_4 bis V_6 sicher zu erkennen sind.

Die periodischen Amplitudenschwankungen der QRS-Komplexe (besonders auffällig in Ableitung III) kommen durch die respirationsbedingte Achsenverschiebung zustande.

Zur Klinik:

Unter Belastungsbedingungen kam es zu einem Anstieg der Vorhoffrequenz, gelegentlich trat ein AV-Block III. Grades auf, sodass die Indikation zu einer Schrittmacherimplantation gestellt wurde. Auf jeden Fall war wünschenswert, dass das gesunde, frequenzvorgebende, herzeigene Zentrum, der Sinusknoten, auch nach Schrittmacherimplantation das frequenzgebende Zentrum bleiben sollte. Es wurde deshalb ein 2-Kammer-Schrittmacher implantiert, der als vorhofgesteuerter ventrikulär-stimulierender Schrittmacher agierte: s. EKG Nr. 86.

AV-Block I. Grades:

Jeder P-Welle folgt ein QRS-Komplex, PQ-Zeit verlängert (Grenzwerte s. Tab. ausklappbare vordere innere Umschlagseite)

AV-Block II. Grades:

Nicht jeder P-Welle folgt ein QRS-Komplex:

a) Wenckebach-Periodik: Zunahme der PQ-Zeit von Aktion zu Aktion, bis eine Überleitung ausfällt

b) Mobitz-Typ: nur jede x-te (zweite, dritte etc.) P-Welle wird übergeleitet

AV-Block III. Grades:

totaler AV-Block: vollständige Unterbrechung der Erregungsüberleitung, Eigenrhythmus von Vorhöfen und Kammern ohne Relation

Angaben zur Person:

Geschl. ♀ / 49 Jahre — 56 kg — 162 cm

Kreatinin: 0,8 (n= 0,4–1,3) mg/dl — Hypertonie: ☐ ja ☒ nein ☐ labile

Kalium: 3,9 (n= 3,5–5,5) mmol/l — aktueller RR: 120/70 mmHg

Herzwirksame Medikamente: keine

Anamnese, Befunde: Vor 20 Jahren Myokarditis, seit 6 Monaten Belastungsdyspnoe, Herz und Lunge auskultatorisch, echokardiographisch und röntgenologisch o. B.

Auswertung:

Zeiten:	P: 0,12 Vorhoffrequenz 86/min	PQ: 0,20	QRS: 0,08 Ventrikelfrequenz 43/min	QT: ~0,52 s
Achsen:	P: + 50 °	QRS: ~+ 40 °	T: + 40 °	
Hypertrophie-Indizes:	Lewis: 0,3 mV		Sokolow: ? mV (V_1-Ableitung fehlt)	
Q-Zacken in BWA:	–			
R-Zuwachs in BWA:	☐ regelmäßig	☐ langsam ☐ kein R-Zuwachs von V ☐ R-Reduktion von V ☐ R-Verlust von V	☐ schnell	☐ abrupt in V bis V bis V bis V BWA unvollständig
R/S-Umschlagzone:	zwischen V und V		bei V	☐ bis V nicht erreicht
S-Zacken in BWA:	bis V	☐ klein	☐ mittel	☐ groß Voltage: o. B.
Formveränderungen:	P: – QRS: – ST: leicht horizontal gesenkt V_4 V_6 T: –			

Beurteilung: ☒ regelmäßig ☐ unregelmäßig ☐ normfrequent

☒ Sinusrhythmus ☐ absolute Arrhythmie ☐ ☒ bradykard ☐ tachykard

Extrasystolie:	–
Intraatriale Leitungsstörungen:	intraatriale Leitungsverzögerung
Überleitungsstörungen:	II. Grades (Mobitz-Block) 2:1-Überleitung
Lagetyp:	Indifferenztyp
Intraventrikuläre Leitungsstörung:	–
Infarkt:	–
Hypertrophiezeichen:	–
Erregungsrückbildungsstörungen:	leichte, vom Innenschichtläsionstyp, VW apikal-lateral
weitere Diagnosen:	–
Hauptdiagnose:	AV-Block II. Grades

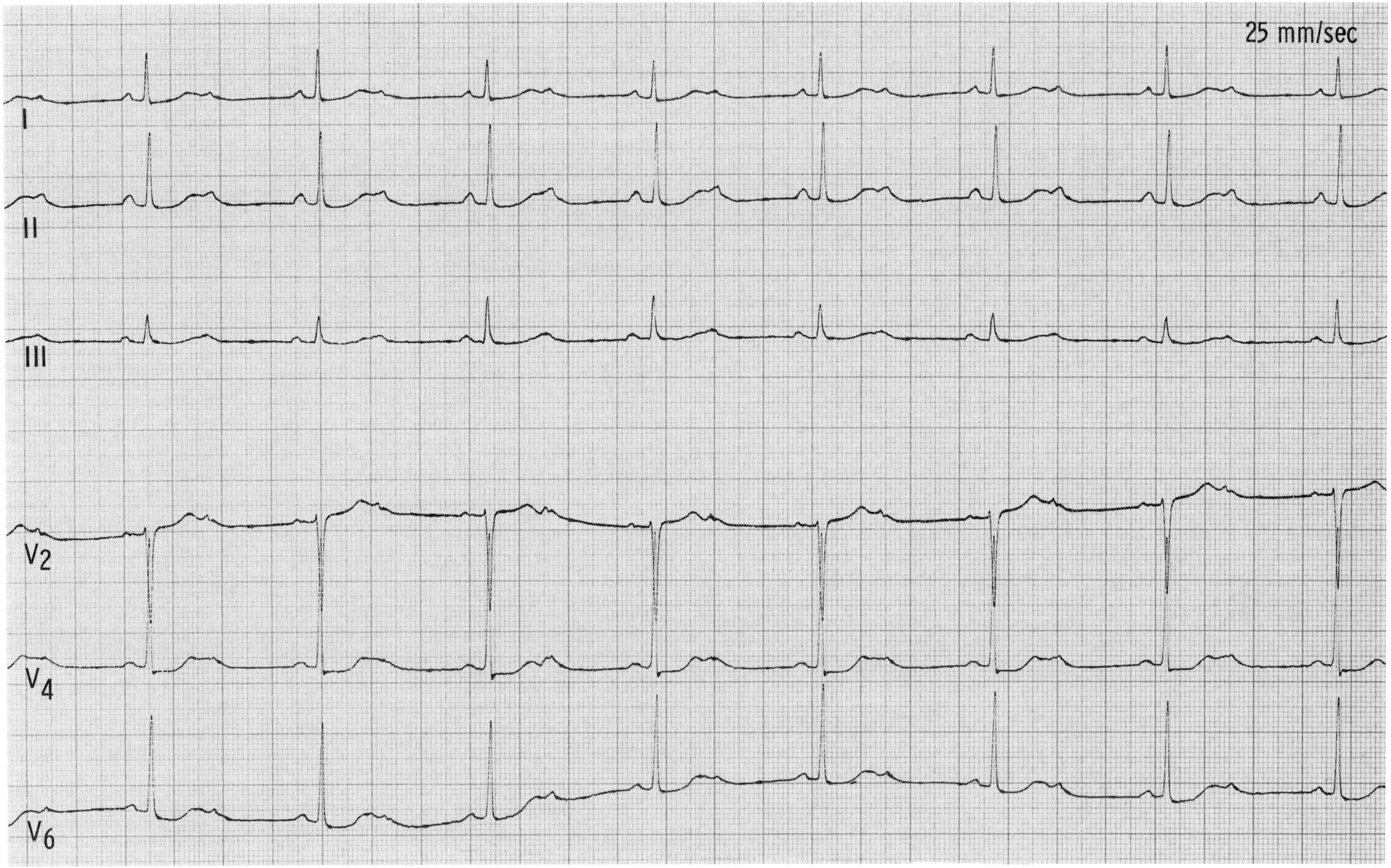
25 mm/sec
I
II
III
V2
V4
V6

Das **Rechtsschenkelblockbild** ist in der Ableitung V1 an der R'-Zacke und dem damit zugrunde liegenden terminalen Vektor nach rechts leicht zu erkennen. Der QRS-Komplex ist schmaler als 0,12 s, es liegt also eine inkomplette Blockierung vor.

Die Tatsache, dass die elektrische Herzachse auf fast allen Ableitungen senkrecht steht und damit nicht bestimmbar ist, lässt an einen Sagittaltyp denken. Die Größe der S-Zacken in Ableitung I entspricht in etwa der Größe der Q-Zacken in Ableitung III. Es handelt sich um einen **SI-QIII-Typ**.

Die Kombination von Sagittaltyp und Rechtsschenkelblock ist relativ häufig.

Die ST-T-Veränderung in V1 und V2 kann mit dem Schenkelblockbild erklärt werden, nicht jedoch die T-Abflachung in V4 bis V6. Hier liegt eine unspezifische Erregungsrückbildungsstörung vor.

Es gibt keinen ausreichenden Hinweis darauf, dass ein alter inferiorer Infarkt vorliegt, da lediglich in Ableitung III ein deutlich verbreitertes, tiefes Q zu sehen ist und keine entsprechende Veränderung in der Ableitung II und in aVF. Ein inferiorer Infarkt im Stadium III ist letztlich jedoch nicht auszuschließen.

Die Hypertrophie-Indizes sind bei Erregungsausbreitungsstörungen (RSB, LSB, LAH) nicht gültig!

Sagittaltyp:

Bestehen Schwierigkeiten bei der Achsenbestimmung, so sollte man stets an den Sagittaltyp denken.

Der Erregungsausbreitungsvektor der Kammern tritt aus der Frontalebene in die Sagittalebene hinaus und ist deshalb in der Frontalebene (Extremitätenableitungen) nicht mehr fassbar.

Zwei Typen: SI-QIII-Typ; SI-SII-SIII-Typ

Weitere Charakteristika:

langsamer R-Zuwachs in BWA
R/S-Umschlagszone nach links verschoben
bis V6 durchgehende, relativ große S-Zacken

} So auch beim links-anterioren Hemiblock, bei dem der Vektor nicht nach sagittal, sondern nach links oben vorn abgelenkt wird

Angaben zur Person:

Geschl. ♀ / 61 Jahre — 82 kg — 161 cm

Kreatinin: 0,8 (n= 0,4–1,3) mg/dl — Hypertonie: ☒ ja ☐ nein ☐ labile

Kalium: 4,7 (n= 3,5–5,5) mmol/l — aktueller RR: 195/105 mmHg, bei Kontrollen 140/90 mmHg

Herzwirksame Medikamente: Nitrate

Anamnese, Befunde: Asthma bronchiale, Rechtsherzinsuffizienz

Auswertung:

Zeiten:	P: 0,10	PQ: 0,17	QRS: 0,11	QT: 0,40 s	Frequenz 54/min
Achsen:	P: + 40 °	QRS: initial −10 °, terminal nach sagittal und rechts			T: + 40 °
Hypertrophie-Indizes:	Lewis:	mV	Sokolow: mV	(nicht verwertbar)	
Q-Zacken in BWA:	–				
R-Zuwachs in BWA:	☐ regelmäßig	☒ langsam ☐ R-Verlust von V ☐ Kein R-Zuwachs von V ☐ R-Reduktion von V	☐ schnell bis V bis V bis V	☐ abrupt in V	
R/S-Umschlagzone:	zwischen V	und V	bei V	☒ bis V_6 nicht erreicht	
S-Zacken in BWA:	bis V_6	☐ klein	☐ mittel	☒ groß	Voltage: o. B.
Formveränderungen:	P: – QRS: rsR' V_1 ST: – T: präterminal negativ V_1–V_3, flach positiv V_4 V_5				

Beurteilung:	☒ regelmäßig	☐ unregelmäßig		☐ normfrequent	
☒ Sinusrhythmus	☐ absolute Arrhythmie	☐		☒ bradykard	☐ tachykard

Extrasystolie: –

Intraatriale Leitungsstörungen: –

Überleitungsstörungen: –

Lagetyp: Sagittaltyp (SI QIII)

Intraventrikuläre Leitungsstörung: i. RSB

Infarkt: –

Hypertrophiezeichen: –

Erregungsrückbildungsstörungen: leichte, unspezifische, VW – apikal-lateral

weitere Diagnosen: –

Hauptdiagnose: Sagittaltyp, i. RSB

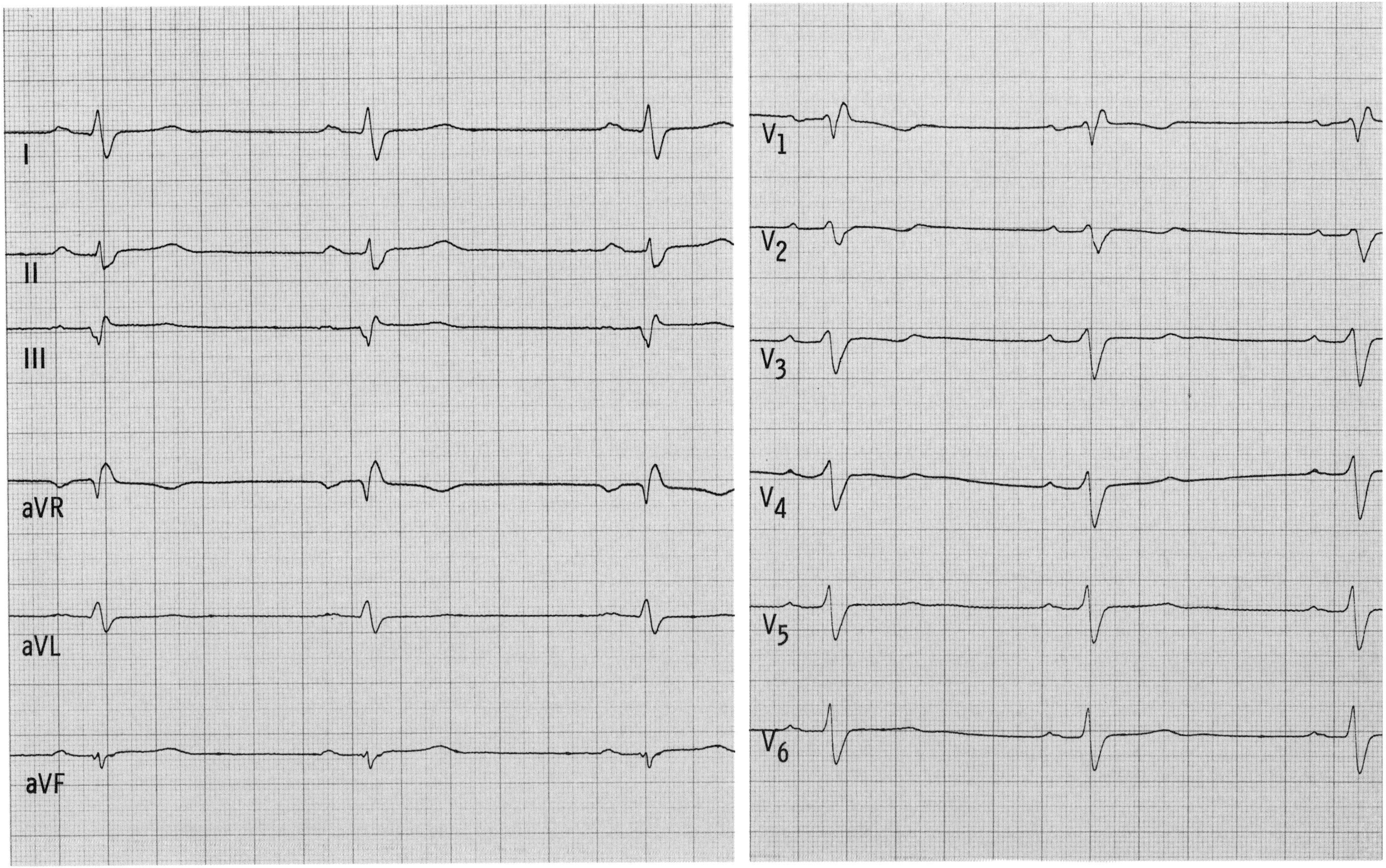
I
II
III
aVR
aVL
aVF
V1
V2
V3
V4
V5
V6

Neben dem frischen, ausgedehnten **Vorderwandinfarkt** mit ST-Streckenhebungen in V_2 bis V_6 ist anhand der großen Q-Zacken in den Ableitungen III, II und aVF außerdem ein alter inferiorer Infarkt mit Sicherheit zu diagnostizieren.

Infarktstadium I:
ST-Streckenhebung
Der deutlich konvexbogige Verlauf spricht dafür, dass der Infarkt frisch ist. Schon Ausbildung von Q-Zacken.

Das **unten abgebildete EKG** wurde 10 Stunden nach dem EKG Nr. 8 registriert. Die ST-Strecken sind in den Ableitungen V_2 bis V_5 nur noch leicht gehoben. In V_2 und V_4 liegen riesige QS-Komplexe vor. Im späteren Verlauf (nach einem Jahr) hat sich das EKG kaum verändert, sodass dann aufgrund des EKGs der Verdacht auf ein Vorderwandaneurysma geäußert wurde, der echokardiografisch bestätigt wurde. Es wäre allerdings falsch, diesen Verdacht schon aufgrund eines EKGs zu äußern, das erst wenige Stunden oder Tage nach dem Infarktereignis registriert wurde.
Zeitwerte: P: 0,10; PQ: 0,14, QRS: 0,08; QT:0,35 s; f: 90/min
Achsen: P: + 40 °; QRS: SI QIII; T: + 30 °

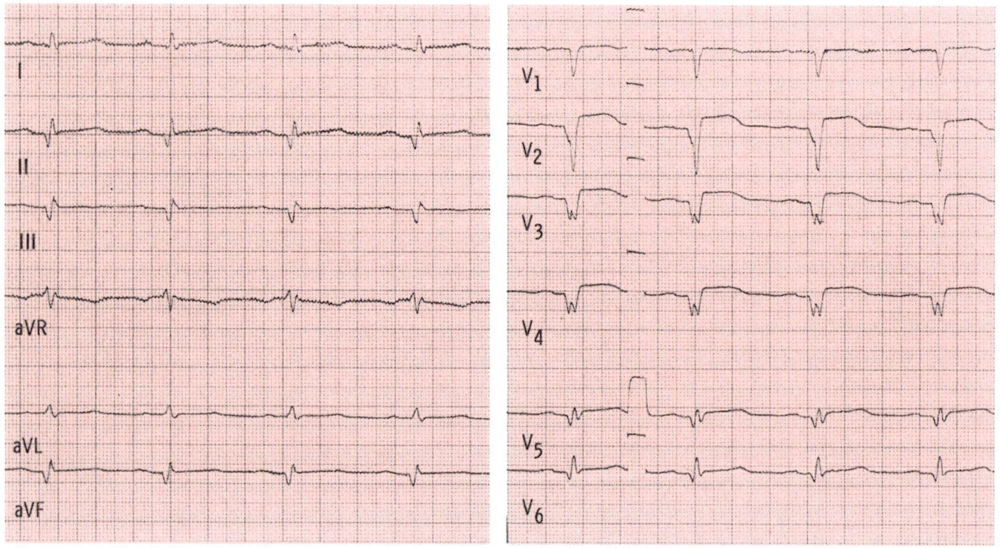

Angaben zur Person:
Geschl. ♂ / 47 Jahre 59 kg 175 cm
Kreatinin: 0,7 (n= 0,4–1,3) mg/dl Hypertonie: ☐ ja ☒ nein ☐ labile
Kalium: 4,2 (n= 3,5–5,5) mmol/l aktueller RR: 130/80 mmHg
Herzwirksame Medikamente: keine
Anamnese, Befunde: Beim schweren Heben plötzlich hochgradige Dyspnoe, retrosternale Schmerzen, Kreislaufkollaps.
Keine kardialen Risikofaktoren außer Stress (Frau in Türkei mit 4 Kindern, berufliche Schwierigkeiten, menschenunwürdige Unterkunft)
Troponinwert erhöht

Auswertung:
Zeiten: P: 0,11 PQ: 0,18 QRS: 0,08 QT: 0,35 s Frequenz 93/min
Achsen: P: + 40 ° QRS: + 10 ° T: + 20 °
Hypertrophie-Indizes: Lewis: – mV Sokolow: – mV
Q-Zacken in BWA: Q V_3 V_4, q V_5 V_6
R-Zuwachs in BWA: ☐ regelmäßig ☐ langsam ☐ schnell ☐ abrupt in V
☐ kein R-Zuwachs von V bis V
☐ R-Reduktion von V bis V
☐ R-Verlust von V_2 bis V_3
R/S-Umschlagzone: zwischen V_3 und V_4 bei V ☐ bis V_6 nicht erreicht
S-Zacken in BWA: bis V_3 ☒ klein ☐ mittel ☐ groß Voltage: periphere, 0,8 mV
Formveränderungen: P: –
QRS: Q III aVF, q II, V_3–V_6 s. o.
ST: starke Hebung (maximal 0,7 mV V_3) in V_2–V_5,
T: leichte Hebung in V_6–V_9, I, II und aVL
in ST-Hebung mit einbezogen

Beurteilung: ☒ regelmäßig ☐ unregelmäßig ☒ normfrequent
☒ Sinusrhythmus ☐ absolute Arrhythmie ☐ ☒ bradykard ☐ tachykard
Extrasystolie: –
Intraatriale Leitungsstörungen: –
Überleitungsstörungen: –
Lagetyp: Linkstyp
Intraventrikuläre Leitungsstörung: –
Infarkt: VW-Infarkt (supraapikal-lateral-dorsal)
Stadium I; alter inferiorer Infarkt Stadium III
Hypertrophiezeichen: –
Erregungsrückbildungsstörungen: schwere, vom Außenschichtläsionstyp in Vorderwand supraapikal-lateral und im dorsalen Bereich
weitere Diagnosen: –
Hauptdiagnose: Vorderwandinfarkt, Stadium I

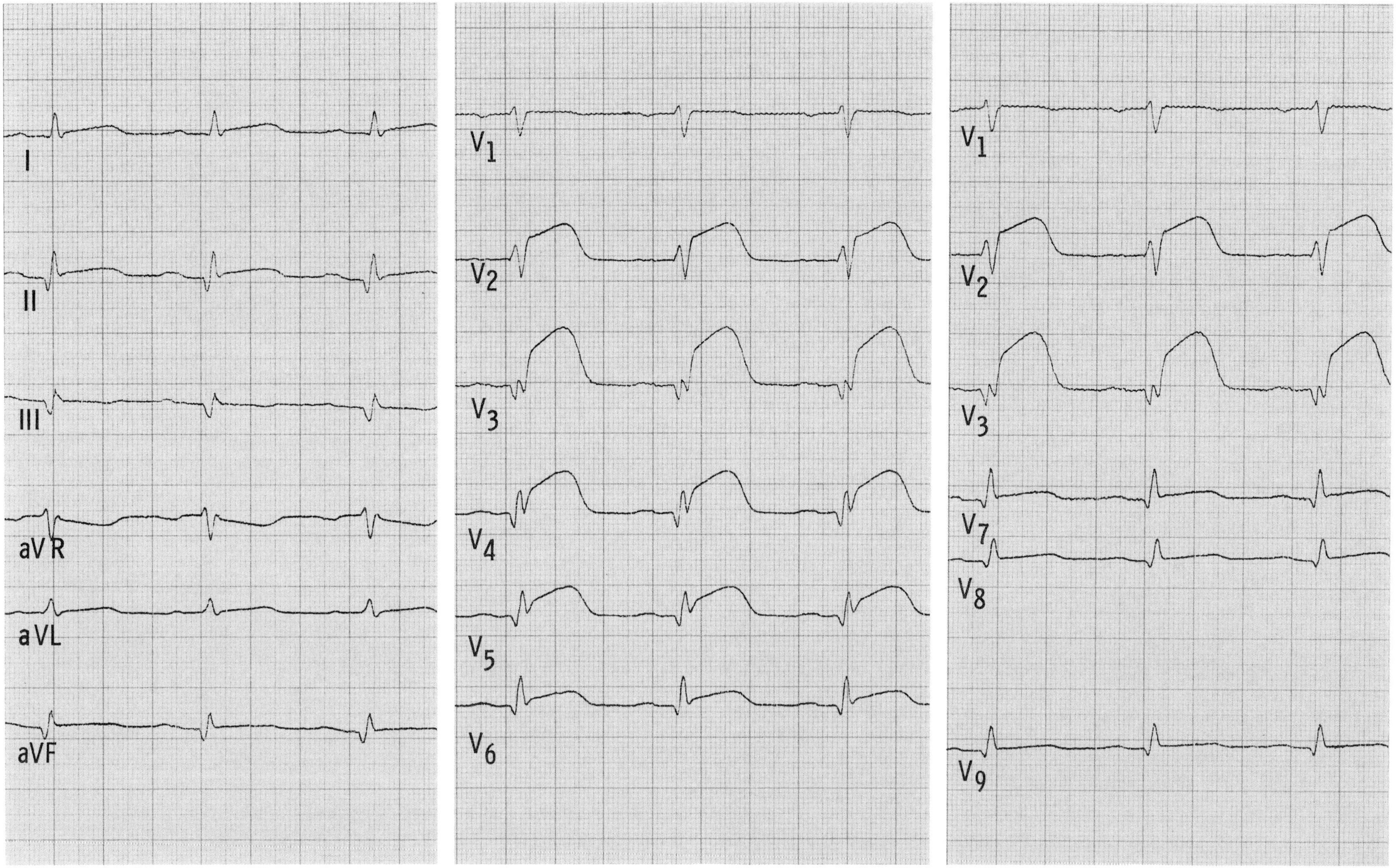
I
II
III
aVR
aVL
aVF
V1
V2
V3
V4
V5
V6
V1
V2
V3
V7
V8
V9

Bemerkungen

Die intraventrikuläre Ausbreitung ist normal, sodass die **Infarktzeichen im supraapikalen Vorderwandbereich** uneingeschränkt zu verwerten sind (bedenke „falsche Infarktzeichen“ bei gestörter intraventrikulärer Ausbreitung, z. B. bei Kardiomyopathie).

Es liegt zweifelsfrei ein supraapikaler Vorderwandinfarkt im Stadium III vor. Hierzu passend besteht im Echokardiogramm eine septale Hypokinesie. Imponierend sind die **Digitalismulden** in den Ableitungen V_4–V_6, die zusammen mit dem AV-Block I. Grades und der ventrikulären Extrasystole zum Vollbild der Digitaliseinwirkung passen. Der Digoxinspiegel ist auf das Doppelte des normalen Wirkbereiches erhöht. Bei alten Menschen führt häufig sogar eine niedrige Digitalisdosis bei normalem Kreatininwert zu einer Intoxikation. EKG-Kontrollen und ggf. Digoxinspiegelkontrollen sind erforderlich. Digitoxin sollte infolge der schlechten Steuerbarkeit gar nicht verordnet werden.

AV-Block I (vgl. S. 20) Ursachen:
- hoher Vagotonus (Sportler)
- Digitaliseinwirkung
- β-Blocker-Therapie
- Therapie mit Ca++-Antagonisten vom Verapamiltyp
- koronare Herzkrankheit
- Myokarditis

Digitalisintoxikation
- Erbs vom Digitalistyp
- Erregnungsüberleitungsstörungen
- Vorhofflimmern, Extrasystolie
- Allgemeinsymptome wie: Übelkeit, Erbrechen, Farbsehen

Das unten abgebildete EKG wurde nach einwöchiger Digitalispause registriert, die Zeichen der Digitalisimprägnation haben sich zurückgebildet.
Zeitwerte: P: 0,10; PQ: 0,20; QRS: 0,09; QT: 0,40 s; f: 71/min.
Achsen: P: ca. + 20 °; QRS: + 30 °; T: + 80 °
supraapikaler Vorderwandinfarkt Stadium III, unspezifische Erregungsrückbildungsstörungen Vorderwand lateral.

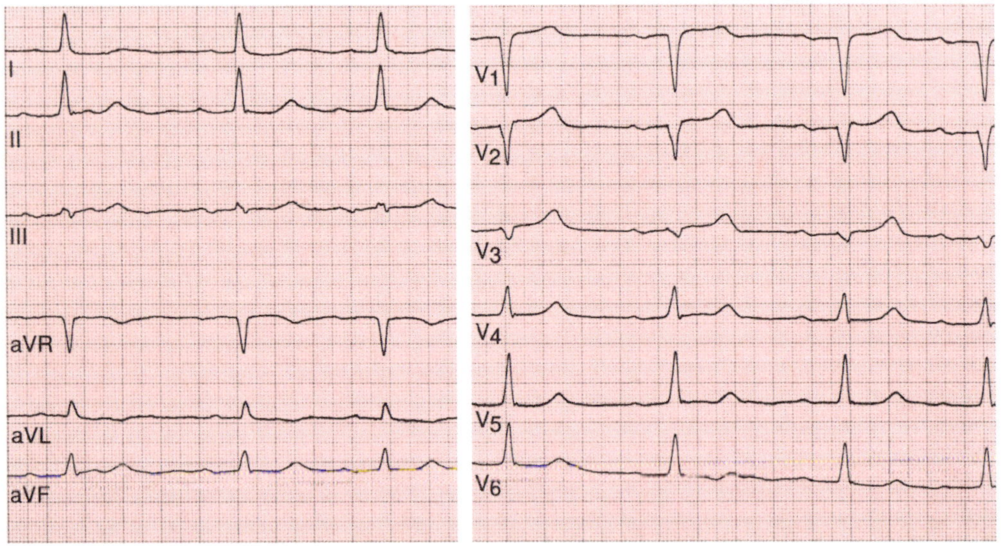

Angaben zur Person:

Geschl. ♀ / 86 Jahre — 75 kg — 168 cm

Kreatinin: 1,09 (n= 0,4–1,3) mg/dl — Hypertonie: ☒ ja ☐ nein ☐ labile

Kalium: 3,5 (n= 3,5–5,5) mmol/l — aktueller RR: 160/90 mmHg

Herzwirksame Medikamente: Digoxin 2 × 0,1 mg, Nitrate, Diuretika, ACE-Hemmer

Anamnese, Befunde: Einweisung wegen Angina pectoris und Herzrhythmusstörungen. Es bestand eine Linksherzinsuffizienz bei arteriellem Hypertonus. Der Herzrhythmus wechselte zwischen Sinusrhythmus und absoluter Arrhythmie bei Vorhofflimmern. Darüber hinaus bestand ein diätetisch kompensierbarer Diabetes mellitus und eine Hyperlipoproteinämie. Der Digoxinspiegel war mit 3,17 ng/ml deutlich erhöht.

Auswertung: ∅ in BW-Abl.

Zeiten: P: ~0,10 — PQ: 0,23 — QRS: 0,08 — QT: 0,35 s — Frequenz 86/min

Achsen: P: + 40 ° — QRS: + 10 ° — T: flach

Hypertrophie-Indizes: Lewis: 1,4 mV — Sokolow: 3,3 mV

Q-Zacken in BWA: –

R-Zuwachs in BWA: ☐ regelmäßig — ☒ langsam — ☐ schnell — ☐ abrupt in V
☒ kein R-Zuwachs von V_1 bis V_2
☐ R-Reduktion von V bis V
☐ R-Verlust von V bis V

R/S-Umschlagzone: zwischen V_3 und V_4 — bei V — ☐ bis V_6 nicht erreicht

S-Zacken in BWA: bis V_3 — ☒ klein — ☐ mittel — ☐ groß — Voltage: o. B.

Formveränderungen:
P: –
QRS: q in V_3; QS in V_1 und V_2
ST: muldenförmig tief gesenkt in V_4–V_6, flach muldenförmig gesenkt in I und II
T: positiv V_1–V_6

Beurteilung: ☒ regelmäßig — ☐ unregelmäßig — ☒ normfrequent

☒ Sinusrhythmus — ☐ absolute Arrhythmie — ☐ — ☐ bradykard — ☐ tachykard

Extrasystolie: 1 VES

Intraatriale Leitungsstörungen: –

Überleitungsstörungen: AV-Block I

Lagetyp: links

Intraventrikuläre Leitungsstörung: –

Infarkt: supraapikaler Vorderwandinfarkt Stadium III

Hypertrophiezeichen: –

Erregungsrückbildungsstörungen: deutliche, vom Digitalistyp Vorderwand apikal bis lateral

weitere Diagnosen: Befund zu Digitalisintoxikation passend

Hauptdiagnose: Digitalisintoxikation

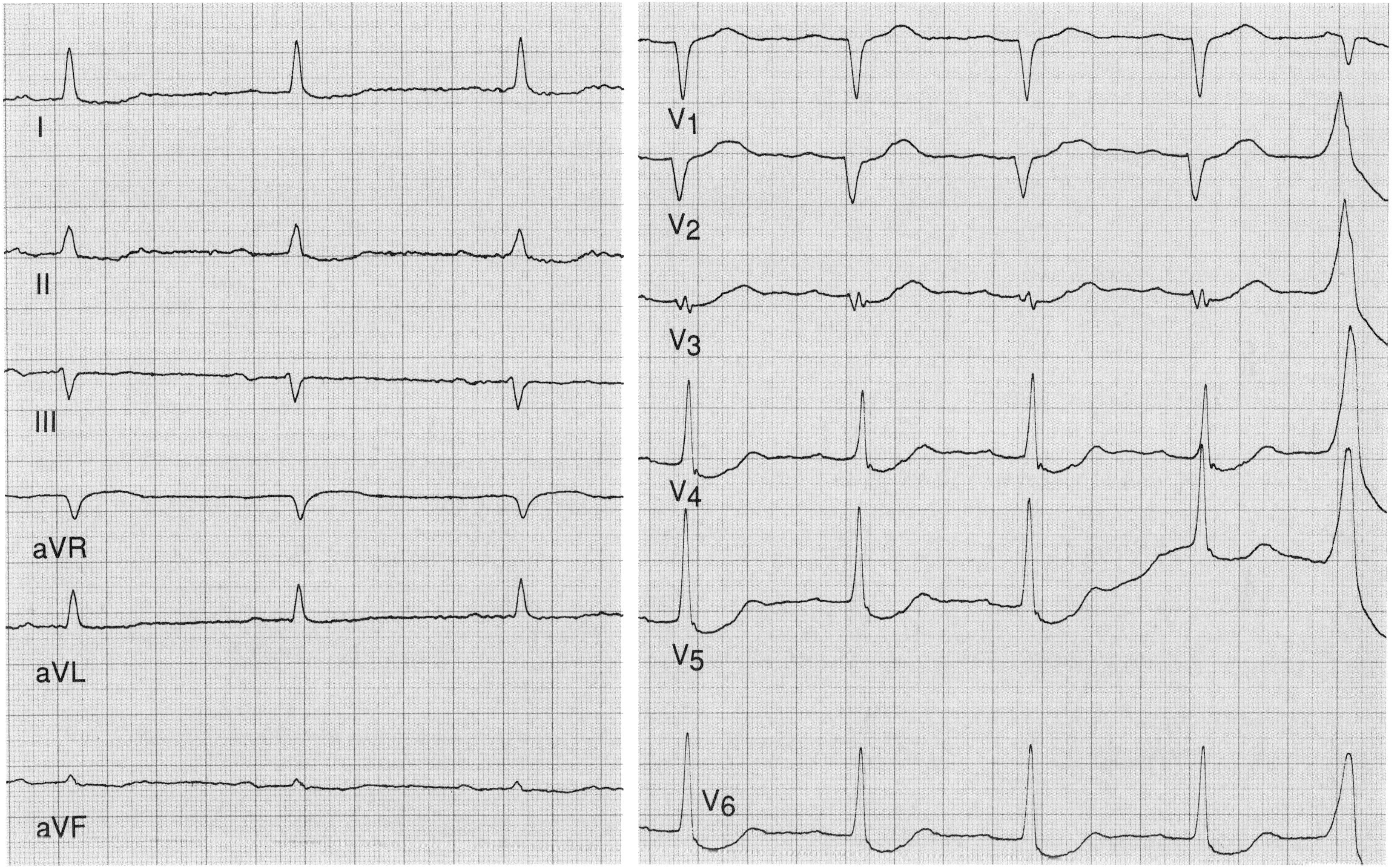
I
II
III
aVR
aVL
aVF
V1
V2
V3
V4
V5
V6

In den Ableitungen V_1 und aVL sind P-Wellen in den ST-Strecken dicht hinter dem QRS-Komplex am deutlichsten zu erkennen. Es besteht eine 1:1-Beziehung zwischen P-Wellen und QRS-Komplexen. Es muss überprüft werden, ob zwischen zwei sichtbaren P-Wellen eine weitere P-Welle versteckt liegen könnte (z. B. im QRS-Komplex). In diesem Fall liegt die Mitte zwischen zwei P-Wellen **vor** dem QRS-Komplex und dort ist keine weitere P-Welle zu sehen. Nähme man eine anterograde Leitung an, so wäre die PQ-Zeit mit 0,26 s bei einer Herzfrequenz von 153/min so lang, dass eine Überleitung unwahrscheinlich ist. Es liegt daher näher, dass es sich um eine retrograde Vorhoferregung bei einer **supraventrikulären** (z. B. AV-junktionalen) **Tachykardie** handelt. Von den Frequenzbereichen wäre allerdings theoretisch sowohl eine Sinustachykardie als auch eine AV-junktionale Tachykardie möglich (s. Tab. S. 8 ((Tab. 1.1 in der Einleitung)))

Ätiologisch ist in erster Linie an die bestehende Herzinsuffizienz und an die bekannte koronare Herzkrankheit zu denken. Eine Digitalisintoxikation wurde ausgeschlossen, ebenfalls eine Hyperthyreose (der TSH-Spiegel war im Normbereich).

Therapeutisch ist in erster Linie an die Gabe von Diuretika, ACE-Hemmer und β-Blocker zu denken.

Linksanteriorer Hemiblock:

- über –30 ° hinaus gedrehte elektrische Herzachse
- langsamer R-Zuwachs in den BWA
- R/S-Umschlagszone nach links verschoben
- bis V_6 durchgehende relativ große S-Zacken (SV_6 in Relation zu RV_6)

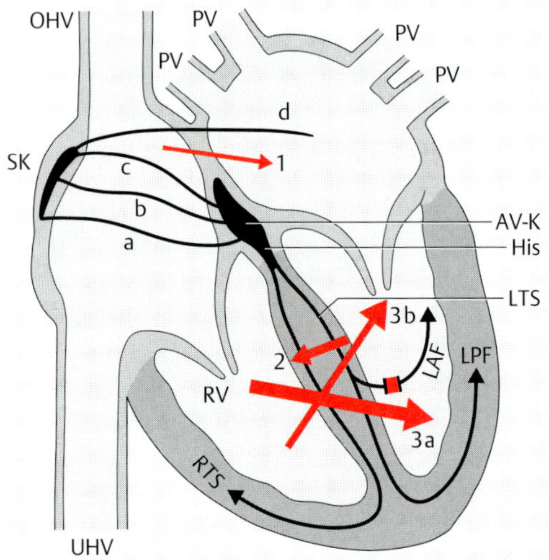

Abkürzungen s. S. 2

Angaben zur Person:

Geschl. ♂ / 55 Jahre — 67 kg — 172 cm

Kreatinin: 1,2 (n= 0,4–1,3) mg/dl — Hypertonie: ☒ ja ☐ nein ☐ labile

Kalium: 3,7 (n= 3,5–5,5) mmol/l — aktueller RR: 170/90 mmHg

Herzwirksame Medikamente: Digoxin 2 × 0,2 mg, Diuretika

Anamnese, Befunde: Rezidivierende Lungenstauung, koronare Herzkrankheit

Auswertung:

Zeiten: P: ? s. u. — PQ: ? — QRS: 0,10 — QT: 0,30 s — Frequenz 153/min

Achsen: P: –80 ?° — QRS: –60 ° — T: + 100 °

Hypertrophie-Indizes: Lewis: 1,7 mV — Sokolow: 2,1 mV

Q-Zacken in BWA: –

R-Zuwachs in BWA: ☐ regelmäßig ☒ langsam ☐ schnell ☐ abrupt in V
☐ kein R-Zuwachs von V bis V
☐ R-Reduktion von V bis V
☐ R-Verlust von V bis V

R/S-Umschlagzone: zwischen V und V — bei V_6 — ☐ bis V6 nicht erreicht

S-Zacken in BWA: bis V_6 — ☐ klein ☐ mittel ☒ groß — Voltage: o. B.

Formveränderungen:
P: vermutlich T-Wellen aufsitzend bzw. in ST-Strecken (retrograde Erregung?)
QRS: –
ST: leicht gesenkt V_5 V_6
T: flach V_5 V_6

Beurteilung: ☒ regelmäßig ☐ unregelmäßig ☐ normfrequent

☒ Sinusrhythmus ? ☐ absolute Arrhythmie ☒ bradykard ☐ tachykard
☒ supraventrikuläre Tachykardie mit AV-junktionalem Zentrum

Extrasystolie: –

Intraatriale Leitungsstörungen: –

Überleitungsstörungen: –

Lagetyp: überdrehter Linkstyp

Intraventrikuläre Leitungsstörung: LAH

Infarkt: –

Hypertrophiezeichen: wegen Erregungsausbreitungsstörung nicht verwertbar

Erregungsrückbildungsstörungen: leichte, unspezifische, VW-lateral

weitere Diagnosen: –

Hauptdiagnosen: supraventrikuläre Tachykardie, LAH

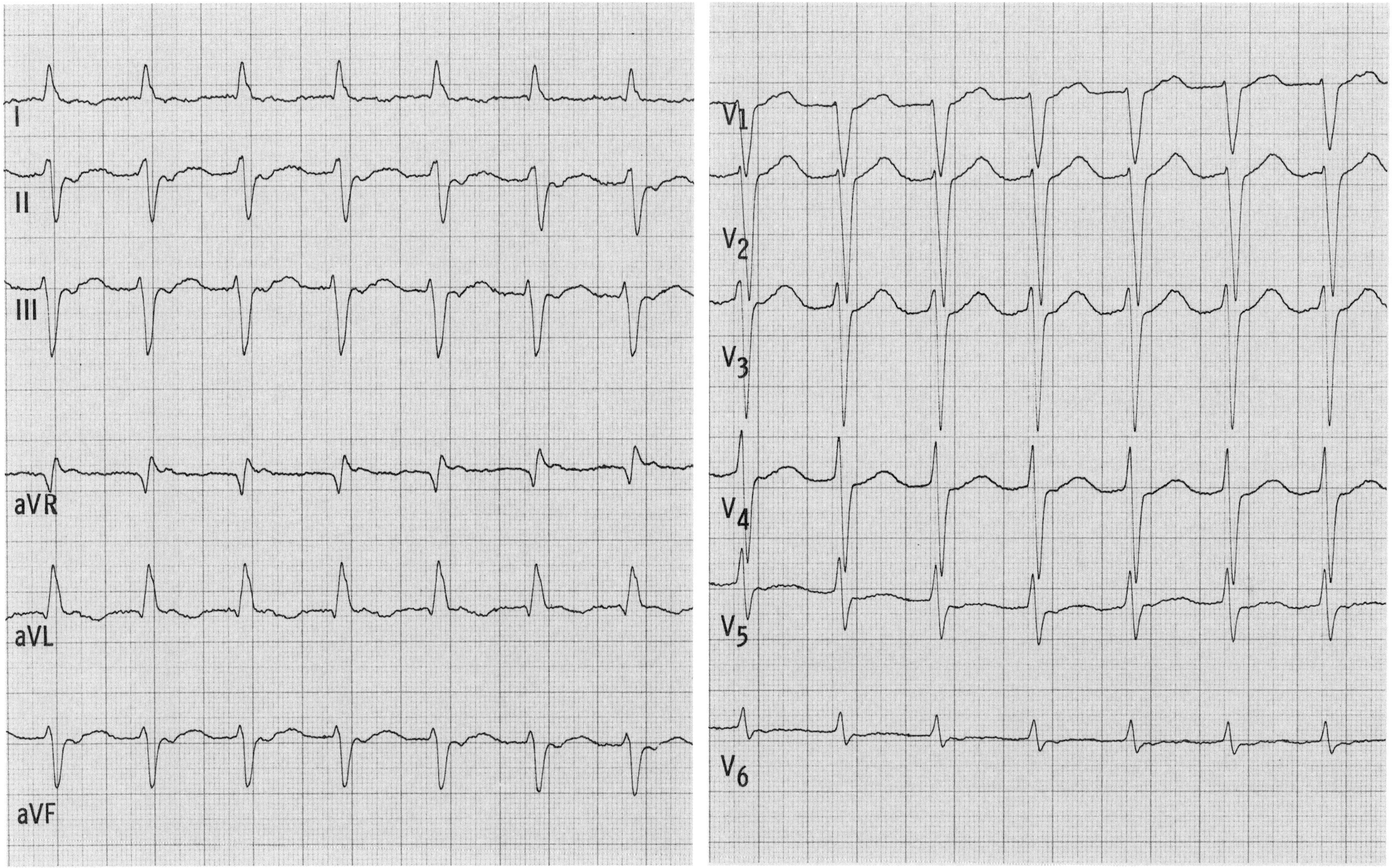
I
II
III
aVR
aVL
aVF
V1
V2
V3
V4
V5
V6

Neben dem **Sokolow-Index** als Index für eine linksventrikuläre Hypertrophie muss routinemäßig auch der **Lewis-Index** mitbestimmt werden: $R_I + S_{III} - (S_I + R_{III})$: Beträgt dieser Voltagewert 1,7 mV oder mehr, so ist eine linksventrikuläre Hypertrophie anzunehmen.

Wird nur der Sokolow-Index alleine bestimmt, so werden ca. 30% der im EKG diagnostizierbaren linksventrikulären Hypertrophien nicht erkannt. Die Methode der ersten Wahl für die Diagnostik der linksventrikulären Hypertrophie ist die Echokardiographie.

Die Größe der R-Zacken nimmt von V_1 bis V_3 kaum zu, aufgrund dieser Tatsache müsste man „kein R-Zuwachs von V_1 bis V_3" ankreuzen. Der QRS-Komplex wird insgesamt von V_1 bis V_3 jedoch kleiner: Vergrößert man den QRS-Komplex in V_3 in der Weise, dass seine Fläche genau so groß ist wie die des QRS-Komplexes in Ableitung V_1, so wäre der R-Zuwachs von V_1 bis V_3 regelrecht. Man darf also nicht von der absoluten Größe der Zacken ausgehen, sondern muss auch die Relation der R-Zacken zu dem gesamten QRS-Komplex in die Auswertung mit einbeziehen.

Die unspezifischen Erregungsrückbildungsstörungen im Vorderwandlateralbereich gehören nicht zu dem Bild einer linksventrikulären Hypertrophie, sie müssen gesondert genannt werden.

Der Lewis-Index ist in diesem Fall extrem positiv.

Es sollte die Frage überprüft werden, ob tatsächlich eine Indikation für die Gabe von Digitalis besteht. Digitalis verstärkt die linksventrikuläre Hypertrophie und verstärkt evtl. die schon bestehende Bradykardie. Die Gabe von Diuretika und/oder ACE-Hemmern ist sinnvoller.

Indizes der linksventrikulären Hypertrophie:
Sokolow-Index: $SV_1 + RV_5$ oder RV_6 => 3,5 mV
Lewis-Index: $R_I + S_{III} - S_I - R_{III}$ => 1,6 mV

Angaben zur Person:

Geschl. ♀ / 71 Jahre — 82 kg — 155 cm

Kreatinin: 1,2 (n = 0,4–1,3) mg/dl — Hypertonie: ☒ ja ☐ nein ☐ labile

Kalium: 4,2 (n = 3,5–5,5) mmol/l — aktueller RR: 150/90 mmHg

Herzwirksame Medikamente: Nitrate, Digoxin 2 × 0,1 mg

Anamnese, Befunde: Linksherzinsuffizienz, arterieller Hypertonus, Hyperlipoproteinämie, „Leberparenchymschaden"

Auswertung:

Zeiten: P: 0,10 — PQ: 0,18 — QRS: 0,09 — QT: 0,42 s — Frequenz 59/min

Achsen: P: + 30° — QRS: −10° — T: + 150°

Hypertrophie-Indizes: Lewis: 3,2 mV — Sokolow: 3,2 mV

Q-Zacken in BWA: –

R-Zuwachs in BWA: ☐ regelmäßig ☒ langsam ☐ schnell ☐ abrupt in V
☐ kein R-Zuwachs von V bis V
☐ R-Reduktion von V bis V
☐ R-Verlust von V bis V

R/S-Umschlagzone: zwischen V und V — bei V_4 — ☐ bis V_6 nicht erreicht

S-Zacken in BWA: bis V_5 — ☒ klein ☐ mittel ☐ groß — Voltage: o. B.

Formveränderungen:
P: –
QRS: –
ST: flach deszendierend V_5 V_6
T: präterminal negativ in I, aVL, V_4–V_6

Beurteilung: ☒ regelmäßig ☐ unregelmäßig ☒ normfrequent

☒ Sinusrhythmus ☐ absolute Arrhythmie ☐ ☒ bradykard ☐ tachykard

Extrasystolie: –

Intraatriale Leitungsstörungen: –

Überleitungsstörungen: –

Lagetyp: Linkstyp

Intraventrikuläre Leitungsstörung: –

Infarkt: –

Hypertrophiezeichen: LVH (schwere)

Erregungsrückbildungsstörungen: deutliche, unspezifische, VW lateral

weitere Diagnosen: –

Hauptdiagnosen: LVH, Sinusbradykardie

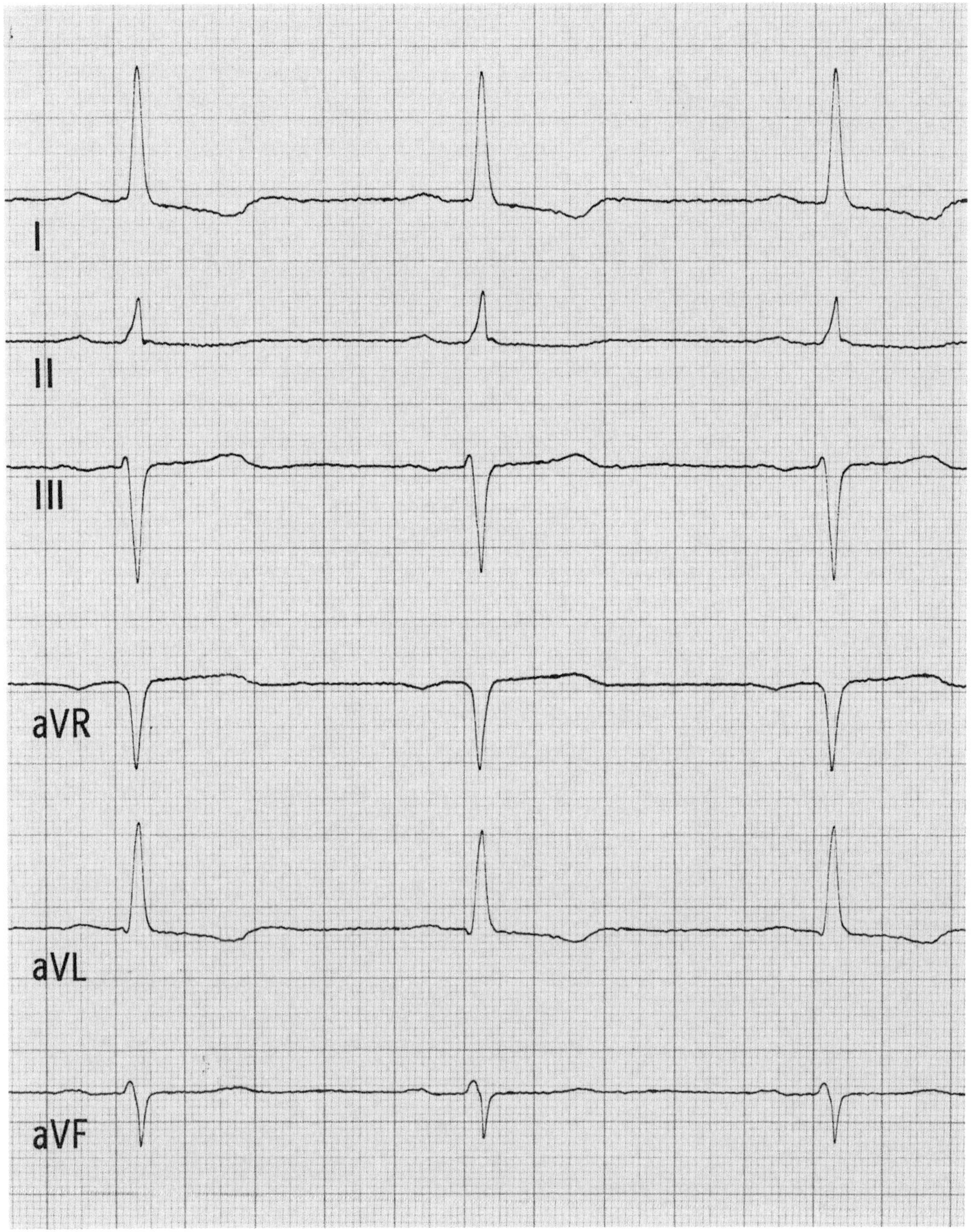
I
II
III
aVR
aVL
aVF

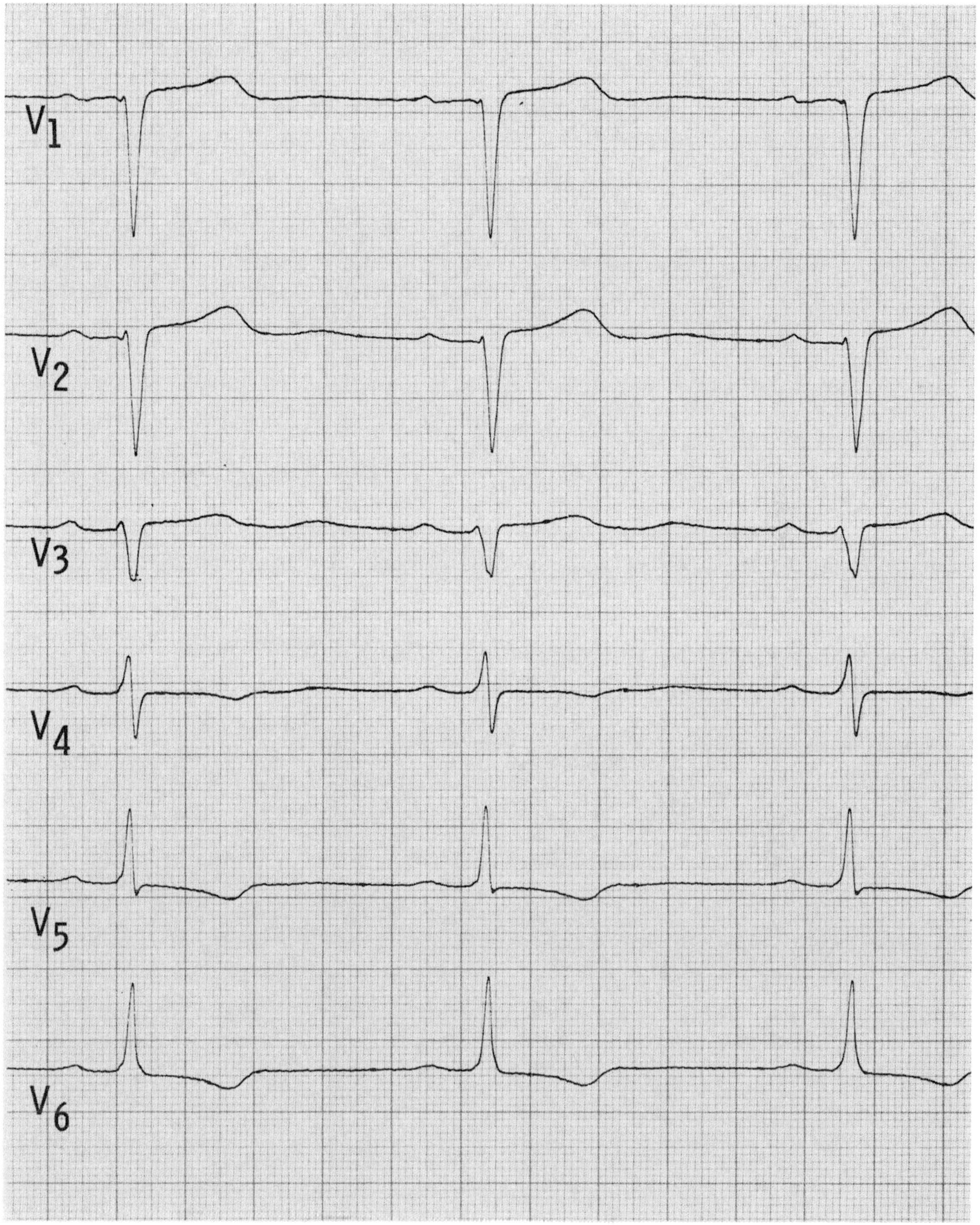
V_1
V_2
V_3
V_4
V_5
V_6

Bemerkungen

Die P-Wellen stehen „auf dem Kopf“, die Achse P ist mit −100 ° deutlich „verdreht“. Die Vorhöfe werden von kaudal nach kranial erregt. Differenzialdiagnostisch muss an einen **AV-junktionalen Rhythmus** mit supranodalem Zentrum und an einen unteren Vorhofrhythmus wie z. B. den Sinus-coronarius-Rhythmus gedacht werden (vgl. EKG Nr. 58).

Für den Sinus-coronarius-Rhythmus ist die PQ-Zeit von 0,10 s zu kurz. Das Zentrum muss also im AV-junktionalen Bereich oberhalb des AV-Knotens liegen.

Die langsame Frequenz ist weiterhin ein Kriterium, das für einen AV-junktionalen Rhythmus spricht. Da der Digoxinspiegel niedrig ist, ist die Rhythmusstörung eher nicht als digitalisbedingt anzusehen. Möglicherweise handelt es sich um einen kranken Sinusknoten bei einer koronaren Herzkrankheit.

Da die T-Wellen sowohl in der Frontalebene (I, II, III, aVR, aVL, aVF) als auch in der Horizontalebene (z. B. in V_5 und V_6) abgeflacht sind, spricht man von „diffusen“ (diffus verbreiteten) Erregungsrückbildungsstörungen. Da eine **T-Abflachung** weder dem Läsions- noch dem Ischämietyp zuzuordnen ist, liegt eine „unspezifische“ Erregungsstörung vor.

T-Wellen sollten in V_5 und in V_6 in etwa 1//6 der Höhe der R-Zacken in diesen Ableitungen haben.

In dem 1 Woche darauf registrierten EKG liegt ein Sinusrhythmus vor: Zeitwerte: P: 0,10; PQ: 0,14; QRS: 0,10; QT: 0,38 s; f: 63/min.
Achsen: P: +50 °; QRS: 0 °; T: ca. −60 °.
Erregungsrückbildungsstörungen unverändert.

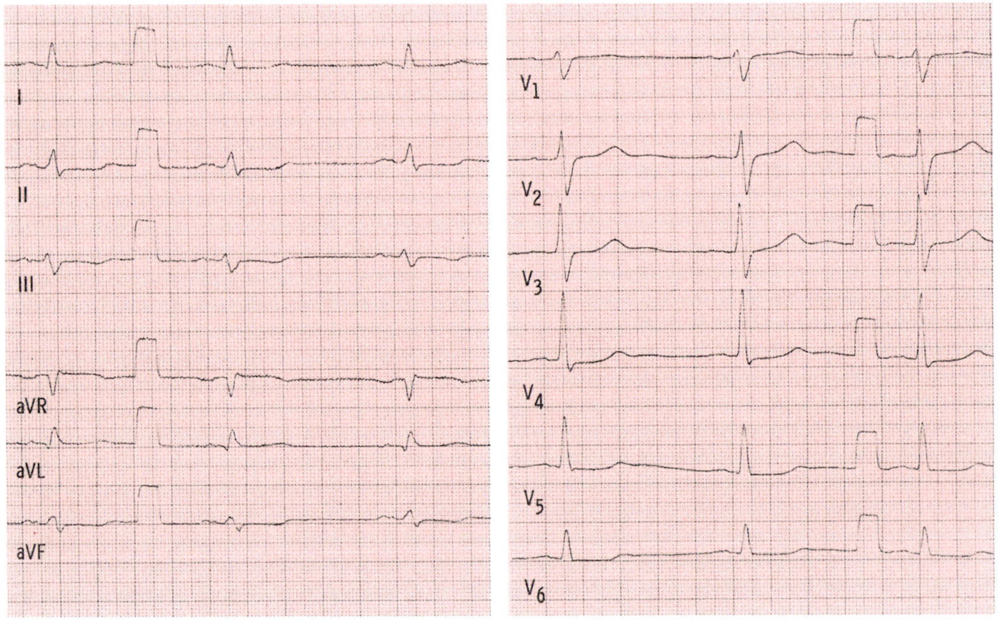

Angaben zur Person:

Geschl. ♂ / 63 Jahre — 71 kg — 178 cm

Kreatinin: 1,1 (n= 0,4–1,3) mg/dl — Hypertonie: ☒ ja ☐ nein ☐ labile

Kalium: 4,2 (n= 3,5–5,5) mmol/l — aktueller RR: 135/85 mmHg

Herzwirksame Medikamente: Digoxin 2 × 0,2 mg, Digoxinspiegel allerdings 0,6 ng/ml (zuverlässige Einnahme?)

Anamnese, Befunde: Inguinalhernie (OP), paroxysmale Tachykardien, Hypertonie

Auswertung:

Zeiten: P: 0,09 — PQ: 0,10 — QRS: 0,09 — QT: 0,40 s — Frequenz 59/min

Achsen: P: −100 ° — QRS: 0 ° — T: ~−80 ° (flach)

Hypertrophie-Indizes: Lewis: 0,9 mV — Sokolow: 2,1 mV

Q-Zacken in BWA: q V_6

R-Zuwachs in BWA: ☒ regelmäßig — ☒ langsam — ☐ schnell — ☐ abrupt in V
☐ kein R-Zuwachs von V bis V
☐ R-Reduktion von V bis V
☐ R-Verlust von V bis V

R/S-Umschlagzone: zwischen V_3 und V_4 — bei V — ☐ bis V_6 nicht erreicht

S-Zacken in BWA: bis V_6 — ☒ klein — ☐ mittel — ☐ groß — Voltage: o. B.

Formveränderungen:
P: negativ V_2–V_6
QRS: –
ST: etwas starr V_5 V_6
T: andeutungsweise präterminal negativ V_5 V_6

Beurteilung: ☒ regelmäßig — ☐ unregelmäßig — ☐ normfrequent

☐ Sinusrhythmus — ☐ absolute Arrhythmie — ☒ bradykard — ☐ tachykard
☒ AV-junktionaler Rhythmus mit supranodalem Zentrum

Extrasystolie: –

Intraatriale Leitungsstörungen: retrograde Vorhoferregung

Überleitungsstörungen: –

Lagetyp: Linkstyp

Intraventrikuläre Leitungsstörung: –

Infarkt: –

Hypertrophiezeichen: –

Erregungsrückbildungsstörungen: leichte, diffuse, unspezifische

weitere Diagnosen: –

Hauptdiagnose: AV-junktionaler Rhythmus

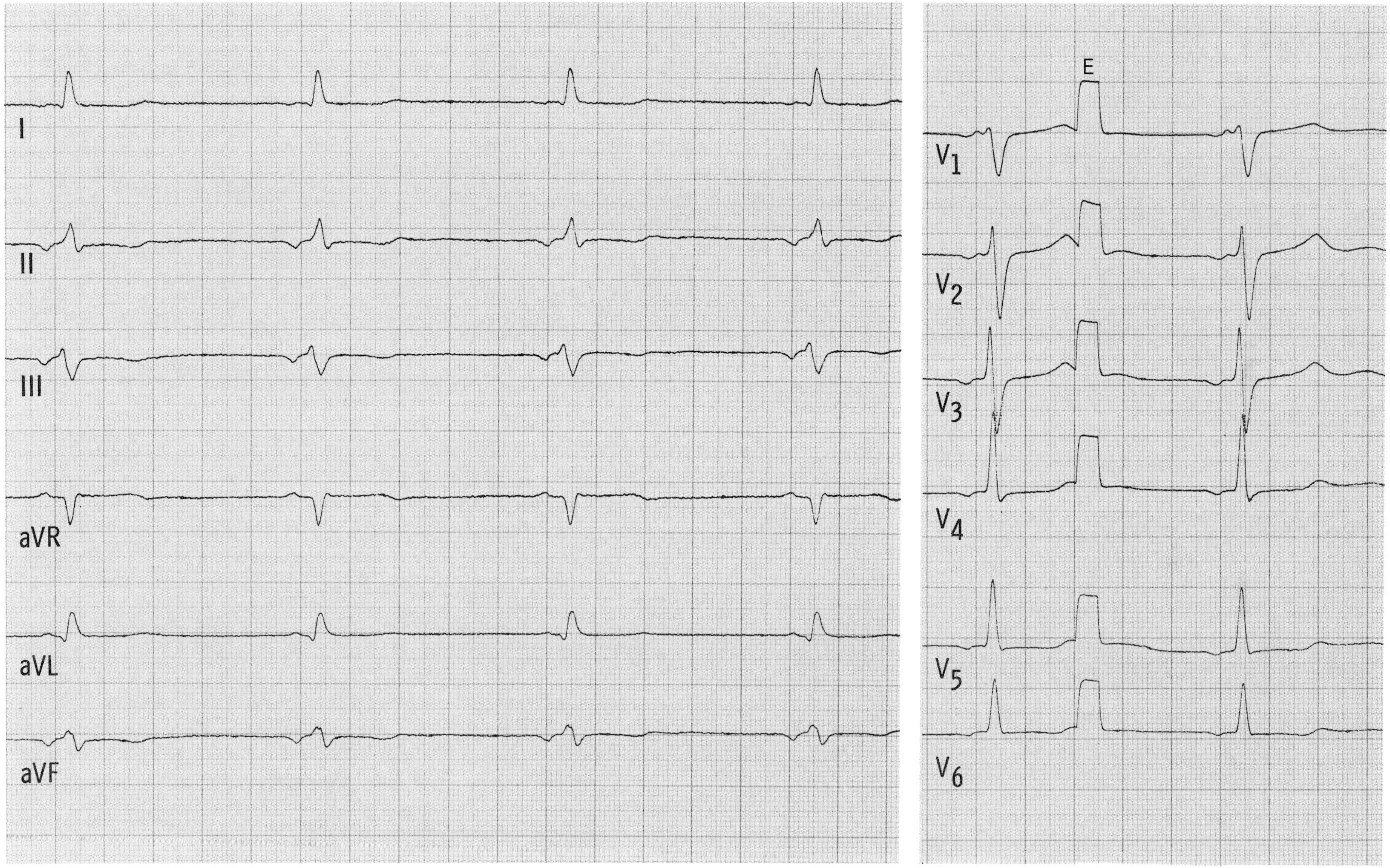
I
II
III
aVR
aVL
aVF
E
V_1
V_2
V_3
V_4
V_5
V_6

Bemerkungen

Auffällig sind die großen Q-Zacken in Ableitung II und aVF. Die etwas konvexbogig verlaufenden ST-Strecken sind nur noch minimal gehoben (desgleichen in V_5 und V_6). Die nachfolgenden T-Wellen sind terminal negativ. Statt **Herzinfarkt Stadium II** müsste es exakt: Stadium (I-II) bis II heißen.

Der QRS-Komplex ist deutlich verbreitert, es liegt jedoch kein Schenkelblock vor, die intraventrikuläre Erregungsausbreitungsverzögerung ist infarktbedingt.

Der Lewis-Index (R_I+S_{III} – R_{III}-S_I) ist negativ (< 1,7 mV). In Ableitung III handelt es sich um Q- und nicht um S-Zacken! Sicher verwertbar sind die Hypertrophie-Indizes allerdings nicht durch die infarktbedingte bzw. gestörte Erregungsausbreitung.

Lägen keine früher aufgezeichneten EKGs (EKG Nr. 23 wurde vor einem Jahr aufgezeichnet) und sonstigen Angaben vor, so würde man fälschlicherweise annehmen, dass es sich bei dem Ereignis vor vier Tagen um einen frischen Herzinfarkt gehandelt hat. Es ist allerdings auch möglich, dass im alten Infarktgebiet ein kleiner Reinfarkt stattgefunden hat.

Die Größe der Q-Zacken in den inferioren Ableitungen kann bei einem frischen Infarktgeschehen nicht als Ausdruck eines Aneurysmas gewertet werden. Bei einem alten Infarkt dagegen sind sowohl breite Q-Zacken sowie QS-Komplexe in mehreren zusammenhängenden Ableitungen als auch persistierende ST-Streckenhebungen als ein Hinweis auf ein Herzwandaneurysma anzusehen.

Herzinfarkt Stadium II (vgl. EKG Nr. 8, Stadium I):

- pathologische Q-Zacken
- ST-Strecke wieder in isoelektrischer Linie
- T-Wellen diskordant zum QRS-Komplex

Herzwandlokalisationen:

Siehe ausklappbare vordere Umschlagseite innen.

EKG Nr. 13

Angaben zur Person:

Geschl. ♀ / 69 Jahre — 78 kg — 163 cm

Kreatinin: 1,1 (n= 0,4–1,3) mg/dl — Hypertonie: ☐ ja ☒ nein ☐ labile

Kalium: 3,9 (n= 3,5–5,5) mmol/l — aktueller RR: 140/80 mmHg

Herzwirksame Medikamente: keine

Anamnese, Befunde: Vor vier Tagen Übelkeit, Schwindelgefühl, Erbrechen. Diabetes mellitus
Vor einem Jahr Herzinfarkt
Troponin negativ

Auswertung:

Zeiten: P: 0,09 — PQ: 0,16 — QRS: 0,12 — QT: 0,44 s — Frequenz 74/min

Achsen: P: + 40 ° — QRS: –10 ° — T: –80 °

Hypertrophie-Indizes: Lewis: 0,7 mV — Sokolow: ~2,1 mV

Q-Zacken in BWA: q V_5 V_6

R-Zuwachs in BWA: ☐ regelmäßig ☒ langsam ☐ schnell ☐ abrupt in V
☐ Kein R-Zuwachs von V bis V
☐ R-Reduktion von V bis V
☐ R-Verlust von V bis V

R/S-Umschlagzone: zwischen V_3 und V_4 — bei V — ☐ bis V_6 nicht erreicht

S-Zacken in BWA: bis V_5 — ☒ klein ☐ mittel ☐ groß — Voltage: o. B.

Formveränderungen:
P: –
QRS: Q in III, aVF, II
ST: konvexbogig in Höhe der isoelektrischen Linie II, III, aVF, V_5, V_6
T: terminal negativ II, III, aVF, V_5, V_6

Beurteilung: ☒ regelmäßig ☐ unregelmäßig ☒ normfrequent

☒ Sinusrhythmus ☐ absolute Arrhythmie ☐ ☐ bradykard ☐ tachykard

Extrasystolie: –

Intraatriale Leitungsstörungen: –

Überleitungsstörungen: –

Lagetyp: Linkstyp

Intraventrikuläre Leitungsstörung: intraventrikuläre Erregungsausbreitungsverzögerung bei:

Infarkt: im Inferolateralbereich, Stadium II

Hypertrophiezeichen: –

Erregungsrückbildungsstörungen: deutliche, vom Außenschichtischämietyp, infero-lateral, infarktbedingt

weitere Diagnosen: –

Hauptdiagnose: infero-lateraler Infarkt, Stadium II

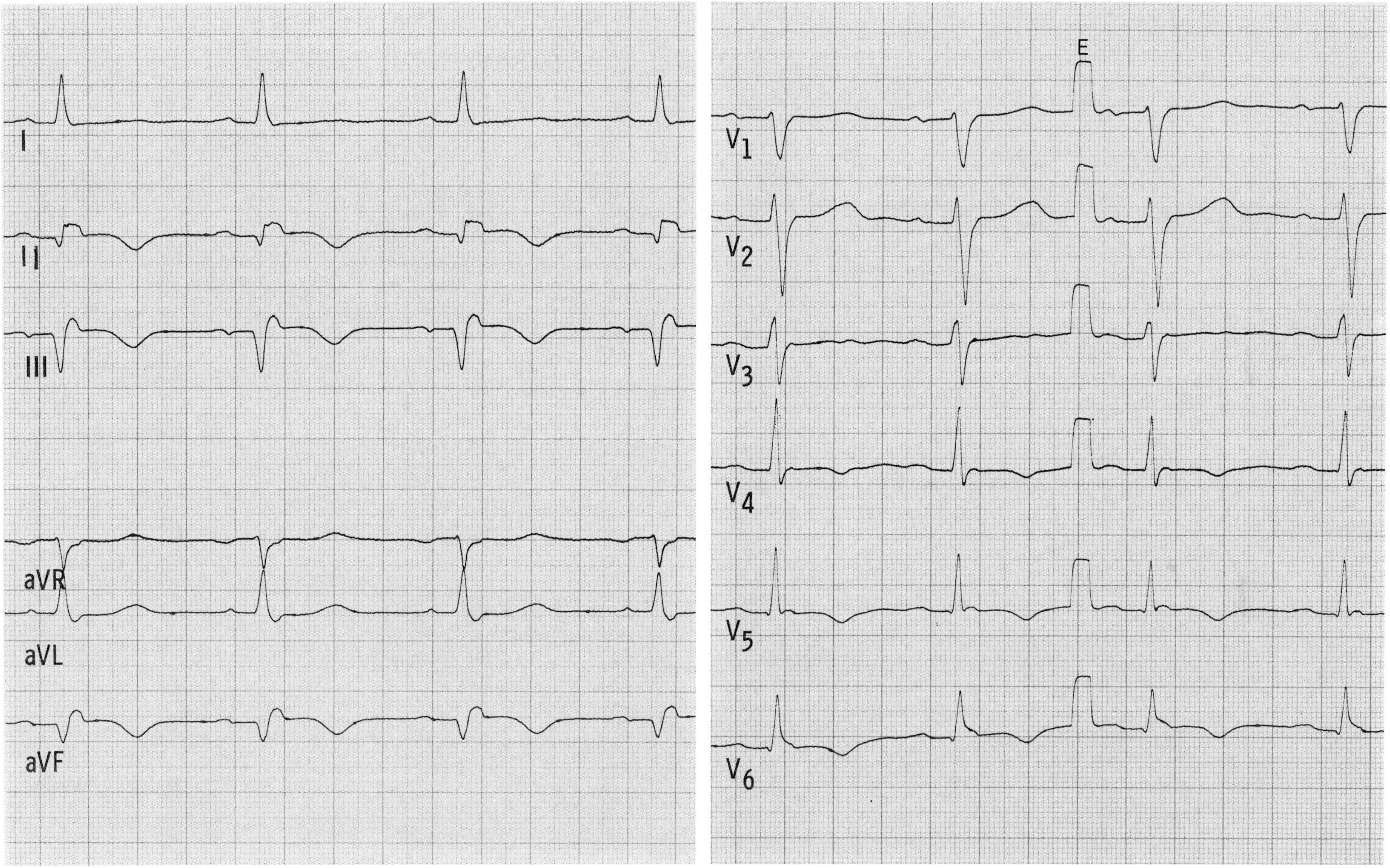
I
II
III
aVR
aVL
aVF
V1
E
V2
V3
V4
V5
V6

Bemerkungen

Bei den vorzeitigen Schlägen (**Extrasystolen**) handelt es sich um supraventrikuläre Extrasystolen, obwohl sie etwas breiter sind als die Normalschläge. Die P-Wellen der Extrasystolen verschmelzen fast mit den T-Wellen der vorangegangenen Aktionen. Erst im Vergleich mit T-Wellen von Normalaktionen, die nicht durch nachfolgende Extrasystolen „gestört" sind, erkennt man, dass den T-Wellen tatsächlich die P-Welle der nachfolgenden Extrasystole aufsitzt. Die T-Welle wird dadurch höher.

In den BWA ist die Erregungsausbreitung in den Ventrikeln bei der ersten abgebildeten Extrasystole deutlich anders als die der Normalaktionen. Da hier bis V_6 durchgehende tiefe S-Zacken auftreten, ohne dass in V_1 oder V_2 eine R'-Zacke zu sehen ist (die für einen Rechtsschenkelblock spräche), wird es sich um eine Blockierung des linksanterioren Faszikels handeln (der bei der vorzeitigen Erregung durch die Extrasystole noch refraktär ist). Ist der linksanteriore Faszikel bei einer Extrasystole (vorzeitige Aktion) tatsächlich noch refraktär – wie es hier in den Brustwandableitungen den Anschein hat – so müsste allerdings auch in den Extremitätenableitungen in diesen Extrasystolen eine entsprechend nach links überdrehte Herzachse zu beobachten sein. Da dies nicht der Fall ist, muss man wiederum bezweifeln, dass es sich tatsächlich um einen linksanterioren Hemiblock in den Extrasystolen handelt. Man kann in solchen Fällen dann nur angeben, Extrasystolen mit intraventrikulärer Erregungsausbreitungsstörung ohne typisches Blockbild.

Extrasystolie:

- Aktionen, die vorzeitig in einen Grundrhythmus einfallen
- Ursprungsort: supraventrikulär oder ventrikulär
- Art des Auftretens:
  - einzeln oder in Salven
  - früh oder spät einfallend
- ventrikuläre Extrasystolen (VES): monotop bzw. monomorph, polytop bzw. polymorph

Angaben zur Person:

Geschl. ♂ / 71 Jahre — 77 kg — 169 cm

Kreatinin: 1,5 (n= 0,4–1,3) mg/dl — Hypertonie: ☐ ja ☒ nein ☐ labile

Kalium: 3,6 (n= 3,5–5,5) mmol/l — aktueller RR: 140/70 mmHg

Herzwirksame Medikamente: Digoxin 0,3 mg, Diuretika

Anamnese, Befunde: Koronare Herzkrankheit, geringgradige Mitralklappeninsuffizienz, leichte Lungenstauung

Auswertung:

Zeiten: P: 0,12 — PQ: 0,16 — QRS: 0,10 — QT: ~0,32 sec — Frequenz ~85/min

Achsen: P: ~+ 60° — QRS: + 50° — T: flach

Hypertrophie-Indizes: Lewis: 0,1 mV — Sokolow: 2,9 mV

Q-Zacken in BWA: q V_6

R-Zuwachs in BWA: ☒ regelmäßig ☐ langsam ☐ schnell ☐ abrupt in V
☐ Kein R-Zuwachs von V bis V
☐ R-Reduktion von V bis V
☐ R-Verlust von V bis V

R/S-Umschlagzone: zwischen V_3 und V_4 — bei V — ☐ bis V_6 nicht erreicht

S-Zacken in BWA: bis V_6 — ☒ klein ☐ mittel ☐ groß — Voltage: o. B.

Formveränderungen:
P: doppelgipflig II, biphasisch V_1, V_2
QRS: –
ST: geringgradig horizontal gesenkt und muldenförmig II, III, aVF, V_6
T: –

Beurteilung: ☒ regelmäßig ☐ unregelmäßig ☒ normfrequent

☒ Sinusrhythmus ☐ absolute Arrhythmie ☐ ☐ bradykard ☐ tachykard

Extrasystolie: häufige SVES (P-Wellen vorausgehend, schlanke QRS-Komplexe)

Intraatriale Leitungsstörungen: P-mitrale

Überleitungsstörungen: –

Lagetyp: Indifferenztyp

Intraventrikuläre Leitungsstörung: –

Infarkt: –

Hypertrophiezeichen: –

Erregungsrückbildungsstörungen: deutliche, vom Innenschichtläsions-Digitalistyp, inferolateral

weitere Diagnosen: –

Hauptdiagnosen: SVES, Erregungsrückbildungsstörungen

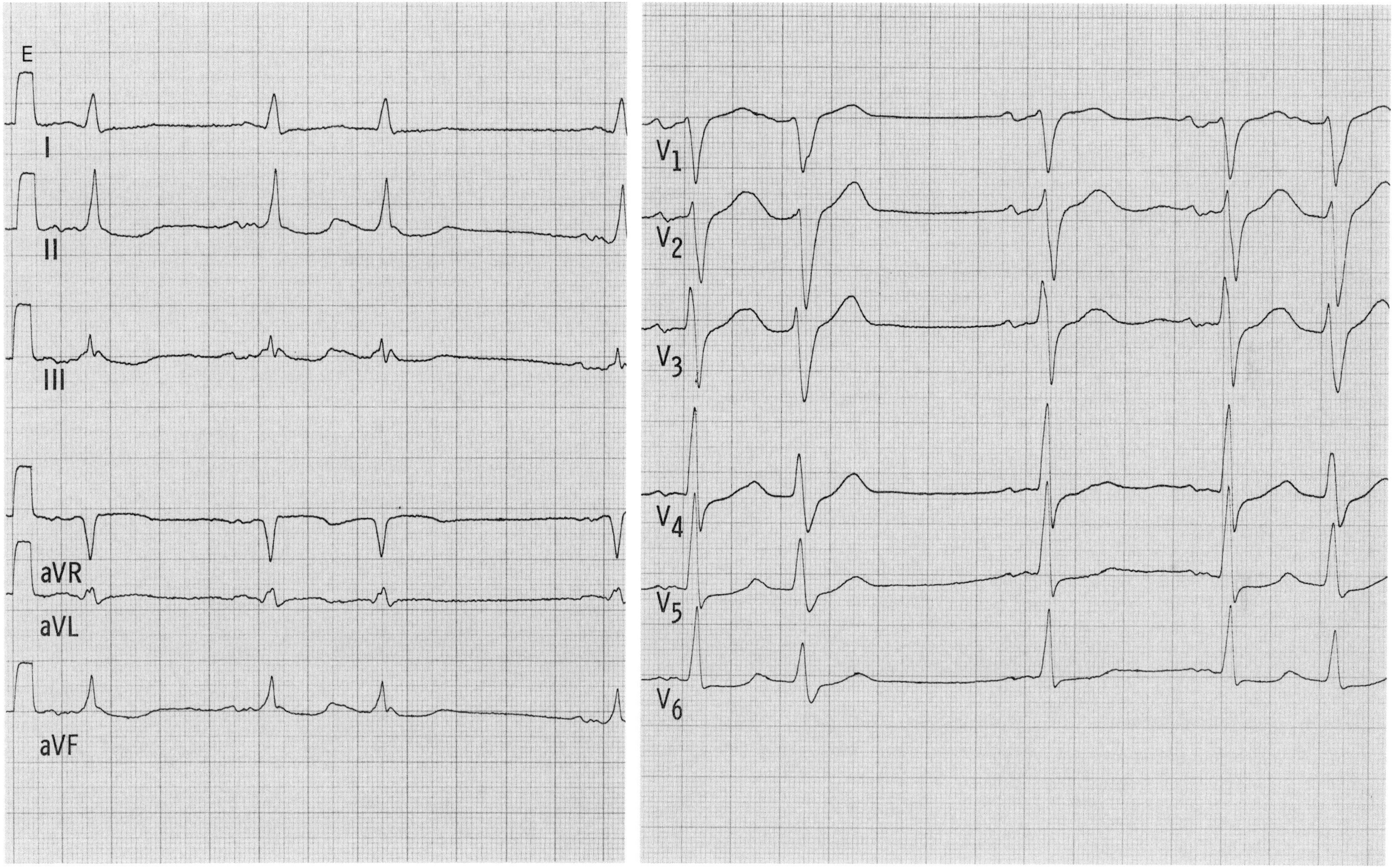
E
I
II
III
aVR
aVL
aVF
V1
V2
V3
V4
V5
V6

Auf den ersten Blick könnte man irrtümlicherweise ein **Vorhofflimmern** diagnostizieren. In den Brustwandableitungen ist jedoch in V_1 am deutlichsten vor jedem QRS-Komplex eine P-Welle zu sehen. Da beim genaueren Betrachten P-Wellen mit normaler Achse allen QRS-Komplexen in normalem Abstand (normale PQ-Zeit) vorausgehen, liegt ein Sinusrhythmus vor. Wegen der Unregelmäßigkeit der Aktionsfolge spricht man von einer Sinusarrhythmie.

Eine derartige Rhythmusstörung ist in den meisten Fällen durch degenerative Veränderungen (Koronarsklerose) bedingt.

Insofern ist diese Anamnese-Befund-Konstellation ernst zu nehmen. Sowohl die Beschwerden als auch der EKG-Befund können auf eine koronare Herzkrankheit hindeuten. Das koronare Risikoprofil sollte ermittelt werden (s. unten) und sodann die Diagnostik komplettiert werden: Echokardiografie (Wandbewegungsstörungen?) und Belastungs-EKG (signifikante ST-Strecken-Veränderungen und/oder typische Angina-pectoris-Beschwerden unter Belastung?); ergänzend Duplex-Scan der supraaortalen Arterien – zum einen als Referenzgefäß zu den Koronararterien, zum anderen wegen der angegebenen Schwindelerscheinungen (Stenosen?). Im Langzeit-EKG sollte eine ST-Strecken-Analyse durchgeführt werden und nach längeren Pausen (ggf. als Ursache der Schwindelerscheinungen) geforscht werden.

Die ST-Strecken sind in den inferioren Ableitungen sowie in V_5 und V_6 andeutungsweise muldenförmig verformt, obwohl der Patient kein Digitalis eingenommen hat. Die Abflachung der T-Wellen stellt **eine unspezifische Erregungsrückbildungsstörung** dar. **Die T-Wellen in V_5 und V_6 sollten in etwa ein Sechstel der Höhe der R-Zacken in diesen Ableitungen haben.**

Koronares Risikoprofil:

- arterieller Hypertonus
- Hypercholesterinämie
- Nikotinkonsum
- Diabetes mellitus
- positive Familienanamnese
- Stress

Angaben zur Person:

Geschl. ♂ / 79 Jahre — 48 kg — 162 cm

Kreatinin: 1,0 (n= 0,4–1,3) mg/dl — Hypertonie: ☐ ja ☒ nein ☐ labile

Kalium: 3,7 (n= 3,5–5,5) mmol/l — aktueller RR: 140/70 mmHg

Herzwirksame Medikamente: keine

Anamnese, Befunde: Schwindelerscheinungen, Angina pectoris

Auswertung: EKG durch Muskelzittern überlagert, Zeitwerte nicht exakt festzulegen.

Zeiten:	P: ~0,09	PQ: 0,18	QRS: 0,09	QT: ~0,34 s	Frequenz bei 85/min
Achsen:	P: ~+50°	QRS: +30°	T: ~–60° (flach)		
Hypertrophie-Indizes:	Lewis: 0,4 mV		Sokolow: 1,6 mV		
Q-Zacken in BWA:	–				
R-Zuwachs in BWA:	☒ regelmäßig	☐ langsam	☐ schnell	☐ abrupt in V	
		☐ kein R-Zuwachs von V	bis V		
		☐ R-Reduktion von V	bis V		
		☐ R-Verlust von V	bis V		
R/S-Umschlagzone:	zwischen V_2 und V_3		bei V	☐ bis V_6 nicht erreicht	
S-Zacken in BWA:	bis V_4	☒ klein	☐ mittel	☐ groß	Voltage: peripher 0,6 mV
Formveränderungen:	P: –				
	QRS: –				
	ST: muldenförmig II, III, aVF, V_5, V_6				
	T: flach V_3–V_6, U-Wellen V_2–V_4				

Beurteilung: ☐ regelmäßig ☒ unregelmäßig ☒ normfrequent

☒ Sinusrhythmus ☐ absolute Arrhythmie ☐ ☐ bradykard ☐ tachykard

Extrasystolie:	–
Intraatriale Leitungsstörungen:	–
Überleitungsstörungen:	–
Lagetyp:	Indifferenz-Linkstyp
Intraventrikuläre Leitungsstörung:	–
Infarkt:	–
Hypertrophiezeichen:	–
Erregungsrückbildungsstörungen:	leichte, diffuse, unspezifische (Digitalis-induziert-ähnliche)
weitere Diagnosen:	–
Hauptdiagnose:	Sinusarrhythmie

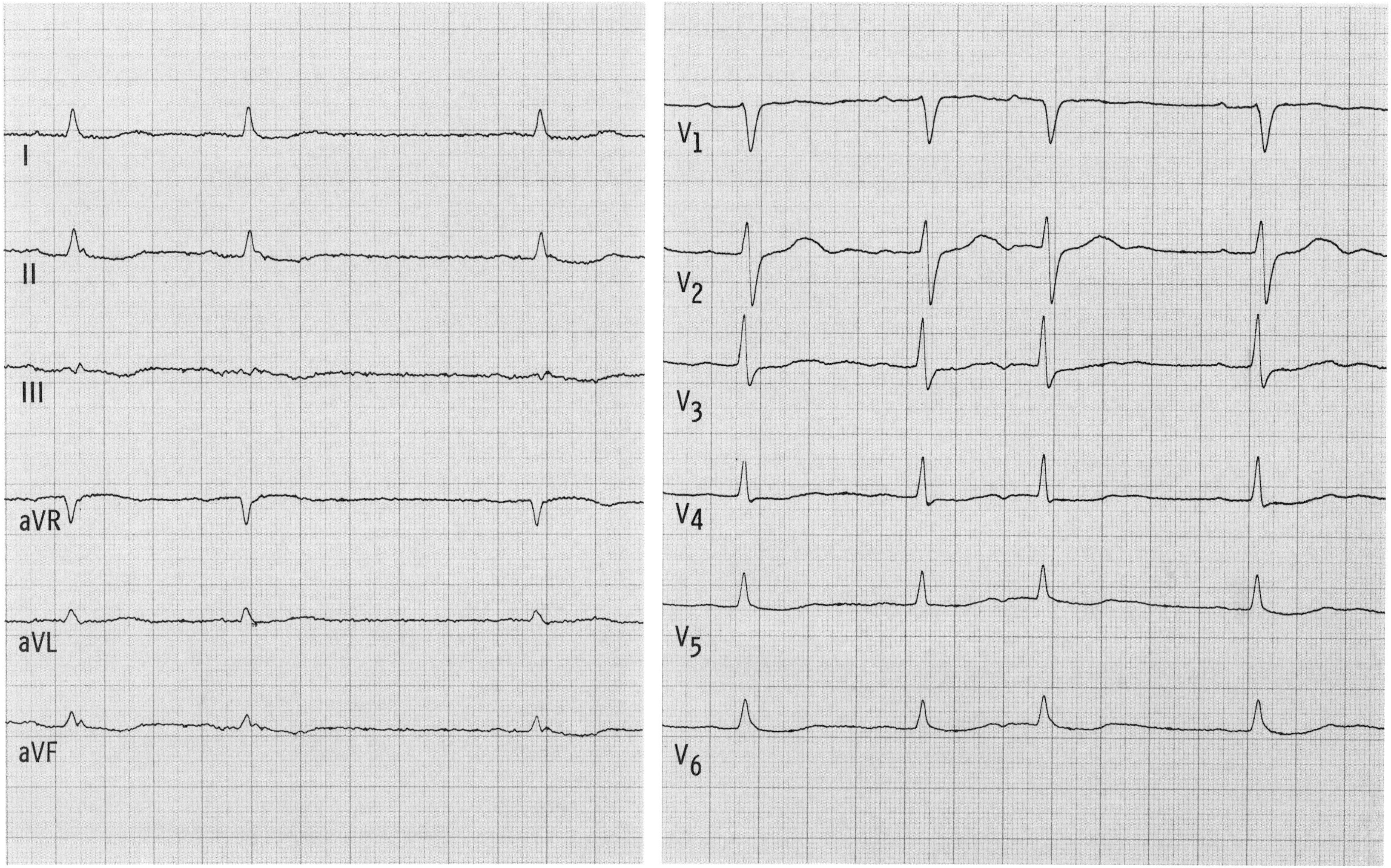
I
II
III
aVR
aVL
aVF
V_1
V_2
V_3
V_4
V_5
V_6

Auf den ersten Blick fällt die **sägeblattartige Grundlinie** in den Ableitungen II, III und aVF auf. Dies ist das typische Bild des Vorhofflatterns. Es handelt sich um auf dem Kopf stehende Vorhofwellen mit einer Achse, die nach oben gerichtet ist. In regelmäßigem Abstand voneinander sind gleich geformte, relativ schlanke QRS-Komplexe mit inkomplettem Rechtsschenkelblock – zu erkennen an der R'-Zacke in V_1 – eingestreut. Das Verhältnis der Vorhofflatterwellen zu den QRS-Komplexen beträgt hier 4:1.

Die großen Q-Zacken in den Ableitungen II, III und aVF sind nicht pathologisch, da es sich hier um eine Überlagerung von Q-Zacken und negativen Anteilen der Flatterwellen handelt. Bei dem **unten abgebildeten Kontroll-EKG** nach Rhythmisierung sind die Q-Zacken in den inferioren Ableitungen (II, III und aVF) normal.

Die Erregungsrückbildungsstörungen (ERBS) Vorderwand apikal bis lateral sind nicht durch den Rechtsschenkelblock bedingt (vgl. EKG mit Rechtsschenkelblock-bedingten ERBS, EKG Nr. 38). Auch kann man die durch das Vorhofflattern sägezahnartig deformierte Grundlinie nicht allein verantwortlich machen. Abstrahiert man die Vorhofwellen, so bleiben tatsächlich deszendierende ST-Strecken und präterminal negative T-Wellen in den Ableitungen II, III und aVF übrig. Es handelt sich also um deutlich ausgeprägte unspezifische ERBS.

Die hier wiedergegebene Rhythmusstörung ist als digitalisbedingt zu werten. Für einen älteren Patienten mit einem erhöhten Kreatininwert war die Digitalisdosis von 0,4 mg Digoxin zweifellos zu hoch.

Drei Tage nach Absetzen des Digitalis kam es wieder zum Umspringen des Rhythmus in einen Sinusrhythmus (s. EKG unten): Regelmäßiger Sinusrhythmus, 80/min.
Zeitwerte: P: 0,12; PQ: 0,20; QRS: 0,10; QT: 0,34 s.
Achsen: P: +80°; QRS: +80°; T: ca. +80°. Weiterhin Erregungsrückbildungsstörungen wie im nebenstehenden EKG, jedoch etwas weniger stark ausgeprägt; inkompletter Rechtsschenkelblock.

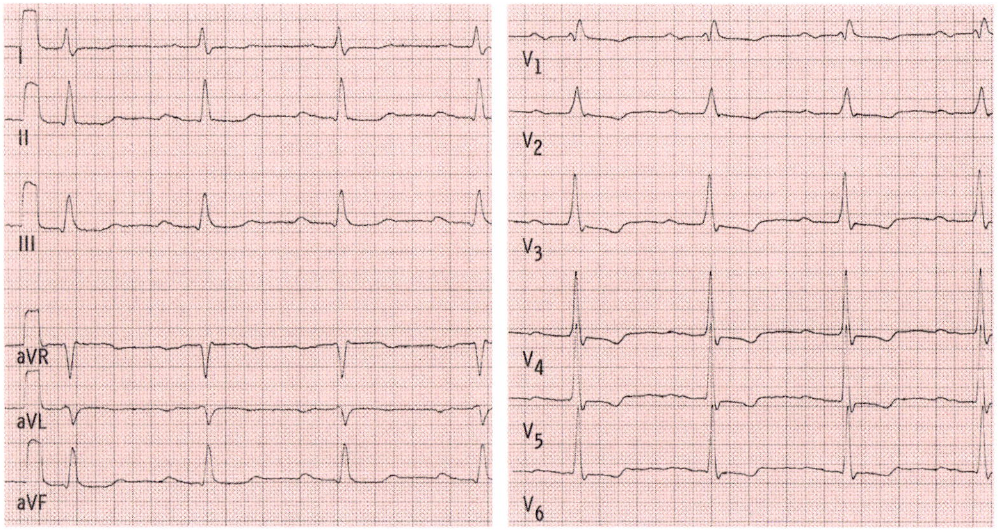

Angaben zur Person:

Geschl. ♂ / 67 Jahre — 93 kg — 181 cm

Kreatinin: 1,5 (n= 0,4–1,3) mg/dl — Hypertonie: ☐ ja ☐ nein ☒ labile

Kalium: 4,1 (n= 3,5–5,5) mmol/l — aktueller RR: 140/90 mmHg

Herzwirksame Medikamente: Digoxin 2 × 0,2 mg

Anamnese, Befunde: Einweisung wegen Kreislaufkollapses bei der Arbeit, schwere obstruktive Ventilationsstörung, Zeichen der Rechtsherzbelastung, Fettstoffwechselstörung, früher Vorhofflimmern – zwischenzeitlich Sinusrhythmus, Diabetes mellitus

Auswertung:

Zeiten: P: ? — PQ: ? — QRS: ~0,08 — QT: ? s
Vorhof-Frequenz 268/min
Ventrikel-Frequenz 67/min

Achsen: P: –90° — QRS: +90° — T: +90°

Hypertrophie-Indizes: Lewis: –0,9 mV — Sokolow: 2,0 mV

Q-Zacken in BWA: q V_4–V_6

R-Zuwachs in BWA: ☒ regelmäßig ☐ langsam ☐ schnell ☐ abrupt in V
☐ Kein R-Zuwachs von V bis V
☐ R-Reduktion von V bis V
☐ R-Verlust von V bis V

R/S-Umschlagzone: zwischen V und V — bei V_1 — ☐ bis V_6 nicht erreicht

S-Zacken in BWA: bis V_6 — ☐ klein ☒ mittel ☐ groß — Voltage: o. B.

Formveränderungen:
P: sägeblattartig aneinandergereiht (II, III, aVF)
QRS: rR' V_1
ST: deszendierend V_1–V_6
T: präterminal deutlich negativ V_1–V_6

Beurteilung: ☒ regelmäßig ☐ unregelmäßig ☒ normfrequent
☐ Sinusrhythmus ☐ absolute Arrhythmie ☐ bradykard ☐ tachykard
☒ Vorhofflattern mit 4:1-Überleitung

Extrasystolie: –

Intraatriale Leitungsstörungen: Vorhofflattern

Überleitungsstörungen: regelmäßige 4:1-Überleitung bei Vorhofflattern

Lagetyp: Steil-Rechtstyp

Intraventrikuläre Leitungsstörung: i. RSB (Rechtsverspätung)

Infarkt: –

Hypertrophiezeichen: –

Erregungsrückbildungsstörungen: deutliche, diffuse, unspezifische

weitere Diagnosen: –

Hauptdiagnose: Vorhofflattern, 4:1-Überleitung

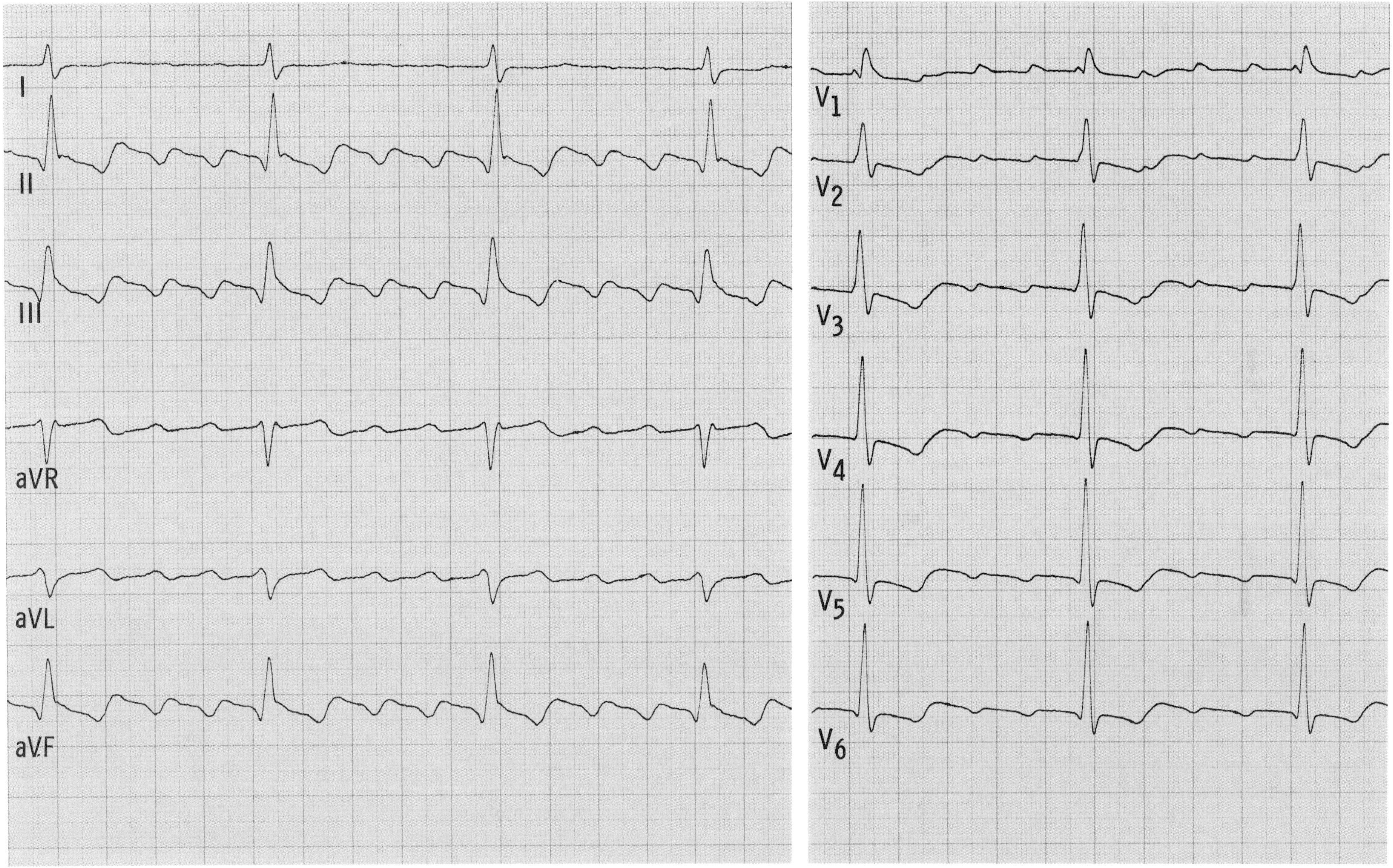
I
II
III
aVR
aVL
aVF
V1
V2
V3
V4
V5
V6

Die Überleitungszeit ist sehr kurz. Die QRS-Komplexe sind scheinbar verbreitert. Zwischen P-Welle und QRS-Komplex befindet sich (s. II, aVF; V_2 bis V_6) eine Zwischenwelle: **Deltawelle**. Diese entsteht durch die vorzeitige Erregung einer Partie der Ventrikelmuskulatur. Ein Schenkelblockbild liegt nicht vor. Die Verbreiterung des QRS-Komplexes ergibt sich durch die Einbeziehung der Deltawelle in den QRS-Komplex.

Allen Präexitationssyndromen gemeinsam ist die vorzeitige Erregung der Herzkammern durch ein zusätzliches Leitbündel von den Vorhöfen zu den Kammern (siehe Grafik). Außerdem besteht eine Neigung zu paroxysmalen supraventrikulären Tachykardien, durch zwischenzeitlich über das zusätzliche Leitbündel entstehende kreisende Erregungen.

Die vorzeitige Erregung einer Muskelpartie entsteht über ein akzessorisches Leitbündel (Kent-Bündel). Dieses zieht vom rechten Vorhof zum rechten Ventrikel und verursacht deutliche Deltawellen in den Ableitungen V_1 und V_2 (sternalpositive Deltawellen) oder es zieht vom linken Vorhof zum linken Ventrikel mit Deltawellen vor allem in den Ableitungen V_5 und V_6 (sternalnegative Deltawellen).

Der schnelle R-Zuwachs in den BWA in EKG Nr. 17 ist ebenfalls durch die vorzeitige Kammererregung bedingt, d. h. durch die Richtung der initialen Kammererregung. Es können spiegelbildlich zu den Deltawellen auch Q-Zacken oder QS-Komplexe auftreten, sodass irrtümlicherweise ein Infarkt diagnostiziert wird.

Auch Erregungsrückbildungsveränderungen können auftreten, ohne dass eine koronare Herzkrankheit vorliegt. Die Differenzialdiagnose kann sehr schwierig sein.

Eine andere, relativ häufig zu beobachtende Präexzitation, deren Existenz neuerdings jedoch bezweifelt wird, ist das LGL-Syndrom (vgl. EKG Nr. 74).

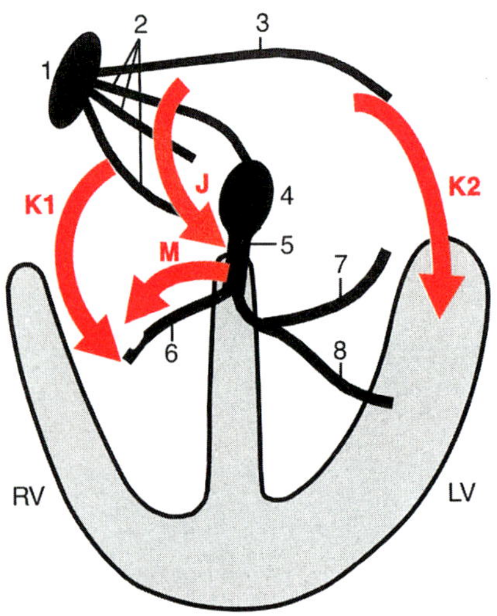

Präexzitation:

- Zusätzliche Kurzschlussverbindung zwischen Vorhöfen und Kammern
- kurze PQ-Zeit
- Neigung zu tachykarden Anfällen über kreisende Erregung
- WPW: Kent-Bündel I und II, Deltawelle
  - Typ A: Deltawelle in V_1–V_3 „sternalpositiv"
  - Typ B: Deltawelle in V_4–V_6 „sternalnegativ"
- LGL: James-Bündel, direkter Anschluss von Vorhof zu Hisschem Bündel. Keine Deltawellen, QRS in direktem Anschluss an P-Wellen
- Maheim: Verbindung von Hisschem Bündel zu einem der Ventrikel: normale PQ-Zeit, durch Deltawelle deformierter QRS-Komplex

Angaben zur Person:

Geschl. ♂ / 35 Jahre — 61,5 kg — 169 cm

Kreatinin: 0,9 (n = 0,4–1,3) mg/dl — Hypertonie: ☒ ja ☐ nein ☐ labile

Kalium: 4,2 (n = 3,5–5,5) mmol/l — aktueller RR: 130/90 mmHg

Herzwirksame Medikamente: keine

Anamnese, Befunde: Einweisung wegen Pyelonephritis
Rezidivierend kurz anhaltendes, paroxysmales Herzrasen (ca. einmal/Vierteljahr)

Auswertung:

Zeiten: P: 0,08–0,10 — PQ: 0,10 — QRS: 0,11 — QT: 0,40 s — Frequenz 74/min

Achsen: P: + 50 ° — QRS: + 80 ° — T: + 40 °

Hypertrophie-Indizes: Lewis: –1,0 mV — Sokolow: + 3,1 mV

Q-Zacken in BWA: keine

R-Zuwachs in BWA: ☐ regelmäßig ☐ langsam ☒ schnell ☐ abrupt in V
☐ kein R-Zuwachs von V bis V
☐ R-Reduktion von V bis V
☐ R-Verlust von V bis V

R/S-Umschlagzone: zwischen V und V — bei V_2 — ☐ bis V_6 nicht erreicht

S-Zacken in BWA: bis V_3 — ☒ klein ☐ mittel ☐ groß — Voltage: o. B.

Formveränderungen:
P: δ-Welle zwischen P-Welle und QRS-Komplex
QRS: nur scheinbare QRS-Verbreiterung
ST: –
T: –

Beurteilung: ☒ regelmäßig ☐ unregelmäßig ☒ normfrequent

☒ Sinusrhythmus ☐ absolute Arrhythmie ☐ ☐ bradykard ☐ tachykard

Extrasystolie: –

Intraatriale Leitungsstörungen: –

Überleitungsstörungen: Präexzitation: WPW-Syndrom (Wolff-Parkinson-White)

Lagetyp: Steiltyp

Intraventrikuläre Leitungsstörung: –

Infarkt: –

Hypertrophiezeichen: –

Erregungsrückbildungsstörungen: –

weitere Diagnosen: –

Hauptdiagnose: WPW-Syndrom

1 – Sinusknoten
2 – internodale Bündel
3 – Bachmann-Bündel
4 – AV-Knoten
5 – His-Bündel
6 – rechter Tawara-Schenkel
7 – linksanteriorer Faszikel
8 – linksposteriorer Faszikel
K_1 – Kent-Bündel I } WPW
K_2 – Kent-Bündel II } WPW
J – James-Bündel / LGL
M – Maheim-Bündel
RV = rechter Ventrikel
LV = linker Ventrikel

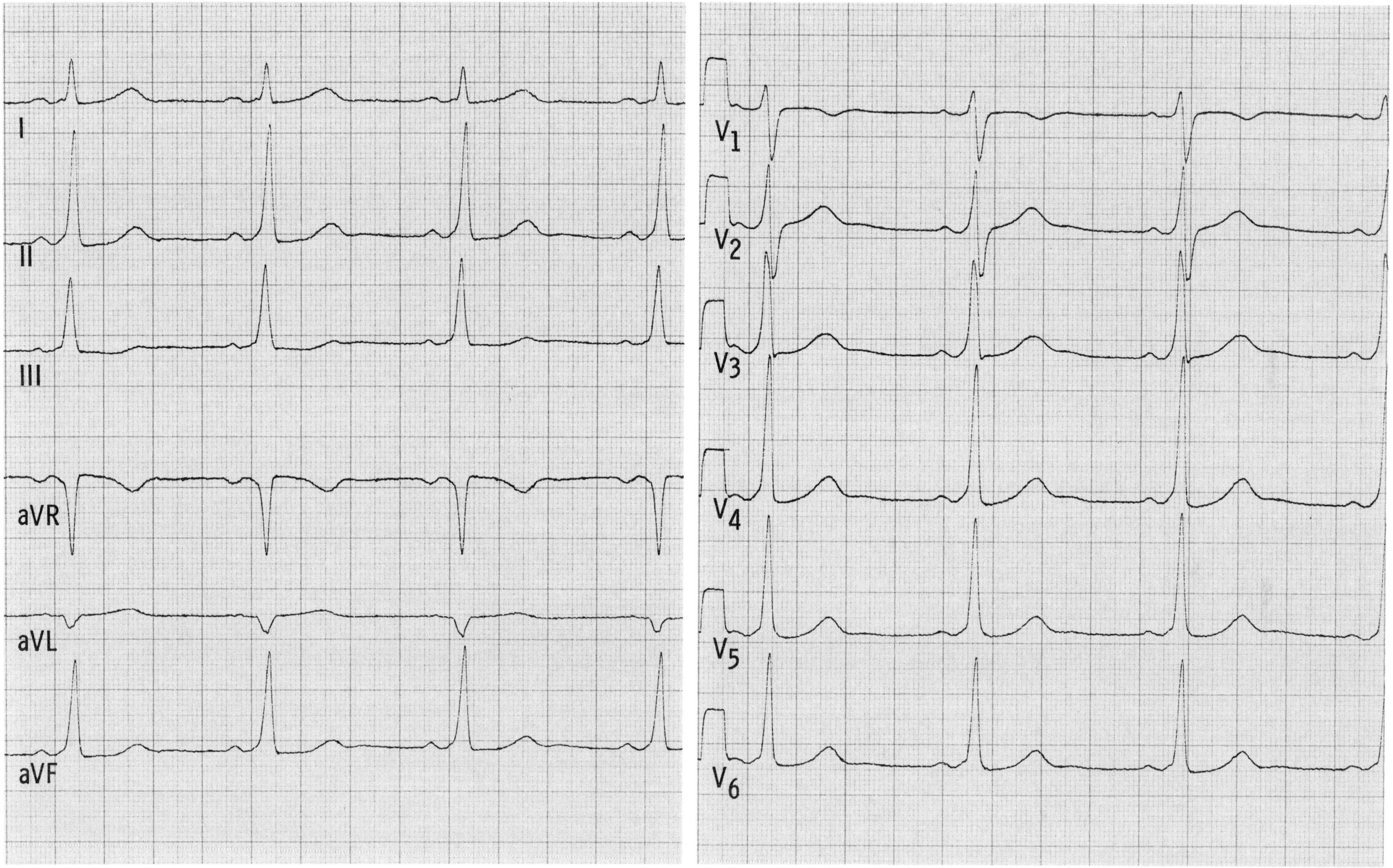
I
II
III
aVR
aVL
aVF
V1
V2
V3
V4
V5
V6

Breite, positive QRS-Komplexe in den nach links gerichteten Ableitungen (I, aVL, V_6).

Der terminale Vektor zeigt nach links, wie an dem zweiten Anstieg in dem R-R'-Komplex in der Ableitung aVL besonders deutlich zu sehen ist. Außerdem zeigt der septale Vektor hier charakteristischerweise von rechts nach links: es fehlen Q-Zacken in I, aVL und V_6. Das Kammerseptum wird nicht wie bei normaler Erregungsausbreitung vom linken Tawara-Schenkel von links nach rechts erregt.

Ein weiteres Kriterium für einen Schenkelblock ist der verspätet auftretende „Obere Umschlagspunkt" (OUP): Beginn der „endgültigen Negativitätsbewegung" bzw. der „Intrinsic deflection".

Gemessen wird die Zeit von Beginn des QRS-Komplexes bis zu dem Zeitpunkt, zu dem sich die Kurve endgültig in die entgegengesetzte Richtung wendet, also bis zur endgültigen Negativitätsbewegung. Der Zeitpunkt kann markiert sein durch eine R'-Zacke oder eine Schulterbildung im absteigenden R-Schenkel wie im EKG Nr. 18 in V_6.

Normal für V_1 sind Werte bis 0,03 s, für V_6 0,05 s. Ein Überschreiten dieser Werte deutet auf einen Rechts-(V_1) bzw. einen Links-(V_6) Schenkelblock oder auf eine Rechts- bzw. Linksventrikuläre Hypertrophie hin. Im EKG Nr. 18 beträgt der Messwert in V_6 0,10 s.

Die ST-T-Veränderung in den linksgerichteten Ableitungen gehört zum **Linksschenkelblock**, sie ist nicht als zusätzliche ERBS aufzufassen.

Der anamnestisch bekannte Herzinfarkt ist hier im EKG nicht zu erkennen, er kann durch das Linksschenkelblockbild völlig verdeckt sein.

Möglicherweise ist der Linksschenkelblock durch den vor 10 Jahren aufgetretenen Herzinfarkt entstanden. Die QS-Komplexe in den Ableitungen III und aVF dürfen beim Linksschenkelblock nicht als Ausdruck eines Infarktes gewertet werden.

Die Eichzacken stehen nicht genau untereinander. In V_1 z. B. beginnt die Eichzacke erst 3,5 mm nach der dicken Vertikallinie, in V_6 schon 2,5 mm danach. Die Kanäle schreiben nicht synchron. Beim Ausmessen der QRS-Dauer kann so ein Defekt im Gerät zu Auswertfehlern führen. Sämtliche Eichzacken müssen 10 mm hoch sein und genau untereinander stehen (vgl. EKG Nr. 43).

Oberer Umschlagspunkt (OUP) in V_1 und V_6

Verspätung des OUP bei RSB und rechtsventrikulärer Hypertrophie in V_1, bei LSB und linksventrikulärer Hypertrophie in V_6

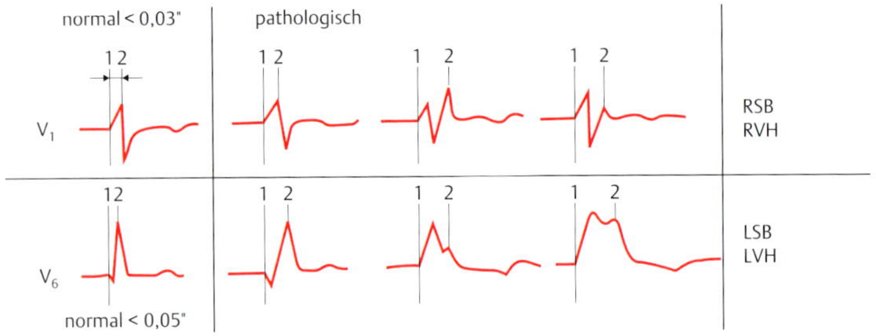

Angaben zur Person:

Geschl. ♀ / 75 Jahre — 82 kg — 169 cm

Kreatinin: 1,2 (n= 0,4–1,3) mg/dl — Hypertonie: ☒ ja ☐ nein ☐ labile

Kalium: 4,2 (n= 3,5–5,5) mmol/l — aktueller RR: 180/95 mmHg

Herzwirksame Medikamente: keine

Anamnese, Befunde: Vor 10 Jahren Herzinfarkt, Aufnahme wegen Gallenkolik

Auswertung:

Zeiten:	P: 0,10	PQ: 0,16	QRS: 0,14	QT: 0,40 s	Frequenz 68/min
Achsen:	P: + 60 °	QRS: –20 °	T: + 130 °		
Hypertonie-Indizes:	Lewis:	mV	Sokolow:	mV:	Indizes nicht verwertbar: Blockbild
Q-Zacken in BWA:	keine				
R-Zuwachs in BWA:	☐ regelmäßig	☒ langsam	☐ schnell	☒ abrupt in V_5	
		☐ kein R-Zuwachs von V	bis V		
		☐ R-Reduktion von V	bis V		
		☐ R-Verlust von V	bis V		
R/S-Umschlagzone:	zwischen V_4 und V_5		bei V	☐ bis V_6 nicht erreicht	
S-Zacken in BWA:	bis V_5	☒ klein	☐ mittel	☐ groß	Voltage: o. B.

Formveränderungen:
- P: –
- QRS: fehlende Q-Zacken in I, aVL, V_5, V_6
- ST: deszendierend I, aVL, V_5 und V_6, Spiegelbild in III und aVF
- T: präterminal negativ V_5 V_6

Beurteilung: ☒ regelmäßig ☐ unregelmäßig ☒ normfrequent

☒ Sinusrhythmus ☐ absolute Arrhythmie ☐ ☐ bradykard ☐ tachykard

Extrasystolie:	–
Intraatriale Leitungsstörungen:	–
Überleitungsstörungen:	–
Lagetyp:	Linkstyp
Intraventrikuläre Leitungsstörung:	LSB
Infarkt:	kann durch Blockbild verdeckt sein
Hypertrophiezeichen:	–
Erregungsrückbildungsstörungen:	wie bei LSB
weitere Diagnosen:	–

Hauptdiagnose: LSB

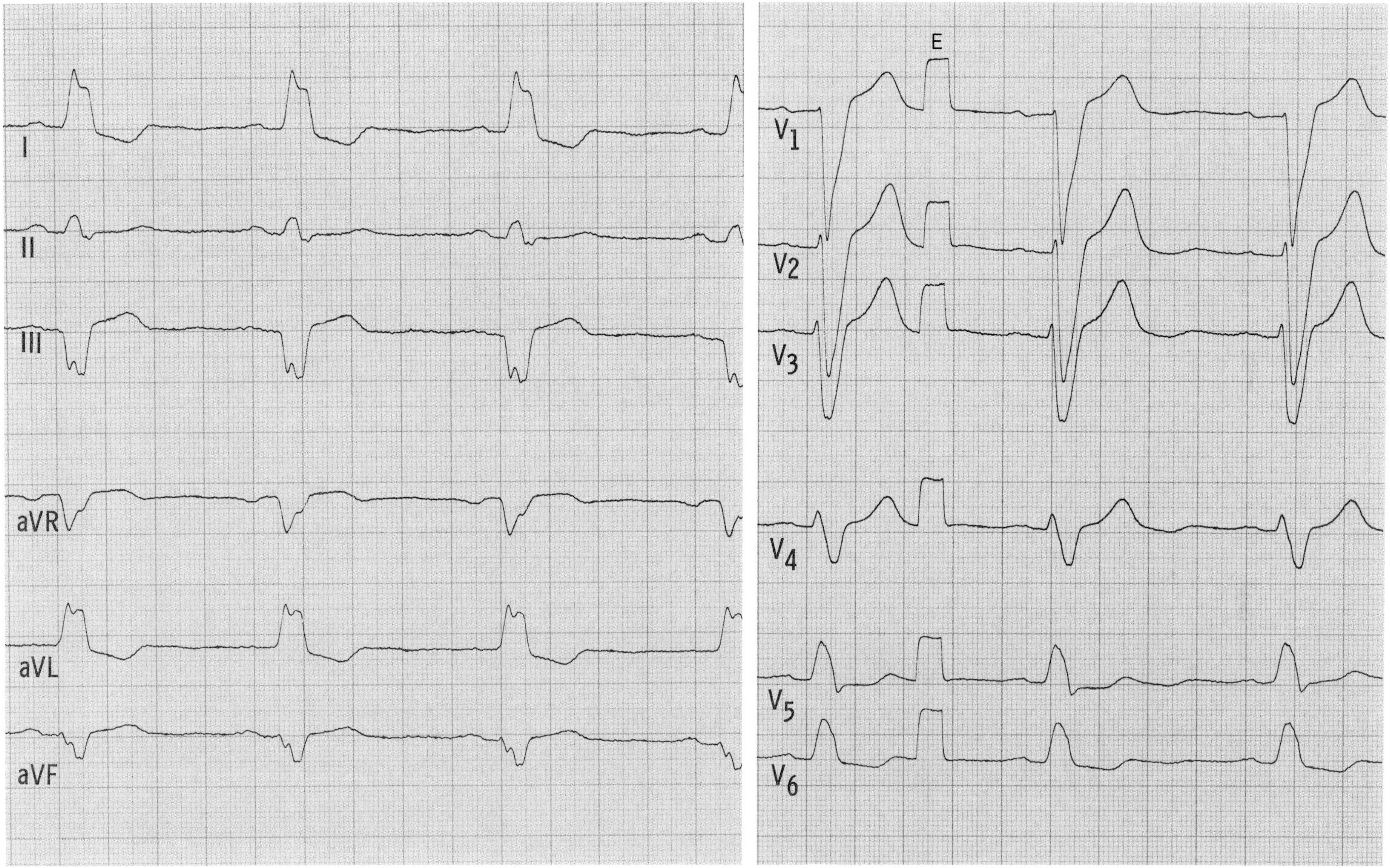
I
II
III
aVR
aVL
aVF
E
V1
V2
V3
V4
V5
V6

Bemerkungen

Da der Troponinwert positiv ist, handelt es sich um einen Herzinfarkt – und zwar um einen **N-STEMI**, d. h. um einen Nicht-ST-Hebungs-Myokard-Infarkt, da keine ST-Strecken-Hebungen vorliegen.

In der Frontalebene fallen die starke Divergenz der T-Achse von der des QRS-Komplexes sowie die bogenförmigen ST-Streckenverläufe in den Ableitungen I und aVL auf – ohne ST-Strecken-Hebung. Ähnliche Veränderungen sind in den Brustwandableitungen V_2 bis V_4 zu sehen. Es liegen Erregungsrückbildungsstörungen vom Außenschichtischämietyp im apikalen und supraapikalen Vorderwandbereich (negative T-Wellen) vor.

Wäre der Troponinwert nicht erhöht gewesen, so hätte die Diagnose lediglich „Erregungsrückbildungsstörungen vom Außenschichtischämietyp" gelautet. So aber handelt es sich um einen Außenschichtinfarkt. Eine Koronarangiografie ist indiziert und sollte schnellstmöglich durchgeführt werden (vgl. EKG Nr. 100).

Die P-Welle ist zwar verbreitert und auch biphasisch in Ableitung V_1, für ein typisches P-mitrale ist jedoch der zweite – negative – Anteil der P-Welle nicht sehr ausgeprägt.

In dem einen Monat später aufgezeichneten EKG (s. unten) beträgt die Achsendivergenz (Winkel zwischen Achse QRS und Achse T) nur noch 10 °, die T-Wellen haben sich in den Ableitungen V_2 bis V_4 wieder aufgerichtet. Die dringlich indizierte Koronarangiografie wurde von vornherein abgelehnt.
Zeitwerte: P: 0,10; PQ: 0,17; QRS: 0,10; QT: 0,36 s; f: 75/min.
Achsen: P: + 20 °, QRS: + 40 °; T: + 50 °.

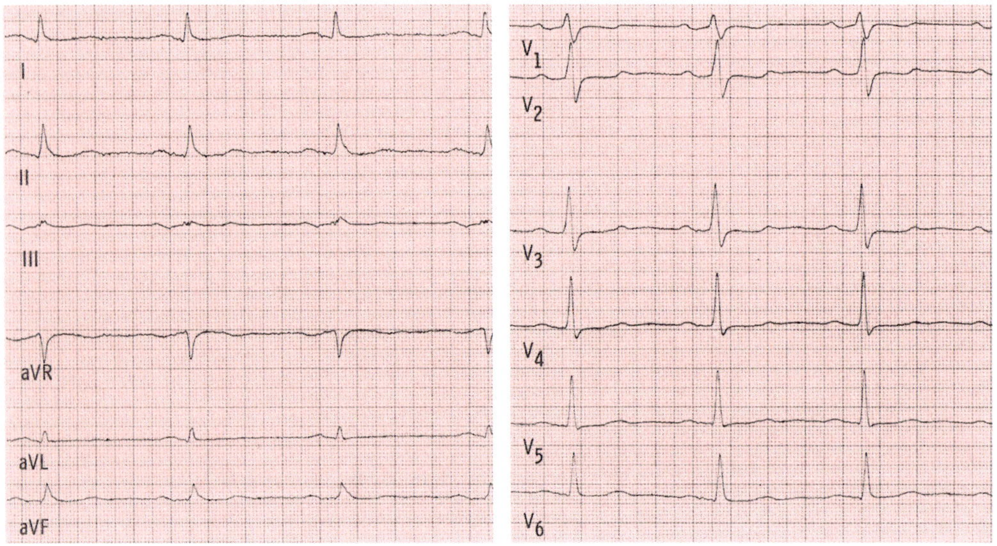

Angaben zur Person:

Geschl. ♂ / 71 Jahre — 72,8 kg — 167 cm

Kreatinin: 1,3 (n= 0,4–1,3) mg/dl — Hypertonie: ☐ ja ☒ nein ☐ labile

Kalium: 4,0 (n= 3,5–5,5) mmol/l — aktueller RR: 120/80 mmHg

Herzwirksame Medikamente: Nitrat

Anamnese, Befunde: Angina pectoris, heftiger Anfall, Ausstrahlung der retrosternalen Schmerzen in beide Arme, keine Risikofaktoren außer Hypertriglyzeridämie, Troponinwert erhöht

Auswertung:

Zeiten: P: 0,12 — PQ: 0,16 — QRS: 0,09 — QT: 0,38 s — Frequenz 70/min

Achsen: P: + 20 ° — QRS: + 40 ° — T: + 110 °

Hypertrophie-Indizes: Lewis: -0.4 mV — Sokolow: 1,4 mV

Q-Zacken in BWA: q V_6

R-Zuwachs in BWA: ☒ regelmäßig — ☐ langsam — ☒ schnell — ☐ abrupt in V
☐ kein R-Zuwachs von V bis V
☐ R-Reduktion von V bis V
☐ R-Verlust von V bis V

R/S-Umschlagzone: zwischen V_2 und V_3 — bei V — ☐ bis V_6 nicht erreicht

S-Zacken in BWA: bis V_6 — ☒ klein — ☐ mittel — ☐ groß — Voltage: o. B.

Formveränderungen:
P: biphasisch V_1
QRS: –
ST: konvexbogiger Verlauf in der isoelektrischen Linie V_2–V_4
T: terminal negativ V_2–V_4

Beurteilung: ☒ regelmäßig — ☐ unregelmäßig — ☒ normfrequent

☒ Sinusrhythmus — ☐ absolute Arrhythmie — ☐ — ☐ bradykard — ☐ tachykard

Extrasystolie: –

Intraatriale Leitungsstörungen: nur angedeutetes P-mitrale

Überleitungsstörungen: –

Lagetyp: Indifferenztyp

Intraventrikuläre Leitungsstörung: –

Infarkt: in Zusammenschau mit erhöhtem Troponinwert NSTEMI

Hypertrophiezeichen: –

Erregungsrückbildungsstörungen: deutliche, vom Außenschichtischämietyp, VW apikal–supraapikal

weitere Diagnosen: –

Hauptdiagnose: NSTEMI VW apikal (Außenschichtinfarkt)

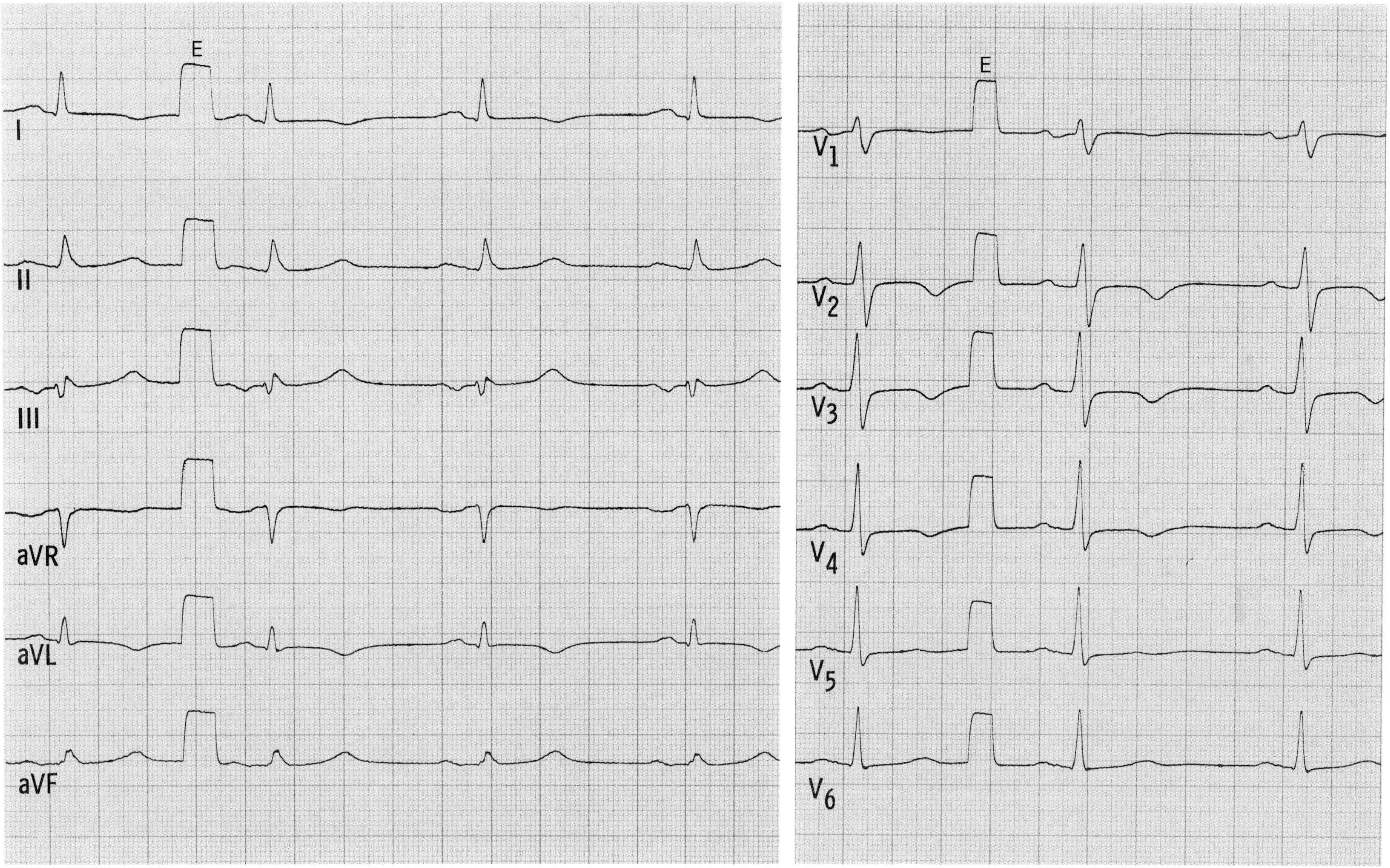
E
I
II
III
aVR
aVL
aVF
E
V1
V2
V3
V4
V5
V6

Bemerkungen

Die Achse der T-Wellen ist nicht sicher anzugeben, da die T-Wellen in den Extremitätenableitungen sehr flach sind, vor allem in den inferioren Ableitungen und in den BWA V_5 und V_6, also im Inferolateralbereich.

Da weder eine ST-Strecken-Hebung oder -Senkung vorliegt, noch eine T-Wellen-Negativierung oder Digitalismulde (diese vier Veränderungen der Erregungsrückbildung werden „spezifische Erregungsstörungen" genannt), spricht man bei der T-Abflachung wie auch bei der ST-Strecken-Deszension von der isoelektischen Linie von **unspezifischen** bzw. nicht weiter einzuordnenden **Erregungsstörungen**. Die Klassifizierung „unspezifisch" besagt nicht, dass sie nicht bedeutsam seien. Die Ursachen können Elektrolytstörungen, Medikamenteneinwirkungen aber auch eine KHK sein.

Trotz der Angabe „arterielle Hypertonie" und trotz des hohen Blutdruckwertes sind die Hypertrophie-Indizes negativ. In einem solchen Fall sollte man nachfragen, wie lange die Hypertonie schon besteht, echokardiografisch die Wandstärke des linken Ventrikels beurteilen und sich auch das Röntgenbild noch einmal genau ansehen und überprüfen, ob Zeichen der Linksherzbelastung bestehen. Gegebenenfalls sollte mittels einer Langzeitblutdruckmessung und eines Belastungs-EKGs überprüft werden, ob es sich um eine konstante, um eine labile oder um eine Belastungshypertonie handelt.

Angaben zur Person:

Geschl. ♂ / 57 Jahre — 76 kg — 178 cm

Kreatinin: 0,7 (n= 0,4–1,3) mg/dl — Hypertonie: ☒ ja ☐ nein ☐ labile

Kalium: 3,9 (n= 3,5–5,5) mmol/l — aktueller RR: 180/100 mmHg

Herzwirksame Medikamente: keine

Anamnese, Befunde: Angina pectoris bei Belastung

Auswertung:

Zeiten:	P: 0,10	PQ: 0,17	QRS: 0,09	QT: 0,34 s	Frequenz 79/min
Achsen:	P: + 40 °	QRS: + 60 °	T: ca. + 20 ° (flach)		
Hypertrophie-Indizes:	Lewis: 0,3 mV		Sokolow: 3,0 mV		
Q-Zacken in BWA:	q V_6				
R-Zuwachs in BWA:	☐ regelmäßig	☐ langsam	☐ schnell	☒ abrupt in V_3	
		☐ kein R-Zuwachs von V	bis V		
		☐ R-Reduktion von V	bis V		
		☐ R-Verlust von V	bis V		
R/S-Umschlagzone:	zwischen V_2 und V_3		bei V	☐ bis V_6 nicht erreicht	
S-Zacken in BWA:	bis V_4	☒ klein	☐ mittel	☐ groß	Voltage: o. B.
Formveränderungen:	P: –				
	QRS: –				
	ST: starr V_5 V_6				
	T: flach V_6				

Beurteilung: ☒ regelmäßig ☐ unregelmäßig ☒ normfrequent

☒ Sinusrhythmus ☐ absolute Arrhythmie ☐ ☐ bradykard ☐ tachykard

Extrasystolie:	–
Intraatriale Leitungsstörungen:	–
Überleitungsstörungen:	–
Lagetyp:	Indifferenz-Steiltyp
Intraventrikuläre Leitungsstörung:	–
Infarkt:	–
Hypertrophiezeichen:	keine!
Erregungsrückbildungsstörungen:	leichte, unspezifische, infero-lateral
weitere Diagnosen:	–
Hauptdiagnose:	Erregungsrückbildungsstörungen

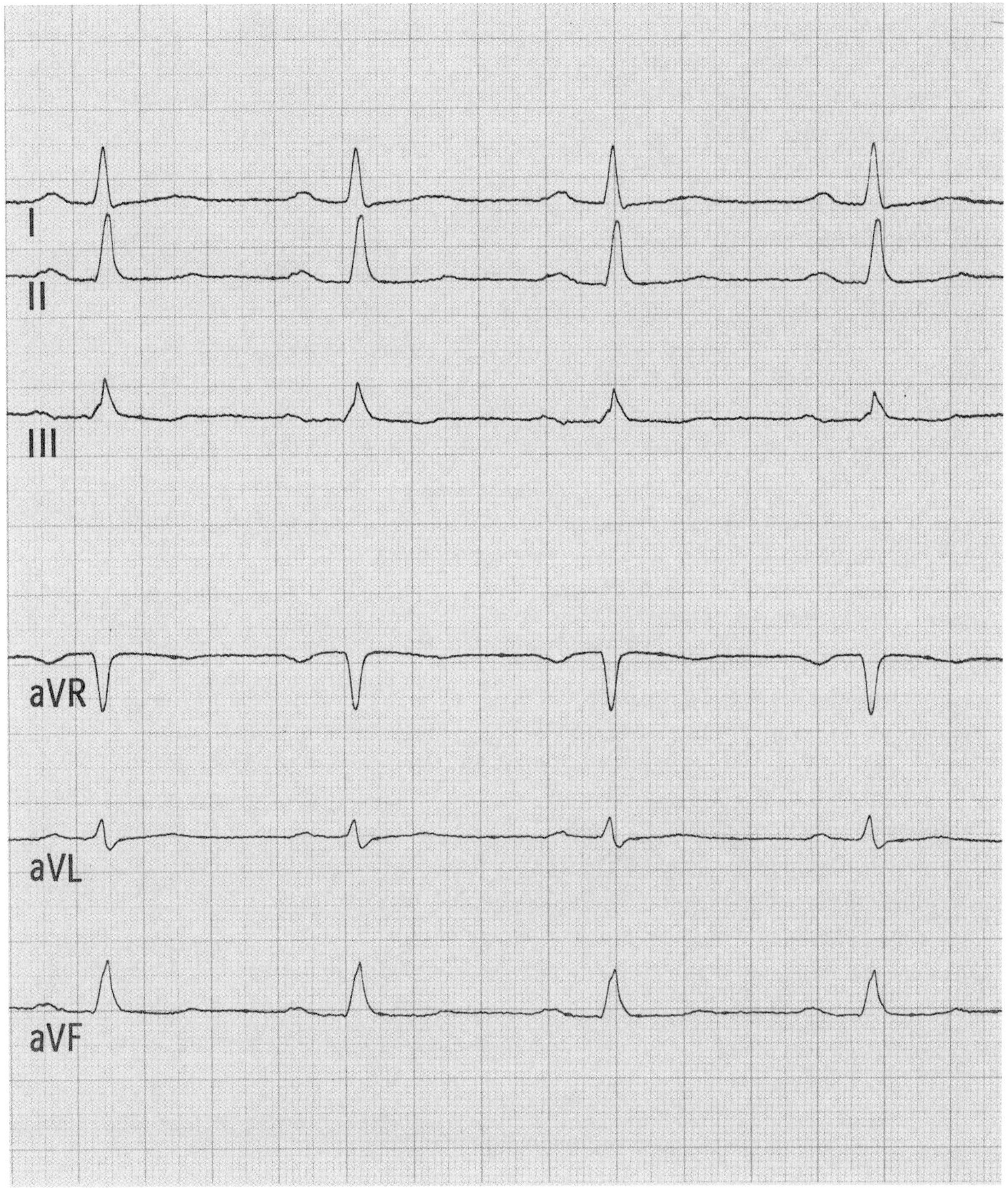
I
II
III
aVR
aVL
aVF

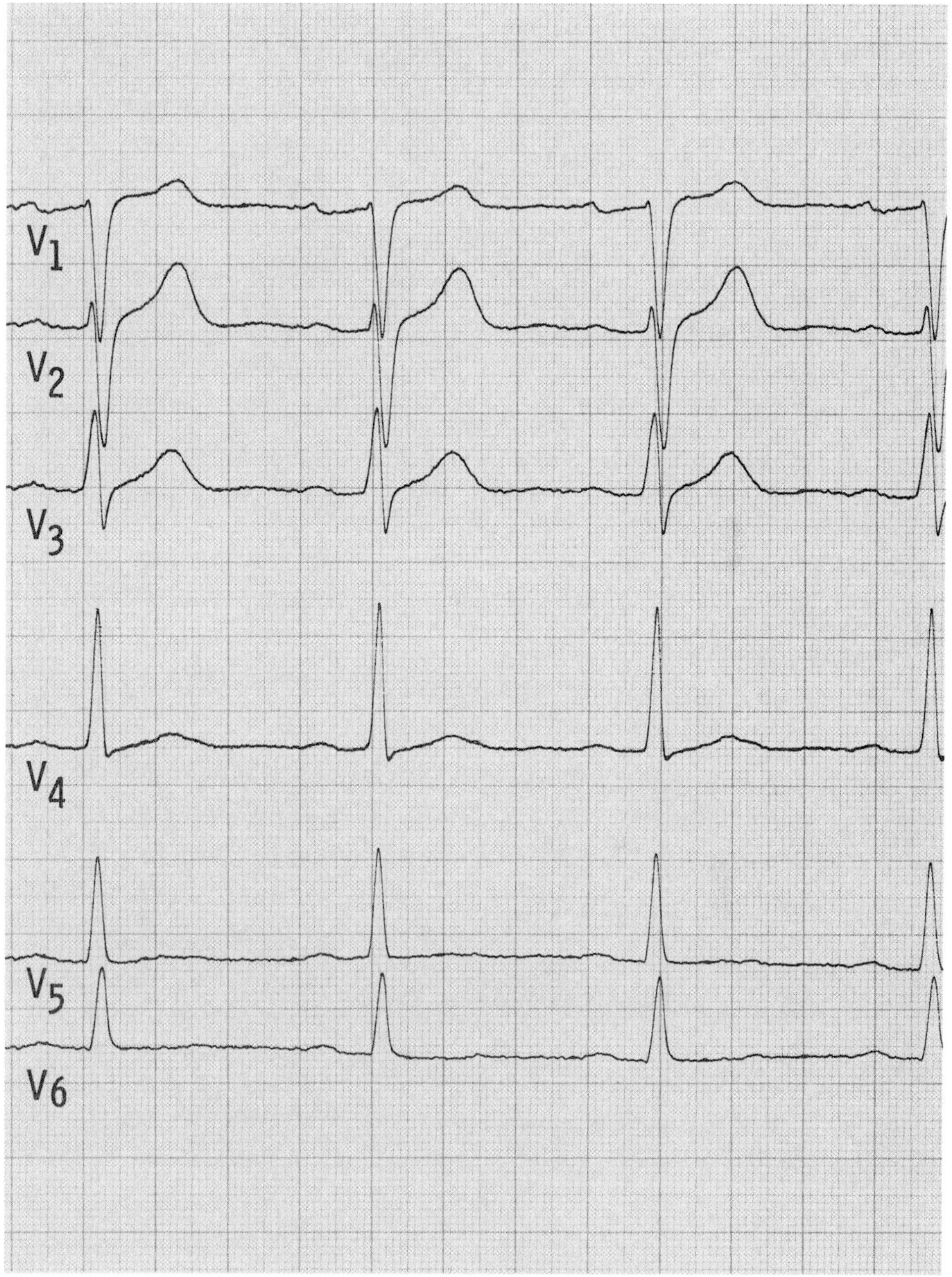
V_1
V_2
V_3
V_4
V_5
V_6

Weder vor noch nach den in regelmäßigem Abstand voneinander auftretenden schlanken QRS-Komplexen sind P-Wellen zu erkennen. Es ist deshalb anzunehmen, dass die P-Wellen genau in die Zeit der QRS-Komplexe fallen. Es handelt sich somit um einen **AV-junktionalen Rhythmus** mit infranodal gelegenem Erregungszentrum und normal schneller retrograder Leitung.

Derartige AV-junktionale Rhythmen können physiologisch bei Jugendlichen und Trainierten in Ruhephasen auftreten, unter Belastungsbedingungen gehen sie in einen Sinusrhythmus über. Bei älteren oder alten Patienten dagegen sind sie als pathologisch zu werten.

Die QT-Zeit von 0,44 s ist lang, für eine Herzfrequenz von 57 Aktionen in der Minute jedoch noch normal (vgl. Normalwerte in der Frequenzskala in der vorderen inneren Umschlagseite).

Die angegebene Therapie ist nicht sinnvoll. Bei Bestehen einer Bradykardie und einer Herzinsuffizienz sollten alle bradykardisierenden Medikamente wie Digitalis, Betablocker, Calciumantagonisten vom Verapamiltyp etc. vermieden werden.

Die Herzinsuffizienz ist in solchen Fällen mit Diuretika und ACE-Hemmern zu behandeln. Besteht auch dann weiterhin bei einer Bradykardie eine Herzinsuffizienz die normalerweise zu einer Frequenzsteigerung führt, um das Herzzeitvolumen zu steigern, so müsste über die Indikation eines Herzschrittmachers (relative Indikation) nachgedacht werden.

AV-junktionale Rhythmen

Definition	Erscheinungsbild	alte Nomenklatur
1. Erregung aus dem direkt über dem AV-Knoten –supranodal – gelegenen unteren Vorhofbereich	• P-Welle kurz vor dem QRS-Komplex • PQ-Zeit kürzer als 0,13 s • Achse P nach links verdreht	(früher: „oberer AV-Knoten-Rhythmus")
2. Erregung aus dem His-Bündel – infranodal – mit normaler retrograder Leitungsgeschwindigkeit	P-Wellen sind nicht erkennbar, sie gehen im QRS-Komplex unter, da vom His-Bündel aus gleichzeitig Ventrikel und Vorhöfe erregt werden.	(früher: „mittlerer AV-Knoten-Rhythmus")
3. Erregung aus dem His-Bündel – infranodal – mit verzögerter retrograder Leitungsgeschwindigkeit	• Vor dem QRS-Komplex sind keine P-Wellen zu sehen • P-Wellen nach dem QRS-Komplex in der ST-Strecke • Achse der P-Wellen wie bei 1. nach links und oben gerichtet	(früher: „untere AV-Knoten-Rhythmus")

Herzfrequenz bei AV-junktionalen Rhythmen: 40 bis 60 Aktionen in der Minute.

Angaben zur Person:

Geschl. ♀ / 80 Jahre — 74 kg — 160 cm

Kreatinin: 1,6 (n= 0,4–1,3) mg/dl — Hypertonie: ☐ ja ☒ nein ☐ labile

Kalium: 4,9 (n= 3,5–5,5) mmol/l — aktueller RR: 135/65 mmHg

Herzwirksame Medikamente: Digoxin 0,2 mg 1 x ½ Tabl., Alupent 3 × 1 Tabl.

Anamnese, Befunde: Globale Herzinsuffizienz, koronare Herzkrankheit, Diabetes mellitus

Auswertung:

Zeiten: P: – | PQ: – | QRS: 0,09 | QT: ~0,44 s | Frequenz 58/min

Achsen: P: – ° | QRS: + 30 ° | T: ~+ 30 ° (flach)

Hypertrophie-Indizes: Lewis: 0,9 mV | Sokolow: 2,0 mV

Q-Zacken in BWA: –

R-Zuwachs in BWA: ☐ regelmäßig ☐ langsam ☒ schnell ☐ abrupt in V
☐ Kein R-Zuwachs von V bis V
☐ R-Reduktion von V bis V
☐ R-Verlust von V bis V

R/S-Umschlagzone: zwischen V_2 und V_3 | bei V | ☐ bis V_6 nicht erreicht

S-Zacken in BWA: bis V_6 | ☒ klein | ☐ mittel | ☐ groß | Voltage: o. B.

Formveränderungen:
P: keine P-Wellen zu erkennen
QRS: rSr' V_1
ST: horizontal (~0,1 mV) gesenkt I, V_5, V_6; in V_3 und V_4 aszendierend
T: präterminal negativ V_5 V_6

Beurteilung: ☒ regelmäßig ☐ unregelmäßig ☐ normfrequent

☐ Sinusrhythmus ☐ absolute Arrhythmie ☒ AV-junktionaler Rhythmus ☒ bradykard ☐ tachykard

Extrasystolie: –

Intraatriale Leitungsstörungen: P-Wellen in QRS-Komplexen „versteckt"

Überleitungsstörungen: –

Lagetyp: Indifferenz-Linkstyp

Intraventrikuläre Leitungsstörung: i. RSB (Rechtsverspätung)

Infarkt: –

Hypertrophiezeichen: –

Erregungsrückbildungsstörungen: leichte, vom Innenschichtläsionstyp, VW lateral

weitere Diagnosen: –

Hauptdiagnose: AV-junktionaler Rhythmus, infranodales Erregungszentrum mit normal schneller retrograder Leitung, i. RSB

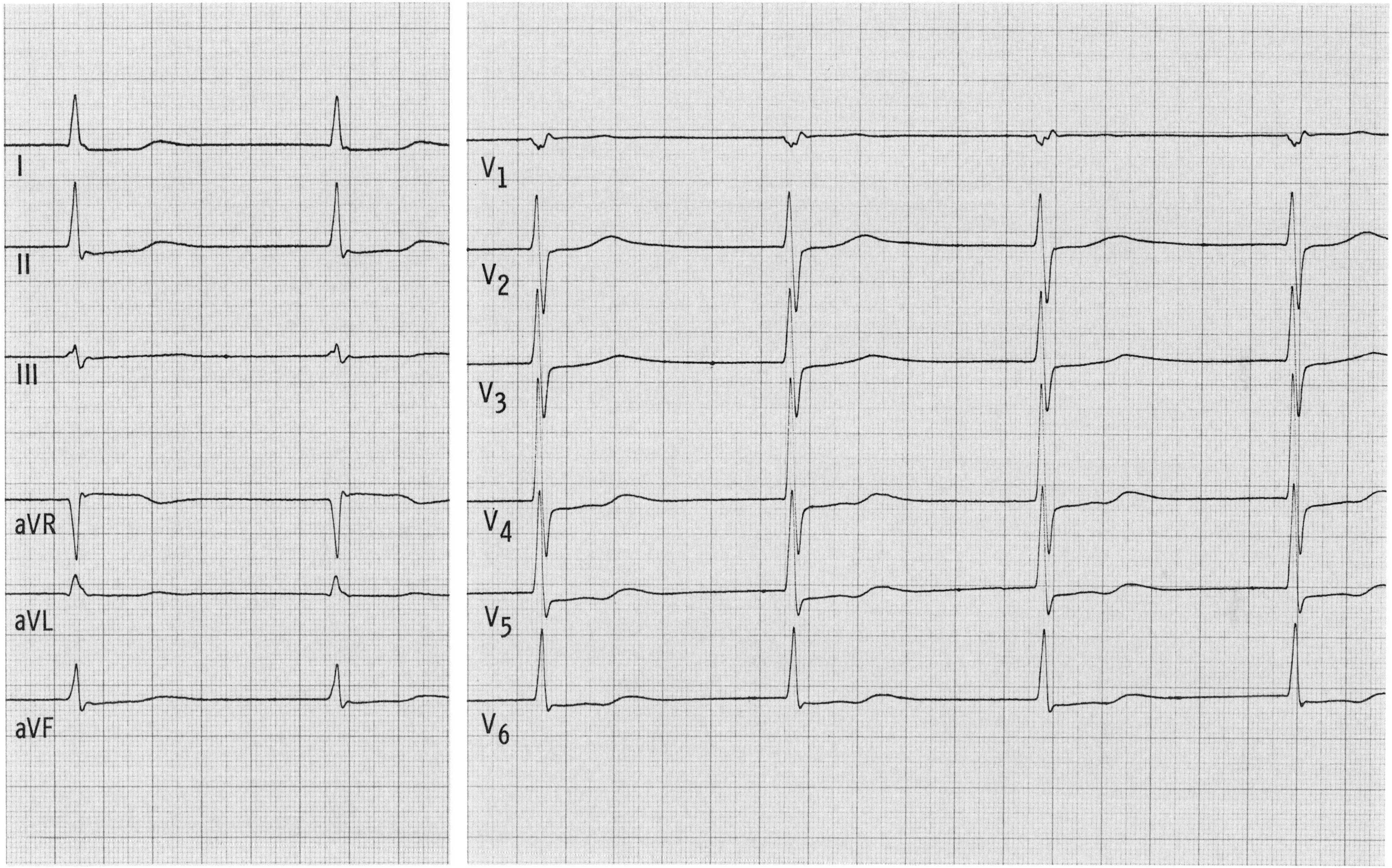
I
II
III
aVR
aVL
aVF
V_1
V_2
V_3
V_4
V_5
V_6

Bemerkungen

EKG Nr. 22

Kurz vor dem Einfall der zu erwartenden Normalaktion, weit nach Beendigung der T-Welle, ist ein verbreiterter QRS-Komplex mit diskordanter T-Welle zu sehen, dem keine Vorhofaktion vorausgeht: ventrikuläre Extrasystole.

Bei diesen sehr spät einfallenden **Extrasystolen** muss man daran denken, dass es sich eventuell um eine **Parasystolie** handeln kann: Ein Zentrum im Ventrikel, das eine Impulsfrequenz hat, die in etwa der des Sinusknotens entspricht. Fällt die Frequenz des Sinusknotens etwas ab, kann das ventrikuläre Zentrum die Schrittmacherfunktion übernehmen (vgl. EKG Nr. 55). – Derartige Rhythmusstörungen sind nicht behandlungsbedürftig.

In diesem EKG liegt außerdem eine deutliche Erregungsrückbildungsstörung vor: Zum einen fällt die starke Abweichung der Erregungsrückbildungsachse von der der Erregungsausbreitungsachse, eine **pathologische Achsendivergenz** auf, die Erregungsrückbildungsachse (T) liegt außerdem rechts der Erregungsausbreitungsachse (QRS): Achse QRS +40°, Achse T +100°. Divergenz: 60°. Zum anderen sind die T-Wellen in V_4 bis V_6 deutlich abgeflacht und die ST-Strecken in V_5 und V_6 auch sehr starr: Diese Erregungsrückbildungsstörung müsste weiter abgeklärt werden (Elektrolytstörung? Medikamenteneinwirkung? Koronare Herzkrankheit?).

Extrasystolie:

- Aktionen, die vorzeitig in einen Grundrhythmus einfallen
- Ursprungsort: supraventrikulär oder ventrikulär
  - supraventrikulär: schlanke QRS-Komplexe
  - ventrikulär: verbreiterte QRS-Komplexe
    - monotop bzw. monomorph
    - polytop bzw. polymorph
- Art des Auftretens:
  - früh oder spät einfallend
  - einzeln
  - in bestimmtem Verhältnis zu den Normalaktionen
  - als couplets, triplets etc.
  - als Salven

Angaben zur Person:

Geschl. ♂ / 73 Jahre — 72 kg — 164 cm

Kreatinin: 0,9 (n= 0,4–1,3) mg/dl — Hypertonie: ☐ ja ☒ nein ☐ labile

Kalium: 3,7 (n= 3,5–5,5) mmol/l — aktueller RR: 130/80 mmHg

Herzwirksame Medikamente: keine

Anamnese, Befunde: Rektum-Tumor
Herz und Lungen o. B.

Auswertung:

Zeiten:	P: 0,11	PQ: 0,18	QRS: 0,09	QT: 0,40 s	Frequenz 69/min
Achsen:	P: +40°	QRS: +40°	T: +100°		
Hypertrophie-Indizes:	Lewis: 1,2 mV		Sokolow: 3,5 mV		
Q-Zacken in BWA:	q V_5 V_6				
R-Zuwachs in BWA:	☐ regelmäßig	☐ langsam	☒ schnell	☐ abrupt in V	
		☐ kein R-Zuwachs von V	bis V		
		☐ R-Reduktion von V	bis V		
		☐ R-Verlust von V	bis V		
R/S-Umschlagzone:	zwischen V_1 und V_2		bei V	☐ bis V_6 nicht erreicht	
S-Zacken in BWA:	bis V_6	☒ klein	☐ mittel	☐ groß	Voltage: o. B.

Formveränderungen:
P: andeutungsweise doppelgipflig II
QRS: –
ST: starr I V_5 V_6
T: flach V_4–V_6

Beurteilung: ☒ regelmäßig ☐ unregelmäßig ☒ normfrequent

☒ Sinusrhythmus ☐ absolute Arrhythmie ☐ ☐ bradykard ☐ tachykard

Extrasystolie:	1 VES, sehr spät einfallend (Parasystole?). Kurz vor Einfall der VES Beginn der P-Welle (siehe Bemerkungen)
Intraatriale Leitungsstörungen:	–
Überleitungsstörungen:	–
Lagetyp:	Indifferenztyp
Intraventrikuläre Leitungsstörung:	–
Infarkt:	–
Hypertrophiezeichen:	–
Erregungsrückbildungsstörungen:	leichte, unspezifische, im VW-lateral-Bereich
weitere Diagnosen:	–
Hauptdiagnosen:	VES, Erregungsrückbildungsstörungen

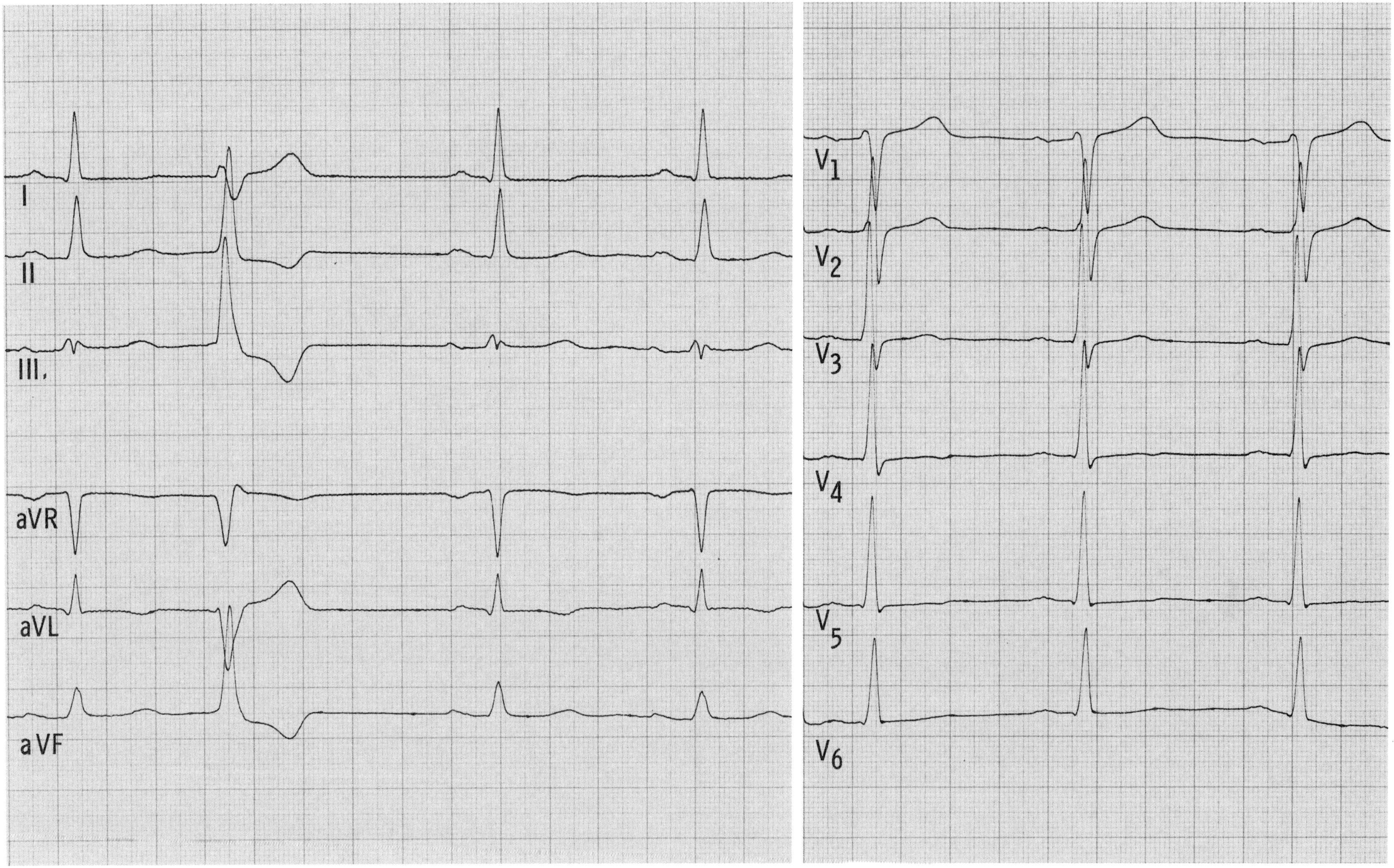
I
II
III
aVR
aVL
aVF
V1
V2
V3
V4
V5
V6

Bemerkungen

EKG Nr. 23

Der erhöhte Troponinwert weist einen **Herzinfarkt** aus. Das Fehlen von typischen Angina-pectoris-Beschwerden ist aller Wahrscheinlichkeit nach auf das Bestehen einer Neuropathie infolge des bekannten Diabetes mellitus zurückzuführen.

Verwunderlich ist, dass sich bei dem frischen Infarktgeschehen (Stadium I bis II, Beginn der Beschwerden 12 Stunden vor Registrierung) bereits so große Q-Zacken in den Ableitungen III und aVF ausgebildet haben. Man könnte diskutieren, ob vielleicht früher in diesem Bereich schon ein Infarkt abgelaufen ist (dies ist jedoch rein spekulativ).

Ein Aneurysma scheidet aus, da zur Ausbildung eines Aneurysmas normalerweise ein größerer Zeitraum erforderlich ist (vorausgesetzt, dass nicht doch schon früher hier ein Infarkt abgelaufen ist).

Eine linksventrikuläre Hypertrophie liegt nicht vor, es bestehen also keine Hinweise auf eine Linksherzbelastung (angeblich früher Hypertonie: Möglicherweise hat die Hypertonie nicht über eine sehr lange Zeit bestanden oder sie ist nicht sehr ausgeprägt gewesen). Siehe auch Bemerkung zum Lewis-Index, Seite 30.

Ein Jahr nach der Aufzeichnung dieses EKGs hat sich das EKG wenig verändert: Die ST-Strecken sind nicht mehr so deutlich gehoben wie hier in Ableitung II und aVF: s. EKG Nr. 13.

Herzinfarkt Stadium I–II:

- ST-Strecken noch gehoben
- T-Wellen terminal schon negativ
- Q-Zacken ausgebildet

Angaben zur Person:

Geschl. ♀ / 69 Jahre — 78 kg — 163 cm

Kreatinin: 1,1 (n= 0,4–1,3) mg/dl — Hypertonie. ☐ ja ☒ nein ☐ labile

Kalium: 3,9 (n= 3,5–5,5) mmol/l — aktueller RR: 140/80 mmHg

Herzwirksame Medikamente: keine

Anamnese, Befunde: In der Nacht zuvor Übelkeit, Dyspnoe, Schwindelerscheinungen, keine Schmerzen, Diabetes mellitus, angeblich früher Hypertonie, Troponinwert erhöht

Auswertung:

Zeiten: P: ~0,10 — PQ: 0,16 — QRS: 0,11 — QT: 0,34 s — Frequenz 87/min

Achsen: P: + 10° — QRS: −10° — T: −30°

Hypertrophie-Indizes: Lewis: 0,65 mV — Sokolow: 2,2 mV

Q-Zacken in BWA: q V_5 V_6 — ☐ Kein R-Zuwachs von V bis V

R-Zuwachs in BWA: ☐ regelmäßig — ☒ langsam — ☐ schnell — ☐ abrupt in V
☐ kein R-Zuwachs von V bis V
☐ R-Reduktion von V bis V
☐ R-Verlust von V bis V

R/S-Umschlagzone: zwischen V_3 und V_4 — bei V — ☐ bis V_6 nicht erreicht

S-Zacken in BWA: bis V_4 — ☒ klein — ☐ mittel — ☐ groß — Voltage: o. B.

Formveränderungen:
P: –
QRS: Q III aVF, q II
ST: leicht horizontal gehoben II, III, aVF, V_5 V_6
T: terminal negativ V_5 V_6

Beurteilung: ☒ regelmäßig — ☐ unregelmäßig — ☒ normfrequent

☒ Sinusrhythmus — ☐ absolute Arrhythmie — ☐ — ☐ bradykard — ☐ tachykard

Extrasystolie: –

Intraatriale Leitungsstörungen: –

Überleitungsstörungen: –

Lagetyp: Linkstyp

Intraventrikuläre Leitungsstörung: intraventrikuläre Ausbreitungsverzögerung bei

Infarkt: Inferolateral-Infarkt Stadium I–II

Hypertrophiezeichen: –

Erregungsrückbildungsstörungen: leichte, vom Außenschichtläsionstyp und vom Außenschichtischämietyp, inferolateral

weitere Diagnosen: –

Hauptdiagnosen: Inferolateraler Myokardinfarkt, Stadium I–II

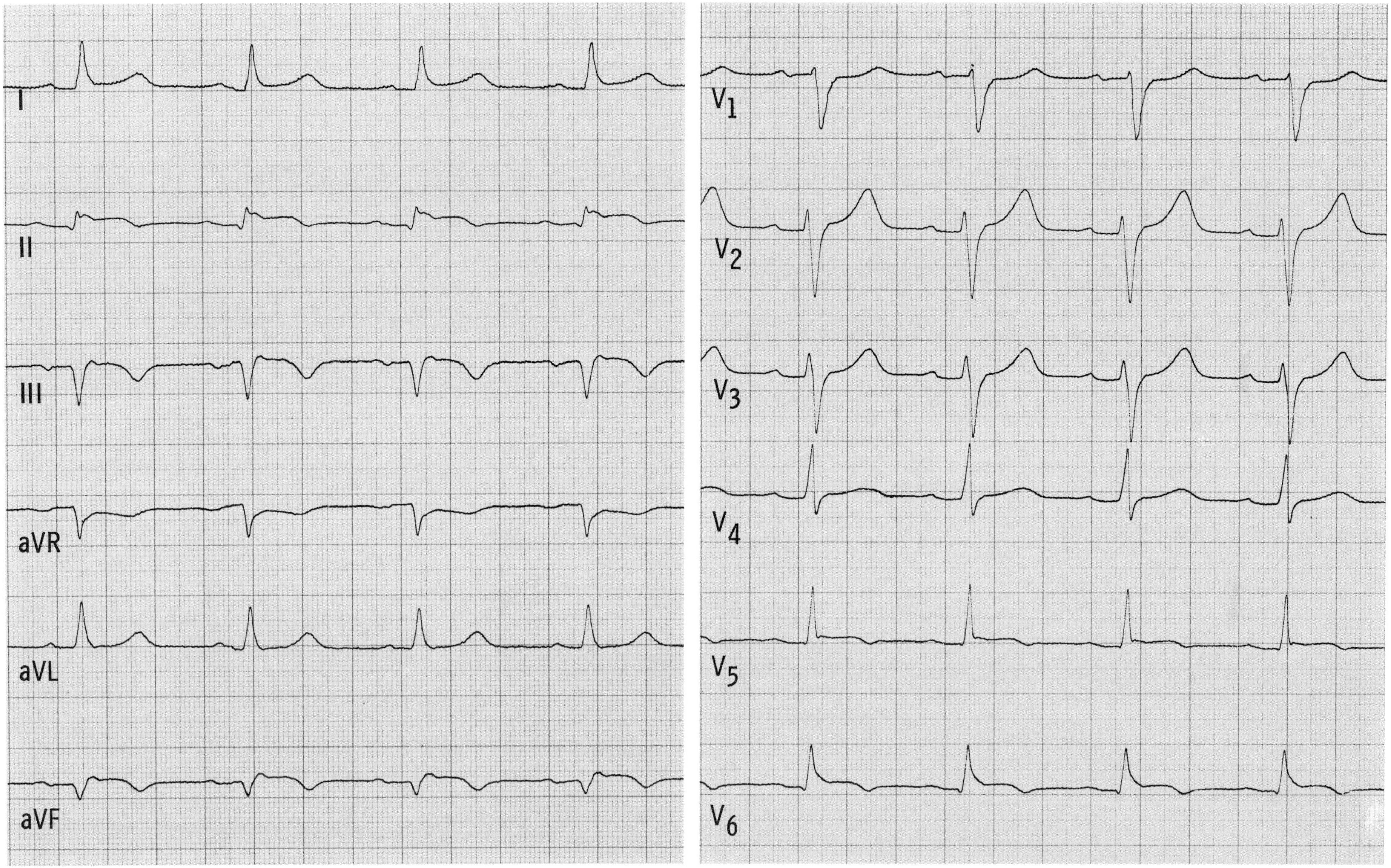
I
II
III
aVR
aVL
aVF
V1
V2
V3
V4
V5
V6

In den Extremitätenableitungen – sie sind mit einer langsamen Papiervorlaufgeschwindigkeit geschrieben – fallen in I und aVL konvexbogig verlaufende ST-Strecken auf. In den BWA sind die ST-Strecken ähnlich konfiguriert und zusätzlich noch gehoben, vor allem in den Ableitungen V_2 bis V_4. Die R-Zacken gehen von V_1 nach V_2 verloren, von V_2 bis V_6 liegt ein QS-Komplex vor.

Große QS-Komplexe in mehreren zusammenhängenden Ableitungen sprechen für ein **Herzwandaneurysma**. Dasselbe gilt für nach einem Infarkt persistierende ST-Strecken-Hebungen (s. u.).

In den Extremitätenableitungen fällt auf, dass eine Aktion vorzeitig einfällt und breiter ist als die vorangegangenen Aktionen. Die QRS-Verbreiterung ist bei einer Papiervorlaufgeschwindigkeit von 25 mm/s nicht so leicht zu erkennen.

In der ST-Strecke dieser ventrikulären Extrasystole ist in regelmäßigem Abstand zu den vorangegangenen P-Wellen eine P-Welle zu sehen, die nicht zu den Ventrikeln fortgeleitet wird. Das Erregungsleitungssystem ist offensichtlich noch refraktär.

Bei der P-Welle in der ST-Strecke der ventrikulären Extrasystole handelt es sich nicht um eine retrograde Vorhoferregung. Die Achse dieser P-Welle unterscheidet sich nicht von der der anderen Aktionen. Bei einer retrograden Vorhoferregung müsste die P-Achse „verdreht" sein.

Ergänzend sollte unbedingt eine echokardiografische Untersuchung erfolgen (evtl. transösophageal), zum einen, um zu überprüfen, ob sich mit dieser Methode ein Aneurysma verifizieren lässt, und zum anderen, um festzustellen, ob das Aneurysma Thrombusmaterial enthält. Handelt es sich um ein größeres Aneurysma oder um ein Aneurysma mit Thrombusmaterial, so ist eine Antikoagulanzientherapie erforderlich.

Vergleiche EKG Nr. 42, das registriert wurde, als die Patientin einen tachykarden Anfall bekam.

Hinweise auf ein Herzwandaneurysma:
- persistierende ST-Strecken-Hebung
- QS-Komplex oder sehr große Q-Zacken in mehreren zusammenhängenden (eine Region repräsentierenden) Ableitungen

Angaben zur Person:

Geschl. ♀ / 68 Jahre — 53,5 kg — 154 cm

Kreatinin: 0,8 (n= 0,4–1,3) mg/dl — Hypertonie: ☐ ja ☒ nein ☐ labile

Kalium: 4,0 (n= 3,5–5,5) mmol/l — aktueller RR: 160/80 mmHg

Herzwirksame Medikamente: Digoxin 0,3 mg/d, ACE-Hemmer, β-Rezeptoren-Blocker

Anamnese, Befunde: Herzinfarkt vor zwei Jahren, gelegentlich Herzstolpern und Herzrasen

Auswertung:

Zeiten:	P: 0,11	PQ: 0,20	QRS: 0,10	QT: 0,38–0,40 s	Frequenz 62/min
Achsen:	P: + 60 °	QRS: –20 °	T: + 170 °		
Hypertrophie-Indizes:	Lewis: 2,0 mV		Sokolow: 2,5 mV		
Q-Zacken in BWA:	QS V_2–V_4, qV_5, kein qV_6				
R-Zuwachs in BWA:	☐ regelmäßig	☐ langsam	☐ schnell	☐ abrupt in V	
		☒ kein R-Zuwachs von V_2	bis V_4		
		☐ R-Reduktion von V	bis V		
		☒ R-Verlust von V_1	bis V_2		
R/S-Umschlagzone:	zwischen V und V		bei V_5	☐ bis V_6 nicht erreicht	
S-Zacken in BWA:	bis V_6	☒ klein	☐ mittel	☐ groß	Voltage: o. B.
Formveränderungen:	P: –				
	QRS: s. o.				
	ST: angehoben um maximal 0,2 mV V_2–V_5; konvexbogig deszendierend I aVL				
	T: terminal negativ V_2–V_6				

Beurteilung: ☒ regelmäßig ☐ unregelmäßig ☒ normfrequent

☒ Sinusrhythmus ☐ absolute Arrhythmie ☐ ☐ bradykard ☐ tachykard

Extrasystolie:	1 VES, nachfolgende Sinus-Vorhofaktion nicht übergeleitet
Intraatriale Leitungsstörungen:	–
Überleitungsstörungen:	–
Lagetyp:	Linkstyp
Intraventrikuläre Leitungsstörung:	–
Infarkt:	ausgedehnter VW-apikal-Infarkt Stadium I–II; Verdacht auf Aneurysma
Hypertrophiezeichen:	LVH
Erregungsrückbildungsstörungen:	deutliche vom Außenschichtläsions- und Ischämietyp, VW apikal-lateral, infarktbedingt
weitere Diagnosen:	–
Hauptdiagnosen:	VW-Infarkt, Aneurysma, LVH, ES

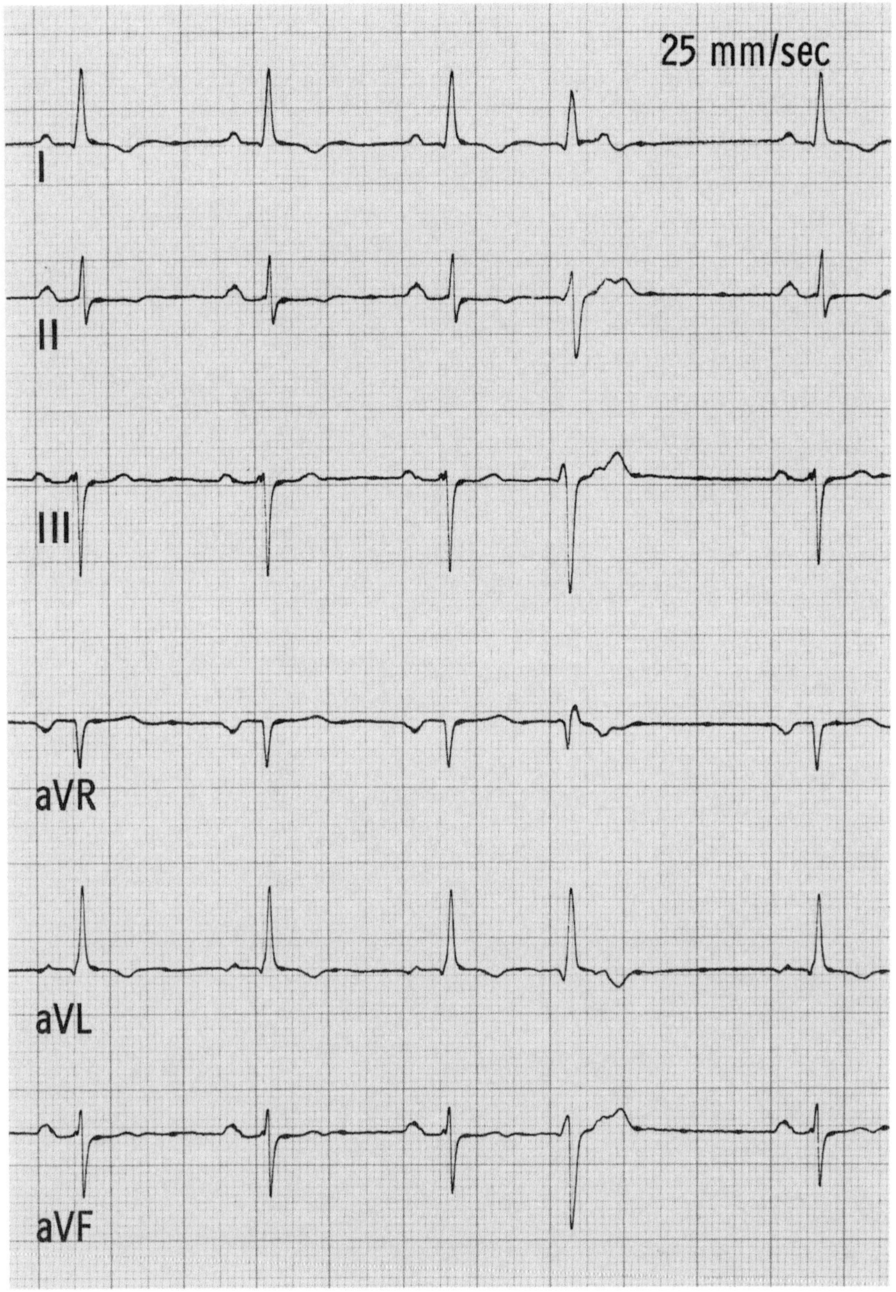
25 mm/sec
I
II
III
aVR
aVL
aVF

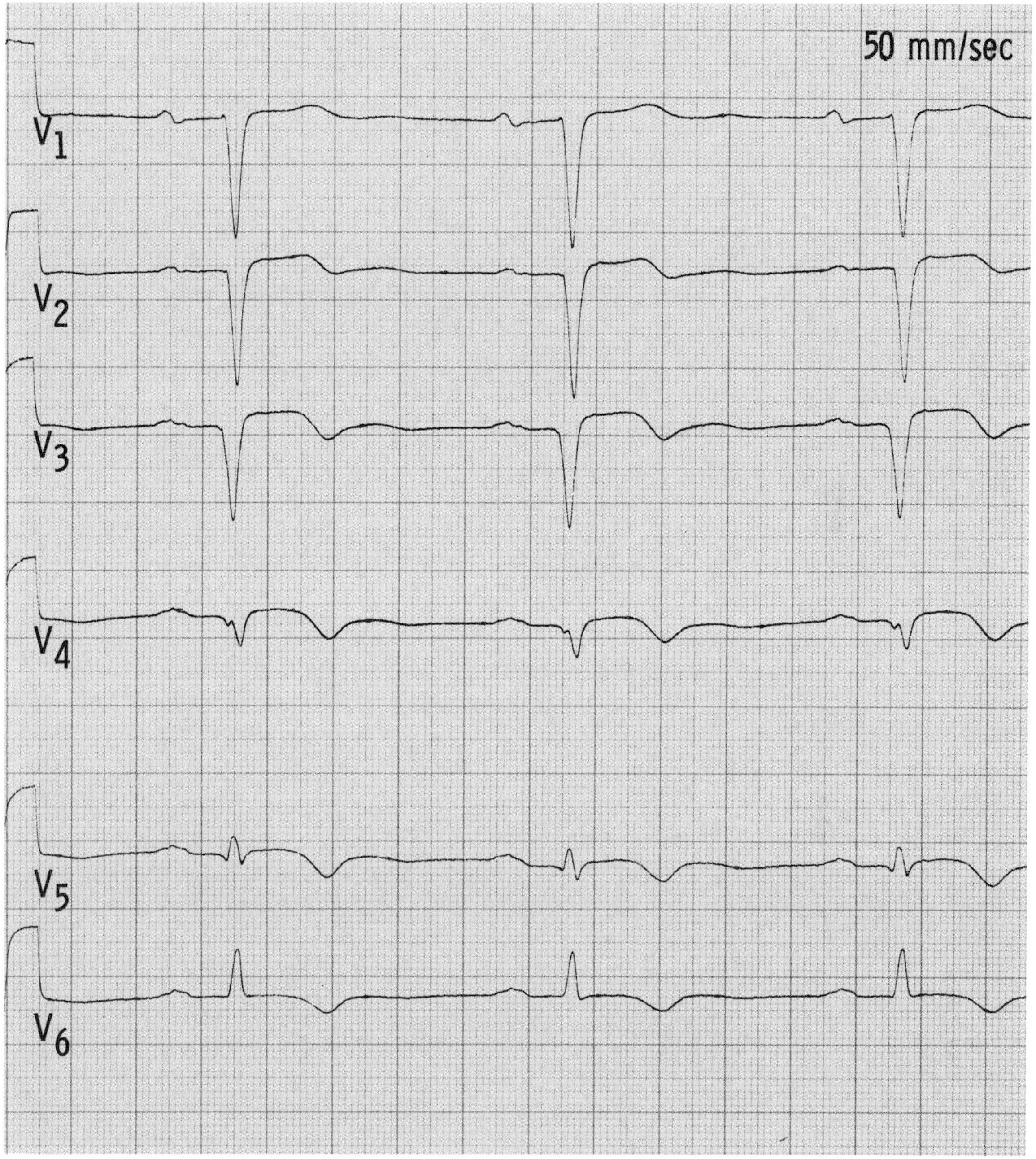
50 mm/sec
V_1
V_2
V_3
V_4
V_5
V_6

Auf den ersten Blicken ist die **Beziehung zwischen den P-Wellen und den QRS-Komplexen** unklar. Die QRS-Komplexe haben einen gleichbleibenden Abstand voneinander: Dies ist mit einem Zirkel oder einem EKG-Lineal zu verifizieren. Als Nächstes wird die Folge der P-Wellen überprüft: Man sucht sich zwei eindeutig erkennbare benachbarte P-Wellen aus, hier z. B. die P-Welle vor und nach dem letzten QRS-Komplex in den Extremitätenableitungen. Schlägt man von hier aus den Zirkel zurück, so trifft man auf die P-Welle direkt vor dem dritten QRS-Komplex und sodann auf die P-Welle, die der ST-Strecke des zweiten QRS-Komplexes aufsitzt. Damit ist bewiesen, dass auch die P-Wellen einen eigenen regelmäßigen Rhythmus haben, mit einer Frequenz von 92 Aktionen pro Minute. Eine Beziehung zwischen P-Wellen und QRS-Komplexen besteht nicht, es findet also keine Überleitung statt.

Die QRS-Komplexe sind nicht verbreitert. Es ist demnach anzunehmen, dass das Erregungszentrum oberhalb der Verzweigung des His-Bündels liegt. Die Frequenz von 70 Aktionen in der Minute ist für einen His-Bündel-Rhythmus sehr schnell, dennoch liegt es nahe, dass das Erregungszentrum im His-Bündel liegt, da die QRS-Komplexe schlank sind.

Die Erregungsausbreitung in den Vorhöfen verläuft regelrecht, die P-Wellen sind normal breit und weisen eine normale Achse auf. Die totale Blockierung der Erregungsüberleitung liegt im AV-Knoten.

Bei der ST-Streckensenkung im supraapikalen Vorderwandbereich handelt es sich um spiegelbildliche Veränderungen zu den Erregungsrückbildungsstörungen vom Außenschichtläsionstyp im inferioren Bereich. Allerdings sind die ST-Strecken-Senkungen sehr viel ausgeprägter als die ST-Hebungen.

Darüber hinaus fallen muldenförmige ST-Strecken-Veränderungen insbesondere in den Ableitungen V_4 bis V_6 auf. Diese sind sicher digitalisbedingt.

Der R-Zuwachs in den BWA ist sehr schnell. Dies ist ein Hinweis darauf, dass neben der inferioren auch die posteriore Wand von dem Infarkt betroffen ist. Zu verifizieren wäre dies durch das zusätzliche Registrieren der posterioren Ableitungen V_7 bis V_9, V_7 bis V_9 zwei ICR höher sowie Nehb D (vgl. EKG Nr. 72).

Angaben zur Person:

Geschl. ♂ / 58 Jahre — 74 kg — 159 cm

Kreatinin: 1,0 (n= 0,4–1,3) mg/dl — Hypertonie: ☐ ja ☒ nein ☐ labile

Kalium: 3,6 (n= 3,5–5,5) mmol/l — aktueller RR: 160/90 mmHg

Herzwirksame Medikamente: Digoxin 2 × 0,2 mg (Indikation nicht bekannt)

Anamnese, Befunde: Seit einer Woche retrosternale Schmerzen mit Schweregefühl in beiden Armen bei Belastung. In der letzten Nacht heftiger Schmerzanfall mit „Kreislaufkollaps".

Auswertung:

Zeiten: P: 0,10 — PQ: keine konstante Größe — QRS: ~0,10 — QT: 0,34 s
Vorhof-Frequenz 95/min
Ventrikel-Frequenz 71/min

Achsen: P: + 60 ° — QRS: + 50 ° — T: mit ST-Strecke verschmolzen

Hypertrophie-Indizes: Lewis: 0 mV — Sokolow: 1,9 mV

Q-Zacken in BWA: –

R-Zuwachs in BWA: ☐ regelmäßig ☐ langsam ☒ schnell ☐ abrupt in V
☐ kein R-Zuwachs von V bis V
☐ R-Reduktion von V bis V
☐ R-Verlust von V bis V

R/S-Umschlagzone: zwischen V_2 und V_3 — bei V — ☐ bis V_6 nicht erreicht

S-Zacken in BWA: bis V_2 — ☐ klein ☒ mittel ☐ groß — Voltage: o. B.

Formveränderungen:
P: –
QRS: Q III II aVF
ST: leichte horizontale Hebung in III aVF II. Tiefe horizontale Senkung in V_2–V_4, ST flach gesenkt in aVL, vom gesenkten Abgang aszendierend V_4–V_6, hier auch muldenförmig
T: positiv V1–V6

Beurteilung: ☒ regelmäßig ☐ unregelmäßig ☒ normfrequent

☐ Sinusrhythmus ☐ absolute Arrhythmie ☒ His-Bündel(?)-Ersatzrhythmus ☐ bradykard ☐ tachykard

Extrasystolie: –

Intraatriale Leitungsstörungen: –

Überleitungsstörungen: III. Grades: totaler AV-Block

Lagetyp: Indifferenz-Typ

Intraventrikuläre Leitungsstörung: –

Infarkt: inferoposteriorer Myokardinfarkt Stadium I–II

Hypertrophiezeichen: –

Erregungsrückbildungsstörungen: Außenschichtläsionstyp im inferioren Bereich, schwere vom Innenschichtläsionstyp VW septal, vom Digitalistyp VW lateral

weitere Diagnosen: –

Hauptdiagnosen: inferoposteriorer Myokardinfarkt, totaler AV-Block

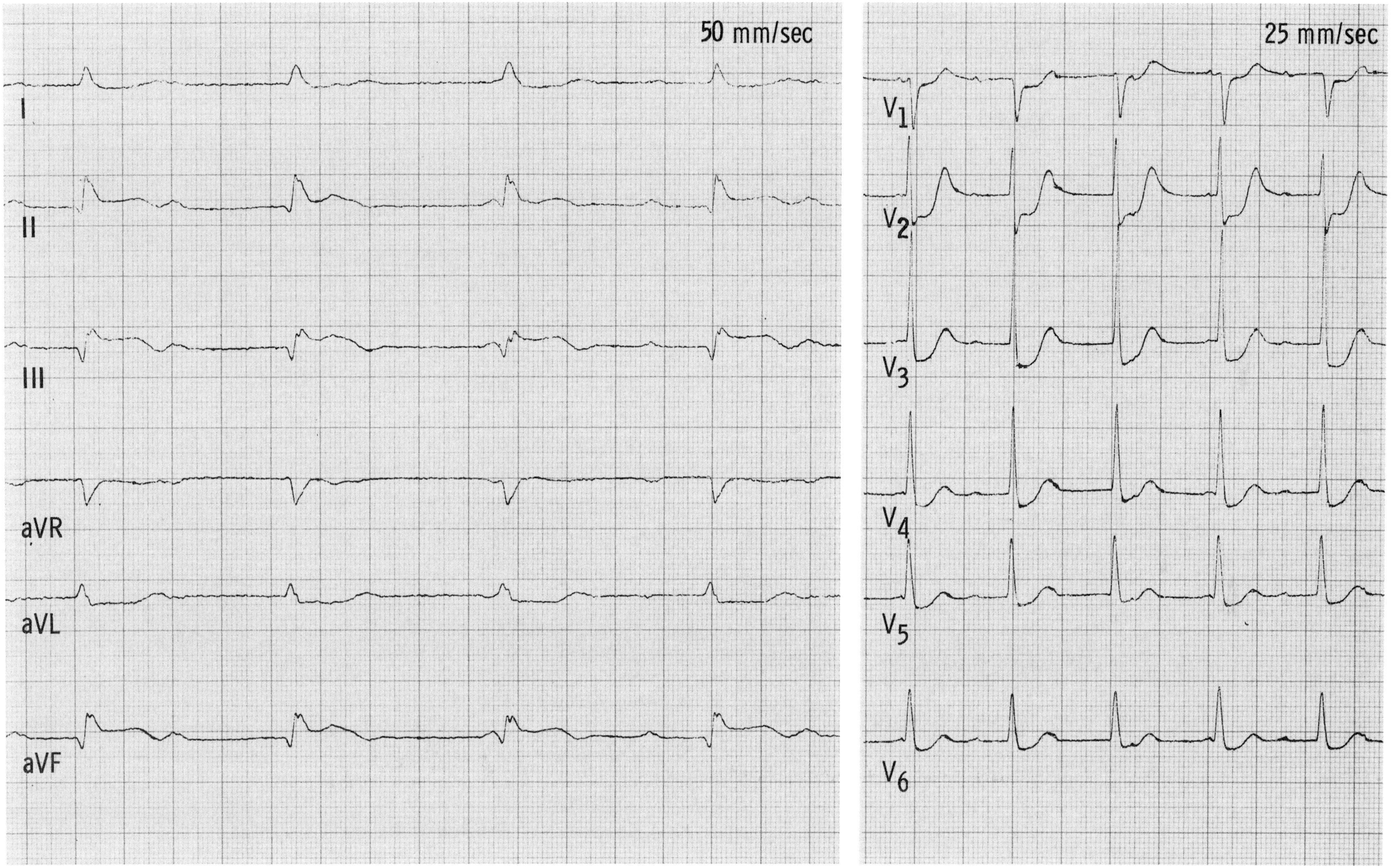
50 mm/sec
I
II
III
aVR
aVL
aVF
25 mm/sec
V1
V2
V3
V4
V5
V6

Bemerkungen

EKG Nr. 26

Der Grundrhythmus ist eine **Sinusarrhythmie** (in den BWA am deutlichsten zu erkennen). Die P-P-Intervalle schwanken zwischen 0,52 und 0,72 s. Die Ursache der Sinusarrhythmie ist in erster Linie in der bereits bekannten KHK zu sehen.

In den Extremitätenableitungen sind zwei breite, vorzeitig einfallende Aktionen zu sehen, bei denen es sich um ventrikuläre Extrasystolen handelt. Da sie verschieden aussehen, werden sie **polymorphe, ventrikuläre Extrasystolen** genannt, oder auch nach dem hieraus rückzuschließenden unterschiedlichen Entstehungsort polytope ventrikuläre Extrasystolen.

Inwieweit diese Extrasystolie behandlungsbedürftig ist, kann nur durch eine Langzeitbeobachtung (Langzeit-EKG, Monitor) entschieden werden. Zunächst sollte die Herzinsuffizienz bekämpft werden (Diuretika) und die koronare Herzkrankheit durch die Gabe von z. B. Nitraten und niedrigdosierten β-Rezeptorenblockern. Liegt dann immer noch eine relevante Extrasystolie vor, sollte über eine antiarrhythmische Therapie nachgedacht, werden (Betablocker in höherer Dosierung andere Antiarrhythmika?) oder gegebenenfalls über eine invasive Diagnostik.

Die breiten Q-Zacken in den Ableitungen III und a VF deuten auf einen alten inferioren Infarkt hin. Auch in Ableitung II sind kleine Q-Zacken zu sehen.

Angaben zur Person:

Geschl. ♂ / 74 Jahre		80,3 kg	176 cm
Kreatinin: 1,4 (n= 0,4–1,3) mg/dl		Hypertonie: ☐ ja ☒ nein ☐ labile	
Kalium: 5,0 (n= 3,5–5,5) mmol/l		aktueller RR: 140/90 mmHg	

Herzwirksame Medikamente: ACE-Hemmer

Anamnese, Befunde: Herzinfarkt vor fünf Jahren, seitdem häufig Herzstolpern, Linksherzinsuffizienz

Auswertung:

Zeiten:	P: 0,09	PQ: 0,14	QRS: 0,09	QT: ~0,40 s	Frequenz sehr wechselnd, bis 100/min
Achsen:	P: + 60 °	QRS: −30 °	T: 0 °		
Hypertrophie-Indizes:	Lewis: 0,4 mV		Sokolow: 0,6 mV		
Q-Zacken in BWA:	–				
R-Zuwachs in BWA:	☐ regelmäßig	☒ langsam ☐ kein R-Zuwachs von V ☐ R-Reduktion von V ☐ R-Verlust von V	☐ schnell bis V bis V bis V	☐ abrupt in V	
R/S-Umschlagzone:	zwischen V und V		bei V_6	☐ bis V_6 nicht erreicht	
S-Zacken in BWA:	bis V_6	☒ klein	☐ mittel	☐ groß	Voltage: o. B.
Formveränderungen:	P: (mit der Atmung?) wechselnde Konfiguration QRS: Q III aVF, q II ST: – T: flach V_5 V_6				

Beurteilung:

	☐ regelmäßig	☒ unregelmäßig	☒ normfrequent	
☒ Sinusrhythmus	☐ absolute Arrhythmie	☐	☐ bradykard	☒ tachykard

Extrasystolie:	polytope VES
Intraatriale Leitungsstörungen:	wechselnd
Überleitungsstörungen:	–
Lagetyp:	Linkstyp – überdrehter Linkstyp
Intraventrikuläre Leitungsstörung:	–
Infarkt:	inferiorer Infarkt (Stadium III)
Hypertrophiezeichen:	–
Erregungsrückbildungsstörungen:	leichte, unspezifische, VW-lateral
weitere Diagnosen:	–
Hauptdiagnosen:	polytope VES, Sinusarrhythmie, kranker Sinusknoten? alter Infarkt, Erregungsrückbildungsstörungen

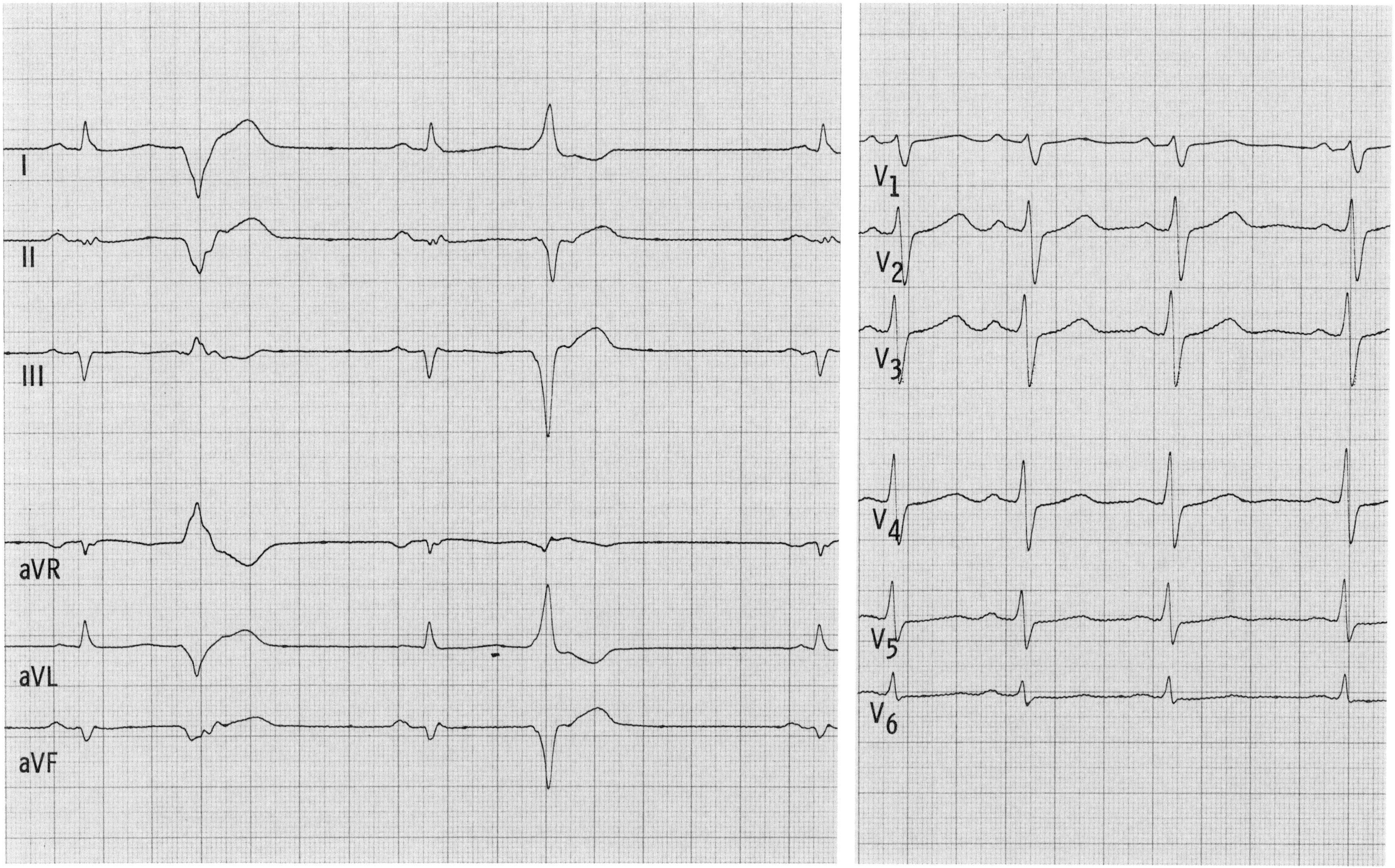
I
II
III
aVR
aVL
aVF
V_1
V_2
V_3
V_4
V_5
V_6

Bemerkungen

EKG Nr. 27

Die **ST-Strecken** sehen besonders in den Ableitungen V_4 und V_5 **starr**, wie mit einem Lineal gezogen aus. Es fehlt der übliche geschwungene Verlauf. Bei Bestehen von Angina-pectoris-Beschwerden wäre hier eine Koronarinsuffizienz anzunehmen, bis das Gegenteil bewiesen ist. Fehlende sichere pathologische Zeichen im Ruhe- oder Belastungs-EKG sind kein Ausschluss einer Koronarinsuffizienz. Zunächst sollte jedoch immer nach Faktoren gefragt werden, die ebenfalls ähnliche ST-Strecken-Veränderungen verursachen können (Medikamenteneinwirkung, Hypokaliämie). Dieser Patient hat wegen angeblicher rezidivierender supraventrikulärer Tachykardien bei psychovegetativen Störungen Betarezeptorenblocker verordnet bekommen. Außerdem wurde im Serum eine Hypokaliämie festgestellt. Sowohl Betarezeptorenblocker als auch eine Hypokaliämie für sich alleine können zu Veränderungen der ST-Strecke und auch der T-Welle führen. In einem solchen Fall würde man nach ca. zweiwöchiger Pause ohne Einnahme von Betarezeptorenblockern (langsam ausschleichen, nicht abrupt absetzen!) und Kaliumsubstitution ein Kontroll-EKG schreiben.

In Ableitung I ist eine kleine S-Zacke und in Ableitung III eine kleine Q-Zacke zu sehen. Es handelt sich aus mehreren Gründen jedoch nicht um einen Sagittaltyp ($S_I Q_{III}$-Typ): Die S-Zacken in Ableitung I und die Q-Zacken in Ableitung III sind sehr klein, die elektrische Herzachse ist mit + 70 ° sicher bestimmbar, der R-Zuwachs in den Brustwandableitungen ist regelmäßig, in V_6 sind keine S-Zacken mehr nachweisbar.

Angaben zur Person:

Geschl. ♂ / 36 Jahre — 83 kg — 178 cm

Kreatinin: 1,2 (n= 0,4–1,3) mg/dl — Hypertonie: ☐ ja ☒ nein ☐ labile

Kalium: 3,2 (n= 3,5–5,5) mmol/l — aktueller RR: 120/80 mmHg

Herzwirksame Medikamente: β-Rezeptoren-Blocker

Anamnese, Befunde: Psychovegetative Störungen, rezidivierende supraventrikuläre Tachykardien

Auswertung:

Zeiten:	P: 0,10	PQ: 0,16	QRS: 0,08	QT: 0,34 s	Frequenz 72/min
Achsen:	P: + 70 °	QRS: + 70 °	T: –20 °		
Hypertonie-Indizes:	Lewis: –0,1 mV		Sokolow: 2,3 mV		
Q-Zacken in BWA:	–				
R-Zuwachs in BWA:	☒ regelmäßig	☐ langsam	☐ schnell	☐ abrupt in V	
		☐ kein R-Zuwachs von V	bis V		
		☐ R-Reduktion von V	bis V		
		☐ R-Verlust von V	bis V		
R/S-Umschlagzone:	zwischen V und V		bei V_3	☐ bis V_6 nicht erreicht	
S-Zacken in BWA:	bis V_5	☒ klein	☐ mittel	☐ groß	Voltage: o. B.

Formveränderungen:
- P: –
- QRS: –
- ST: starr V_4–V_6
- T: flach V_4–V_6, positive U-Welle in V_2 und V_3

Beurteilung: ☒ regelmäßig ☐ unregelmäßig ☒ normfrequent

☒ Sinusrhythmus ☐ absolute Arrhythmie ☐ ☐ bradykard ☐ tachykard

Extrasystolie:	–
Intraatriale Leitungsstörungen:	–
Überleitungsstörungen:	–
Lagetyp:	Steiltyp
Intraventrikuläre Leitungsstörung:	–
Infarkt:	–
Hypertrophiezeichen:	–
Erregungsrückbildungsstörungen:	leichte, unspezifische, VW lateral
weitere Diagnosen:	–
Hauptdiagnosen:	Erregungsrückbildungsstörungen

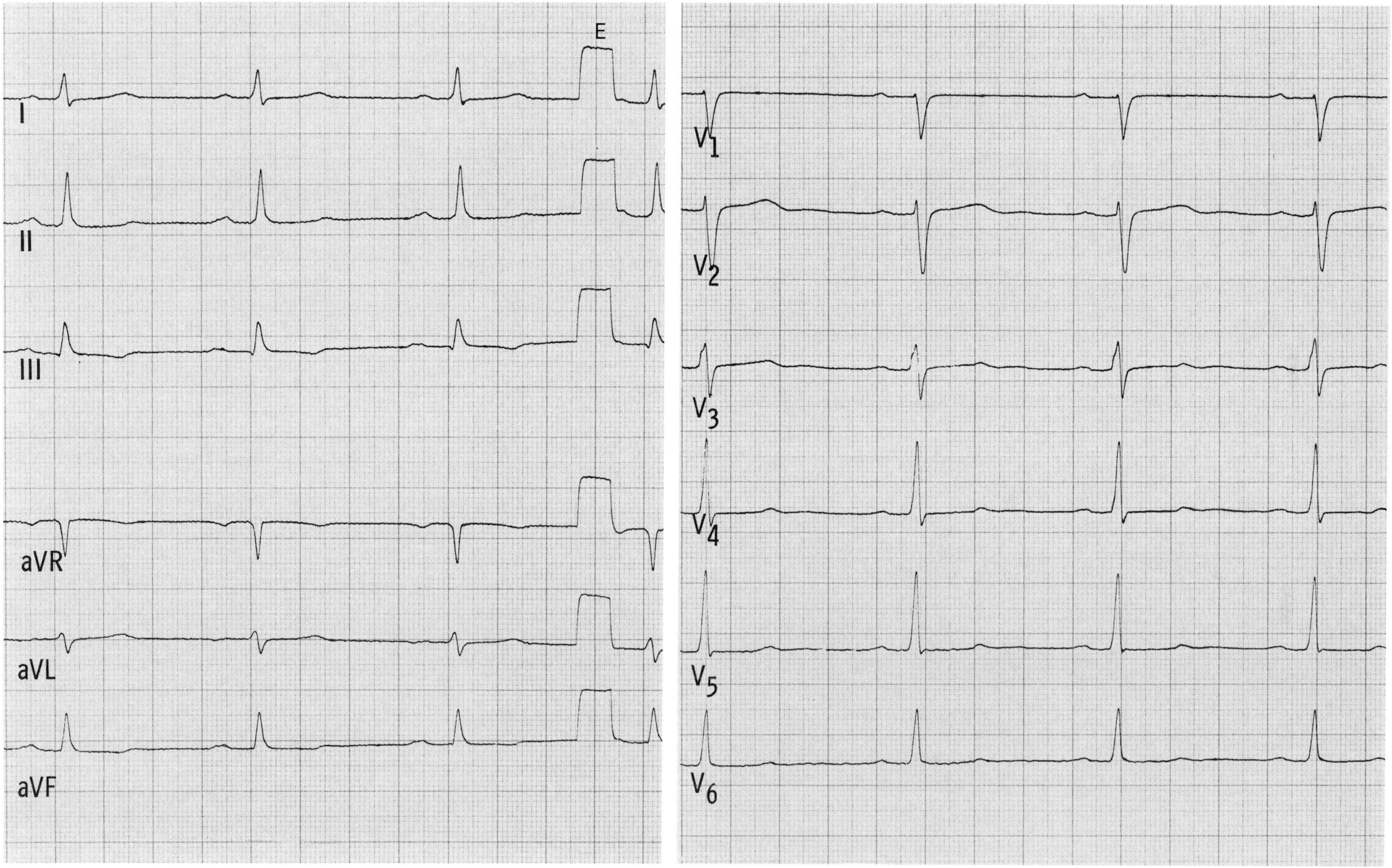
E
I
II
III
aVR
aVL
aVF
V_1
V_2
V_3
V_4
V_5
V_6

Auffallend sind die hohen ST-Strecken-Abgänge und die nachfolgende **buckelförmige Hebung der ST-Strecke** in den Ableitungen II, III und aVF, also in den Ableitungen, die die Herzunterwand erfassen (inferiorer Bereich = diaphragmaler Bereich des linken Ventrikels).

Auffällig sind außerdem die ST-T-Veränderungen in den Ableitungen V_1 und V_2 (sowie V_3 bis V_6). Die ST-Strecken aszendieren in großem Bogen zu den T-Wellen, mit denen sie verschmelzen.

Hier liegen vermutlich Elektrolytverschiebungen im Myokard zugrunde (vermutlich bedingt durch die im Rahmen des frischen Infarktes aufgetretene Azidose).

Zur Klinik: Es kommt gelegentlich vor, dass sich Angina-pectoris-Beschwerden ausschließlich als Schmerzen in der Kehle oder im Unterkiefer äußern! Manche Patienten gehen deshalb zunächst zum Zahnarzt.

Bestimmung der Herzfrequenz: Da jeweils nur zwei bzw. drei Herzaktionen abgebildet sind, ist am EKG-Lineal die Herzfrequenz nicht abzulesen. In einem solchen Fall teilt man 60 (60 s) durch ein R-R-Intervall. Das R-R-Intervall ist mit der Sekundenskala am EKG-Lineal abzulesen.

Stattdessen kann man die auf der zweiten inneren Umschlagseite ganz rechts abgedruckte Tabelle konsultieren. Sie enthält eine Skala, auf der man ablesen kann, welche Herzfrequenz dem ermittelten Intervall entspricht.

Das **unten abgebildete EKG** stammt von einem Patienten mit einem frischen inferioren Infarkt im ST-Stadium. Hier sind deutliche spiegelbildliche ST-Strecken-Senkungen in den Ableitungen der Vorderwand (I, aVL, V_2 und V_3 – hier Wechselstromstörungen) zu sehen. In diesem Fall scheint die Sinusknotenarterie nicht betroffen zu sein, da keine Bradykardie wie im EKG Nr. 28 vorliegt.
Zeitwerte: P: ~0,10; PQ: 0,12; QRS: ~0,10; QT: 0,34 s; f: 79/min.
Achsen: P: ~+ 30 °, QRS: ~+ 110 °, T: verschmolzen mit ST, ~+ 90 °.

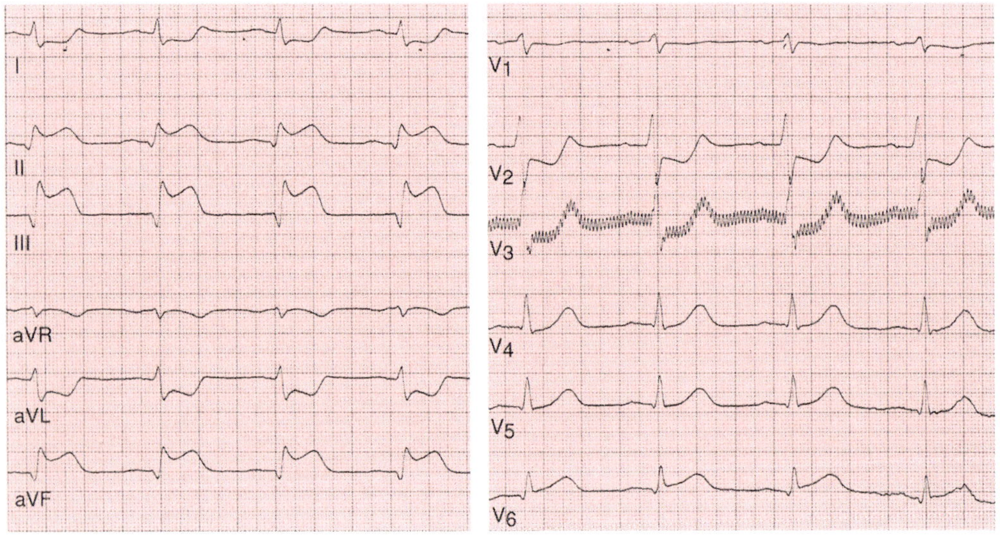

Angaben zur Person:

Geschl. ♂ / 69 Jahre — 76 kg — 182 cm

Kreatinin: 1,1 (n= 0,4–1,3) mg/dl — Hypertonie: ☐ ja ☒ nein ☐ labile

Kalium: 4,3 (n= 3,5–5,5) mmol/l — aktueller RR: 160/90 mmHg

Herzwirksame Medikamente: Nitrate

Anamnese, Befunde: Kettenraucher, Hyperurikämie. Einweisung wegen Dyspnoe, gleichzeitig anhaltende, heftige, brennende bis schneidende Schmerzen in der Kehle und im Unterkiefer, kein retrosternaler Schmerz, keine weitere Ausstrahlung der Schmerzen.

Auswertung:

Zeiten: P: 0,10 — PQ: 0,18 — QRS: ~0,08 — QT: 0,46 s — Frequenz 45–52/min

Achsen: P: + 40 ° — QRS: + 10 ° — T: ?, mit ST-Hebung verschmolzen

Hypertrophie-Indizes: Lewis: – mV — Sokolow: 1,9 mV

Q-Zacken in BWA: q V_6

R-Zuwachs in BWA: ☒ regelmäßig — ☐ langsam — ☒ schnell — ☐ abrupt in V
☐ kein R-Zuwachs von V bis V
☐ R-Reduktion von V bis V
☐ R-Verlust von V bis V

R/S-Umschlagzone: zwischen V_3 und V_4 — bei V — ☐ bis V_6 nicht erreicht

S-Zacken in BWA: bis V_6 — ☒ klein — ☐ mittel — ☐ groß — Voltage: o. B.

Formveränderungen:
P: –
QRS: Q III
ST: von deutlich überhöhtem Abgang konvexbogig aszendierend II, III, aVF (spiegelbildliche Veränderungen in I aVL)
T: in ST-Hebung mit einbezogen

Beurteilung: ☐ regelmäßig — ☒ unregelmäßig — ☐ normfrequent

☒ Sinusrhythmus — ☐ absolute Arrhythmie — ☐ — ☒ bradykard — ☐ tachykard

Extrasystolie: –

Intraatriale Leitungsstörungen: –

Überleitungsstörungen: –

Lagetyp: Linkstyp

Intraventrikuläre Leitungsstörung: –

Infarkt: inferiorer Herzinfarkt Stadium 0–I

Hypertrophiezeichen: –

Erregungsrückbildungsstörungen: schwere, vom Außenschichtläsionstyp im inferioren Bereich, infarktbedingt.

weitere Diagnosen: –

Hauptdiagnosen: Herzinfarkt

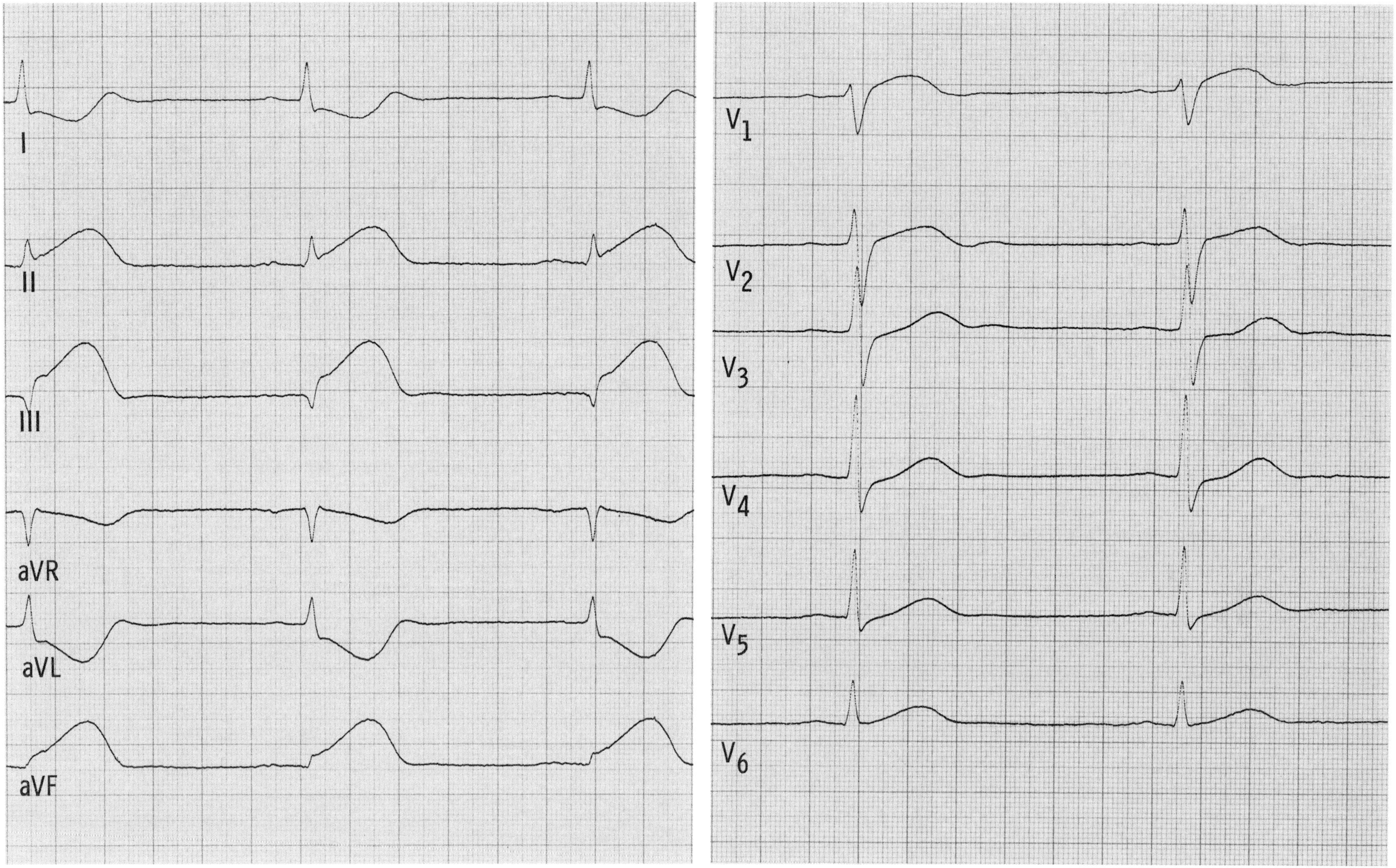
I
II
III
aVR
aVL
aVF
V1
V2
V3
V4
V5
V6

Bemerkungen

In beiden vorliegenden Streifen ist mit verschiedener Papiervorlaufgeschwindigkeit eine kurze Salve einer **supraventrikulären Tachykardie** aufgezeichnet. Den in schneller Folge und in gleichmäßigem Abstand auftretenden schlanken QRS-Komplexen der Salve geht jeweils eine P-Welle voraus, die sich deutlich von denen der „Normalaktionen" unterscheiden (siehe BWA). Sie sitzen jeweils den T-Wellen der vorangegangenen Aktionen auf. Es handelt sich um eine sehr kurz anhaltende **paroxysmale Vorhoftachykardie**. Die von dem Patienten geklagten Beschwerden können mit diesem Befund erklärt werden. Eine Langzeit-EKG-Aufzeichnung ist indiziert, um festzustellen, ob auch längere Phasen oder intermittierend auch bradykarde Phasen auftreten.

Eine Hyperthyreose sollte ausgeschlossen werden (Bestimmung des TSH-basal-Spiegels).

Das Fehlen von Q-Zacken in den linksgerichteten Ableitungen (I, aVL, V_5 und V_6) kann auf einen inkompletten Linksschenkelblock hindeuten, der QRS-Komplex ist jedoch relativ schlank, wenn er auch in V_6 etwas plump erscheint. Vermutlich liegt eine Linksverspätung vor. Zugrunde liegt eine etwas verzögerte Erregungsleitung im linken Tawara-Schenkel, die zu einer „verkehrten" Septumerregung führt (vgl. EKG Nr. 11: die Q-Zacken in aVL sprechen dort für eine normale Funktion des linken Tawara-Schenkels, damit ergibt sich in EKG Nr. 11 kein Hinweis für einen Linksschenkelblock. Im EKG Nr. 57 dagegen liegt ein inkompletter Linksschenkelblock mit einer QRS-Breite von 0,10 s vor).

Frequenzbereiche bei tachykarden Rhythmusstörungen:

Sinustachykardie 100–160 Aktionen/min
Paroxysmale supraventrikuläre Tachykardie (AV-junktionale- und Vorhoftachykardie) 140–220 Aktionen/min bzw. 160–250/min (beachte Blockierungsverhältnis!)
Vorhofflattern 220–350 Aktionen/min (beachte Blockierungsverhältnis!)
Vorhofflimmern 350–600 Aktionen/min (beachte Blockierungsverhältnis!)

Kammertachykardie 160–220 Aktionen/min
Kammerflattern 200–300 Aktionen/min
Kammerflimmern 250–400 Aktionen/min

Angaben zur Person:

Geschl. ♂ / 53 Jahre — 85 kg — 172 cm

Kreatinin: 1,2 (n= 0,4–1,3) mg/dl — Hypertonie: ☐ ja ☐ nein ☒ labile

Kalium: 3,6 (n= 3,5–5,5) mmol/l — aktueller RR: 135/70 mmHg

Herzwirksame Medikamente: β-Rezeptoren-Blocker, AT 1-Antagonisten

Anamnese, Befunde: Intermittierend auftretende Schwindelerscheinungen, Herzklopfen, labiler Hypertonus

Auswertung:

Zeiten: P: 0,12 — PQ: 0,18 — QRS: 0,09 — QT: ~0,40 s
Sinus-Frequenz ca. 75/min, tachykarde supraventrikuläre Salve: ca. 150/min

Achsen: P: + 50 ° — QRS: + 50 ° — T: ~+ 60 °

Hypertrophie-Indizes: Lewis: 0,3 mV — Sokolow: 3,5 mV nicht verwertbar

Q-Zacken in BWA: –

R-Zuwachs in BWA: ☐ regelmäßig ☒ langsam ☐ schnell ☒ abrupt in V_4
☐ kein R-Zuwachs von V bis V
☐ R-Reduktion von V bis V
☐ R-Verlust von V bis V

R/S-Umschlagzone: zwischen V_3 und V_4 — bei V — ☐ bis V_6 nicht erreicht

S-Zacken in BWA: bis V_5 — ☒ klein ☐ mittel ☐ groß — Voltage: o. B.

Formveränderungen:
P: –, in tachykarder Phase P der T-Welle aufsitzend
QRS: keine Q-Zacken in den linksgerichteten Ableitungen
ST: deszendierend V_4–V_6
T: präterminal negativ V_4–V_6

Beurteilung: ☒ regelmäßig ☐ unregelmäßig — ☒ normfrequent

☒ Sinusrhythmus — ☐ absolute Arrhythmie — ☐ bradykard ☐ tachykard
☒ SR unterbrochen von einer Salve supraventrikulärer ES bzw. paroxysmale Vorhoftachykardie

Extrasystolie: –

Intraatriale Leitungsstörungen: intraatriale Ausbreitungsverzögerung

Überleitungsstörungen: –

Lagetyp: Indifferenztyp

Intraventrikuläre Leitungsstörung: Linksverspätung

Infarkt: –

Hypertrophiezeichen: Indizes nicht verwertbar bei LSB

Erregungsrückbildungsstörungen: deutliche, unspezifische, VW-lateral

weitere Diagnosen: –

Hauptdiagnosen: sich selbst limitierende paroxysmale Vorhoftachykardie, Erregungsrückbildungsstörungen

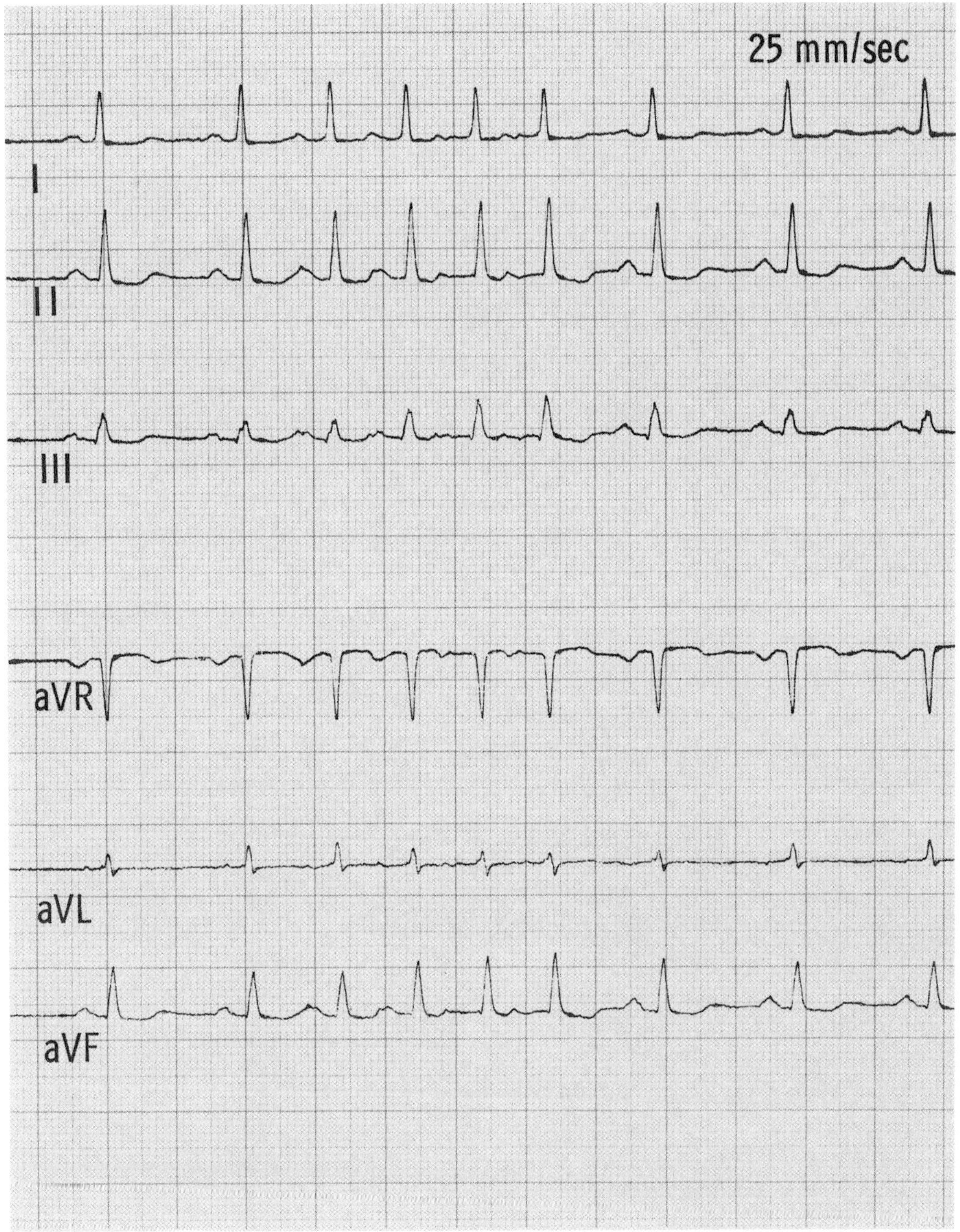
25 mm/sec
I
II
III
aVR
aVL
aVF

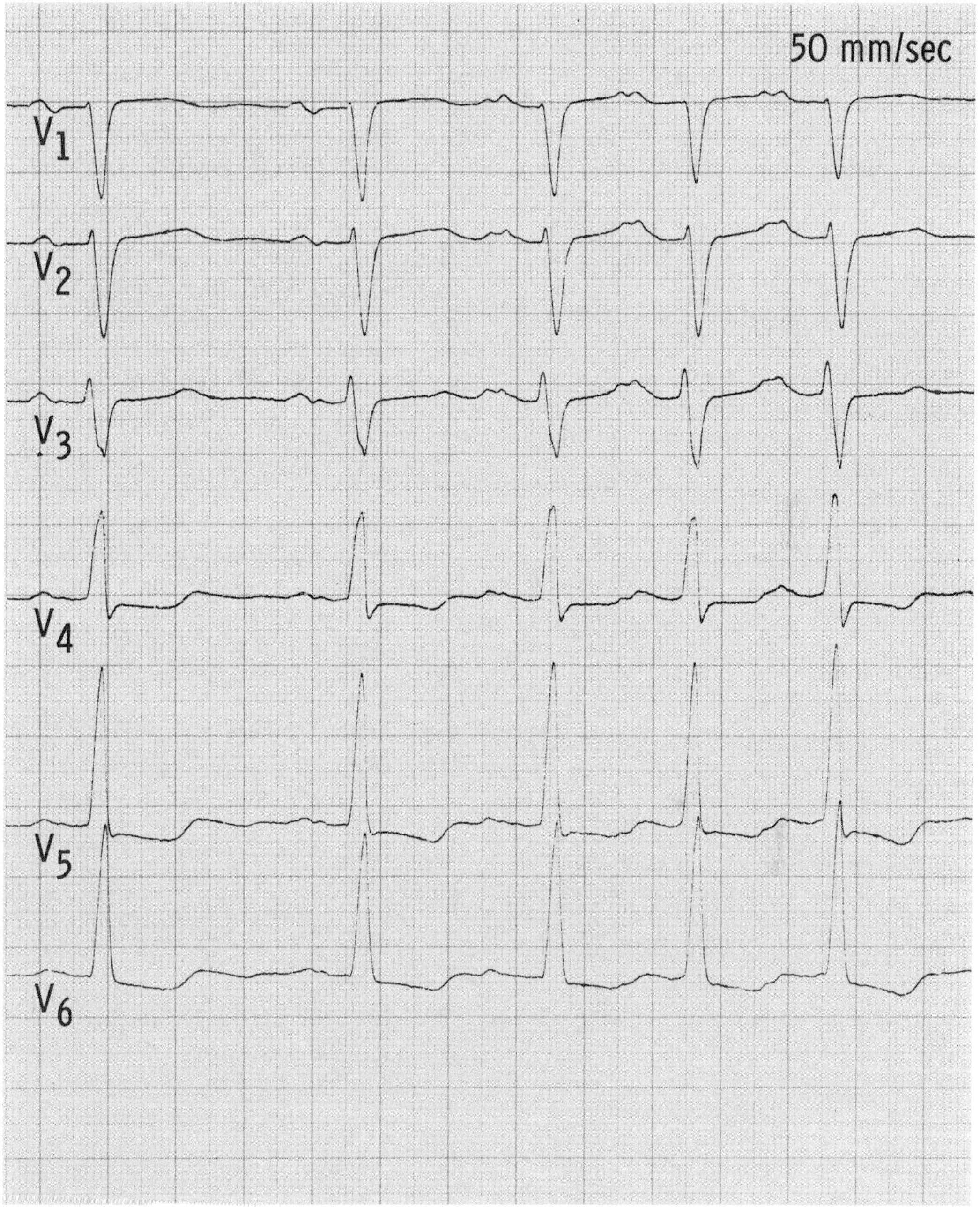
50 mm/sec
V_1
V_2
V_3
V_4
V_5
V_6

Die Extrasystolen (2. und 4. Aktion in den Extremitätenableitungen) sind verschieden geformt, es handelt sich demnach um **polytope Extrasystolen**. Sie sind ventrikulären Ursprungs: Dies ist daraus rückzuschließen, dass der QRS-Komplex sehr stark verbreitert ist und keine übergeleiteten P-Wellen vorangehen.

Der ersten Extrasystole geht (am deutlichsten in den Ableitungen I, II und aVF zu sehen) eine kleine Welle voraus. Hierbei handelt es sich um die P-Welle einer Normalaktion. Der Beweis wird mit einem Zirkel erbracht:

Einstellen eines P-P-Abstandes rechts in den Extremitätenableitungen, abzirkeln vom Beginn der P-Welle der ersten Aktion bis zum Beginn der P-Welle vor der ersten Extrasystole.

Es besteht bei den VES keine Beziehung der Vorhofaktionen zu den Kammerkomplexen, da P-Wellen und QRS-Komplex fast gleichzeitig beginnen. Die erste ventrikuläre Extrasystole hat einen relativ großen Abstand zu der vorangegangenen Normalaktion: Es handelt sich um eine spät einfallende VES, die zweite VES tritt deutlich frühzeitiger auf.

Zu den BWA: Hier ist ein **apikaler und supraapikaler Vorderwandinfarkt** zu diagnostizieren (mangelhafter R-Zuwachs von V_1 bis V_3, sehr große Q-Zacke vor einer kleinen, halb versenkten R-Zacke in V_4. Auch wenn in V_4 eine vollkommen normale R-Zacke vorläge – ähnlich der in V_5 –, müsste man hier einen supraapikalen Vorderwandinfarkt diagnostizieren, da der R-Zuwachs in den BWA bei einem Steiltyp zu langsam wäre (vgl. EKG Nr. 37) und in V_4 Q-Zacken vorliegen, die größer sind als die in der Ableitung V_6.

Durch ein Langzeit-EKG sollte die Häufigkeit der VES abgeklärt werden und überprüft werden, ob auch repetitive oder auch bedrohlich frühzeitig einfallende VES vorkommen. Auf jeden Fall sollte überdacht werden, ob eine Digitalistherapie wirklich sinnvoll ist, denn möglicherweise sind die VES digitalisbedingt.

Herzinfarkt Stadium III:

- ST -Strecken nicht gehoben
- T-Wellen aufgerichtet
  - QRS:infarkttypisch verändert
  - Q-Zacken/QS-Komplexe
  - R-Reduktion/Verlust in BWA als Hinweis auf transmuralen Infarkt

Angaben zur Person:

Geschl. ♂ / 82 Jahre — 67 kg — 159 cm

Kreatinin: 1,4 (n= 0,4–1,3) mg/dl — Hypertonie: ☐ ja ☒ nein ☐ labile

Kalium: 4,2 (n= 3,5–5,5) mmol/l — aktueller RR: 130/80 mmHg

Herzwirksame Medikamente: Digoxin 3 × 0,1 mg

Anamnese, Befunde: Verwirrtheitszustand, Herz geringgradig linksverbreitert, Belastungsdyspnoe seit 2 Jahren

Auswertung:

Zeiten: P: 0,10 — PQ: 0,16 — QRS: 0,10 — QT: 0,28 s — Frequenz 110/min

Achsen: P: + 50 ° — QRS: + 70 ° — T: + 90 °

Hypertrophie-Indizes: Lewis: –0,2 mV — Sokolow: 2,0 mV

Q-Zacken in BWA: QrS V_4, Q V_5, q V_6

R-Zuwachs in BWA: ☐ regelmäßig ☐ langsam ☐ schnell ☐ abrupt in V
☒ kein R-Zuwachs von V_1 bis V_3
☐ R-Reduktion von V bis V
☒ R-Verlust von V_3 bis V_4

R/S-Umschlagzone: zwischen V_4 und V_5 — bei V — ☐ bis V_6 nicht erreicht

S-Zacken in BWA: bis V_5 — ☒ klein ☐ mittel ☐ groß — Voltage: o. B.

Formveränderungen:
P: doppelgipflig II, biphasisch V_1
QRS: –
ST: bogenförmig gesenkt II III aVF, deszendierend V_6
T: präterminal negativ V_6

Beurteilung: ☒ regelmäßig ☐ unregelmäßig ☐ normfrequent
☒ Sinusrhythmus ☐ absolute Arrhythmie ☐ — ☐ bradykard ☒ tachykard

Extrasystolie: polytope VES

Intraatriale Leitungsstörungen: P-mitrale

Überleitungsstörungen: –

Lagetyp: Steiltyp

Intraventrikuläre Leitungsstörung: –

Infarkt: apikaler VW-Infarkt (Stadium III)

Hypertrophiezeichen: –

Erregungsrückbildungsstörungen: deutliche, unspezifische, VW lateral, Digitalistyp im inferioren Bereich

weitere Diagnosen: –

Hauptdiagnosen: Sinustachykardie, polytope VES, Infarkt im Stadium III, Erregungsrückbildungsstörungen, P-mitrale

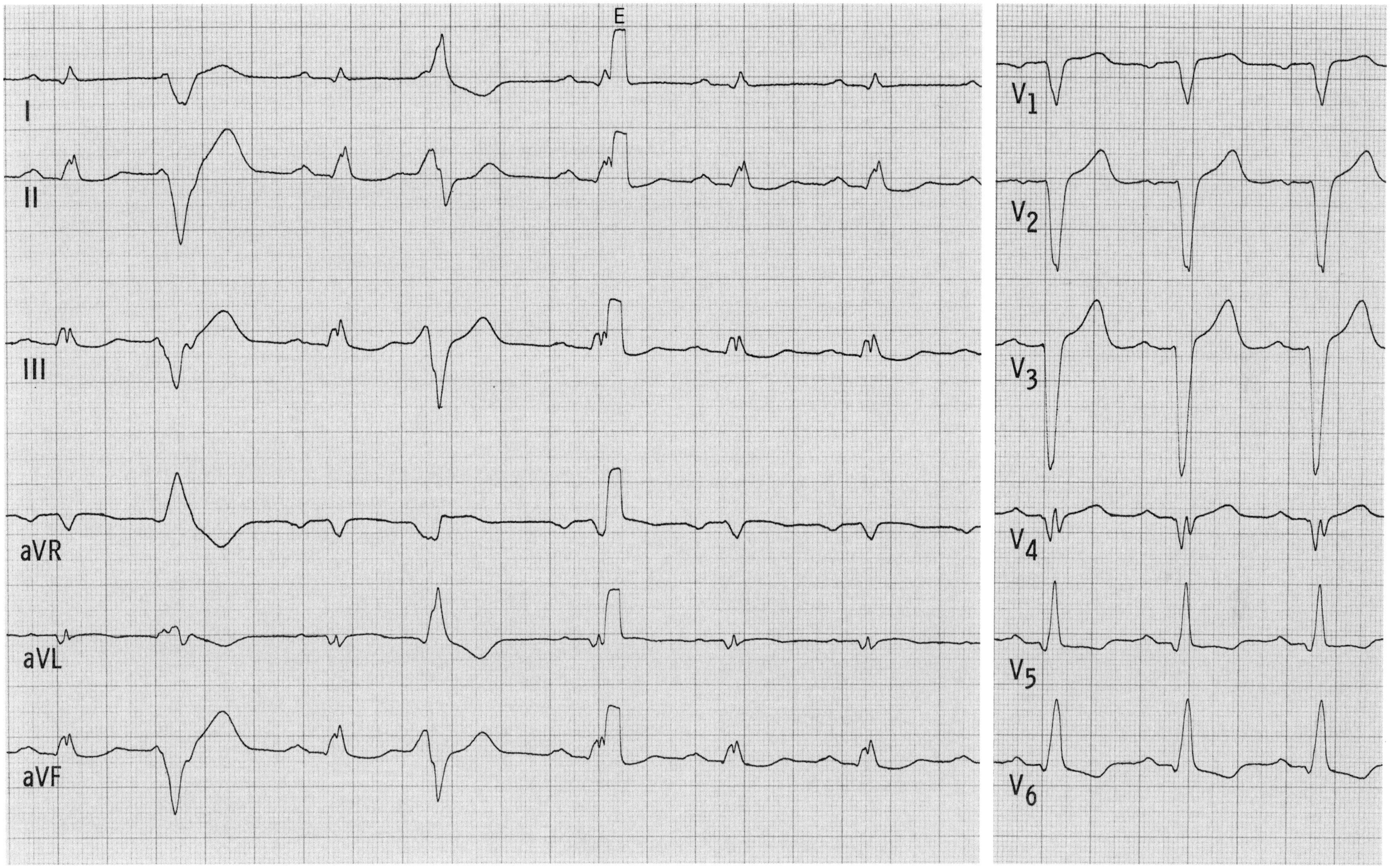
E
I
II
III
aVR
aVL
aVF
V1
V2
V3
V4
V5
V6

Der Lagetyp (Achse QRS 100 °: Rechtstyp) ist für einen schlanken, relativ jungen Patienten nicht auffällig.

Die **ST-Strecken** sind in den Ableitungen II und aVF sowie V_6 **leicht konvexbogig angehoben**, wesentlich deutlicher angehoben sind sie in den Ableitungen V_3 bis V_5. Hier ist auch die T-Welle terminal negativ. Diese Außenschichtläsions- und Außenschichtischämieveränderungen sprechen für eine deutliche myokardiale Beteiligung bei Perikarditis (**Perimyokarditis**). Die Veränderungen von ST-Strecken und T-Wellen ähneln denen bei einem ST-Strecken-Hebungs-Infarkt (STEMI), sie sind dort jedoch viel ausgeprägter.

Für ein P-mitrale ist die P-Welle zwar ausreichend verbreitert und auch in der Ableitung II doppelgipflig, in der Ableitung V_1 ist jedoch der zweite negative Anteil der P-Welle nicht sehr tief.

Das **unten abgebildete Kontroll-EKG** nach 2 Jahren zeigt einen fast normalen Kurvenverlauf. ST-Hebungen sind nicht mehr nachweisbar. Es liegen leichte Erregungsrückbildungsstörungen vom Innenschichtläsionstyp im Inferolateralbereich vor.
Zeitwerte: P: 0,11; PQ: 0,17; QRS: 0,09; QT: 0,40 s; f: 72/min.
Achsen: P: + 60 °; QRS: 0 °; T: + 10 °.

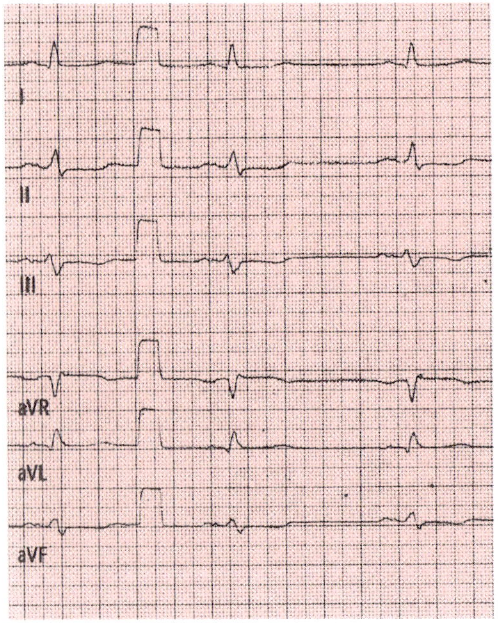

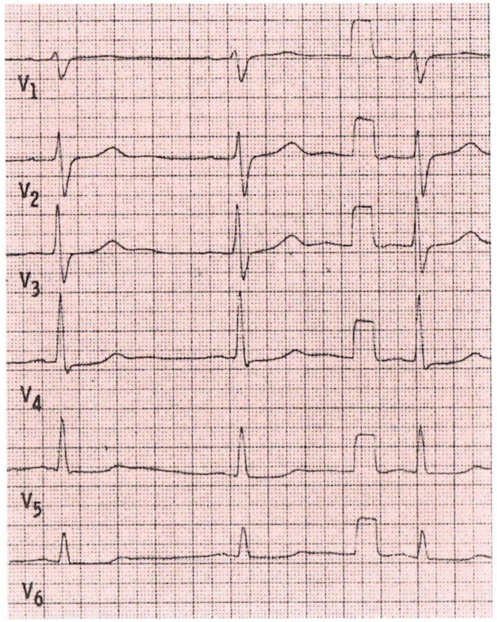

Angaben zur Person:

Geschl. ♂ / 35 Jahre — 67,8 kg — 181 cm

Kreatinin: 1,1 (n= 0,4–1,3) mg/dl — Hypertonie: ☐ ja ☒ nein ☐ labile

Kalium: 4,1 (n= 3,5–5,5) mmol/l — aktueller RR: 110/70 mmHg

Herzwirksame Medikamente: keine

Anamnese, Befunde: Vor drei Wochen grippaler Infekt. Einweisung wegen linksthorakaler Schmerzen, die in den linken Arm und Rücken ausstrahlten und auf Nitrate nicht ansprachen. Herz und Lunge röntgenologisch und auskultatorisch o. B.

Auswertung:

Zeiten: P: 0,12 — PQ: 0,17 — QRS: 0,10 — QT: 0,34 s — Frequenz 79/min

Achsen: P: + 50 ° — QRS: + 100 ° — T: ~–40 °

Hypertrophie-Indizes: Lewis: –1,2 mV — Sokolow: 2,0 mV

Q-Zacken in BWA: q V_2–V_6

R-Zuwachs in BWA: ☒ regelmäßig ☐ langsam ☐ schnell ☐ abrupt in V
☐ kein R-Zuwachs von V bis V
☐ R-Reduktion von V bis V
☐ R-Verlust von V bis V

R/S-Umschlagzone: zwischen V_2 und V_3 — bei V — ☐ bis V_6 nicht erreicht

S-Zacken in BWA: bis V_6 ☒ klein ☐ mittel ☐ groß — Voltage: o. B.

Formveränderungen:
P: doppelgipflig II, biphasisch V_1, zweiter Anteil in V_1 nur flach negativ
QRS: –
ST: leicht konvexbogig gehoben in I, II, III, aVF, V_3–V_6
T: terminal negativ V_3–V_6

Beurteilung: ☒ regelmäßig ☐ unregelmäßig ☒ normfrequent

☒ Sinusrhythmus ☐ absolute Arrhythmie ☐ ☐ bradykard ☐ tachykard

Extrasystolie: –

Intraatriale Leitungsstörungen: P-mitrale?

Überleitungsstörungen: –

Lagetyp: Rechtstyp

Intraventrikuläre Leitungsstörung: –

Infarkt: –

Hypertrophiezeichen: –

Erregungsrückbildungsstörungen: deutliche, vom Außenschichtläsions- und -ischämietyp im VW-apikal-lateral-Bereich und im inferioren Bereich

weitere Diagnosen: –

Hauptdiagnosen: Erregungsrückbildungsstörungen wie bei Perimyokarditis

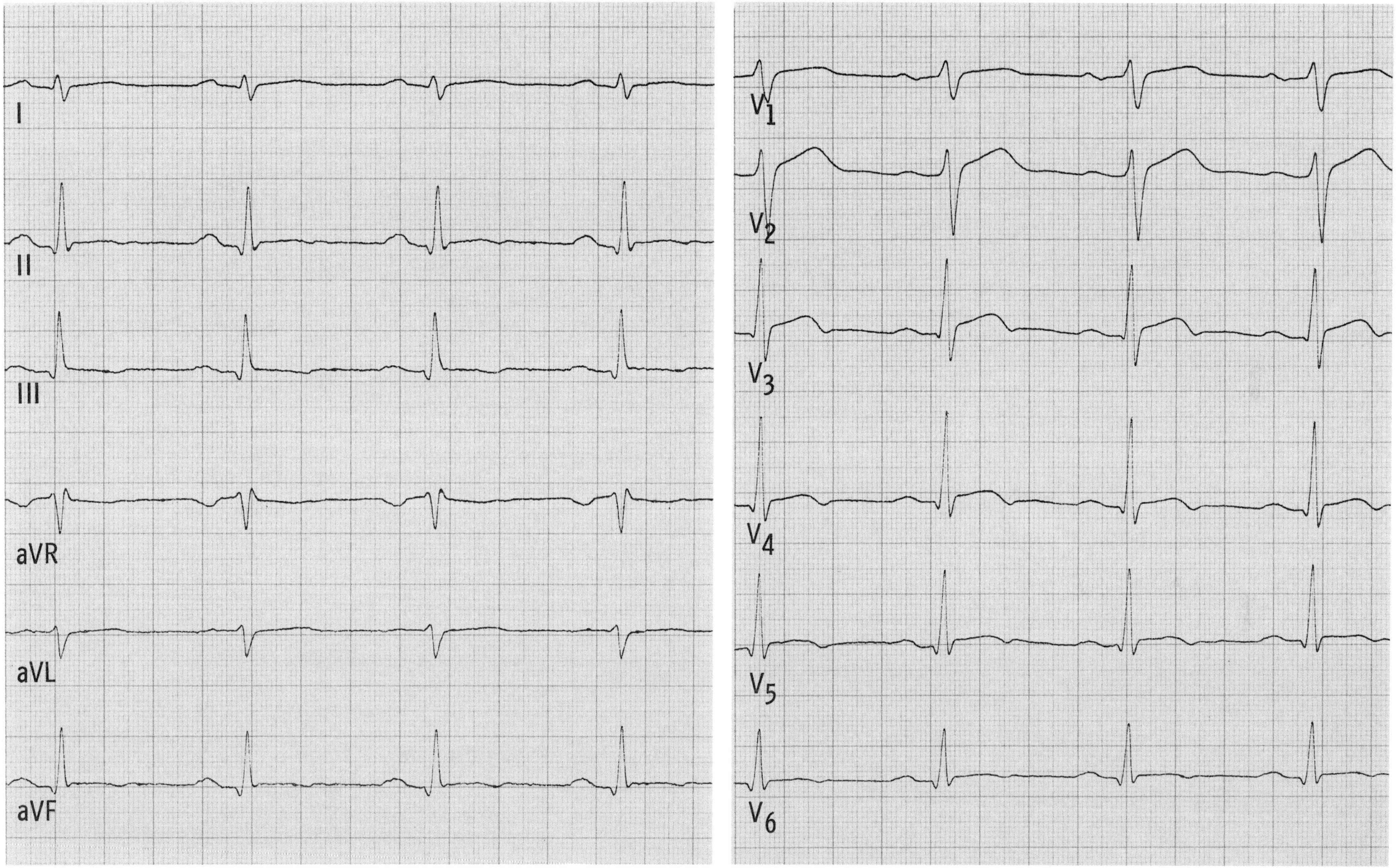
I
II
III
aVR
aVL
aVF
V1
V2
V3
V4
V5
V6

Bemerkungen

Achse P: Senkrecht auf Ableitung I in Richtung auf Ableitung aVF, gering überwiegende Positivität der P-Fläche in Ableitung I: 0 °+90 ° – 10 °= +80 °.

Achse QRS: Möglicherweise senkrecht auf Ableitung I, jedoch auch auf Ableitung aVL sowie auf Ableitung aVF. Liegen mehr als zwei Ableitungen vor, auf denen die Achse QRS senkrecht stehen kann, muss man an das Vorliegen eines Sagittaltyps denken.

Erhebt sich aufgrund der „unbestimmbaren" Herzachse der Verdacht auf einen **Sagittaltyp**, so sollte man als Nächstes in den BWA nach Kriterien suchen, die ebenfalls für das Vorliegen eines Sagittaltyps sprechen. Diese sind unten zusammenfassend aufgeführt.

Will man die Herzachse darüber hinaus noch genauer festlegen, so unterteilt man den QRS-Komplex in zwei Hälften:

Im vorliegenden EKG ist die erste Hälfte des QRS-Komplexes in aVL etwas negativ, der Vektor dieser ersten Hälfte zeigt demnach nicht genau nach Ableitung II (+60 °), sondern etwas darüber hinaus, also nach +70 °.

Der Vektor der zweiten Hälfte des QRS-Komplexes zeigt aus der Frontalebene hinaus: Weg von Ableitung I (S-Zacke), desgleichen weg von Ableitung II und Ableitung III. Er könnte senkrecht auf aVL stehen in Richtung auf aVR mit etwas überwiegender Positivität in Ableitung aVL: -30 ° – 90 ° +10 °= –110 °. Die Achse der zweiten Hälfte des QRS-Komplexes würde dann also in die rechte Hälfte des Cabrera-Kreises zeigen. Täte er das tatsächlich, so müsste man in den BWA einen terminalen Vektor nach rechts sehen, wie bei einem Rechtsschenkelblock. Der liegt hier jedoch nicht vor.

Der Vektor der zweiten Hälfte des QRS-Komplexes zeigt also nicht nach rechts, sondern aus der Frontalebene in die Sagittalebene hinaus. Die genaue Diagnose würde folgendermaßen lauten: „steiltypischer Erregungsausbreitungsbeginn, anschließende Drehung der Herzachse aus der Frontalebene hinaus in die Sagittalebene". Für den Alltag reicht jedoch die Diagnose „Sagittaltyp, SI, SII, SIII".

Achse T: Senkrecht auf Ableitung aVL in Richtung auf Ableitung II mit gering überwiegender Positivität in aVL: –30 ° +90 ° – 10 °= +50 °.

Sagittaltyp:

- In Frontalebene nicht zu definierende Herzachse
- S_IQ_{III}- oder S_I-S_{II}-S_{III}-Typ
- langsamer R-Zuwachs in BWA
- nach links verschobene R/S-Umschlagszone
- bis V_6 relativ große S-Zacken

Angaben zur Person:

Geschl. ♂ / 26 Jahre — 63 kg — 174 cm

Kreatinin: 0,9 (n= 0,4–1,3) mg/dl — Hypertonie: ☒ ja ☐ nein ☐ labile

Kalium: 3,9 (n= 3,5–5,5) mmol/l — aktueller RR: 150/100 mmHg

Herzwirksame Medikamente: keine

Anamnese, Befunde: Aplasie der linken Niere, keine kardiopulmonalen Beschwerden, Herz und Lunge unauffällig

Auswertung:

Zeiten: P: 0,10 — PQ: 0,14 — QRS: 0,10 — QT: 0,34 s — Frequenz 82/min

Achsen: P: + 80 ° — QRS: + 70 ° → sagittal — T: + 50 °

Hypertrophie-Indizes: Lewis: –0,1 mV — Sokolow: 1,9 mV

Q-Zacken in BWA: q V_6

R-Zuwachs in BWA: ☐ regelmäßig — ☒ langsam — ☐ schnell — ☐ abrupt in V
☐ kein R-Zuwachs von V bis V
☐ R-Reduktion von V bis V
☐ R-Verlust von V bis V

R/S-Umschlagzone: zwischen V_3 und V_4 — bei V — ☐ bis V_6 nicht erreicht

S-Zacken in BWA: bis V_6 — ☐ klein — ☐ mittel — ☒ groß — Voltage: o. B.

Formveränderungen:
P: –
QRS: –
ST: –
T: –

Beurteilung: ☒ regelmäßig ☐ unregelmäßig ☒ normfrequent

☒ Sinusrhythmus ☐ absolute Arrhythmie ☐ ☐ bradykard ☐ tachykard

Extrasystolie: –

Intraatriale Leitungsstörungen: –

Überleitungsstörungen: –

Lagetyp: Sagittaltyp (S_I-S_{II}-S_{III}-Typ)

Intraventrikuläre Leitungsstörung: –

Infarkt: –

Hypertrophiezeichen: –

Erregungsrückbildungsstörungen: –

weitere Diagnosen: –

Hauptdiagnosen: Normalbefund, Sagittaltyp

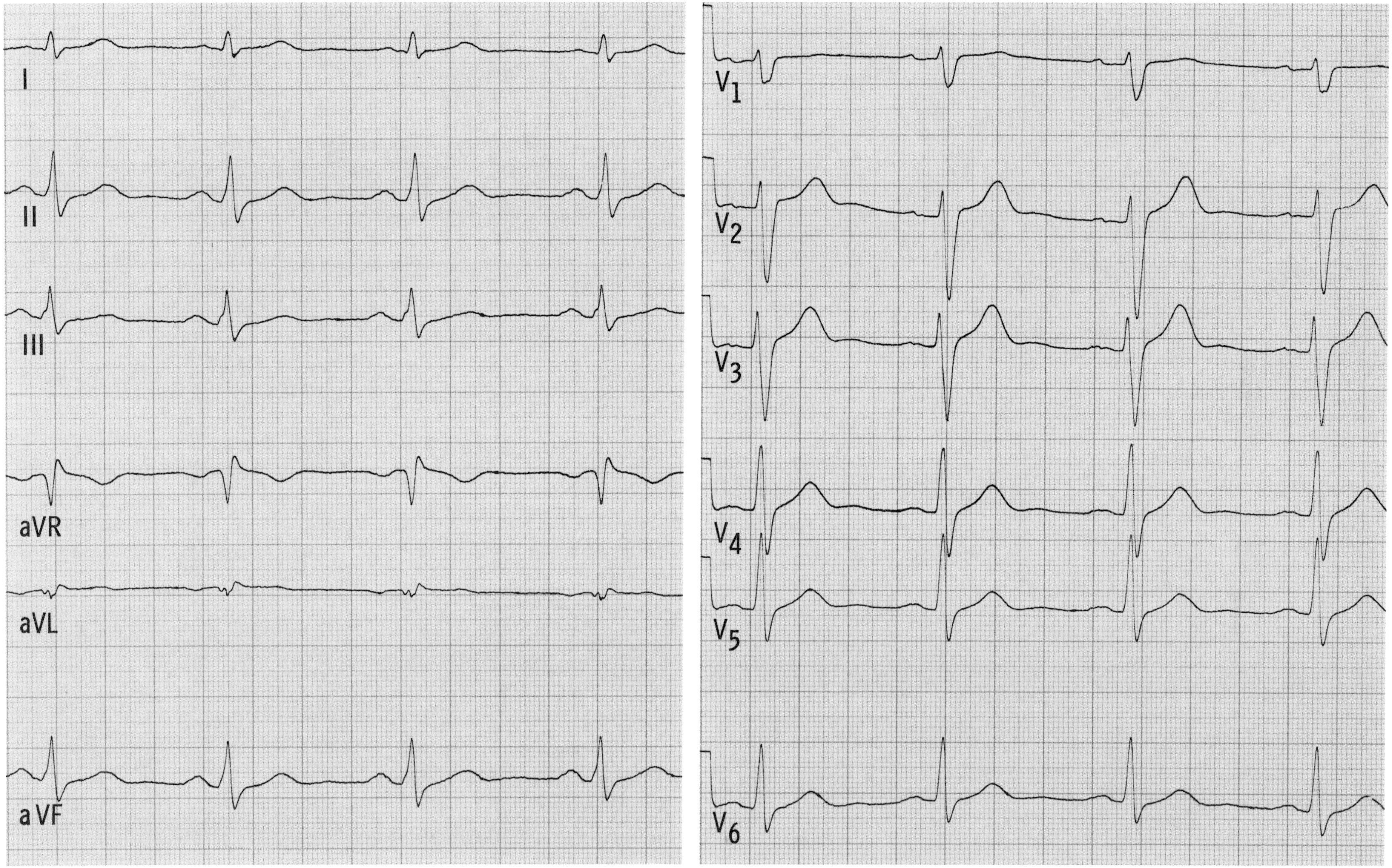
I
II
III
aVR
aVL
aVF
V_1
V_2
V_3
V_4
V_5
V_6

EKG Nr. 33

Regelrechte P-Wellen sind nicht zu sehen, dagegen sehr **feine Vorhofflimmerwellen**. Die Abstände der QRS-Komplexe voneinander sind unregelmäßig. An der Diagnose Tachyarrhythmia absoluta bei Vorhofflimmern besteht kein Zweifel.

Die Achse QRS beträgt –40 °, die S-Zacken gehen in den BWA nur eben bis V_6. Der QRS-Komplex ist relativ sehr breit, wenn man die Frequenz von 150 bis 160/min einberechnet. Ein typischer Linksschenkelblock liegt nicht vor. Es fehlen zwar wie beim Linksschenkelblock Q-Zacken in den nach links gerichteten Ableitungen (I, aVL und V_6), jedoch ist die Herzachse zum einen nach links überdreht und zum anderen ist auch die Erregungsrückbildung nicht so verändert, wie man bei einem Linksschenkelblock erwarten würde (deszendierende ST-Strecken und präterminal tief negative T-Wellen in den nach links gerichteten Ableitungen I, a VL und V_6).

Bei einem überdrehten Linkstyp muss man immer an einen **linksanterioren Hemiblock** denken: Hierzu passen der langsame R-Zuwachs in den BWA, die nach links verschobene R/S-Umschlagszone und die bis V_6 durchgehenden S-Zacken. Die Achse QRS sollte allerdings jenseits von –40 ° liegen. Es kann sich hier jedoch auch um ein EKG handeln, in dem die Erregungsausbreitung sowohl durch einen inferioren wie einen alten anterioren Herzinfarkt gestört ist: Die durch die QS-Komplexe in II, III und aVF nach links überdrehte Herzachse ist möglicherweise durch den bei der Patientin bekannten, alten inferioren Infarkt bedingt. Der sehr langsame R-Zuwachs oder fast fehlende R-Zuwachs von V_1 bis V_5 ist für einen linksanterioren Hemiblock mit einer relativ wenig linksüberdrehten Herzachse nicht unbedingt typisch, man muss hier differenzialdiagnostisch an einen alten apikalen und supraapikalen Vorderwandinfarkt denken, obwohl Q-Zacken oder QS-Komplexe hier nicht zu sehen sind.

In manchen Kammerkomplexen der Ableitung III ist am Anfang eine kleine R-Zacke zu sehen, sodass es sich nicht um einen „echten" QS-Komplex handelt. Derartig kleine R-Zacken können nach einem inferioren Infarkt „nachwachsen", sodass man in solchen Fällen dennoch einen alten inferioren Infarkt diagnostizieren kann (dies ist gerade für den Anfänger – und nicht nur für diesen – häufig sehr schwer zu beurteilen).

Zu der Tachyarrhythmie war es gekommen, da die Patientin eine zu hohe Digoxindosis bei eingeschränkter Nierenfunktion eingenommen hat.

Angaben zur Person:

Geschl. ♀ / 61 Jahre — 63 kg — 167 cm

Kreatinin: 1,4 (n = 0,4–1,3) mg/dl — Hypertonie: ☐ ja ☒ nein ☐ labile

Kalium: 4,0 (n = 3,5–5,5) mmol/l — aktueller RR: 120/90 mmHg

Herzwirksame Medikamente: Digoxin 2 × 0,2 mg, Amiodaron 200 mg an 5 Tagen in der Woche, Marcumar

Anamnese, Befunde: rezidivierendes Vorhofflimmern, Digitalisintoxikation, inferiorer Infarkt vor drei Jahren

Auswertung:

Zeiten:	P: –	PQ: –	QRS: 0,09	QT: 0,28 s Frequenz bis 150/min
Achsen:	P: –°	QRS: –40 °	T: ~+ 150 ° (flach)	
Hypertrophie-Indizes:	Lewis: 1,1 mV		Sokolow: 0,6 mV	
Q-Zacken in BWA:	QS V_1			
R-Zuwachs in BWA:	☐ regelmäßig	☐ langsam ☒ kein R-Zuwachs von V_2 bis V_4 ☐ R-Reduktion von V bis V ☐ R-Verlust von V bis V	☐ schnell	☒ abrupt in V_6
R/S-Umschlagzone:	zwischen V_5 und V_6	bei V	☐ bis V_6 nicht erreicht	
S-Zacken in BWA:	bis V_6	☒ klein	☐ mittel	☐ groß Voltage: 0,6 mV peripher

Formveränderungen:
- P: –
- QRS: fehlendes Q in I und aVL, QS III aVF evtl. kleine r-Zacke in Abl. III vorangehend
- ST: –
- T: flach V_6

Beurteilung: ☐ regelmäßig ☐ unregelmäßig ☐ normfrequent

☐ Sinusrhythmus ☒ absolute Arrhythmie ☒ Vorhofflimmern ☐ bradykard ☒ tachykard

Extrasystolie:	–
Intraatriale Leitungsstörungen:	Vorhofflimmern
Überleitungsstörungen:	–
Lagetyp:	überdrehter Linkstyp
Intraventrikuläre Leitungsstörung:	LAH? Ausbreitungsstörung durch Infarkt?
Infarkt:	inferiorer Infarkt Stadium III möglich, ausgedehnter apikaler VW-Infarkt Stadium III
Hypertrophiezeichen:	–
Erregungsrückbildungsstörungen:	geringe unspezifische, VW lateral
weitere Diagnosen:	–
Hauptdiagnose:	Tachyarrhythmia absoluta, Herzinfarkt

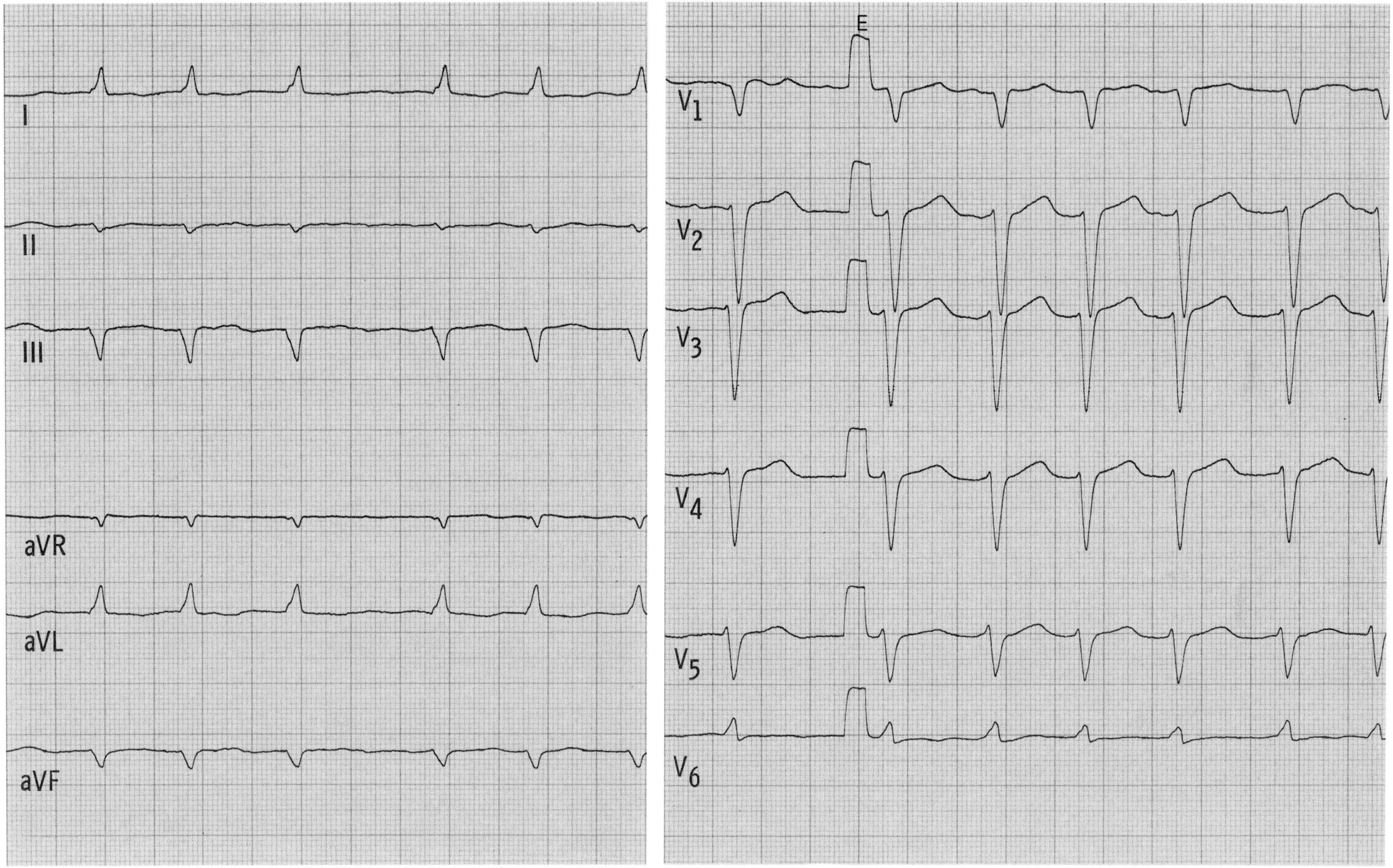
I
II
III
aVR
aVL
aVF
E
V1
V2
V3
V4
V5
V6

Bemerkungen

Typische Veränderungen für einen **linksanterioren Hemiblock**: über –30 ° hinaus gedrehte Herzachse, bis V_6 durchgehende große S-Zacken, langsamer R-Zuwachs in den BWA, deutlich nach links verschobene R/S-Umschlagszone.

Zum linksanterioren Hemiblock gehören keine Erregungsrückbildungsstörungen. Liegen diese vor, so handelt es sich um eine gesonderte Störung.

Ein positiver Lewis-Index (Grenzwert 1,7 mV) ist bei einem linksanterioren Hemiblock nicht zu verwerten (auch bei anderen intraventrikulären Erregungsleitungsstörungen (Schenkelblockbildern z. B.) sind die Hypertrophie-Indizes nicht gültig.

Linksanteriorer Hemiblock:

- über –40 ° hinaus gedrehte Herzachse
- langsamer R-Zuwachs in den Brustwandableitungen
- nach links verlagerte R/S-Umschlagszone
- bis V_6 durchgehende relativ große S-Zacken

Relativ große S-Zacken in V_6 bei:

- linksanteriorem Hemiblock (LAH)
- Sagittaltyp (S_I-Q_{III}-Typ; S_I-S_{II}-S_{III}-Typ)
- Rechtsschenkelblock (RSB)

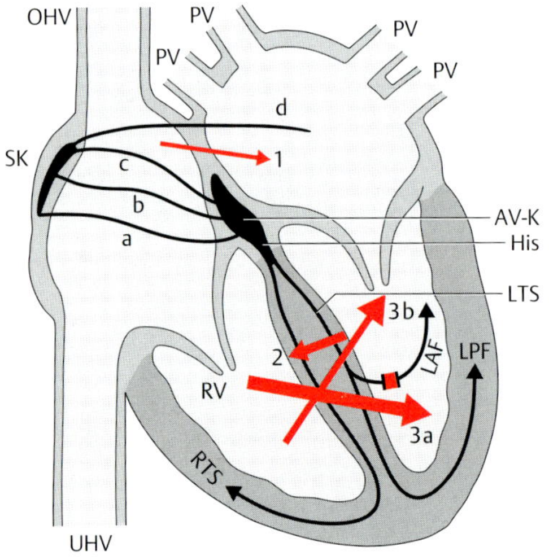

Pfeil 1: Vorhofvektor
Pfeil 2: Septaler Vektor
Initialer ventrikulärer Vektor
Pfeil 3a: Vektor der gesamten freien Ventrikel-Muskulatur
Pfeil 3b: Vektor des Erregungsgebietes des linksanterioren Faszikels

Angaben zur Person:

Geschl. ♀ / 33 Jahre — 90,4 kg — 166 cm

Kreatinin: 1,0 (n= 0,4–1,3) mg/dl — Hypertonie: ☐ ja ☒ nein ☐ labile

Kalium: 4,3 (n= 3,5–5,5) mmol/l — aktueller RR: 120/80 mmHg

Herzwirksame Medikamente: keine

Anamnese, Befunde: Depression, Suizidversuch

Auswertung:

Zeiten:	P: 0,10	PQ: 0,16	QRS: 0,09	QT: 0,32 s	Frequenz 98/min
Achsen:	P: + 50 °	QRS: –50 °	T: ~+ 60 ° (flach)		
Hypertrophie-Indizes:	Lewis: 1,5 mV	Sokolow: 1,3 mV			
Q-Zacken in BWA:	–				
R-Zuwachs in BWA:	☐ regelmäßig	☒ langsam	☐ schnell	☐ abrupt in V	
		☐ kein R-Zuwachs von V	bis V		
		☐ R-Reduktion von V	bis V		
		☐ R-Verlust von V	bis V		
R/S-Umschlagzone:	zwischen V und V		bei V_6	☐ bis V_6 nicht erreicht	
S-Zacken in BWA:	bis V_6	☐ klein	☐ mittel	☒ groß	Voltage: o. B.
Formveränderungen:	P: –				
	QRS: –				
	ST: –				
	T: flach V_5 V_6				

Beurteilung:

	☒ regelmäßig	☐ unregelmäßig		☒ normfrequent	
☒ Sinusrhythmus	☐ absolute Arrhythmie		☐	☐ bradykard	☐ tachykard

Extrasystolie: –

Intraatriale Leitungsstörungen: –

Überleitungsstörungen: –

Lagetyp: überdrehter Linkstyp

Intraventrikuläre Leitungsstörung: LAH

Infarkt: –

Hypertrophiezeichen: nicht gültig bei LAH

Erregungsrückbildungsstörungen: leichte, unspezifische VW-lateral

weitere Diagnosen: –

Hauptdiagnosen: LAH

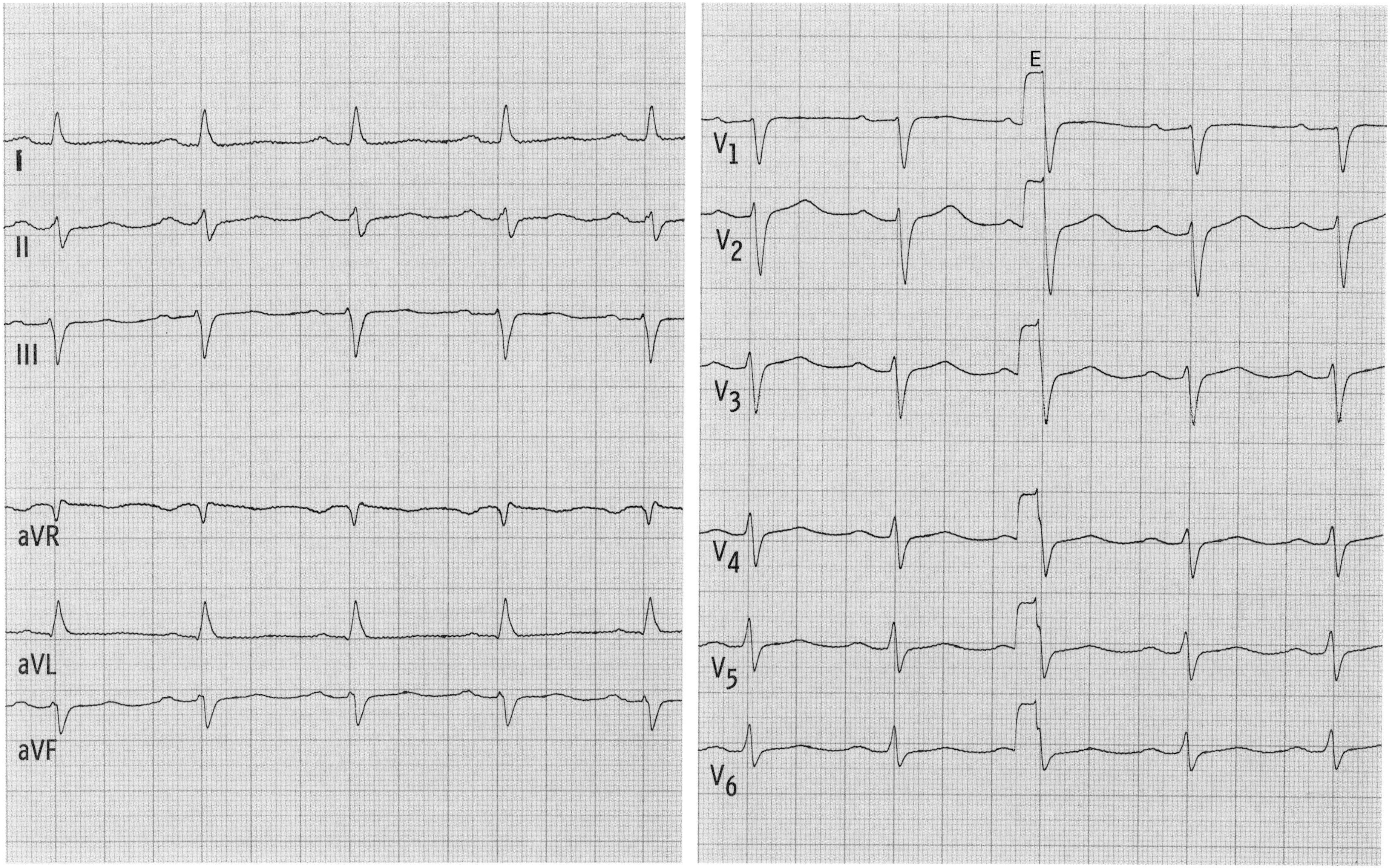
I
II
III
aVR
aVL
aVF
E
V1
V2
V3
V4
V5
V6

Auch für einen **linksanterioren Hemiblock** (LAH; der an der über −30° hinaus gedrehten Herzachse, den bis V_6 durchgehenden S-Zacken sowie dem langsamen R-Zuwachs in den BWA zu erkennen ist) sind QS-Komplexe in V_1 bis V_3 atypisch: Vgl. EKG 34. Beim LAH erfolgt der R-Zuwachs zwar langsam, aber stetig. Hier fehlen R-Zacken von V_1 bis V_3, es liegt also mit Sicherheit – trotz LAH erkennbar – ein **supraapikaler Vorderwandinfarkt** im Stadium III vor.

Ein weiteres Erkennungszeichen für den Infarkt bietet die Q-Zacke vor der kleinen „versenkten" R-Zacke in V_3.

Die ST-Strecken-Senkungen in V_4 bis V_6 gehören weder zum LAH noch zu dem supraapikalen Vorderwandinfarkt, sie sind als gesonderte Erregungsrückbildungsstörungen vom Innenschichtläsionstyp zu bezeichnen. Kontrolle nach Digitalisauslass.

In dem **unten abgebildeten EKG** liegt ebenfalls ein LAH vor, allerdings ist die intraventrikuläre Erregungsleitung darüber hinaus deutlich verzögert. Der R-Zuwachs in den BWA ist – wie meist bei dem LAH – äußerst langsam, ein sicheres Kriterium für einen Infarkt liegt nicht vor. Die Wahrscheinlichkeit, dass die intraventrikuläre Erregungsausbreitungsverzögerung infarktbedingt ist (Differenzialdiagnose: Kardiomyopathie) ist groß, deshalb sollte man durch die Zusatzableitungen V_1 bis V_6 2 ICR höher nach solchen Veränderungen suchen: auch hier fehlt ein R-Zuwachs von V_1 bis V_3. aber in V_4" ist eine Q-Zacke zu sehen, die auf jeden Fall als ein Infarkt-Q zu klassifizieren ist. Die Größe der Q-Zacken nimmt nach lateral (V_5 und V_6) ab.

Zeitwerte: P: 0,10; PQ: 0,16; QRS: 0,13; QT: 0,41 s; f: 60/min.

Achsen: P: +10°; QRS: −50°; T: +80°. Vergleiche EKG Nr. 3 und Nr. 34.

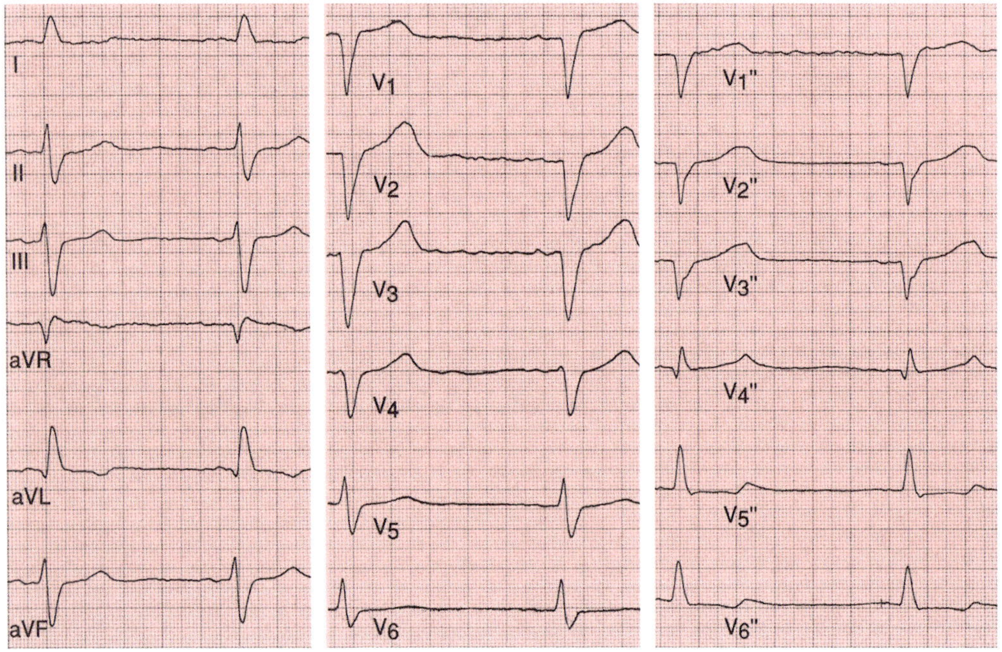

Angaben zur Person:

Geschl. ♂ / 78 Jahre — 60 kg — 162 cm

Kreatinin: 0,8 (n = 0,4–1,3) mg/dl — Hypertonie: ☐ ja ☒ nein ☐ labile

Kalium: 3,9 (n = 3,5–5,5) mmol/l — aktueller RR: 130/60 mmHg

Herzwirksame Medikamente: Digoxin 3 × 0,2 mg (seit Jahren!) aus unklarer Indikation

Anamnese, Befunde: Erysipel linker Unterschenkel, kardiale Anamnese leer

Auswertung:

Zeiten:	P: 0,10	PQ: 0,25	QRS: 0,10	QT: 0,40 s	Frequenz 82/min
Achsen:	P: +60°	QRS: −50°	T: +60°		
Hypertrophie-Indizes:	Lewis: 1,1 mV		Sokolow: 2,8 mV		
Q-Zacken in BWA:	QS V_1 V_2, QrS V_3				
R-Zuwachs in BWA:	☐ regelmäßig	☐ langsam ☐ kein R-Zuwachs von V ☐ R-Reduktion von V ☐ R-Verlust von V	☐ schnell bis V bis V bis V	☒ abrupt in V_4	
R/S-Umschlagzone:	zwischen V_3 und V_4		bei V	☐ bis V_6 nicht erreicht	
S-Zacken in BWA:	bis V_6	☐ klein	☒ mittel	☐ groß	Voltage: o. B.
Formveränderungen:	P: – QRS: QS III?, rS III?, qrS aVF, qrS II ST: um 0,1 mV horizontal gesenkt V_4–V_6 T: –				

Beurteilung: ☒ regelmäßig ☐ unregelmäßig ☒ normfrequent

☒ Sinusrhythmus ☐ absolute Arrhythmie ☐ ☐ bradykard ☐ tachykard

Extrasystolie:	–
Intraatriale Leitungsstörungen:	–
Überleitungsstörungen:	I. Grades mit sehr langer Überleitungszeit (f = 82/min!)
Lagetyp:	überdrehter Linkstyp
Intraventrikuläre Leitungsstörung:	LAH
Infarkt:	supraapikaler VW-Infarkt Stadium III, inferiorer Infarkt Stadium III bei LAH nicht sicher auszuschließen
Hypertrophiezeichen:	–
Erregungsrückbildungsstörungen:	leichte, vom Innenschichtläsionstyp, VW apikal-lateral
weitere Diagnosen:	–
Hauptdiagnosen:	LAH, Herzinfarkt, AV-Block I

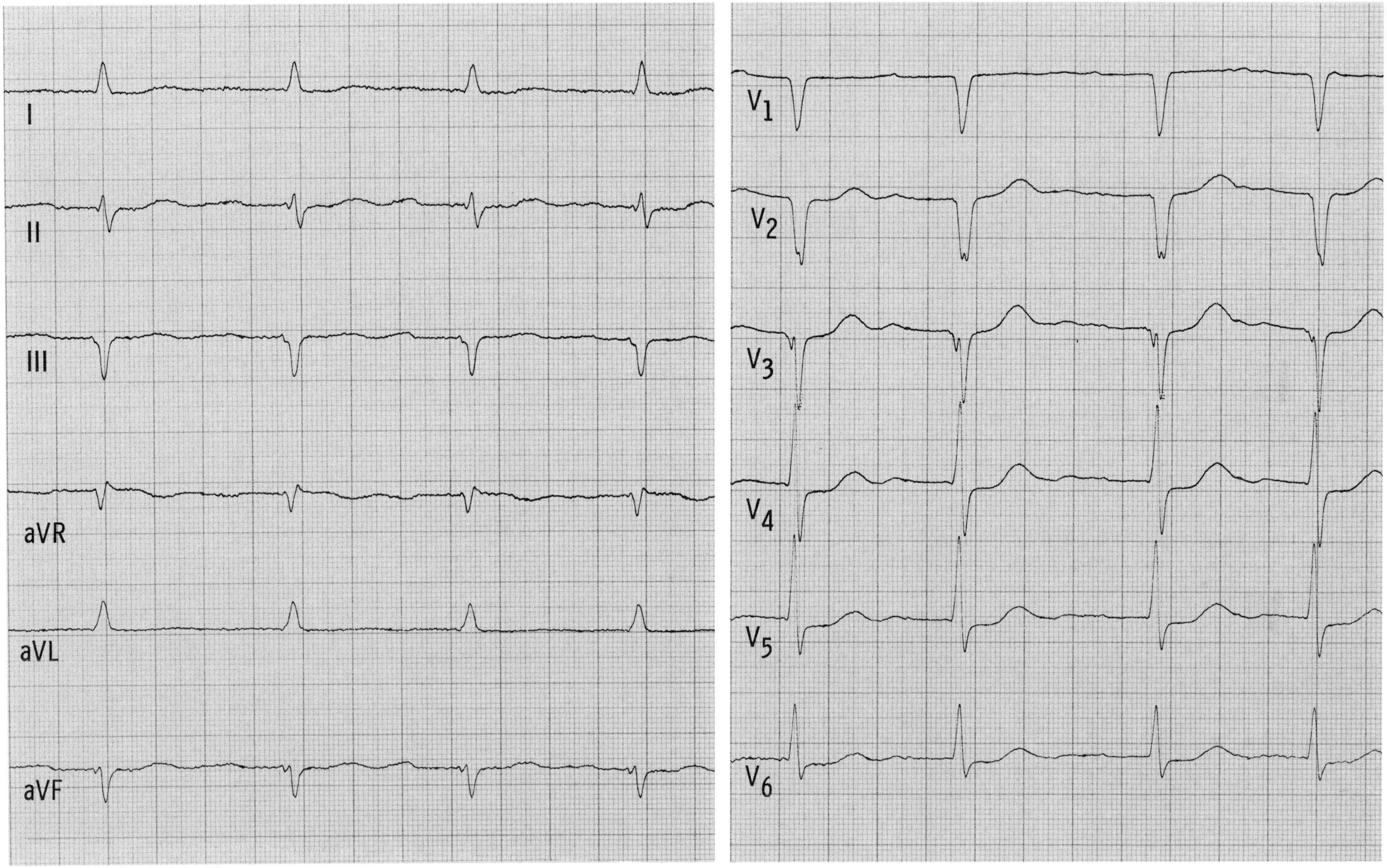
I
II
III
aVR
aVL
aVF
V1
V2
V3
V4
V5
V6

Bemerkungen

Der langsame R-Zuwachs in den BWA ist auf den Linkslagetyp zurückzuführen. Auch kleine S-Zacken in V_6 sind bei einem Linkslagetyp „erlaubt" und allein nicht hinweisend auf einen linksanterioren Hemiblock.

Die **Erregungsrückbildungsstörungen vom Innenschichtläsionstyp** sind recht ausgeprägt – sie sind sicher nicht allein digitalisbedingt.

Digitalis verursacht nicht nur muldenförmige ST-Strecken-Veränderungen, es kann auch zu unspezifischen Veränderungen wie ST-Deszension oder T-Abflachung sowie auch gelegentlich zu horizontalen ST-Strecken-Senkungen führen. Unabhängig von den EKG-Veränderungen sollte man erwägen, Digitalis abzusetzen. Die Diuretikamedikation könnte verstärkt werden, zusätzlich ein ACE-Hemmer in langsam ansteigender Dosierung verordnet werden und z. B. Nitrate als Vorlastsenker. Bei dem Alter der Patientin ist die Digitalisdosis auch bei noch normalem Kreatininwert auf jeden Fall zu hoch und der Nutzen von Digitalis in einem solchen Fall fraglich.

Klassifikation der Erregungsrückbildungsstörungen siehe Seite 6–8.

Angaben zur Person:

Geschl. ♀ / 81 Jahre — 48,5 kg — 157 cm

Kreatinin: 1,3 (n = 0,4–1,3) mg/dl — Hypertonie: ☐ ja ☒ nein ☐ labile

Kalium: 4,0 (n = 3,5–5,5) mmol/l — aktueller RR: 135/70 mmHg

Herzwirksame Medikamente: Digoxin 2 × 0,2 mg, Diuretika

Anamnese, Befunde: Angina pectoris, Linksherzkompensation, Nierenzyste, Varizen beider Unterschenkel

Auswertung:

Zeiten:	P: 0,10	PQ: 0,22	QRS: 0,09	QT: ~0,34 s Frequenz 65/min
Achsen:	P: + 80°	QRS: 0°	T: –120° (flach)	
Hypertrophie-Indizes:	Lewis: 0,8 mV		Sokolow: 2,5 mV	
Q-Zacken in BWA:	–			
R-Zuwachs in BWA:	☒ regelmäßig	☒ langsam ☐ kein R-Zuwachs von V bis V ☐ R-Reduktion von V bis V ☐ R-Verlust von V bis V	☐ schnell	☐ abrupt in V
R/S-Umschlagzone:	zwischen V_3 und V_4		bei V	☐ bis V_6 nicht erreicht
S-Zacken in BWA:	bis V_6	☒ klein	☐ mittel	☐ groß Voltage: peripher 0,9 mV
Formveränderungen:	P: –			
	QRS: –			
	ST: um ca. 0,1 mV horizontal gesenkt V_4–V_6, zusätzlich deszendierend			
	T: präterminal negativ V_4–V_6			

Beurteilung: ☒ regelmäßig ☐ unregelmäßig ☒ normfrequent

☒ Sinusrhythmus ☐ absolute Arrhythmie ☐ ☐ bradykard ☐ tachykard

Extrasystolie: –

Intraatriale Leitungsstörungen: –

Überleitungsstörungen: I. Grades

Lagetyp: Linkstyp

Intraventrikuläre Leitungsstörung: –

Infarkt: –

Hypertrophiezeichen: –

Erregungsrückbildungsstörungen: mittelgradige, vom Innenschichtläsionstyp, VW apikal-lateral

weitere Diagnosen: –

Hauptdiagnosen: AV-Block, Erregungsrückbildungsstörungen

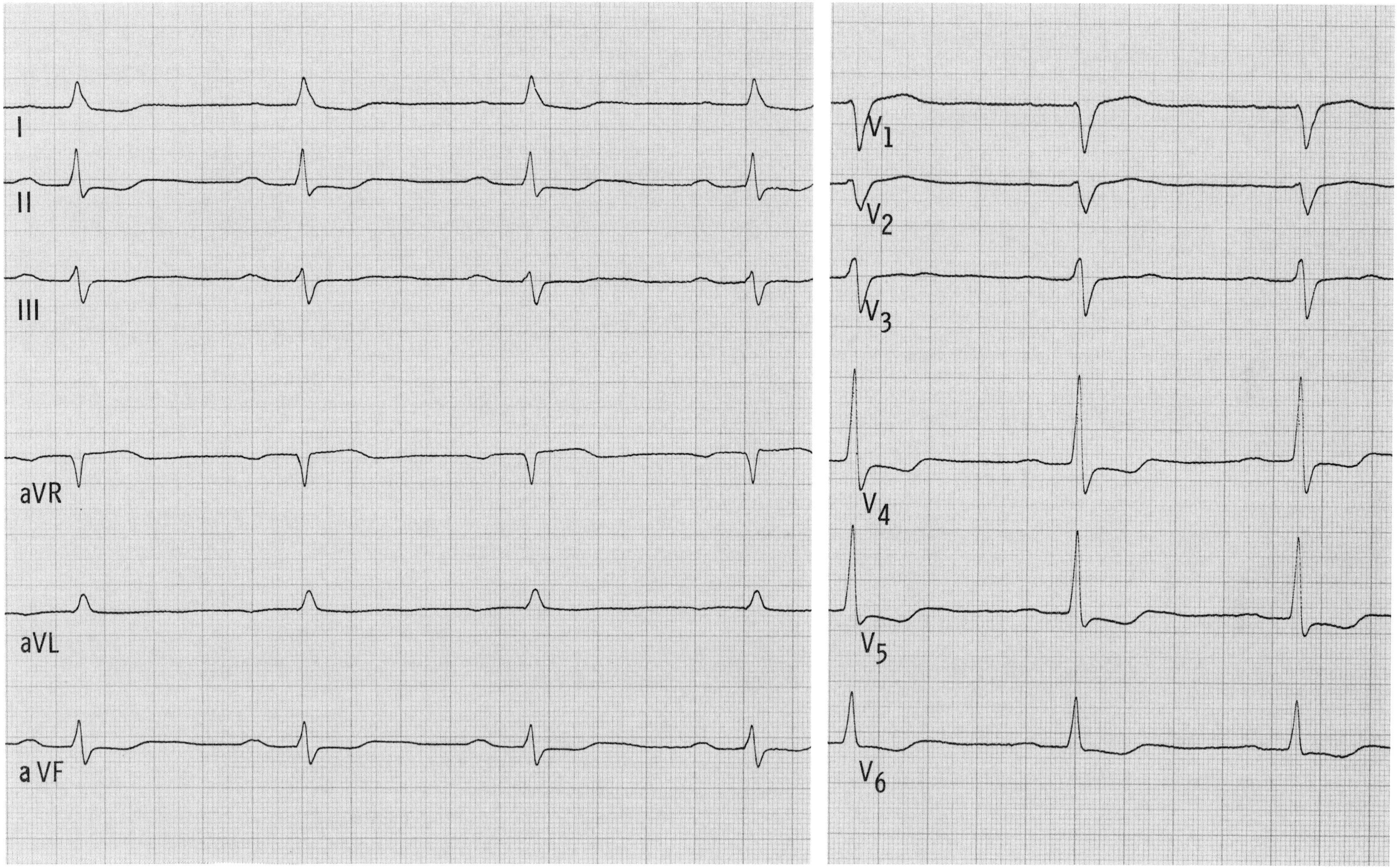
I
II
III
aVR
aVL
a VF
V1
V2
V3
V4
V5
V6

Bemerkungen

Auf den ersten Blick fällt auf, dass keine konstante Beziehung zwischen P-Wellen und QRS-Komplexen besteht. Mit dem Zirkel ist festzustellen, dass die P-Wellen einen regelmäßigen Rhythmus haben (die P-P-Intervalle sind konstant) und dass die QRS-Komplexe unterschiedliche Abstände voneinander haben.

In den mit einer Schreibgeschwindigkeit von 50 mm/s registrierten Extremitätenableitungen ist besonders deutlich zu sehen, dass **die PQ-Zeit von Aktion zu Aktion zunimmt**, bis die Erregung (hier die dritte P-Welle) nicht zu den Ventrikeln übergeleitet wird. Es handelt sich um eine kurze Wenckebach-Periodik.

In den BWA (Registriergeschwindigkeit 25 mm/s) sind zwei derartige Perioden abgebildet. Die **Digitalismulden** im Inferolateralbereich (Ableitung II, III, aVF, V_5, V_6) deuten auf die Genese der Überleitungsstörung hin: Digitalis-Intoxikation. (In diesem Fall besonders ungünstig, da durch Digitoxin verursacht, eine Substanz, die wegen der ungünstig langsamen Eliminierung nicht verordnet werden sollte.)

Sowohl die erste als auch die vierte P-Welle ist in den Extremitätenableitungen deformiert. Vor diesen beiden P-Wellen ist jeweils ein kleiner Höcker bzw. eine kleine Vorwelle zu sehen, sodass man, wenn man diese Veränderung mit in die P-Welle einbezieht, irrtümlicherweise eine P-Breite von 0,19 s angeben könnte. Es muss allerdings auffallen, dass diese Anstiege vor der eigentlichen P-Welle verschieden konfiguriert und verschieden breit sind. Bei der vierten P-Welle fällt weiterhin auf, dass die isoelektrische Linie in diesem Bereich insgesamt (in den Ableitungen II, III und aVF) eine leichte Aufwärtsbewegung macht: Dies erklärt die Deformierung der P-Welle, es handelt sich also um ein Artefakt. Es ist wichtig, derartige Veränderungen – auch wenn es so kleine sind wie hier – immer auf ihre Konstanz zu überprüfen. Sind sie nicht konstant, so muss man an ein Artefakt denken.

AV-Block I. Grades:
Jeder P-Welle folgt ein QRS-Komplex, PQ-Zeit verlängert (Grenzwerte s. Tab. ausklappbare vordere innere Umschlagseite)

AV-Block II. Grades:
Nicht jeder P-Welle folgt ein QRS-Komplex:
a) Wenckebach-Periodik: Zunahme der PQ-Zeit von Aktion zu Aktion, bis eine Überleitung ausfällt
b) Mobitz-Typ: nur jede x-te (zweite, dritte etc.) P-Welle wird übergeleitet

AV-Block III. Grades:
totaler AV-Block: vollständige Unterbrechung der Erregungsüberleitung, Eigenrhythmus von Vorhöfen und Kammern ohne Relation zueinander

Angaben zur Person:

Geschl. ♀ / 49 Jahre — 49 kg — 172 cm

Kreatinin: 0,6 (n= 0,4–1,3) mg/dl — Hypertonie: ☐ ja ☒ nein ☐ labile

Kalium: 4,8 (n= 3,5–5,5) mmol/l — aktueller RR: 100/55 mmHg

Herzwirksame Medikamente: 3 × 0,1 mg Digitoxin seit Wochen (!) Grund: ?

Anamnese, Befunde: Alkoholabusus, Leberzirrhose, Kachexie, Einweisung wegen andauernder Übelkeit (!)

Auswertung:

Zeiten: P: 0,10 — PQ: zunehmend von 0,28 bis ∞ — QRS: 0,08 — QT: 0,40 s — Frequenz 50–65/min

Achsen: P: + 70 ° — QRS: + 80 ° — T: + 70 °

Hypertrophie-Indizes: Lewis: –0,6 mV — Sokolow: 1,8 mV

Q-Zacken in BWA: –

R-Zuwachs in BWA: ☒ regelmäßig ☐ langsam ☐ schnell ☐ abrupt in V
☐ kein R-Zuwachs von V bis V
☐ R-Reduktion von V bis V
☐ R-Verlust von V bis V

R/S-Umschlagzone: zwischen V_2 und V_3 — bei V — ☐ bis V_6 nicht erreicht

S-Zacken in BWA: bis V_3 — ☒ klein ☐ mittel ☐ groß — Voltage: o. B.

Formveränderungen:
P: –
QRS: –
ST: gestreckt muldenförmig II, III, aVF, V_4–V_6
T: –

Beurteilung: ☒ regelmäßig ☐ unregelmäßig ☐ normfrequent
☒ Sinusrhythmus ☐ absolute Arrhythmie ☐ ☒ bradykard ☐ tachykard

Extrasystolie: –

Intraatriale Leitungsstörungen: –

Überleitungsstörungen: AV-Block II A (Wenckebach-Periodik)

Lagetyp: Steiltyp

Intraventrikuläre Leitungsstörung: –

Infarkt: –

Hypertrophiezeichen: –

Erregungsrückbildungsstörungen: leichte, vom Digitalistyp, inferolateral

weitere Diagnosen: –

Hauptdiagnosen: AV-Block II A, Erregungsrückbildungsstörungen vom Digitalistyp

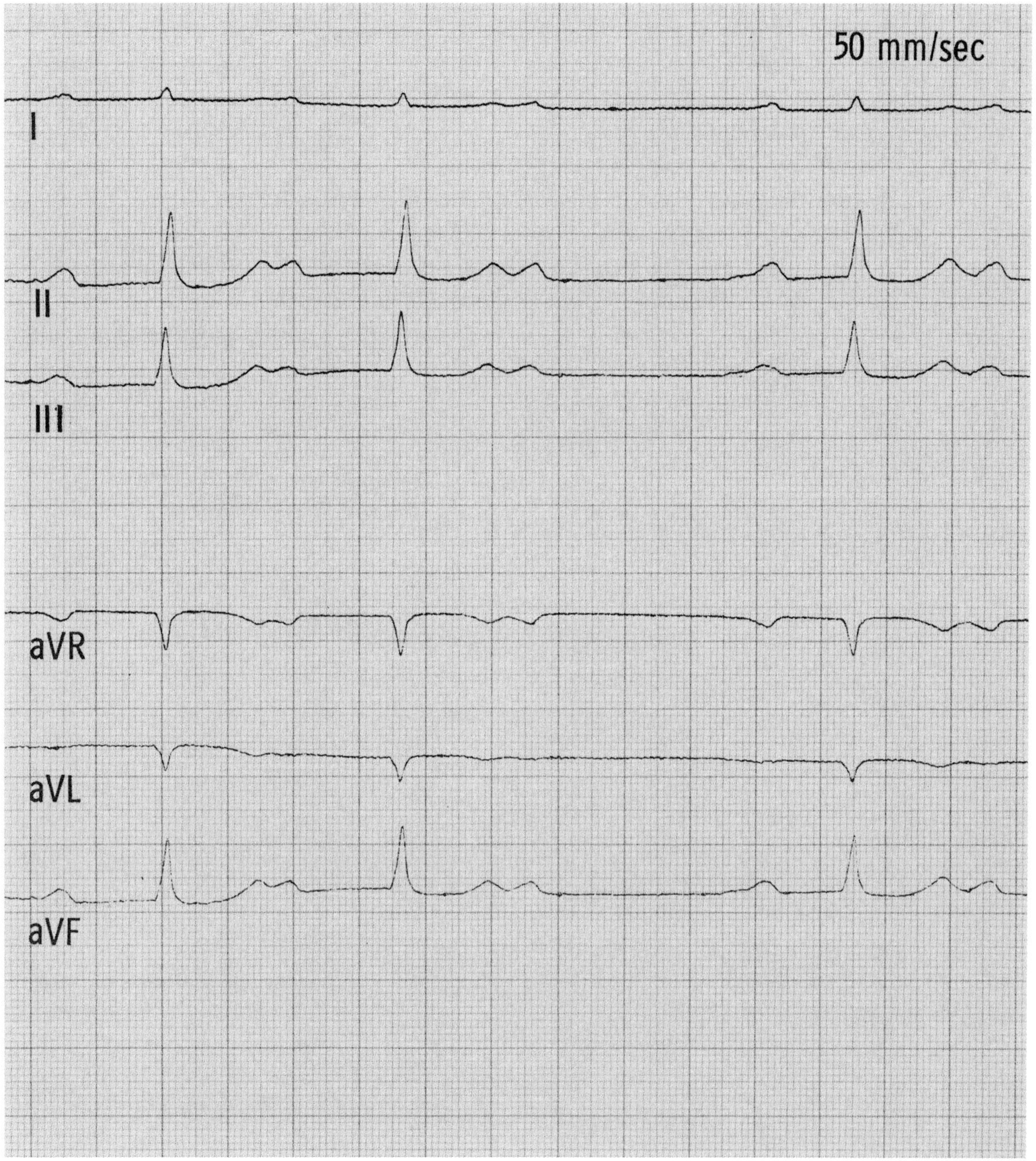
50 mm/sec
I
II
III
aVR
aVL
aVF

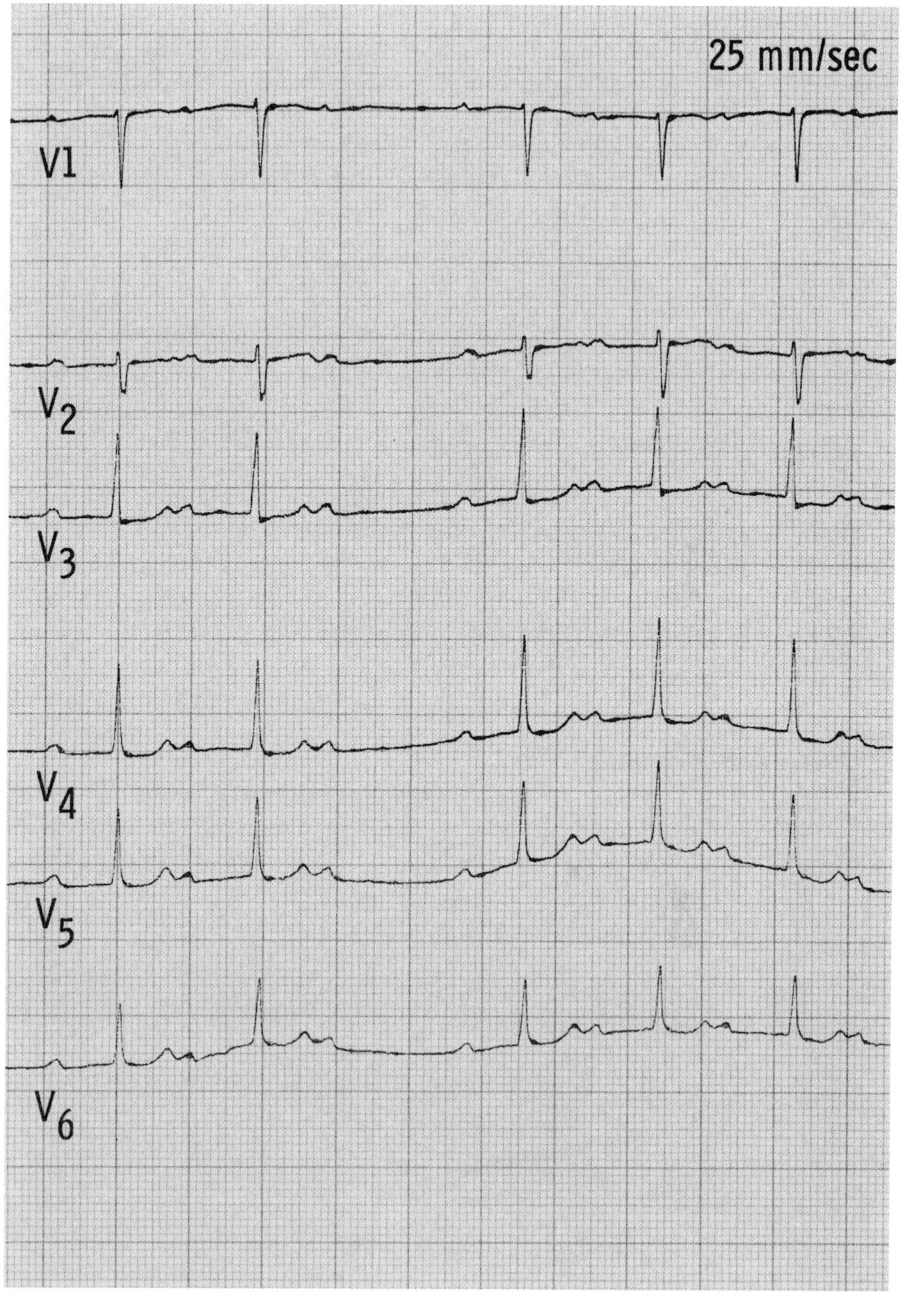
25 mm/sec
V1
V2
V3
V4
V5
V6

Rechtsschenkelblock vom Wilson-Typ

Der rechte Ventrikel wird infolge der Blockierung des rechten Tawara-Schenkels verspätet erregt. Zum Schluss der Erregungsausbreitung zeigt dementsprechend ein deutlicher Vektor nach rechts – nach V_1 und Ableitung III; da unerregte gegenüber erregter Muskulatur einen Vektor in Richtung auf die unerregte Muskulatur ergibt. Besonders imponierend ist die Aufsplitterung des QRS-Komplexes in V_1 in Form des rsR'-Komplexes.

Hier, im EKG Nr. 38, ist sowohl in Ableitung III als auch in der Ableitung V_1 zum Schluss des QRS-Komplexes eine stark positive Zacke zu sehen (R'). Die große, breite S-Zacke in V_6 ist das Spiegelbild der großen, breiten R'-Zacke in V_1.

Bei einem RSB ist eine Reduktion der R-Amplitude von V_1 nach V_6 regelrecht. Man darf hieraus nicht einen zusätzlichen pathologischen Befund erheben. Bei der ST-T-Veränderung in V_1 handelt es sich nicht um eine zusätzliche Erregungsrückbildungsstörung, sie gehört zum Rechtsschenkelblock (RSB und zusätzliche Erregungsrückbildungsstörungen: s. S. 140).

Die Bestimmung der **Herzachse ist bei einem Rechtsschenkelblock** vom Wilson-Typ nicht möglich. Man muss in diesen Fällen den QRS-Komplex in zwei Teile zerlegen wie z. B. in den Extremitätenableitungen in der dritten Herzaktion die verstärkt gezeichnete Mittellinie eines 10-Millimeter-Kästchens. Auf diese Weise wird der nach rechts gerichtete terminale Vektor abgespalten: Vor der Mittellinie beträgt die Achse der Erregungsausbreitung ca. –10 °, danach dreht der Vektor nach ca. + 150 °. Die genaue Diagnose müsste dementsprechend lauten: Linkstypischer Erregungsausbreitungsbeginn, anschließende Drehung der Herzachse nach rechts bei Rechtsschenkelblock vom Wilson-Typ.

Ein weiteres Kriterium für den Schenkelblock ist der obere Umschlagspunkt (OUP), s. S. 44.

Rechtsschenkelblock (RSB):

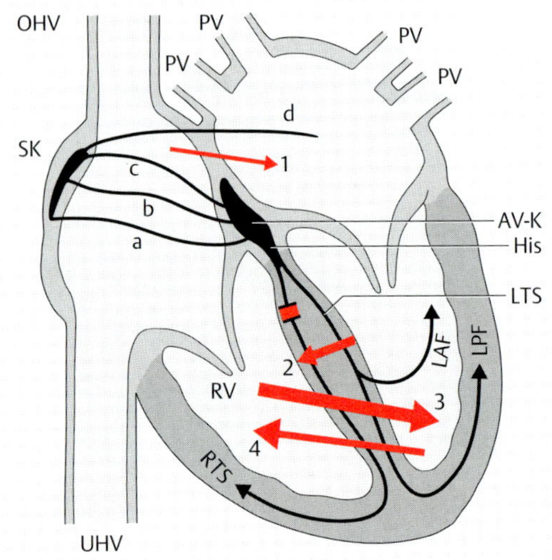

Rechtsschenkelblock (RSB)
- Vorhoferregung normal
- Rechter Tawara-Schenkel blockiert
- Septumerregung normal (2)
- Rechter Ventrikel verspätet erregt (4) = terminaler Vektor nach rechts (V_1, III)

Vergleiche Skizze „normale Erregungsausbreitung“, S. 10

Abkürzungen s. S. 2

Angaben zur Person:

Geschl. ♀ / 57 Jahre — 77 kg — 163 cm

Kreatinin: 0,8 (n= 0,4–1,3) mg/dl — Hypertonie: ☐ ja ☒ nein ☐ labile

Kalium: 3,6 (n= 3,5–5,5) mmol/l — aktueller RR: 140/90 mmHg

Herzwirksame Medikamente: keine

Anamnese, Befunde: Arterielle Verschlusskrankheit, Herz o. B.

Auswertung:

Zeiten: P: 0,10 — PQ: 0,18 — QRS: 0,14 — QT: 0,40 s — Frequenz 80/min

Achsen: P: + 20 ° — QRS: initial –10 °, terminal + 150 ° — T: + 10 °

Hypertrophie-Indizes: Lewis: – mV — Sokolow: – mV — Indizes nicht verwertbar (Blockbild)

Q-Zacken in BWA: –

R-Zuwachs in BWA: ☐ regelmäßig — ☐ langsam — ☐ schnell — ☐ abrupt in V
☒ kein R-Zuwachs von V_1 bis V_6
☒ R-Reduktion von V_1 bis V_6
☐ R-Verlust von V bis V

R/S-Umschlagzone: zwischen V und V — bei V — ☐ bis V_6 nicht erreicht

S-Zacken in BWA: bis V_6 — ☐ klein — ☐ mittel — ☒ groß — Voltage: o. B.

Formveränderungen:
P: –
QRS: rsR' V_1
ST: steil deszendierend V_1
T: präterminal negativ V_1

Beurteilung: ☒ regelmäßig — ☐ unregelmäßig — ☒ normfrequent

☒ Sinusrhythmus — ☐ absolute Arrhythmie — ☐ — ☐ bradykard — ☐ tachykard

Extrasystolie: –

Intraatriale Leitungsstörungen: –

Überleitungsstörungen: –

Lagetyp / Intraventrikuläre Leitungsstörung: RSB (linkstypischer Erregungsausbreitungsbeginn, anschließend Drehung der Herzachse nach rechts durch RSB (Wilson-Block))

Infarkt: –

Hypertrophiezeichen: –

Erregungsrückbildungsstörungen: (wie bei RSB)

weitere Diagnosen: –

Hauptdiagnosen: RSB

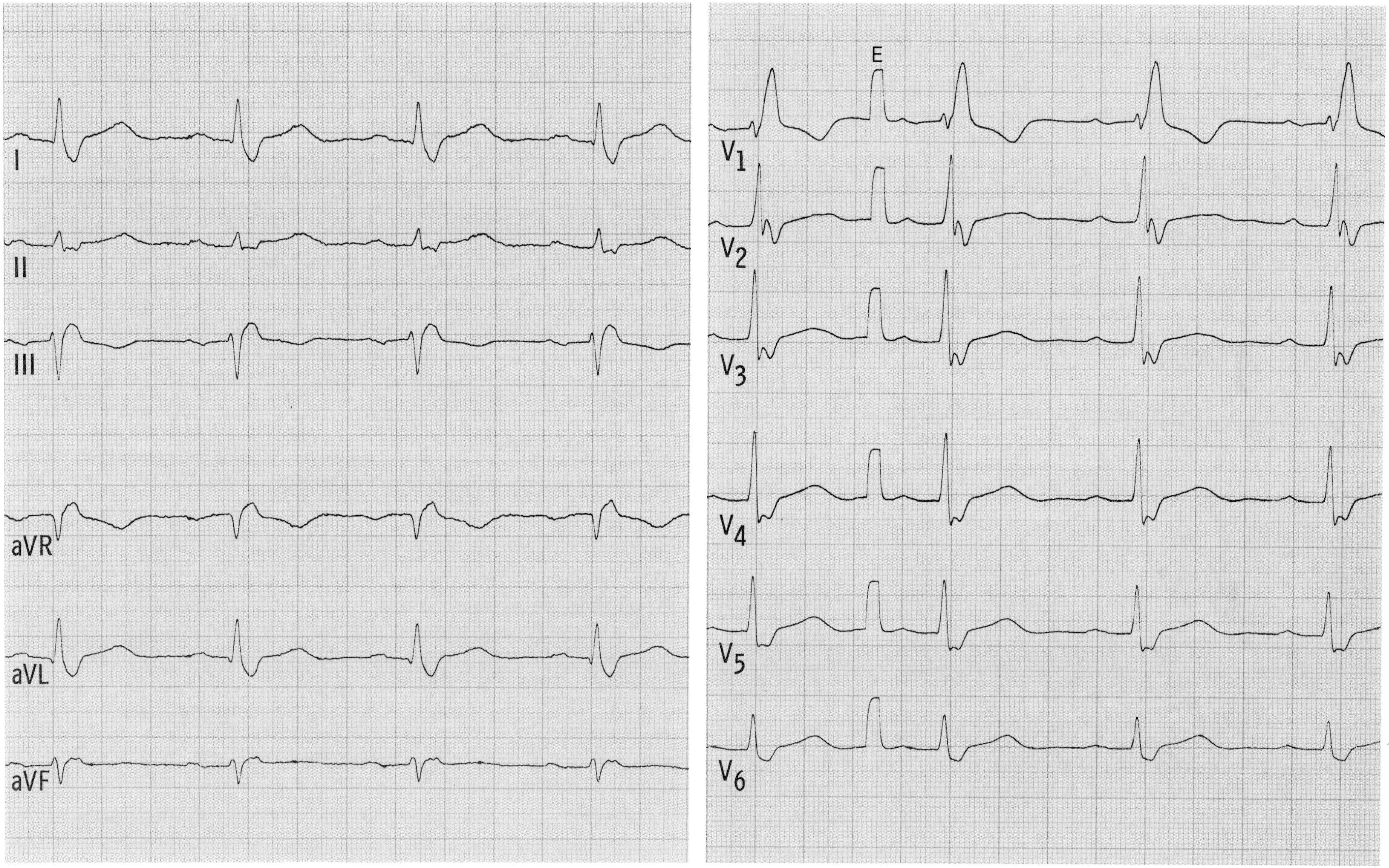
E
I
II
III
aVR
aVL
aVF
V1
V2
V3
V4
V5
V6

Bemerkungen

Die Achse von QRS ist sehr weit nach links gedreht. Außerdem ist der QRS-Komplex stark verbreitert. Der terminale Vektor zeigt – erkennbar an der R`-Zacke in V_1 – nach rechts, sodass ohne jeden Zweifel ein **Rechtsschenkelblock** besteht.

In der Frontalebene fehlt jedoch eine entsprechende R`-Zacke in Ableitung III, der terminale Vektor zeigt hier demnach nicht nach rechts. Dies beweist, dass der terminale Vektor in der Frontalebene noch durch eine weitere intraventrikuläre Erregungsausbreitungsstörung abgelenkt sein muss, die von den Ableitungen der Horizontalebene nicht erfasst wird. Da die Achse nach links überdreht ist, kommt nur ein **linksanteriorer Hemiblock** infrage. In der Frontalebene (Ableitung I bis aVF) zeigt der terminale Vektor nach überdreht links, in Ableitung III ist zum Schluss keine R-Zacke zu sehen, wie sie für den Rechtsschenkelblock allein typisch ist (vgl. EKG Nr. 38 und Nr. 69). Es handelt sich hier also um einen bifaszikulären Block (RSB und LAH).

Die kleinen Q-Zacken in den Ableitungen V_2 und V_3 können auf einen alten supraapikalen (septalen) Infarkt hindeuten, durch den der bifaszikuläre Block möglicherweise entstanden ist.

Die **ST-Deszension** zu präterminal negativem T in V_1 gehört zu dem Rechtsschenkelblock. Im Übrigen sind auch keine weiteren ST- oder T-Veränderungen festzustellen. Hypertrophie-Indizes haben bei einer durch einen Block gestörten Erregungsausbreitung in den Kammern keine Aussagekraft.

Bifaszikulärer Block (RSB + LAH):

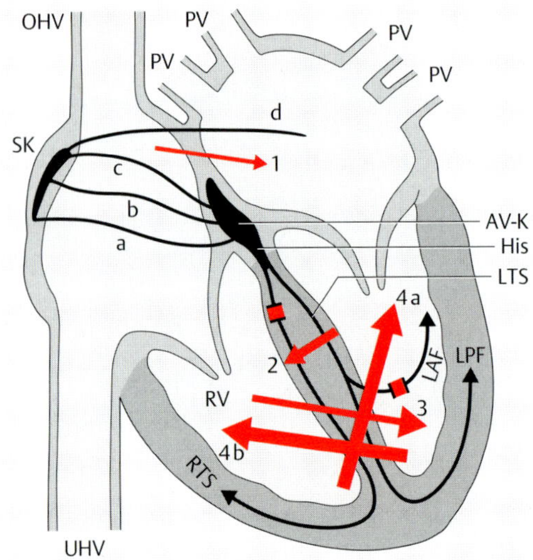

Pfeil 1: Vorhoferregung
Pfeil 2: Septaler Vektor – regelrecht von links nach rechts
Pfeil 3: Vektor des unerregten linken Ventrikels mit überwiegender Muskelmasse links
Pfeil 4a: Vektor der verspätet erregten oberen und vorderen Partie des linken Ventrikels (Bereich des linksanterioren Faszikels)
Pfeil 4b: Vektor des verspätet erregten rechten Ventrikels

Angaben zur Person:

Geschl. ♂ / 66 Jahre — 72 kg — 170 cm

Kreatinin: 0,8 (n= 0,4–1,3) mg/dl — Hypertonie: ☐ ja ☒ nein ☐ labile

Kalium: 3,2 (n= 3,5–5,5) mmol/l — aktueller RR: 120/70 mmHg

Herzwirksame Medikamente: ACE-Hemmer, Diuretica

Anamnese, Befunde: Asthma bronchiale seit vielen Jahren, keine Angina pectoris, globale Herzinsuffizienz. Einweisung wegen zunehmender Dyspnoe 10 Tage vor Registrierung dieses EKGs

Auswertung:

Zeiten:	P: 0,11	PQ: 0,18	QRS: 0,16	QT: 0,43 s	Frequenz 65/min
Achsen:	P: + 80 °	QRS: –80 °	T: ~+ 30 °		
Hypertrophie-Indizes:	Lewis: – mV		Sokolow: – mV		
Q-Zacken in BWA:	q V_2 V_3				
R-Zuwachs in BWA:	☐ regelmäßig	☐ langsam	☐ schnell	☐ abrupt in V	
		☐ kein R-Zuwachs von V	bis V		
		☒ R-Reduktion von V_4	bis V_6		
		☐ R-Verlust von V	bis V		
R/S-Umschlagzone:	zwischen V und V		bei V	☒ bis V_6 nicht erreicht	
S-Zacken in BWA:	bis V_6	☐ klein	☐ mittel	☒ groß	Voltage: o. B.
Formveränderungen:	P: –				
	QRS: rsR' V_1				
	ST: deszendierend V_1				
	T: präterminal negativ V1, positiv in V_2–V_6				

Beurteilung:	☒ regelmäßig	☐ unregelmäßig		☒ normfrequent	
☒ Sinusrhythmus	☐ absolute Arrhythmie		☐	☐ bradykard	☐ tachykard

Extrasystolie:	–
Intraatriale Leitungsstörungen:	–
Überleitungsstörungen:	–
Lagetyp:	überdrehter Linkstyp
Intraventrikuläre Leitungsstörung:	RSB, LAH
Infarkt:	(alter supraapikaler/septalerVorderwandinfarkt?)
Hypertrophiezeichen:	Indizes nicht verwertbar (Blockbild)
Erregungsrückbildungsstörungen:	dem Blockbild entsprechend
weitere Diagnosen:	–
Hauptdiagnosen:	bifaszikulärer Block (RSB und LAH), septaler Infarkt III wahrscheinlich

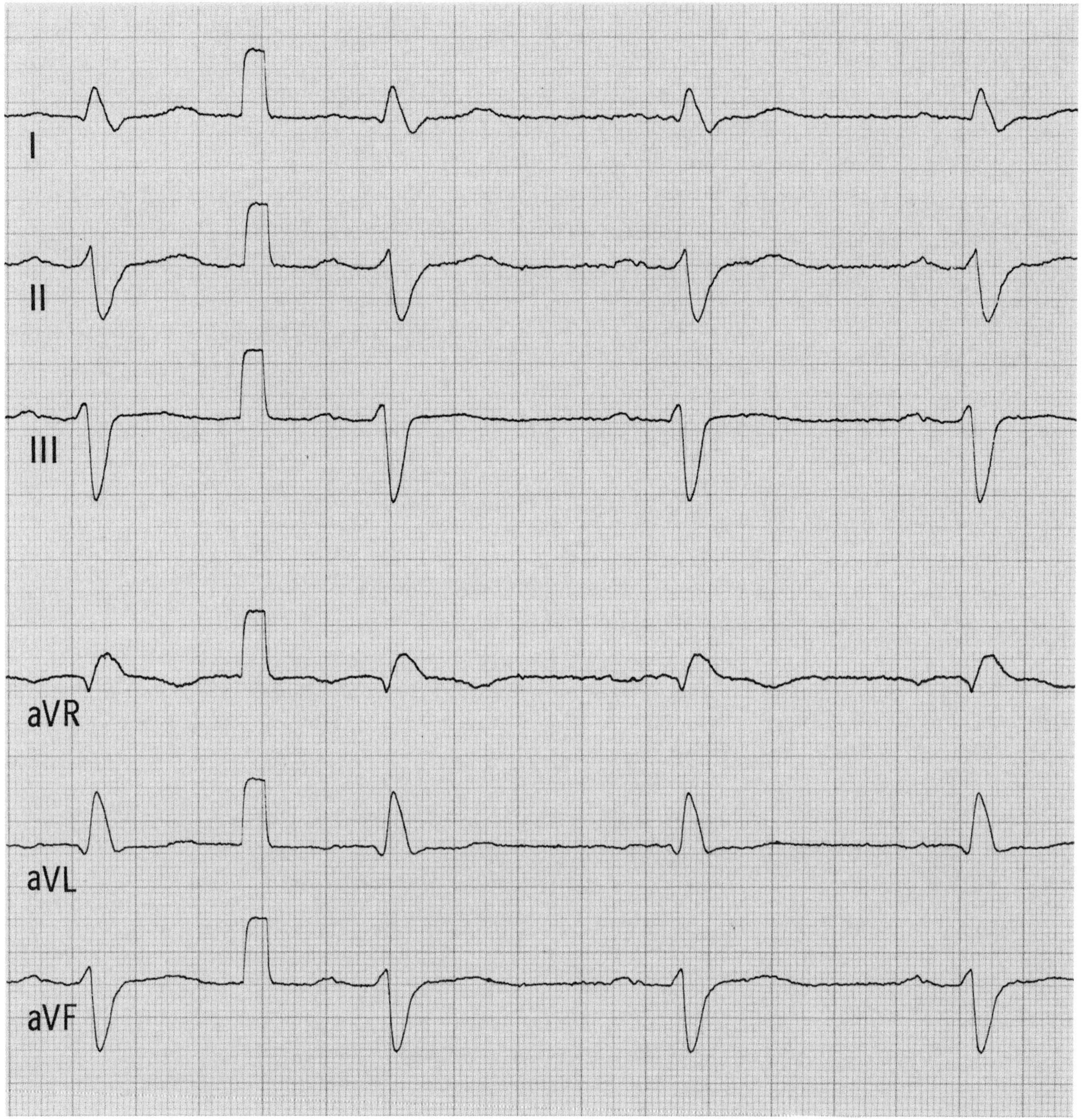
I
II
III
aVR
aVL
aVF

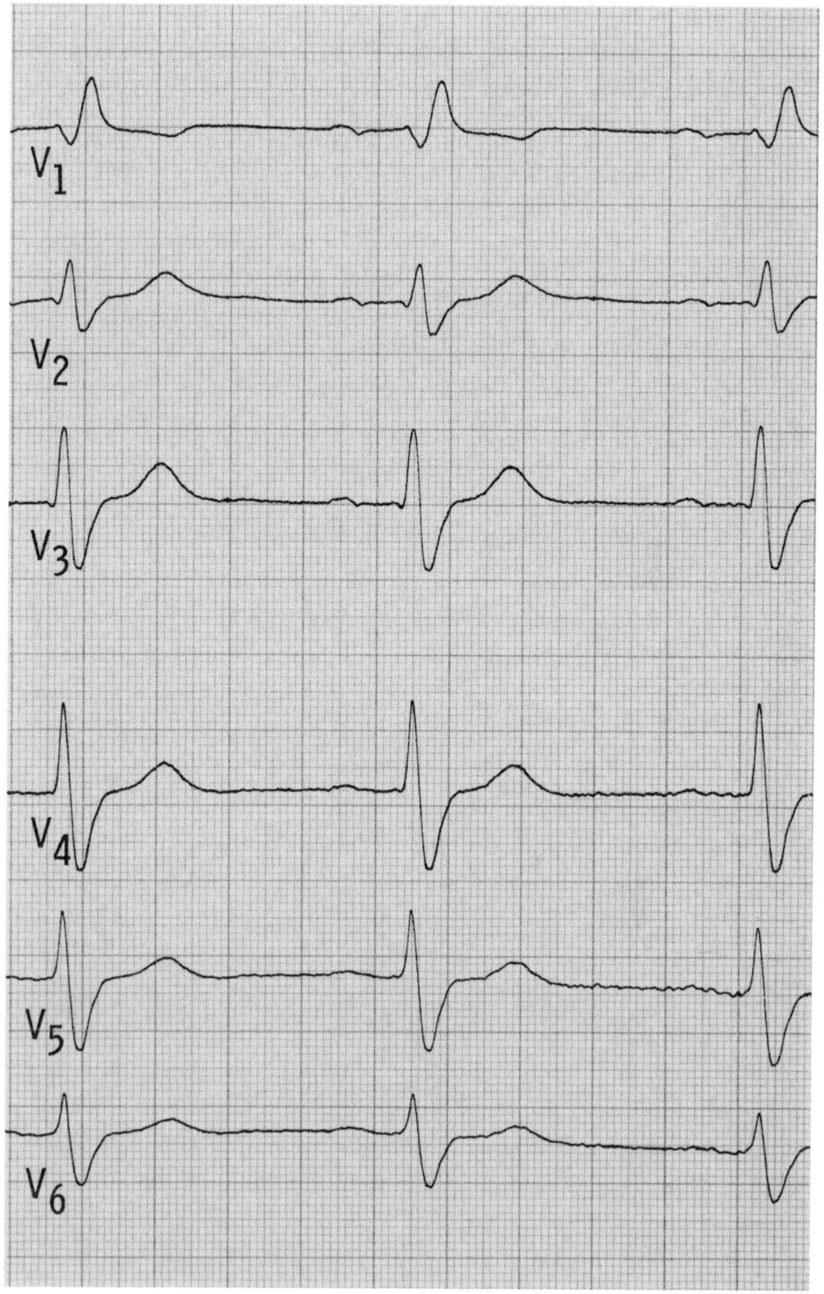
V_1
V_2
V_3
V_4
V_5
V_6

Bemerkungen

Auf den ersten Blick ist lediglich in einem Abstand von 0,20 s vor den QRS-Komplexen jeweils eine ungewöhnlich hohe und etwas verbreiterte P-Welle zu sehen. Die ST-T-Region ist auffällig verformt, es muss deshalb überprüft werden, ob eventuell in dieser Strecke eine weitere P-Welle verborgen ist. Mit dem (stets bei der Auswertung griffbereit zu haltenden) Zirkel wird ein P-P-Abstand halbiert oder es wird die Zentimeter- bzw. Millivoltskala hierzu benutzt. Die Mitte trifft auf die Spitze der eventuell vorhandenen P-Welle. In dem vorliegenden Fall befindet sich tatsächlich zwischen zwei deutlich sichtbaren P-Wellen eine weitere in der ST-T-Region. Es handelt sich also um eine **Vorhoftachykardie** mit einer regelmäßigen 2:1-Überleitung.

Die P-Wellen sind für ein P-dextrokardiale auffallend breit, es fällt jedoch auf, dass der erste Gipfel deutlich höher ist als der zweite, es handelt sich also dennoch um eine P-pulmonale. Für die klinische Diagnose „Cor pulmonale" spricht außerdem der Sagittaltyp und der Rs-Komplex in V_1. Das EKG passt zu der klinischen Diagnose „pulmonale Hypertonie".

Es kann versucht werden, durch eine intraatriale Überstimulierung wieder einen Sinusrhythmus zu erreichen. Da bei der Vorhoftachykardie noch geordnete Vorhofkontraktionen stattfinden, ist eine längerfristige Antikoagulation vor der Rhythmisierung nicht erforderlich, eine kurzfristige Heparin-Therapie reicht in der Regel aus. Sicherheitshalber sollte jedoch vorher eine transösophageale Echokardiografie durchgeführt werden, um intrakardiale Thromben auszuschließen.

Chronische Rechtsherzbelastung
Hauptkriterien:

- Sagittaltyp, Rechtslagetyp
- Rechtsschenkelblock
- Zeichen der rechtsventrikulären Hypertrophie
- Hohe R-Zacken bzw. Rs-Komplexe in V_1
- P-pulmonale

Ausführliche Darstellung siehe Seite 106

Angaben zur Person:

Geschl. ♂ / 74 Jahre — 53 kg — 162 cm

Kreatinin: 1,1 (n= 0,4–1,3) mg/dl — Hypertonie: ☐ ja ☒ nein ☐ labile

Kalium: 3,7 (n= 3,5–5,5) mmol/l — aktueller RR: 125/90 mmHg

Herzwirksame Medikamente: Diuretika, Sympathikomimetika

Anamnese, Befunde: Fortgeschrittenes Lungenemphysem, rezidivierende Bronchitiden, Asthma bronchiale, Rechtsherzinsuffizienz

Auswertung:

Zeiten: P: 0,11 — PQ: 0,17 — QRS: 0,08 — QT: ~0,28 s
Ventrikel-Frequenz 86/min, Vorhof-Frequenz 172/min

Achsen: P: + 90 ° — QRS: initial + 80 °, terminal nach sagittal — T: ?, von P überlagert

Hypertrophie-Indizes: Lewis: – mV — Sokolow: – mV

Q-Zacken in BWA: –

R-Zuwachs in BWA: ☐ regelmäßig ☒ langsam ☐ schnell ☐ abrupt in V
☐ kein R-Zuwachs von V bis V ☐ Rs in V_1
☐ R-Reduktion von V bis V
☐ R-Verlust von V bis V

R/S-Umschlagzone: zwischen V und V bei V ☒ bis V_6 nicht erreicht

S-Zacken in BWA: bis V_6 ☐ klein ☐ mittel ☒ groß
Voltage: frontal: 1,4 mV, horizontal 1,3 mV

Formveränderungen:
P: gering verbreitertes, hohes spitzes P
QRS: –
ST: um 0,1 mV horizontal gesenkt II, III, avF, leicht gesenkt V_5 V_6
T: präterminal negativ V_4–V_6, nachfolgend U-Welle

Beurteilung: ☒ regelmäßig ☐ unregelmäßig ☒ normfrequent
☐ Sinusrhythmus ☐ absolute Arrhythmie ☐ bradykard ☐ tachykard
☒ Vorhoftachykardie mit 2:1-Überleitung

Extrasystolie:	–
Intraatriale Leitungsstörungen:	P-pulmonale mit Ausbreitungsverzögerung
Überleitungsstörungen:	2:1-Überleitung bei Vorhoftachykardie
Lagetyp:	Sagittaltyp SI SII SIII-Typ
Intraventrikuläre Leitungsstörung:	–
Infarkt:	–
Hypertrophiezeichen:	–
Erregungsrückbildungsstörungen:	deutliche, vom Innenschichtläsionstyp, inferolateral
weitere Diagnosen:	–
Hauptdiagnosen:	Vorhoftachykardie, Sagittaltyp, P-pulmonale

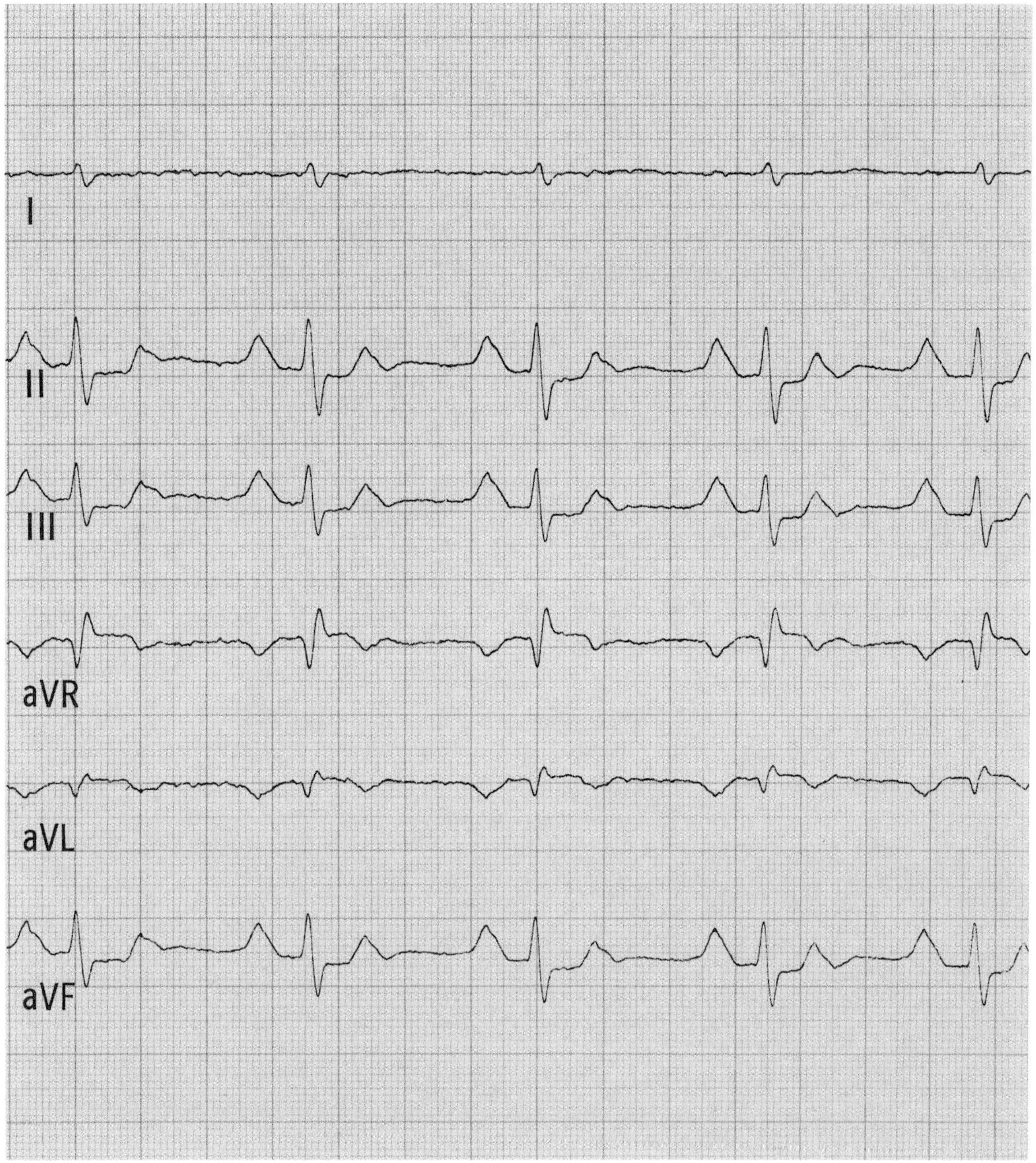
I
II
III
aVR
aVL
aVF

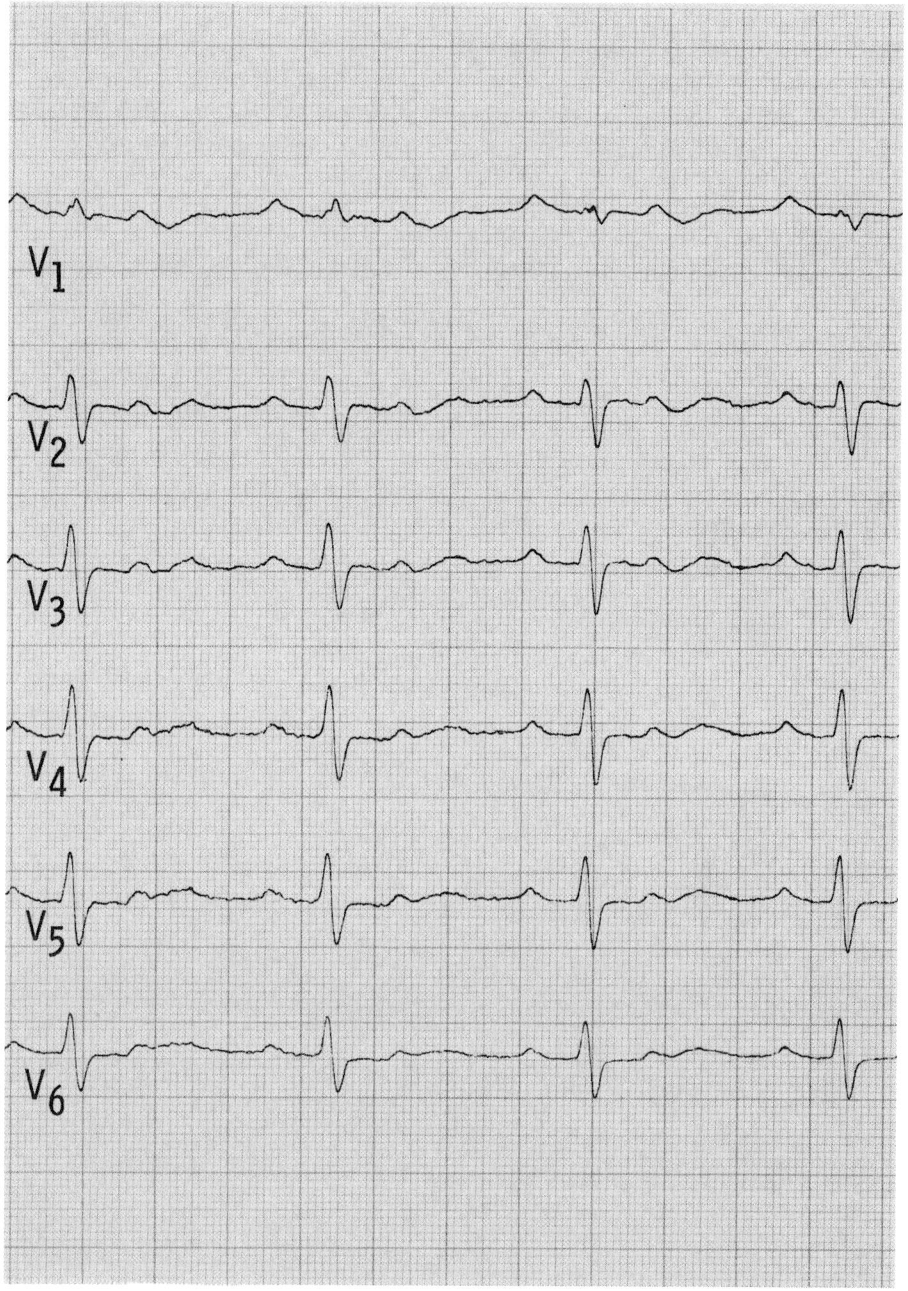
V_1
V_2
V_3
V_4
V_5
V_6

Bemerkungen

In den Extremitätenableitungen beträgt der Abstand von der zweiten bis zur dritten P-Welle genau das Doppelte des Abstandes zwischen den P-Wellen der ersten beiden Aktionen. Dies deutet darauf hin, dass zwischen der zweiten und dritten Aktion eine Aktion ausgefallen ist. Hieraus ist rückzuschließen, dass der Sinusknoten einmal mit der Impulsgabe ausgesetzt hat oder eine sinu-atriale Blockierung stattgefunden hat.

Außerdem fällt auf, dass in der dritten Aktion die PQ-Zeit wesentlich kürzer ist als in den vorangegangenen Aktionen: Dies besagt, dass ein supraventrikuläres Ersatzzentrum eingesprungen ist, kurz bevor die Sinusaktion zu den Ventrikeln fortgeleitet wurde. Das gleiche ist bei der vierten Aktion in den Extremitätenableitungen zu beobachten. Hier ist die PQ-Zeit noch etwas kürzer, die P-Welle geht direkt in den QRS-Komplex über. Eine Fortleitung zu den Ventrikeln ist nicht anzunehmen. Auch hier liegt also eine Ersatzsystole vor.

Bei der letzten Aktion in den BWA verhält es sich ähnlich wie bei der letztbeschriebenen Aktion. In den BWA ist die Übersicht etwas besser, da jetzt die Papiergeschwindigkeit 50 mm/s beträgt. Hier handelt es sich ebenfalls um eine Ersatzsystole, vorangegangen war auch in diesem Fall eine **sinu-atriale Blockierung** (Ausfall einer Aktion).

Der Patient sollte gezielt nach Schwindelerscheinungen befragt werden, und es sollte mittels eines Langzeit-EKGs überprüft werden, ob es in Folge der SA-Blockierungen zu bedenklichen Frequenzabfällen kommt. In einem solchen Fall wäre ein Herzschrittmacher indiziert (AAI-SM bzw. DDD-SM im AAI-Modus).

Zugrunde liegt eine koronare Herzkrankheit, die zu einer Minderperfusion der Sinusknotenarterie führt; medikamentös steht also die Therapie der koronaren Herzkrankheit im Vordergrund.

Das **hier abgebildete EKG Nr. 41 a** zeigt eine wiederkehrende SA-Blockierung.

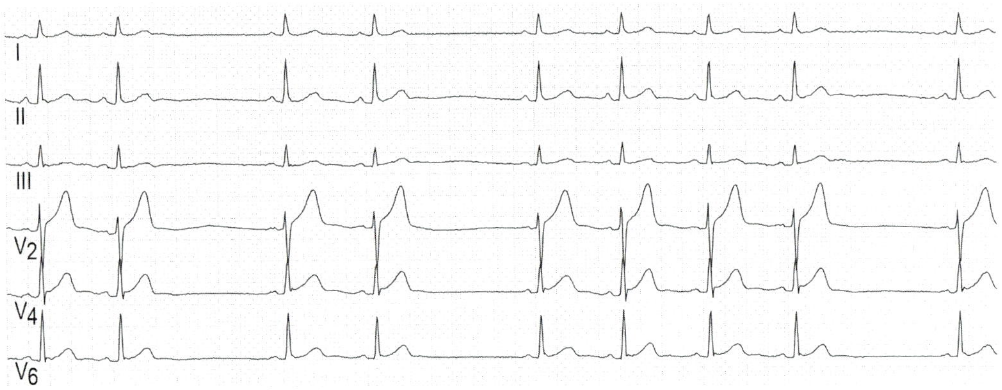

Angaben zur Person:

Geschl. ♂ / 72 Jahre — 71 kg — 173 cm

Kreatinin: 1,5 (n= 0,4–1,3) mg/dl — Hypertonie: ☐ ja ☒ nein ☐ labile

Kalium: 4,0 (n= 3,5–5,5) mmol/l — aktueller RR: 130/85 mmHg

Herzwirksame Medikamente: keine

Anamnese, Befunde: Seit zwei Jahren gelegentlich Angina pectoris, Herz links verbreitert, keine Lungenstauung

Auswertung:

Zeiten: P: 0,10 — PQ: 0,14 — QRS: 0,07 — QT: 0,36 s
Sinus-Frequenz 79/min
gelegentlich P-P-Intervall verdoppelt (Ausfall einer Sinusaktion)

Achsen: P: + 30 ° — QRS: + 20 ° — T: – 80 °

Hypertrophie-Indizes: Lewis: 1,1 mV — Sokolow: 2,5 mV

Q-Zacken in BWA: q V_6

R-Zuwachs in BWA: ☒ regelmäßig ☐ langsam ☐ schnell ☐ abrupt in V
☐ kein R-Zuwachs von V bis V
☐ R-Reduktion von V bis V
☐ R-Verlust von V bis V

R/S-Umschlagzone: zwischen V_2 und V_3 — bei V — ☐ bis V_6 nicht erreicht

S-Zacken in BWA: bis V_4 — ☒ klein ☐ mittel ☐ groß — Voltage: o. B.

Formveränderungen:
P: –
QRS: –
ST: deszendierend V_4–V_6 II III aVF
T: präterminal negativ V_4–V_6

Beurteilung: ☒ regelmäßig ☐ unregelmäßig ☒ normfrequent

☒ Sinusrhythmus ☐ absolute Arrhythmie ☐ ☐ bradykard ☐ tachykard

Extrasystolie: supraventrikuläre Ersatzsystolen

Intraatriale Leitungsstörungen: häufige SA-Blockierung

Überleitungsstörungen: –

Lagetyp: Linkstyp – Indifferenztyp

Intraventrikuläre Leitungsstörung: –

Infarkt: –

Hypertrophiezeichen: –

Erregungsrückbildungsstörungen: deutliche, unspezifische, im Inferolateralbereich

weitere Diagnosen: –

Hauptdiagnosen: SA-Blockierung, Erregungsrückbildungsstörungen

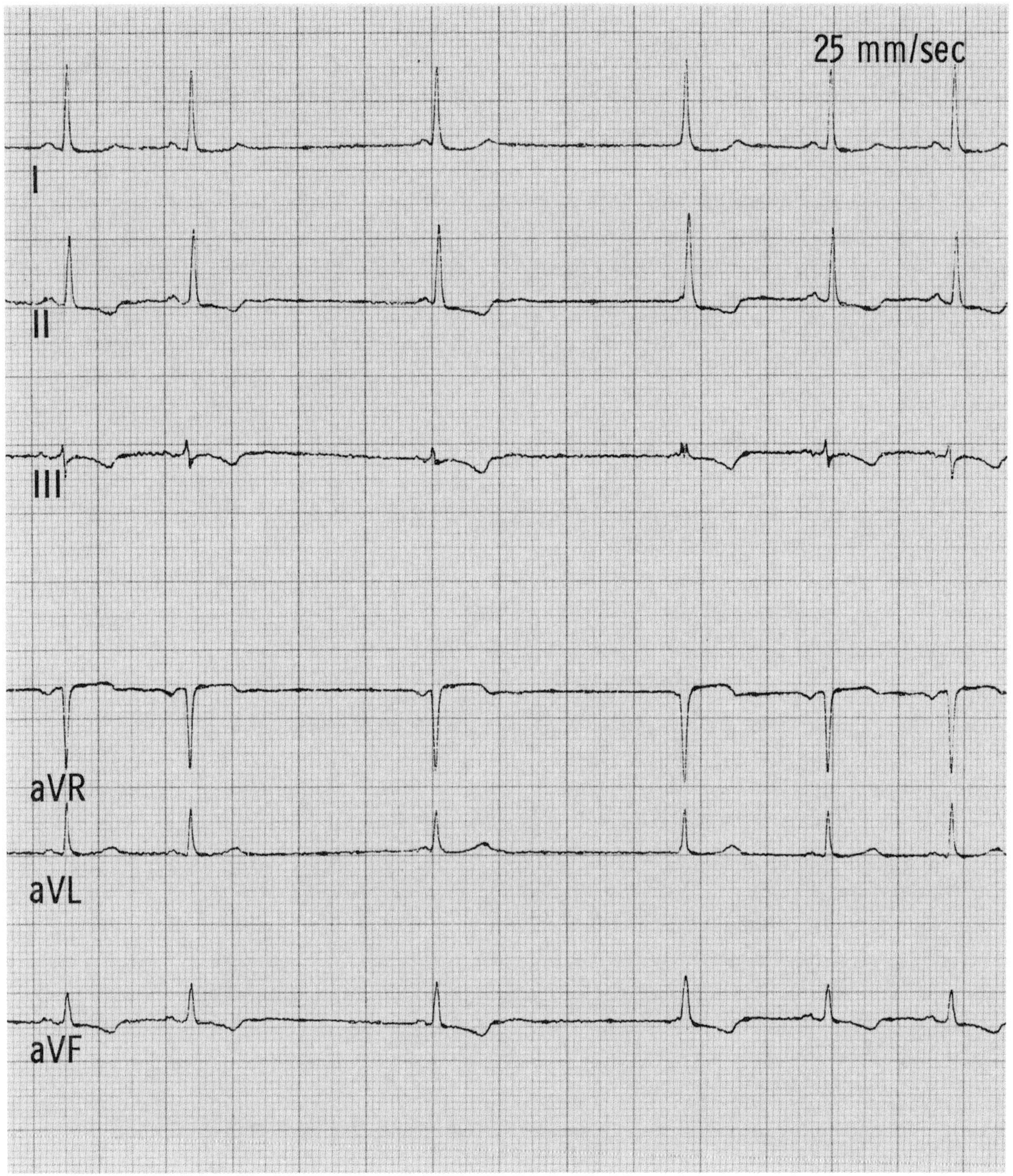
25 mm/sec
I
II
III
aVR
aVL
aVF

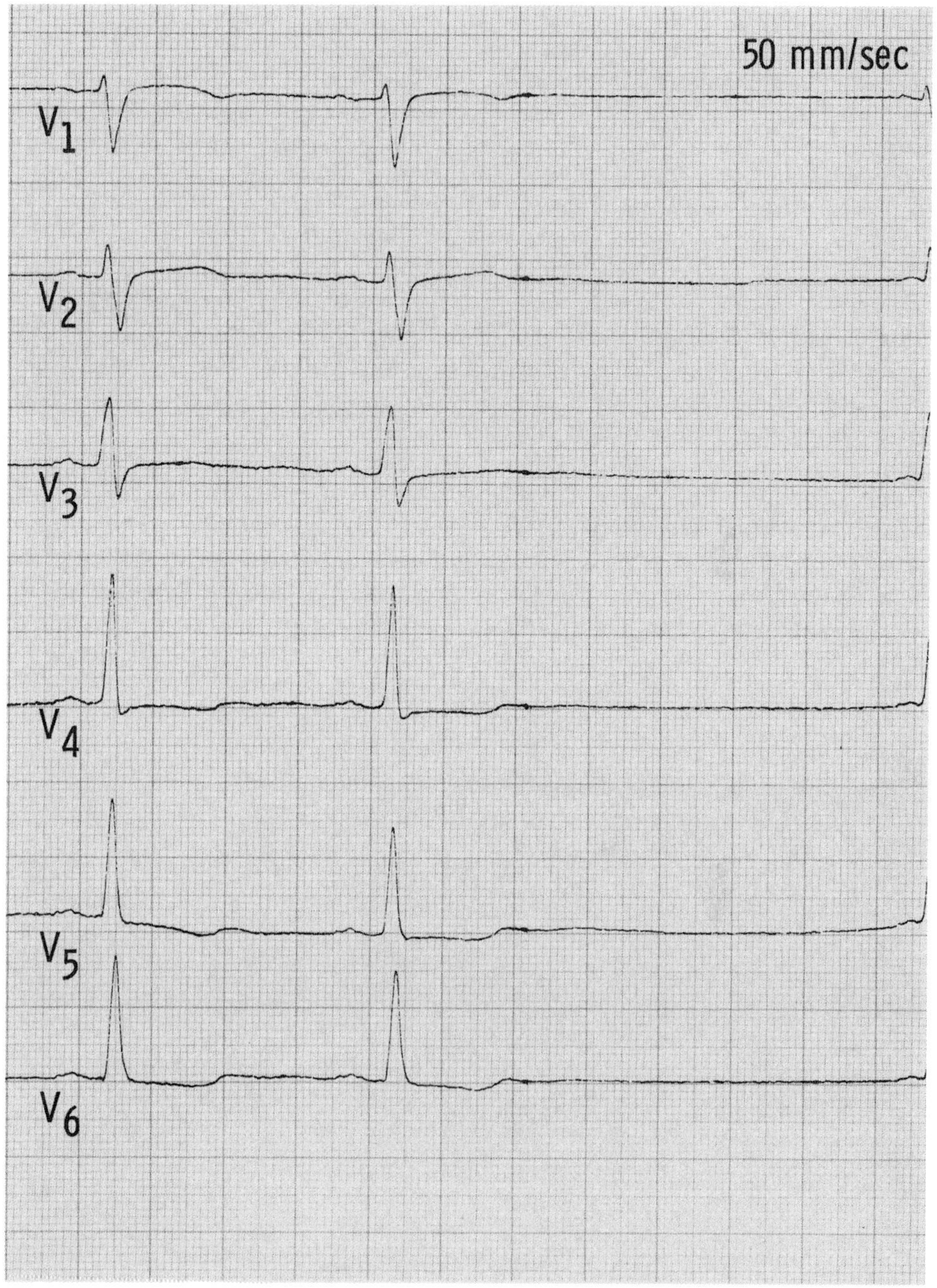
50 mm/sec
V_1
V_2
V_3
V_4
V_5
V_6

Zum Rhythmus: Zwischen den deutlich verbreiterten Kammerkomplexen ist jeweils noch ein kleines Stück isoelektrischer Linie zu sehen. Die Frequenz liegt bei 170/min. Beide Tatsachen zusammen können für die Diagnose **„Kammertachykardie“ (ventrikuläre Tachykardie, VT)** sprechen. Bei Kammerflattern dagegen geht ein QRS-Komplex direkt in den nächsten über, sodass das Bild aneinander gelegter Haarnadeln entsteht (vgl. EKG Nr. 63). Differenzialdiagnostisch muss in dem hier abgebildeten EKG Nr. 42 auch an eine supraventrikuläre Tachykardie mit einem Schenkelblockbild gedacht werden. Nur intrakardiale oder parakardiale (Ösophagus-) Ableitungen können die Differenzialdiagnose klären (vgl. EKG Nr. 90).

Die Regelmäßigkeit der Abstände zwischen den QRS-Komplexen spricht für eine tachykarde Rhythmusstörung mit einem einzigen Erregungszentrum in den Ventrikeln (oder supraventrikulär) und gegen eine Tachyarrhythmie bei Vorhofflimmern. Bei dieser würde die Unregelmäßigkeit der Kammerkomplexfolge auf den ersten Blick auffallen.

Die **QRS-Komplexe** sind rechtschenkelblockartig deformiert (terminaler Vektor nach rechts: R`-Zacke in V_1) und stark verbreitert. Außerdem liegen QS-Komplexe in den Ableitungen I und aVL vor, sowie sehr große Q-Zacken in V_1–V_6 mit Maximum in V_2–V_4.

Sehr große Q-Zacken oder QS-Komplexe in mehreren zusammenhängenden Ableitungen sprechen für ein Herzwandaneurysma (siehe S. 94).

Darüber hinaus fällt eine **ST-Hebung** in den Ableitungen V_2–V_5 auf; es ist hier trotz des Rechtschenkelblocks noch ein ausgedehnter Vorderwandinfarkt im Stadium I–II zu diagnostizieren. Es erhebt sich die Frage, ob es sich tatsächlich um einen frischen Herzinfarkt handelt oder um ST-Strecken-Hebungen bei bestehendem Herzwandaneurysma im Rahmen einer Tachykardie. Die Klärung wird durch Bestimmung des Troponinwertes herbeigeführt.

Herzwandaneurysma-Komplikationen:
- tachykarde ventrikuläre Rhythmusstörungen
- Linksherzinsuffizienz / Pumpversagen
- Ruptur

Eine Sonderform der Ventrikulären Tachykardie (VT) stellt die **Torsade-de-pointes**-Tachykardie dar, die Spitzenumkehr-Tachykardie. Hier scheinen sich die QRS-Komplexe schraubenförmig um eine Achse drehen. Die Frequenz liegt bei 200 Aktionen pro Minute. Ursächlich liegt häufig eine verlängerte QT-Zeit vor, therapeutisch wird hier unter anderem Magnesium eingesetzt.

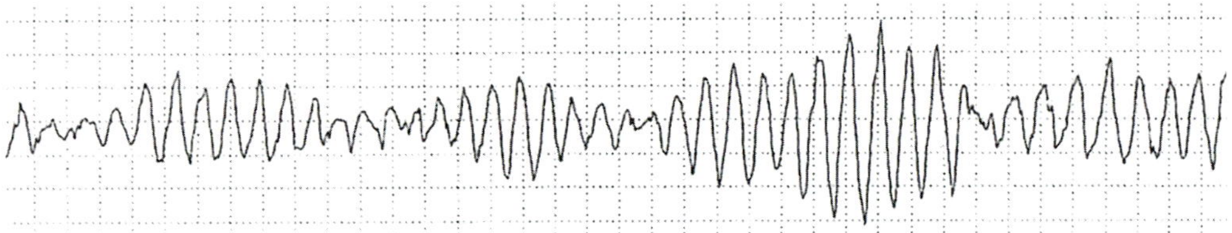

Angaben zur Person:

Geschl. ♀ / 68 Jahre — 53 kg — 154 cm

Kreatinin: 0,8 (n= 0,4–1,3) mg/dl — Hypertonie: ☐ ja ☒ nein ☐ labile

Kalium: 4,0 (n= 3,5–5,5) mmol/l — aktueller RR: 160/80 mmHg

Herzwirksame Medikamente: ACE-Hemmer, β-Rezeptoren-Blocker

Anamnese, Befunde: Vorderwandinfarkt vor zwei Jahren, gelegentlich Herzstolpern und Herzrasen. Einweisung wegen Bronchitis und schlechten Allgemeinzustandes. Einen Tag nach der Aufnahme plötzliche Bewusstlosigkeit

Auswertung:

Zeiten:	P: –	PQ: –	QRS: 0,14	QT: 0,30 s	Frequenz 172/min
Achsen:	P: –°	QRS: + 100 °	T: –60 °		
Hypertrophie-Indizes:	Lewis: – mV		Sokolow: – mV		
Q-Zacken in BWA:	Q V_1–V_6				
R-Zuwachs in BWA:	☐ regelmäßig	☐ langsam	☐ schnell	☐ abrupt in V	
		☐ kein R-Zuwachs von V	bis V		
		☒ R-Reduktion von V_3	bis V_4		
		☒ R-Verlust von V_4	bis V_5		
R/S-Umschlagzone:	zwischen V	und V	bei V	☐ bis V_6 nicht erreicht	
S-Zacken in BWA:	bis V	: –	☐ klein	☐ mittel	☐ groß
Voltage: o. B.					

Formveränderungen:
- P: –
- QRS: QR V_1–V_6
- ST: konvexbogig gehoben V_2–V_6, maximal V_4
- T: gleichschenklig negativ V_3–V_5, präterminal negativ V_1

Beurteilung: ☒ fast regelmäßig ☐ unregelmäßig ☐ normfrequent

☐ Sinusrhythmus ☐ absolute Arrhythmie ☐ bradykard ☐ tachykard

☒ Kammertachykardie mit Erregungszentrum im LV

Extrasystolie: –

Intraatriale Leitungsstörungen: –

Überleitungsstörungen: –

Lagetyp: –

Intraventrikuläre Leitungsstörung: rechtsschenkelblockartig deformierte QRS-Komplexe

Infarkt: ausgedehnter VW-Infarkt (Stadium I–II) (Verdacht auf Aneurysma)

Hypertrophiezeichen: –

Erregungsrückbildungsstörungen: schwere, vom Außenschichtläsions- und -ischämietyp, VW supraapikal-lateral wie bei Infarkt Stadium I–II

weitere Diagnosen: –

Hauptdiagnosen: Kammertachykardie, VW-Infarkt

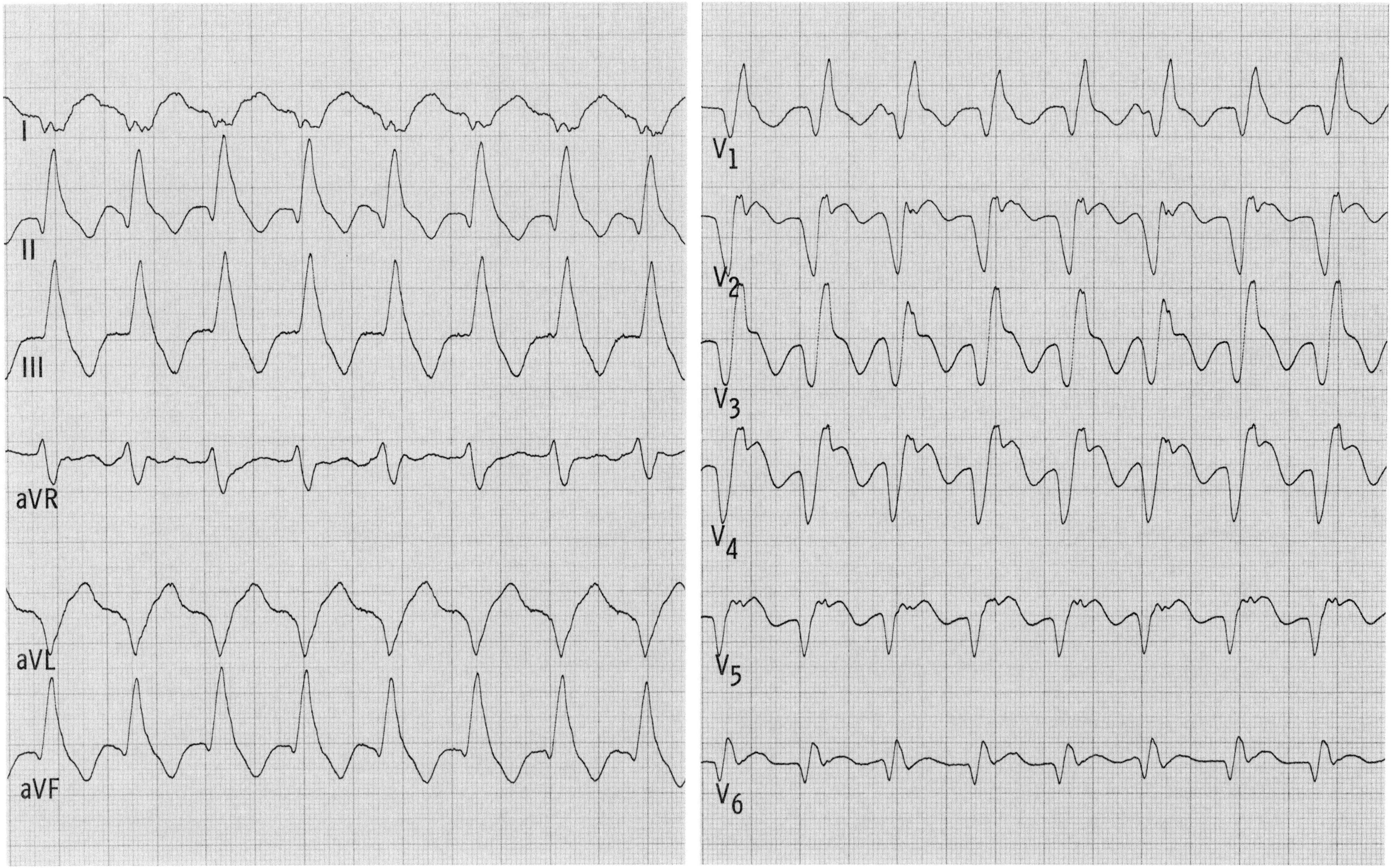
I
II
III
aVR
aVL
aVF
V1
V2
V3
V4
V5
V6

Der QRS-Komplex ist verbreitert. Die Herzachse ist eindeutig zu bestimmen. Sie steht senkrecht auf Ableitung I in Richtung auf Ableitung aVL und aVR, liegt also bei –90°. In Ableitung I ist die negative Fläche etwas größer als die Positive, deshalb liegt die Herzachse etwas jenseits des 90°-Winkels, also bei –100°. Eine derart stark nach links gedrehte Herzachse ist nur mit dem Vorliegen eines linksanterioren Hemiblocks zu erklären. Über den Hemiblock hinaus besteht noch eine intraventrikuläre Erregungsleitungsverzögerung, bedingt durch den abgelaufenen Herzinfarkt.

Die **großen (gigantischen) Q-Zacken bzw. QS-Komplexe in mehreren zusammenhängenden Ableitungen** sowie die **persistierenden ST-Hebungen** sind ein sicheres Zeichen für ein Aneurysma.

Da es sich um ein umschriebenes **Aneurysma** handelte und der Patient wiederholt eine tachykarde Rhythmusstörung (Kammerflattern) bekam, wurde das Aneurysma reseziert. Daraufhin war der Patient fast zwei Jahre gut belastbar. Er verstarb nach zwei Jahren im Urlaub akut beim Schwimmen.

Hinweise auf Herzwandaneurysma:

- persistierende ST -Strecken- Hebung
- QS-Komplex oder sehr große Q-Zacken in mehreren zusammenhängenden (eine Region repräsentierenden) Ableitungen

Herzwandaneurysma-Komplikationen:

- tachykarde ventrikuläre Rhythmusstörungen
- Linksherzinsuffizienz / Pumpversagen
- Ruptur

Angaben zur Person:

Geschl. ♂ / 46 Jahre | 75 kg | 178 cm

Kreatinin: 1,2 (n= 0,4–1,3) mg/dl | Hypertonie: ☐ ja ☒ nein ☐ labile

Kalium: 5,0 (n= 3,5–5,5) mmol/l | aktueller RR: 125/80 mmHg

Herzwirksame Medikamente: Aldosteron-Antagonisten, AT-I-Blocker, Schleifendiuretika, Marcumar

Anamnese, Befunde: Herzinfarkt vor einem Monat, mangelhafte Erholung. Belastungsdyspnoe. Zweimal defibrilliert wegen Kammerflatterns.

Auswertung:

Zeiten:	P: 0,10	PQ: 0,15	QRS: 0,11	QT: 0,35 s	Frequenz 90/min
Achsen:	P: + 60°	QRS: –100°	T: + 90°		
Hypertrophie-Indizes:	Lewis: 1,4 mV		Sokolow: – mV		
Q-Zacken in BWA:	QS V_2–V_6				
R-Zuwachs in BWA:	☐ regelmäßig	☐ langsam	☐ schnell	☐ abrupt in V	
		☒ kein R-Zuwachs von V_1	bis V_6		
		☐ R-Reduktion von V	bis V		
		☒ R-Verlust von V_1	bis V_2		
R/S-Umschlagzone:	zwischen V	und V	bei V	☒ bis V_6 nicht erreicht	
S-Zacken in BWA:	bis V_6	☐ klein	☐ mittel	☒ groß	Voltage: o. B.
Formveränderungen:	P: –				
	QRS: QS V_2–V_6, Q I aVL				
	ST: angehoben um ca. 0,2 mV in V_2–V_6				
	T: mit ST-Hebung verschmolzen				

Beurteilung: ☒ regelmäßig ☐ unregelmäßig ☒ normfrequent

☒ Sinusrhythmus ☐ absolute Arrhythmie ☐ ☐ bradykard ☐ tachykard

Extrasystolie:	–
Intraatriale Leitungsstörungen:	–
Überleitungsstörungen:	–
Lagetyp:	überdrehter Linkstyp
Intraventrikuläre Leitungsstörung:	LAH, zusätzliche intraventrikuläre Ausbreitungsverzögerung
Infarkt:	durch: ausgedehnter VW-Infarkt Stadium I/III, Verdacht auf Aneurysma
Hypertrophiezeichen:	–
Erregungsrückbildungsstörungen:	schwere, vom Außenschichtläsionstyp, VW supraapikal-lateral
weitere Diagnosen:	–
Hauptdiagnosen:	Herzinfarkt, Aneurysma

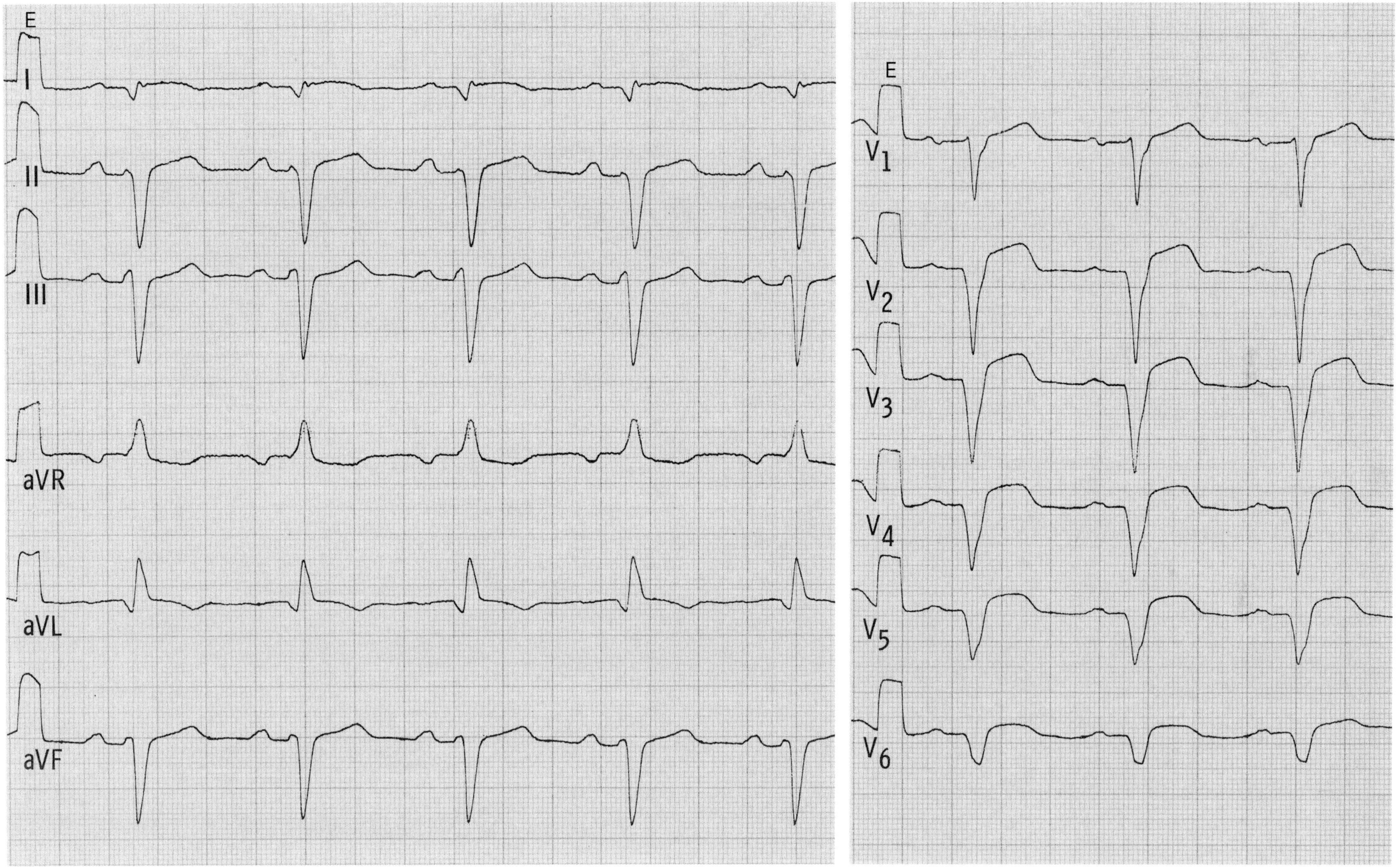
E
I
II
III
aVR
aVL
aVF
E
V1
V2
V3
V4
V5
V6

Die **P-Wellen** sehen besonders in den Ableitungen II, III und aVF zwar doppelgipflig aus, sie sind jedoch nicht verbreitert und es fehlt in den BWA V_1 und V_2 ein zweiter deutlich negativer Anteil der P-Welle. Ein P-mitrale liegt also keinesfalls vor. Dennoch sind die P-Wellen in II, III und aVF auffallend hoch und „kompakt", andeutungsweise zuckerhutförmig. Diese Veränderung lässt an ein P-pulmonale denken, auch wenn die gewünschte Höhe von 0,25 mV nicht erreicht ist.

Der **QRS-Komplex** ist etwas verbreitert, der terminale Vektor zeigt nach rechts (V_1) in Form einer R'-Zacke. Es handelt sich also um einen inkompletten Rechtsschenkelblock (vgl. Skizze S. 84).

Der Steil- bis Rechtstyp ist für einen alten Patienten eher ungewöhnlich und in diesem Fall sicher durch die chronische Rechtsherzbelastung infolge des Lungenemphysems bedingt. Für eine Rechtsherzbelastung sprechen in diesem EKG das angedeutete P-pulmonale, der Steil-Rechtstyp und der inkomplette Rechtsschenkelblock.

Bei einer derartigen Befundkonstellation sollte der Befunder immer die Frage einer chronischen Rechtsherzbelastung s. S. 88 aufwerfen und damit die entsprechende Diagnostik induzieren (Anamnese, Röntgen-Thorax, Echokardiografie, Lungenfunktion etc.).

Die **ST-Strecken** sind in den inferioren Ableitungen muldenförmig und in V_4 bis V_6 etwas starr, leicht gesenkt und flach deszendierend. Dies lässt an eine Digitaliseinwirkung denken. Digitalis kann sowohl zu ST-Senkung, zu ST-Deszension, zu starren ST-Strecken, T-Abflachung als auch zu einer präterminalen Negativierung der T-Wellen führen. Absolut typisch für eine Digitaliseinwirkung ist jedoch allein die muldenförmige ST-Senkung (vgl. Bemerkungen zu EKG Nr. 27)

Schenkelblock:

- komplett: QRS > 0,11 s
- inkomplett: QRS 0,11 s
- Verspätung: ORQ 0,10 s

Vgl. Skizzen zu Schenkelblockbildern:

- Seite 10: normale Erregungsausbreitung
- Seite 18: Linksschenkelblock
- Seite 28: linksanteriorer Hemiblock
- Seite 84: Rechtsschenkelblock
- Seite 86: Rechtsschenkelblock plus linksanteriorer Hemiblock
- Seite 98: Rechtsschenkelblock plus linksposteriorer Hemiblock

Angaben zur Person:

Geschl. ♂ / 80 Jahre — 56 kg — 164 cm

Kreatinin: 1,3 (n= 0,4–1,3) mg/dl — Hypertonie: ☐ ja ☒ nein ☐ labile

Kalium: 4,0 (n= 3,5–5,5) mmol/l — aktueller RR: 140/90 mmHg

Herzwirksame Medikamente: Digoxin 2 × 0,1 mg β-Sympathicomimetica

Anamnese, Befunde: Asthma bronchiale, ausgeprägtes Lungenemphysem

Auswertung:

Zeiten:	P: 0,10	PQ: 0,18	QRS: 0,11	QT: 0,36 s	Frequenz 74/min
Achsen:	P: + 80 °	QRS: + 90 °	T: + 90 °		
Hypertrophie-Indizes:	Lewis: –1,6 mV		Sokolow: 2,2 mV		
Q-Zacken in BWA:	q V_5 V_6				
R-Zuwachs in BWA:	☒ regelmäßig	☒ langsam	☐ schnell	☐ abrupt in V	
		☐ kein R-Zuwachs von V	bis V		
		☐ R-Reduktion von V	bis V		
		☐ R-Verlust von V	bis V		
R/S-Umschlagzone:	zwischen V_3 und V_4		bei V	☐ bis V_6 nicht erreicht	
S-Zacken in BWA:	bis V_6	☒ klein	☐ mittel	☐ groß	Voltage: o. B.

Formveränderungen:
P: –
QRS: rSr' V_1 V_2
ST: girlandenförmig II III aVF, starr und flach-deszendierend V_4 V_5
T: präterminal negativ V_4 V_5

Beurteilung: ☒ regelmäßig ☐ unregelmäßig ☒ normfrequent

☒ Sinusrhythmus ☐ absolute Arrhythmie ☐ ☐ bradykard ☐ tachykard

Extrasystolie:	–
Intraatriale Leitungsstörungen:	angedeutetes P-pulmonale
Überleitungsstörungen:	–
Lagetyp:	Steil-Rechtstyp
Intraventrikuläre Leitungsstörung:	i. RSB
Infarkt:	–
Hypertrophiezeichen:	–
Erregungsrückbildungsstörungen:	deutliche, vom Digitalistyp im inferioren Bereich, unspezifische VW apikal-lateral
weitere Diagnosen:	–
Hauptdiagnosen:	i. RSB, Erregungsrückbildungsstörungen vom Digitalistyp, Rechtsherzbelastung?

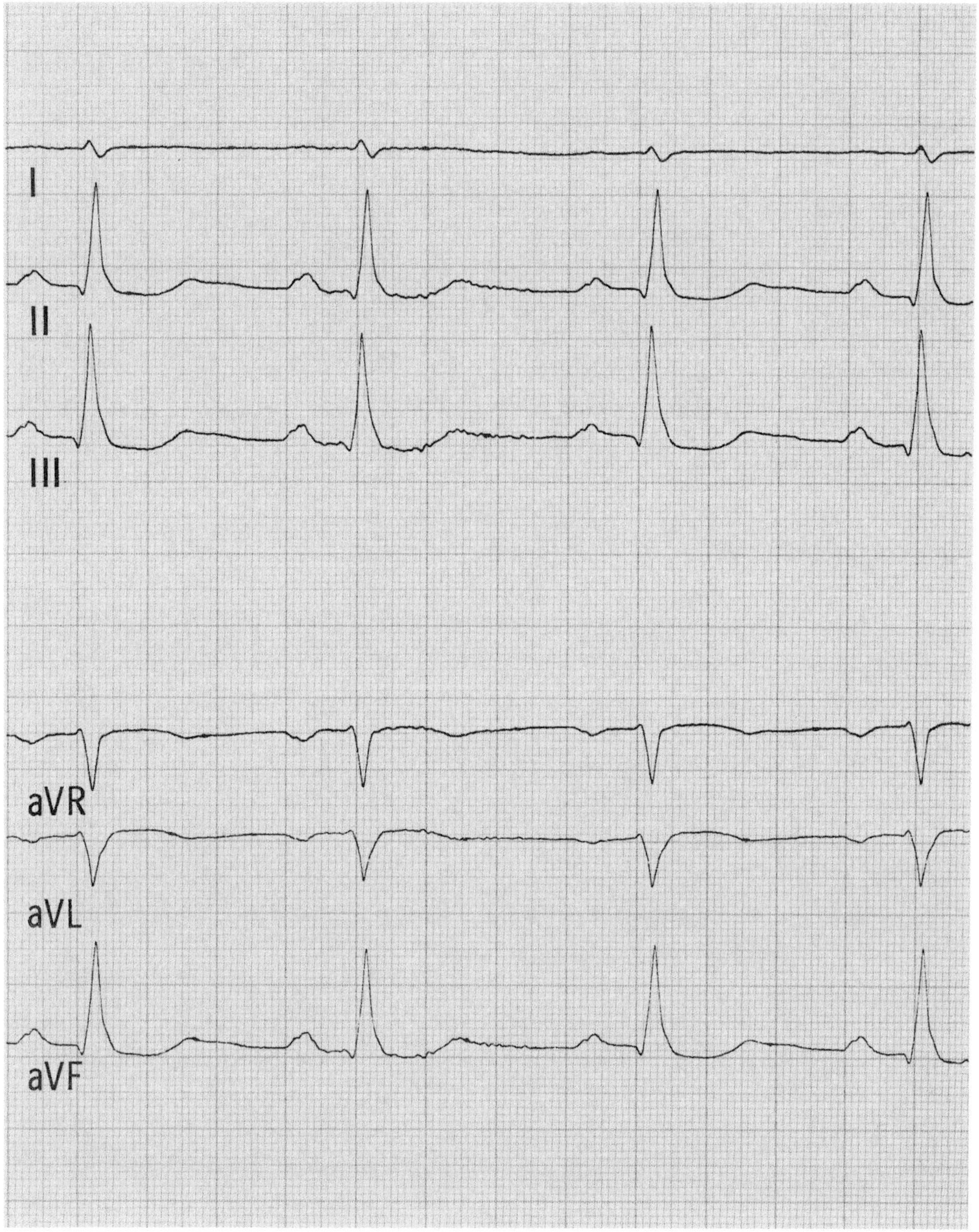
I
II
III
aVR
aVL
aVF

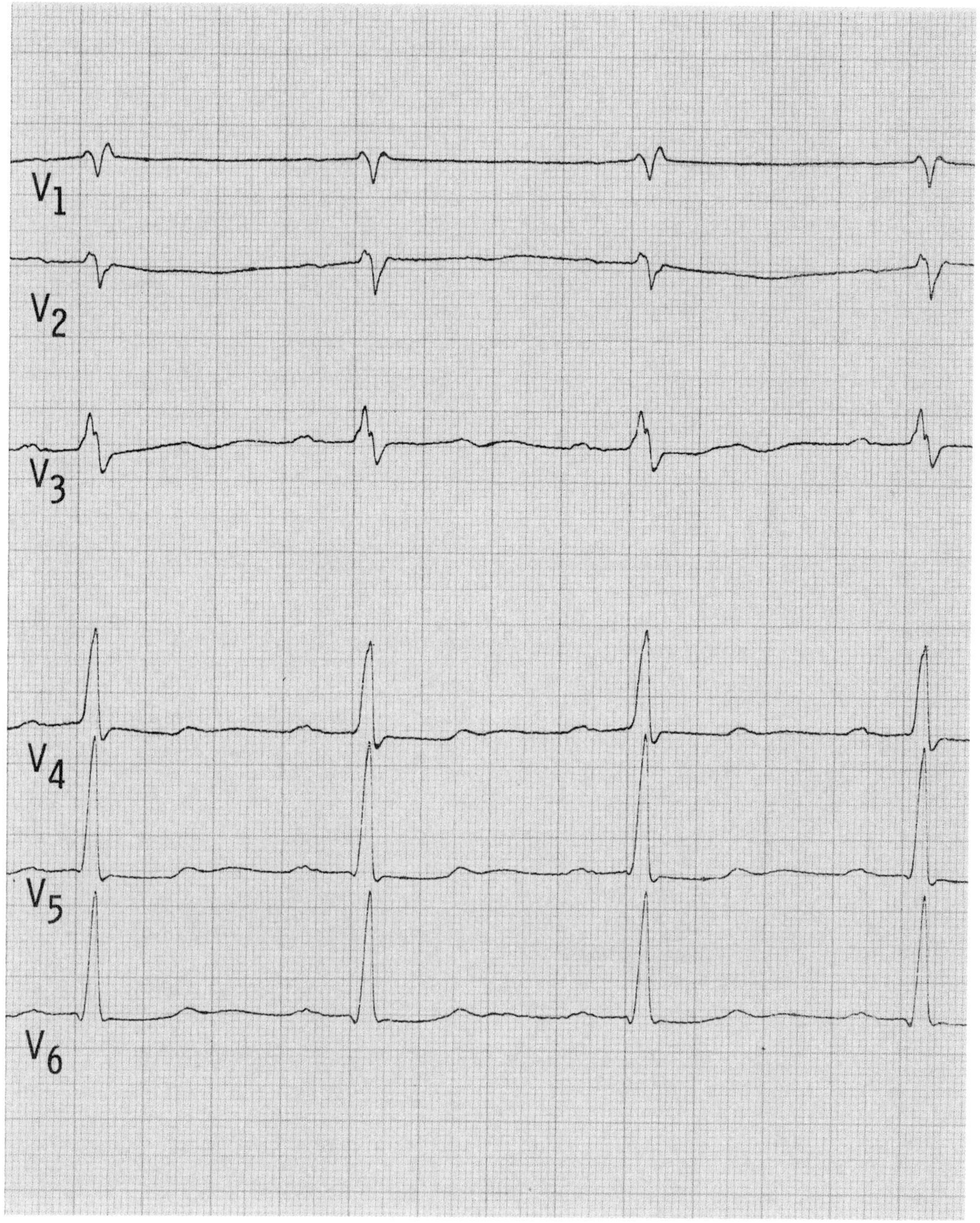
V1
V2
V3
V4
V5
V6

Bemerkungen

Es besteht kein Zweifel an dem Vorliegen eines Rechtsschenkelblocks. Der terminale Vektor zeigt in V_1 nach rechts. Die hier zu sehenden sehr voluminösen R-Zacken sehen so aus wie die R-Zacken in V_6 bei einem Linksschenkelblock.

Bei einem **Rechtsschenkelblock** nach Wilson ist die Herzachse nicht bestimmbar wegen des hin- und herdrehenden Vektors (s. Skizze S. 84). Im vorliegenden Fall ist die Achse QRS jedoch eindeutig festzulegen, es handelt sich um einen überdrehten Rechtstyp. Diese Konstellation ist nur durch das gleichzeitige Vorliegen eines **linksposterioren Hemiblocks** zu erklären, durch den die Herzachse nach rechts gedreht wird (s. Skizze unten). Diese Form des bifaszikulären Blocks (Rechtsschenkelblock plus linksposteriorer Block) wird auch **klassischer Rechtsschenkelblock** genannt. Der klassische Rechtsschenkelblock ist sehr selten zu beobachten.

Die QRS-Breite ist durch das bifaszikuläre Blockbild allein nicht erklärt. Es muss eine hochgradige Myokardschädigung – sei es durch einen abgelaufenen Infarkt oder eine Myokarditis – vorliegen, die zu dieser erheblich verzögerten Erregungsausbreitung über den bifaszikulären Block hinaus geführt hat.

Ein derartig bifaszikulärer Block stellt keine Erklärung für die Synkope dar. Das Langzeit-EKG ergab Pausen bis zu 6,8 s bei Sinusstillstand.

Es wurde ein DDD-Schrittmacher implantiert.

Bifaszikulärer Block (RSB + LPH):

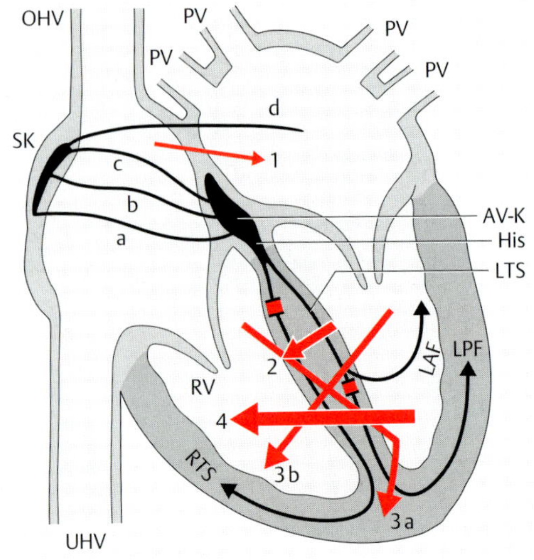

= **Klassischer Rechtsschenkelblock**

- Blockierung des rechten Tawara-Schenkels
- Blockierung des linksposterioren Faszikels
- Überleitung von den Vorhöfen zu den Ventrikeln nach dem AV-Knoten ausschließlich durch den LAF
- Verbreiterter QRS-Komplex
- Vektor während der gesamten Erregungsausbreitung nach rechts, nach V_1 und Ableitung III (R'-Zacke)
- Herzachse bestimmbar: überdreht rechtstypisch

= Plumper, posiver QRS-Komplex in V_1, ähnlich dem QRS-Komplex in V_6 beim Linksschenkelblock

Angaben zur Person:

Geschl. ♂ / 69 Jahre 83 kg 178 cm

Kreatinin: 0,9 (n= 0,4–1,3) mg/dl Hypertonie: ☒ ja ☐ nein ☐ labile

Kalium: 5,5 (n= 3,5–5,5) mmol/l aktueller RR: 140/80 mmHg

Herzwirksame Medikamente: ACE-Hemmer, Kalziumantagonisten, Antidepressiva

Anamnese, Befunde: Seit 30 Jahren arterielle Hypertonie, familiär, medikamentös gut eingestellt.
Seit 2 Jahren Belastungsdyspnoe, seit einem Vierteljahr Schwindelattacken, gelegentlich Stürze.
Am Tag der Aufnahme Sturz auf der Straße, Kopfplatzwunde.
Im Echo linksventrikuläre Dilatation, verminderte Ejektionsfraktion.
Im Langzeit-EKG durchgehend Sinusrhythmus, zwei Pausen von 5 und 6,8 Sekunden.

Auswertung:

Zeiten:	P: 0,11	PQ: 0,17	QRS: 0,16	QT: 0,39 s	Frequenz 68/min
Achsen:	P: + 50 °	QRS: –130 °	T: + 30 °		
Hypertrophie-Indizes:	Lewis: – mV		Sokolow: – mV	nicht verwertbar	
Q-Zacken in BWA:	–				
R-Zuwachs in BWA:	☐ regelmäßig	☐ langsam ☐ kein R-Zuwachs von V ☒ R-Reduktion von V_1 ☐ R-Verlust von V	☐ schnell bis V bis V_6 bis V	☐ abrupt in V ☒ R V_1	
R/S-Umschlagzone:	zwischen V	und V	bei V	☐ bis V_6 nicht erreicht	
S-Zacken in BWA:	bis V_6	☐ klein	☐ mittel	☒ groß	Voltage: o. B.

Formveränderungen:
P: zweiter Anteil in V_1 negativ
QRS: breite, plumpe R-Zacken in V_1–V_3
ST: deszendierend V_1–V_3
T: präterminal negativ V_1–V_3

Beurteilung: ☒ regelmäßig ☐ unregelmäßig ☒ normfrequent

☒ Sinusrhythmus ☐ absolute Arrhythmie ☐ ☐ bradykard ☐ tachykard

Extrasystolie:	–
Intraatriale Leitungsstörungen:	angedeutetes P-mitrale
Überleitungsstörungen:	–
Lagetyp:	überdrehter Rechtstyp
Intraventrikuläre Leitungsstörung:	RSB + LPH
Infarkt:	–
Hypertrophiezeichen:	nicht verwertbar
Erregungsrückbildungsstörungen:	wie bei RSB
weitere Diagnosen:	bifaszikulärer Block
Hauptdiagnosen:	„klassischer“ Rechtsschenkelblock

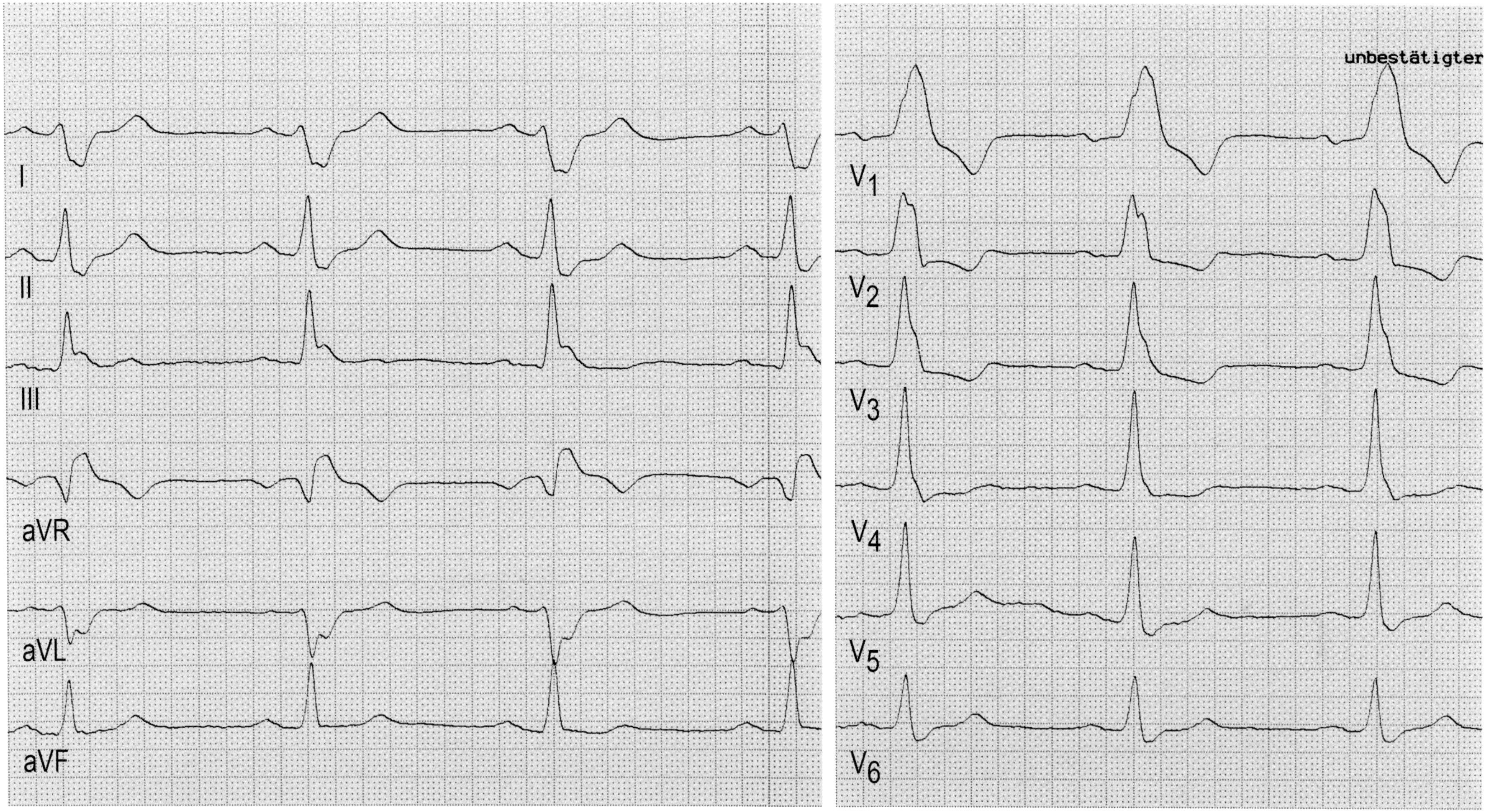
I
II
III
aVR
aVL
aVF
unbestätigter
V_1
V_2
V_3
V_4
V_5
V_6

In den Extremitätenableitungen folgt jedem Normalschlag eine Extrasystole (**Bigeminus**, 1:1-Extrasystolie). In den Brustwandableitungen besteht im Wechsel eine 2:1-(sprich: zwei zu eins) und eine 1:1-Extrasystolie.

Die **Extrasystolen** sind gleichartig geformt, man spricht deshalb von monomorphen bzw. monotopen Extrasystolen. Da die QRS-Komplexe verbreitert sind und keine P-Wellen vorangehen, handelt es sich um ventrikuläre Extrasystolen. Es liegt also ein ventrikulärer Bigeminus vor.

Nach der **Ursache der Rhythmusstörung** sollte geforscht werden: Zunächst sollte eine Elektrolytstörung (Hypokaliämie) ausgeschlossen werden. Da es sich um eine tachykarde Rhythmusstörung handelt (Extrasystolie), sollte eine Hyperthyreose ausgeschlossen werden. Die Kontraktionsfunktion des linken Ventrikels sollte mittels Echokardiografie überprüft werden (Wandbewegungsstörungen u.a. als Hinweis auf lokale Minderperfusion infolge koronarer Herzkrankheit; mit dieser Methode kann auch ein Mitralklappenprolaps als Ursache der Extrasystolie diagnostiziert werden).

Das Verschwinden der Bigeminie unter Belastungsbedingungen (Fahrradergometerbelastung) kann für eine vegetative Komponente sprechen. Im vorliegenden Fall sollte zunächst der Kaliumspiegel (nach Durchfallerkrankung) ausgeglichen werden.

Auffällig sind außerdem die hohen spitzen P-Wellen in II, III und aVF. Sie sind nicht verbreitert und in Ableitung II 0,3 mV hoch. Damit sind die Kriterien für ein **P-pulmonale** erfüllt (siehe Seite 104).

Das P-pulmonale weist auf eine Belastung des rechten Vorhofes hin, der Steiltyp kann ein Hinweis auf eine Belastung des rechten Ventrikels sein. Hierzu passt die Anamnese. Das Echokardiogramm und das Röntgenbild klären die Situation.

Auch eine ventrikuläre Überlastung – links- oder auch rechtsventrikulär – kann Ursache einer Extrasystolie sein.

Eine Therapie ist nur erforderlich, wenn die Rhythmusstörung als subjektiv unangenehm empfunden wird und wenn im Langzeit-EKG sich weitere höhergradige Rhythmusstörungen verifizieren lassen. Liegt eine koronare Herzkrankheit zugrunde, so sollte diese behandelt werden.

Das **unten abgebildete EKG Nr. 46 a** zeigt links eine ventrikuläre 1:1-Extrasystolie (Bigeminie) und rechts eine 1:2-Extrasystolie, nach deutschem Sprachgebrauch eine Trigeminie.

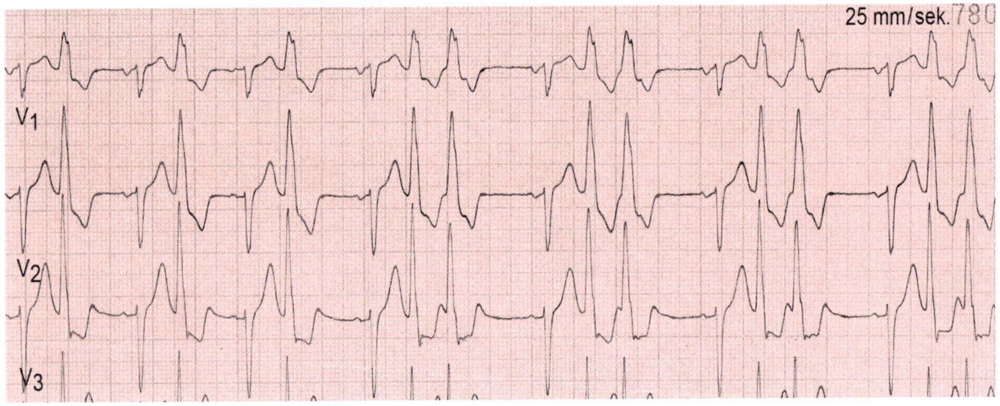

Angaben zur Person:

Geschl. ♂ / 64 Jahre — 63 kg — 172 cm

Kreatinin: 1,1 (n=0,4–1,3) mg/dl — Hypertonie: ☐ ja ☒ nein ☐ labile

Kalium: 3,2 (n=3,5–5,5) mmol/l — aktueller RR: 130/70 mmHg

Herzwirksame Medikamente: keine

Anamnese, Befunde: Asthma bronchiale seit Jahren. Einweisung wegen fieberhaften gastrointestinalen Infekts.

Auswertung:

Zeiten: P: 0,11 — PQ: 0,17 — QRS: 0,09 — QT: ~0,30 s — Frequenz ~90/min

Achsen: P: + 80° — QRS: + 80° — T: flach

Hypertrophie-Indizes: Lewis: – 0,3 mV — Sokolow: 2,6 mV

Q-Zacken in BWA: q V_6

R-Zuwachs in BWA: ☐ regelmäßig ☒ langsam ☐ schnell ☐ abrupt in V
☐ kein R-Zuwachs von V bis V
☐ R-Reduktion von V bis V
☐ R-Verlust von V bis V

R/S-Umschlagzone: zwischen V_4 und V_5 — bei V — ☐ bis V_6 nicht erreicht

S-Zacken in BWA: bis V_6 — ☐ klein ☒ mittel ☐ groß — Voltage: o. B.

Formveränderungen:
P: hohe, spitze P-Wellen, in Ableitung II 0,3 mV
QRS: –
ST: konvexbogig deszendierend V_5 V_6, leicht gesenkt in II, III, aVF
T: präterminal negativ V_5 V_6

Beurteilung: ☐ regelmäßig ☒ unregelmäßig ☒ normfrequent

☒ Sinusrhythmus ☐ absolute Arrhythmie ☐ ☐ bradykard ☐ tachykard

Extrasystolie: monomorphe VES, zeitweise bigeminusartig, zeitweise im Wechsel 2:1- und 1:1-Extrasystolie

Intraatriale Leitungsstörungen: P-pulmonale

Überleitungsstörungen: –

Lagetyp: Steiltyp

Intraventrikuläre Leitungsstörung: –

Infarkt: –

Hypertrophiezeichen: –

Erregungsrückbildungsstörungen: unspezifische, VW lateral, nicht sicher zu beurteilen bei 25 mm/s

weitere Diagnosen: –

Hauptdiagnosen: VES, ventrikulärer Bigeminus

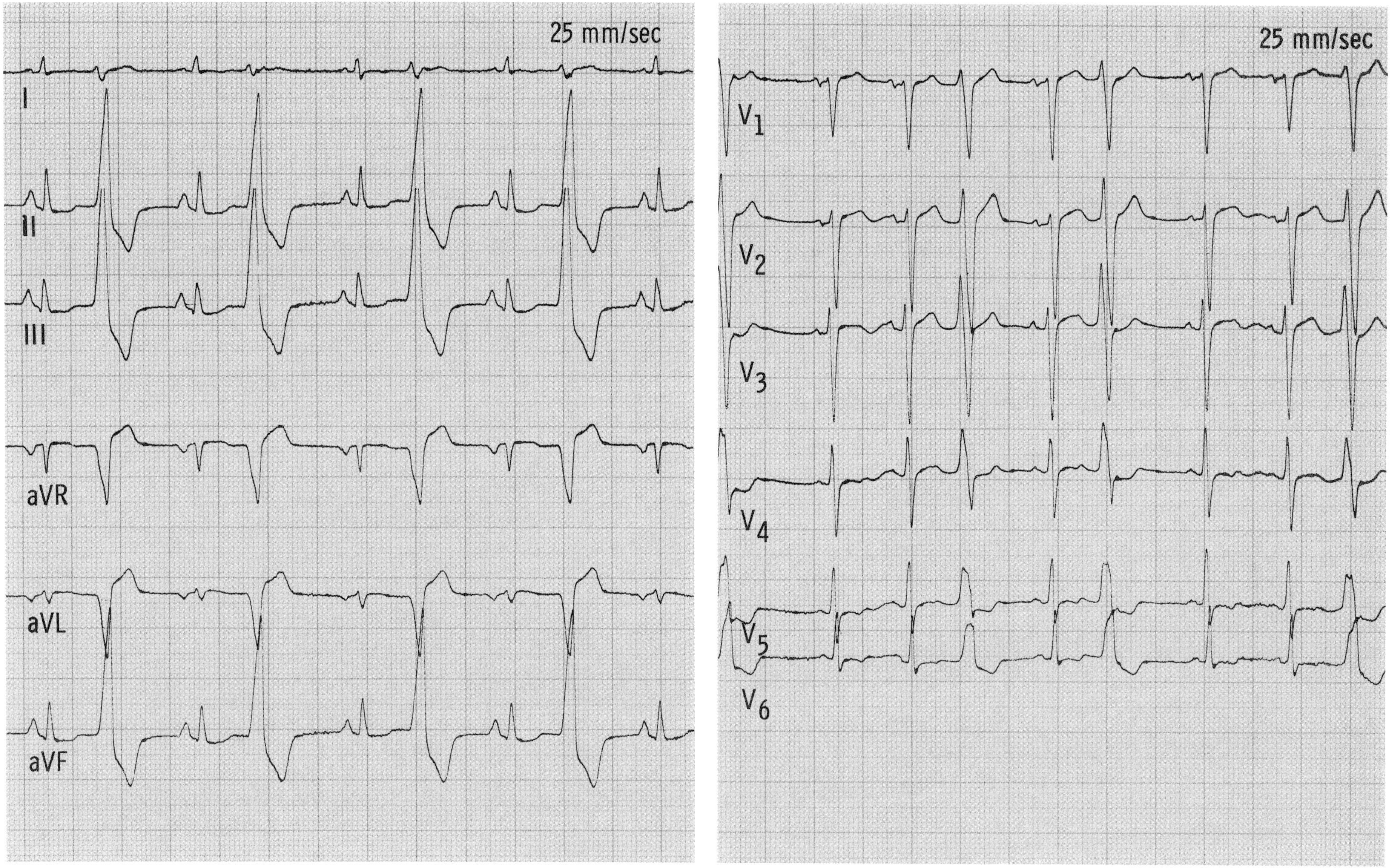
25 mm/sec
I
II
III
aVR
aVL
aVF
25 mm/sec
V_1
V_2
V_3
V_4
V_5
V_6

Infarktzeichen: Der R-Verlust von Ableitung V_2 zu V_3 ist ein sicheres Zeichen eines Herzinfarktes. Einen zusätzlichen Hinweis auf den hier vorliegenden ausgedehnten apikolateralen Infarkt geben neben dem genannten R-Verlust von V_2 nach V_3 noch die großen Q-Zacken von V_4 bis V_6.

Neben dem R-Verlust von V_2 nach V_3 ist eine Verminderung der R-Amplitude von V_1 nach V_2 festzustellen. Auch wenn in V_1 und V_2 die R-Zacken gleich groß wären, müsste man hier von einer „relativen R-Reduktion" sprechen, da die Gesamtamplitude des QRS-Komplexes in V_2 größer ist als die in V_1 und damit auch die Amplitude der R-Zacke in V_2 entsprechend „mitgewachsen" sein müsste.

Die T-Wellen haben sich in den BWA wieder aufgerichtet, es handelt sich um einen Vorderwandinfarkt im Stadium III.

Die leichte persistierende ST-Hebung in der Ableitung V_3 könnte insbesondere in Zusammenschau mit den breiten Q-Zacken auch in den nachfolgenden Ableitungen für eine aneurysmatische Ausbuchtung der Ventrikelwand sprechen.

Die sehr breiten, tiefen Q-Zacken in den Ableitungen II, III und aVF weisen auf einen inferioren Infarkt hin. Er befindet sich im Stadium III (die ST-Strecken verlaufen in der isoelektrischen Linie, die T-Wellen sind aufgerichtet).

Der QRS-Komplex ist mit 0,11 s bei einer Frequenz von 79 Aktionen in der Minute deutlich verbreitert. Es besteht kein Schenkelblockbild, die intraventrikuläre Ausbreitungsverzögerung ist durch die abgelaufenen Infarkte bedingt.

Die auffallende Breite und Tiefe der Q-Zacken in den inferioren Ableitungen (II, III und aVF) können für ein Aneurysma auch der inferioren Wand sprechen.

Die **P-Welle** ist verbreitert, der zweite, negative Anteil der P-Welle in V_1 ist allerdings nicht sehr stark ausgeprägt. Dennoch handelt es sich aufgrund der eindeutigen Verbreitung der P-Welle um ein P-pulmonale.

P-mitrale:

- verbreiterte P-Welle (Ableitung II)
- in inferioren Ableitungen häufig doppelgipflig
- zweiter Anteil der P-Welle in V_1 und V_2 deutlich negativ

vgl. P-pulmonale Seite 104, P-kardiale Seite 182

Angaben zur Person:

Geschl. ♀ / 83 Jahre — 72 kg — 163 cm

Kreatinin: 1,2 (n= 0,4–1,3) mg/dl — Hypertonie: ☒ ja ☐ nein ☐ labile

Kalium: 3,6 (n= 3,5–5,5) mmol/l — aktueller RR: 110/70 mmHg

Herzwirksame Medikamente: keine

Anamnese, Befunde: Diabetes mellitus, insulinpflichtig seit 22 Jahren, arterielle Verschlusskrankheit, Hyperlipidämie. Einweisung mit Lungenödem. Echokardiografisch allseits dilatierter, hypokinetischer linker Ventrikel.

Auswertung:

Zeiten: P: 0,12 — PQ: 0,15 — QRS: 0,11 — QT: 0,42 s — Frequenz 79/min

Achsen: P: + 50 ° — QRS: + 20 ° — T: –20 °

Hypertrophie-Indizes: Lewis: 0,6 mV — Sokolow: 3,3 mV

Q-Zacken in BWA: Qr V_3, Q V_4–V_6

R-Zuwachs in BWA: ☐ regelmäßig ☐ langsam ☐ schnell ☐ abrupt in V
☐ kein R-Zuwachs von V bis V
☒ R-Reduktion von V_1 bis V_2
☒ R-Verlust von V_2 bis V_3

R/S-Umschlagzone: zwischen V_3 und V_4 — bei V — ☐ bis V_6 nicht erreicht

S-Zacken in BWA: bis V_2 — ☐ klein ☐ mittel ☒ groß — Voltage: o. B.

Formveränderungen:
P: doppelgipflig in II, biphasisch V_1
QRS: Q II III aVF, BWA s. o.
ST: leicht konvexbogig angehoben V_3–V_5
T: flach V_4–V_6

Beurteilung: ☒ regelmäßig ☐ unregelmäßig ☒ normfrequent

☒ Sinusrhythmus ☐ absolute Arrhythmie ☐ ☐ bradykard ☐ tachykard

Extrasystolie: –

Intraatriale Leitungsstörungen: P-mitrale

Überleitungsstörungen: –

Lagetyp: Linkstyp

Intraventrikuläre Leitungsstörung: intraventrikuläre Ausbreitungsverzögerung durch:

Infarkt: inferiorer Infarkt (Stadium II–III), apikolateraler VW-Infarkt (Stadium III), Herzwandaneurysma?

Hypertrophiezeichen: –

Erregungsrückbildungsstörungen: minimale, vom Außenschichtläsionstyp VW apikal, geringe unspezifische, VW lateral

weitere Diagnosen: –

Hauptdiagnosen: Herzinfarkte, P-mitrale, Herzwandaneurysma?

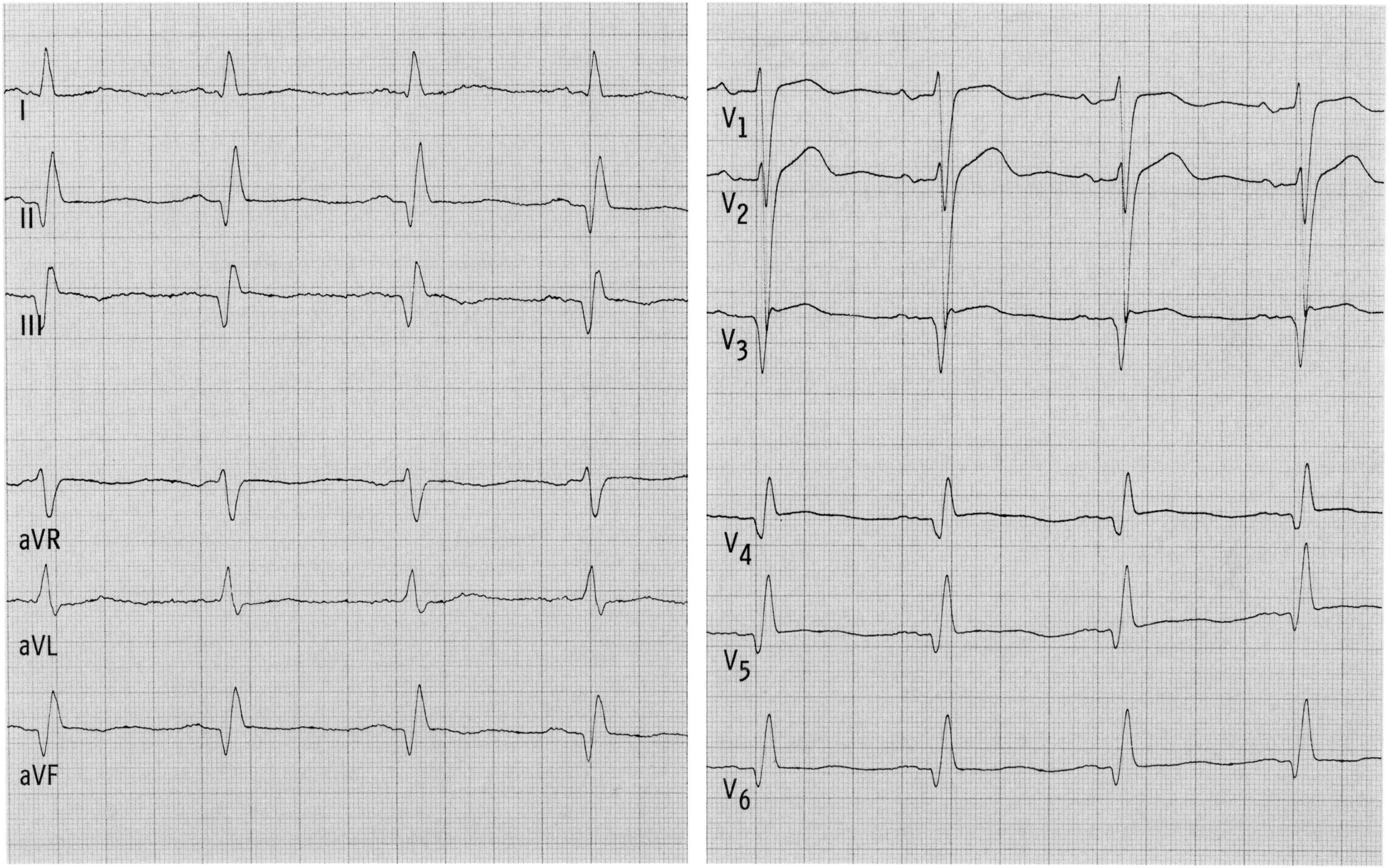
I
II
III
aVR
aVL
aVF
V_1
V_2
V_3
V_4
V_5
V_6

Der in den Extremitätenableitungen abgebildeten **Eichzacke** sitzt eine ventrikuläre Extrasystole auf. In diesem Fall sind beide noch relativ deutlich zu erkennen: man sieht sowohl die Eichzacke (am deutlichsten in den Ableitungen I und aVL sowie aVR) als auch die ventrikuläre Extrasystole (am deutlichsten in den Ableitungen II, III und aVF).

Gelegentlich ist die Differenzierung eines QRS-Komplexes von einer gleichzeitig aufgeschriebenen Eichzacke schwierig. In solchen Fällen kann man sich weiterhelfen, indem man die Erregungsrückbildung genau inspiziert. In dem vorliegenden Beispiel ist gut zu erkennen, dass sich die ST-T-Strecke der Extrasystole von der der Normalschläge unterscheidet.

In den Extremitätenableitungen sehen die Abstände zwischen den QRS-Komplexen auf den ersten Blick gleich groß aus, sie sind jedoch verschieden, wie man mit dem Zirkel sofort feststellen kann. In den BWA ist hier eine absolute Arrhythmie bei Vorhofflimmern leicht zu diagnostizieren. – Der Zirkel gehört auf jeden Fall zu den Utensilien der EKG-Auswertung.

Die **Vorhofflimmerwellen** sind ziemlich grob, feines Vorhofflimmern hebt sich dagegen kaum von der isoelektrischen Linie ab.

Der R-Zuwachs in den BWA ist auch für eine linkstypische Herzachse sehr langsam (vgl. EKG Nr. 51), es ist deshalb möglich, dass hier ein alter supraapikaler Vorderwandinfarkt vorliegt, weitere sichere Zeichen sind jedoch nicht festzustellen. – Bei einer Kontrolluntersuchung sollten die BWA 2 ICR höher und 2 ICR tiefer zusätzlich mit registriert werden. Die Veränderungen können allerdings auch von der vor 20 Jahren durchgemachten Myokarditis herrühren.

P-pulmonale:

- nicht verbreiterte P-Welle
- Achse P steil, deshalb am deutlichsten in II, III und aVF
- Überhöhte (mindestens 0,25 mV in Ableitung II), relativ spitze (zuckerhutförmige) P-Welle

vgl. P-mitrale Seite 102, P-kardiale Seite 182

Angaben zur Person:

Geschl. ♂ / 71 Jahre — 76 kg — 179 cm

Kreatinin: 0,8 (n= 0,4–1,3) mg/dl — Hypertonie: ☐ ja ☒ nein ☐ labile

Kalium: 3,9 (n= 3,5–5,5) mmol/l — aktueller RR: 150/90 mmHg

Herzwirksame Medikamente: keine

Anamnese, Befunde: Vor 20 Jahren angeblich Myokarditis, seitdem Linksherzinsuffizienz. „Rhythmusstörungen" seit ca. 5 Jahren bekannt. Aufnahme wegen Angina-pectoris-Beschwerden

Auswertung:

Zeiten: P: – PQ: – QRS: 0,08 QT: 0,36 s Frequenz 120–150/min

Achsen: P: – QRS: + 10 ° T: flach

Hypertrophie-Indizes: Lewis: 1,2 mV Sokolow: 2,8 mV

Q-Zacken in BWA: –

R-Zuwachs in BWA: ☐ regelmäßig ☒ langsam ☐ schnell ☐ abrupt in V
☐ kein R-Zuwachs von V bis V
☐ R-Reduktion von V bis V
☐ R-Verlust von V bis V

R/S-Umschlagzone: zwischen V_5 und V_6 — bei V — ☐ bis V_6 nicht erreicht

S-Zacken in BWA: bis V_6 ☐ klein ☒ mittel ☐ groß Voltage: o. B.

Formveränderungen:
P: grobe, ungleichmäßige Flimmerwellen
QRS: –
ST: –
T: flach V_5 V_6

Beurteilung: ☐ regelmäßig ☐ unregelmäßig ☐ normfrequent

☐ Sinusrhythmus ☒ absolute Arrhythmie ☒ grobes Vorhofflimmern ☐ bradykard ☒ tachykard

Extrasystolie: 1 VES (einer Eichzacke aufsitzend)

Intraatriale Leitungsstörungen: grobes Vorhofflimmern

Überleitungsstörungen: –

Lagetyp: Linkstyp

Intraventrikuläre Leitungsstörung: –

Infarkt: supraapikaler VW-Infarkt, Stadium III möglich

Hypertrophiezeichen: –

Erregungsrückbildungsstörungen: leichte, unspezifische, VW lateral

weitere Diagnosen: –

Hauptdiagnosen: Tachyarrhythmia absoluta, VES, alter Infarkt?

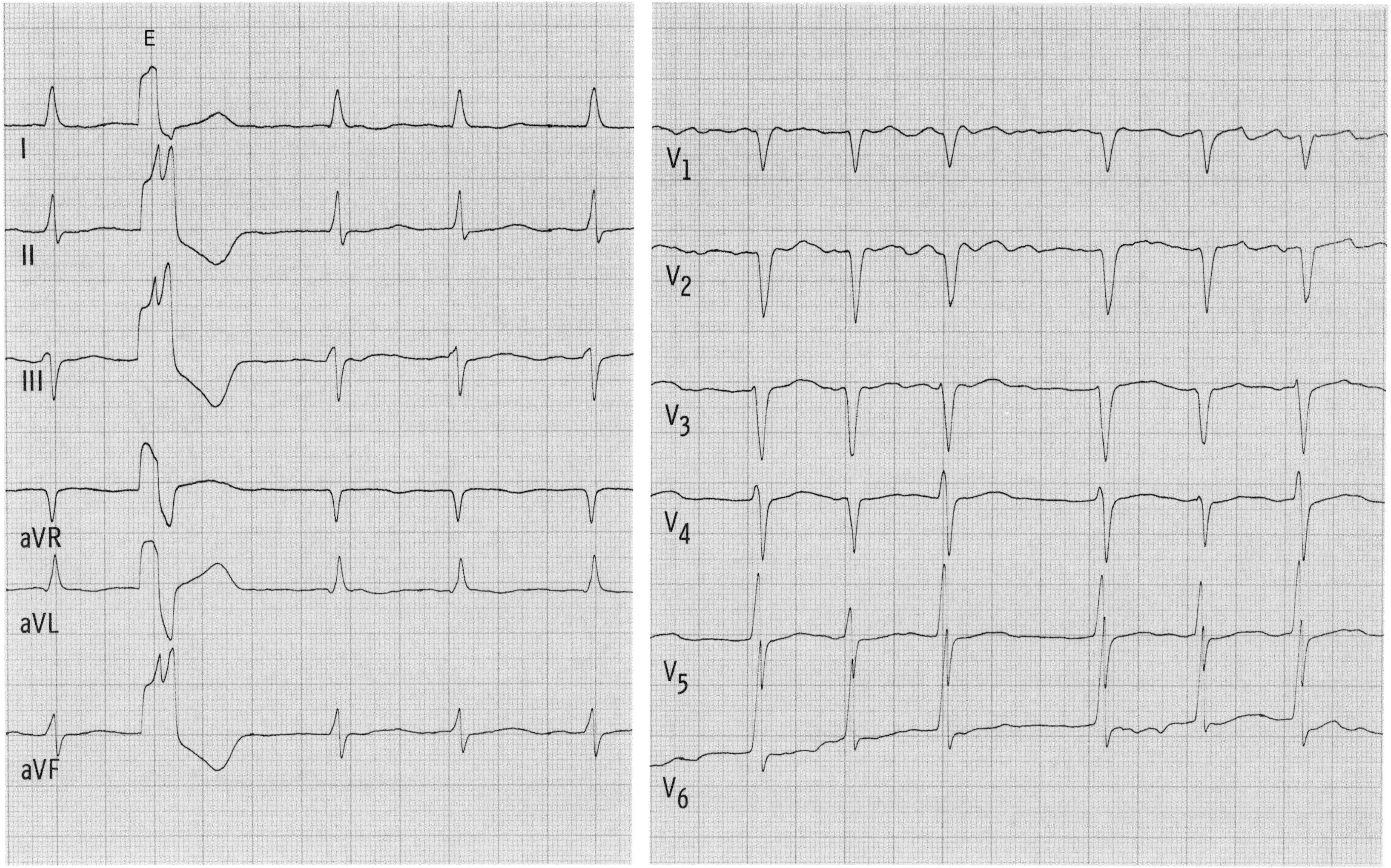
E
I
II
III
aVR
aVL
aVF
V1
V2
V3
V4
V5
V6

Bemerkungen

EKG Nr. 49

Die Achse QRS steht auf den meisten Ableitungen der Frontalebene senkrecht. Unterteilt man den QRS-Komplex in zwei Hälften, so zeigt der Initialvektor nach + 50 °, der Vektor der zweiten Hälfte des QRS-Komplexes aus der Frontalebene hinaus (S_I, S_{II}, S_{III}). Es handelt sich also um einen Sagittaltyp.

Ein **Sagittaltyp** kann (muss nicht!, vgl. EKG Nr. 32) für eine Rechtsherzbelastung sprechen. Im vorliegenden EKG deuten in der Zusammenschau außerdem das P-pulmonale in Form von nicht verbreiterten zuckerhutförmigen P-Wellen in den Ableitungen II, III und aVF (in Ableitung II 0,25 mV) und die Tachykardie auf eine Rechtsherzbelastung hin. Insofern verträgt sich der Befund sehr gut mit der klinischen Diagnose eines Cor pulmonale.

Es gibt eine Vielzahl von Hinweisen auf eine chronische Rechtsherzbelastung wie aus dem unten stehenden Kasten hervorgeht. Häufig sind nicht alle, sondern nur einige von ihnen in einem EKG festzustellen.

Die Abflachung der T-Wellen kann durch die Hypokaliämie bedingt sein.

Hinweise auf eine chronische Rechtsherzbelastung

- Rechtslagetyp / überdrehter Rechtslagetyp
- Drehung der Herzachse nach rechts im Vergleich zu Vorbefunden
- Positiver Index der rechtsventrikulären Hypertrophie,
  positiver Index für RVH: $RV_1 + SV_5 \geq 1{,}05$ mV
- Sagittaltyp
  - S_IQ_{III}-Typ (seltener)
  - $S_IS_{II}S_{III}$-Typ
- Rechtsverspätung mit auffallend hohen R'-Zacken
- inkompletter Rechtsschenkelblock verbunden mit deutlichem Rechtslagetyp
- kompletter Rechtsschenkelblock
- in V_1:
  - hohe R-Zacke: je höher der Druck im rechten Ventrikel, desto höher die R-Zacke in V_1
  - R/S-Quotient > 1
  - R-Komplex (sicheres Zeichen)
  - qR-Komplex (sicheres, aber seltenes Zeichen)
- T-Negativierung in V_1 bis V_3
- P-pulmonale

Anmerkung: bei Lungenemphysem: relativ kleine Ausschläge in den Brustwandableitungen wegen Luftüberlagerung, besonders niedrige Ausschläge in V_5 und V_6

Angaben zur Person:

Geschl. ♂ / 56 Jahre — 65 kg — 169 cm

Kreatinin: 0,8 (n= 0,4–1,3) mg/dl — Hypertonie: ☒ ja ☐ nein ☐ labile

Kalium: 3,1 (n= 3,5–5,5) mmol/l — aktueller RR: 160/90 mmHg

Herzwirksame Medikamente: Diuretika, Sympathicomimetika

Anamnese, Befunde: Seit fast 20 Jahren Asthma bronchiale, seit 2 Jahren periphere Ödeme. Leber druckempfindlich, anhaltende Tachykardie, Cor pulmonale

Auswertung:

Zeiten: P: 0,09 — PQ: 0,16 — QRS: 0,09 — QT: ~0,32 s — Frequenz 110/min

Achsen: P: + 80 ° — QRS: initial + 50 °, terminal: sagittal — T: flach

Hypertrophie-Indizes: Lewis: 0,2 mV — Sokolow: 0,8 mV

Q-Zacken in BWA: –

R-Zuwachs in BWA: ☐ regelmäßig ☒ langsam ☐ schnell ☐ abrupt in V
☐ kein R-Zuwachs von V bis V
☐ R-Reduktion von V bis V
☐ R-Verlust von V bis V

R/S-Umschlagzone: zwischen V und V bei V_4 ☐ bis V_6 nicht erreicht

S-Zacken in BWA: bis V_6 ☐ klein ☐ mittel ☒ groß — Voltage: peripher 1,0 mV

Formveränderungen:
P: nicht verbreitert, überhöht: 0,25 mV in Ableitung II
QRS: –
ST: leicht bogenförmig aszendierend V_3–V_6
T: flach V_3–V_6

Beurteilung: ☒ regelmäßig ☐ unregelmäßig ☐ normfrequent

☒ Sinusrhythmus ☐ absolute Arrhythmie ☐ ☐ bradykard ☒ tachykard

Extrasystolie: –

Intraatriale Leitungsstörungen: P-pulmonale

Überleitungsstörungen: –

Lagetyp: Sagittaltyp (S_I-S_{II}-S_{III}-Typ)

Intraventrikuläre Leitungsstörung: –

Infarkt: –

Hypertrophiezeichen: –

Erregungsrückbildungsstörungen: leichte, unspezifische, VW apikal-lateral

weitere Diagnosen: –

Hauptdiagnosen: Sagittaltyp, P-pulmonale (Befund wie bei Cor pulmonale)

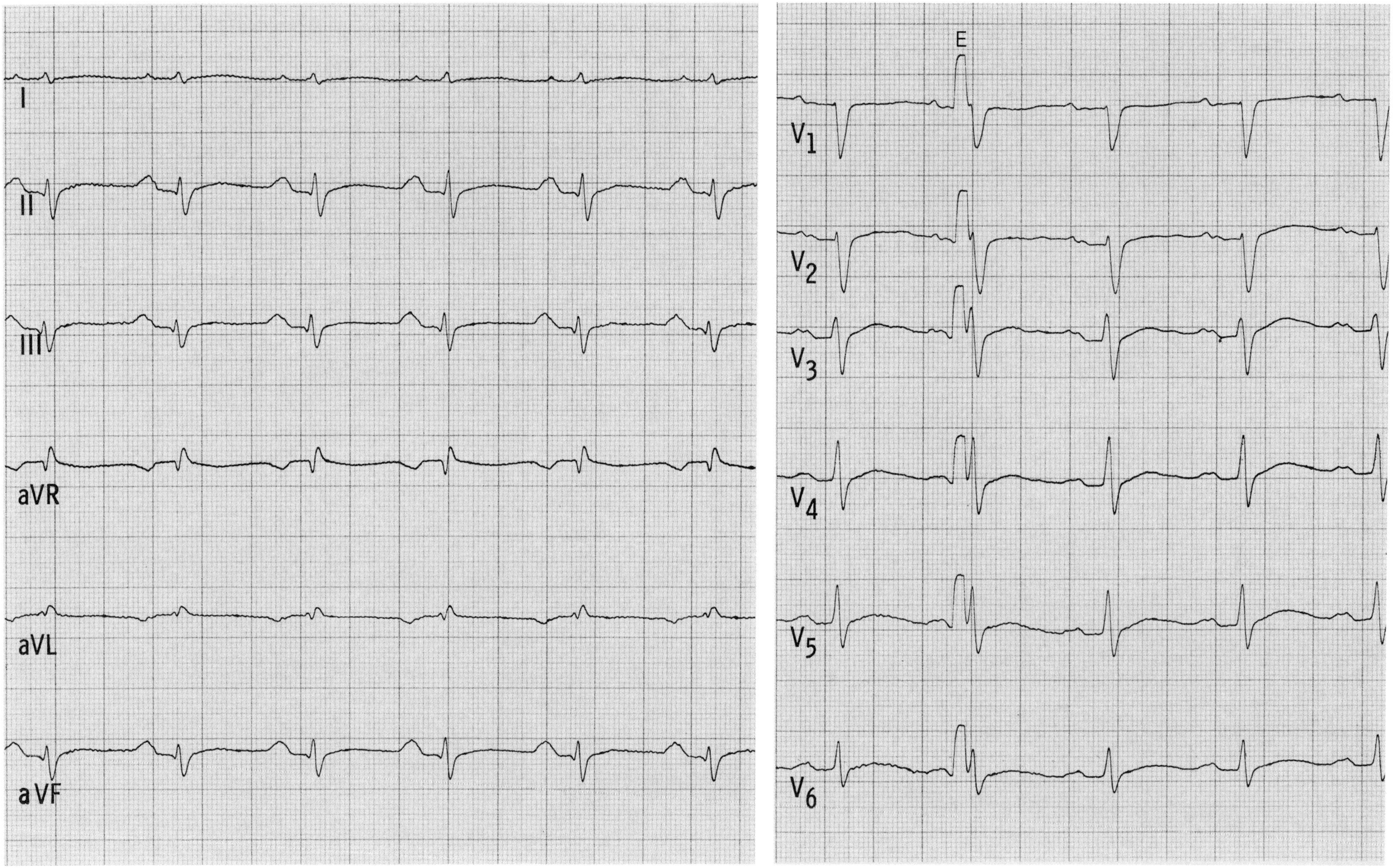
I
II
III
aVR
aVL
a VF
V1
E
V2
V3
V4
V5
V6

Achse P: Senkrecht auf Ableitung aVF in Richtung auf Ableitung I: 0°. Der kleinen positiven Welle in aVF geht ein kleiner negativer und ein isoelektrischer Anteil in Ableitung aVF voran. Betrachtet man in den Extremitätenableitungen gleichzeitig die letzte P-Welle in Ableitung I und die letzte P-Welle in Ableitung aVF, so stellt man fest, dass die P-Welle wesentlich früher beginnt, als man in der Ableitung aVF allein vermuten würde. Der kleine negative Anteil vor dem positiven gehört also tatsächlich zur P-Welle, die Fläche der Vorhofwelle ist deshalb in Ableitung aVF fast ±0 und die Achse P damit 0°.

Es ist wichtig, die Begrenzung der Abschnitte der elektrischen Herzaktion jeweils in der Zusammenschau von mehreren Ableitungen festzulegen.

Achse QRS: In etwa senkrecht auf Ableitung aVF in Richtung auf Ableitung I: ca. 0°. In aVF ist jedoch die Fläche des QRS-Komplexes etwas mehr positiv, der Vektor zeigt also nicht um 90° weg von aVF, sondern schätzungsweise nur um 80°: Achse QRS: +10°. (+90° – 90° +10°.)

Achse T: Senkrecht auf Ableitung III (man könnte auch in diesem Fall von aVF ausgehen), in Richtung der Ableitung I: +30°. Die Negativität überwiegt in Ableitung III etwas, sodass der tatsächliche T-Vektor etwas mehr als um 90° von Ableitung III wegweist: 120° – 90° – 10° = +20°.

Die Überleitungszeit (**PQ-Zeit**) ist mit 0,13 s bei einer Frequenz von 62 Aktionen in der Minute auffallend kurz. Für einen AV-junktionalen Rhythmus ist eine Überleitungszeit von 0,13 s jedoch etwas zu lang, es ist deshalb anzunehmen, dass das Erregungszentrum im unteren Vorhofbereich liegt. Es handelt sich möglicherweise um einen **Sinus-coronarius-Rhythmus**. Bei einem AV-junktionalen Rhythmus ist die Achse der P-Welle meist sehr viel stärker nach links überdreht (–40° bis –90°) als im hier vorliegenden Beispiel (0°).

Die PQ-Zeit lässt sich in diesem EKG am besten in Ableitung I bestimmen, da infolge der elektrischen Achse der P-Welle Anfang und Ende der P-Welle in dieser Ableitung besser abzugrenzen sind als in Ableitung II, in der normalerweise die Zeitwerte ausgemessen werden.

Die **ST-Strecken** in den Ableitungen I, II, aVF und V_6 aszendieren etwas starr von minimal überhöhtem Abgang: Dieser Befund ist äußerst diskret und kann für sich alleine nicht als pathologisch gewertet werden. Der Patient war allerdings einige Wochen zuvor an einer exsudativen Perikarditis erkrankt (EKG Nr. 60); es handelt sich in diesem Fall also doch um „Restveränderungen“ nach einer Perikarditis.

PQ-Zeiten und Achsen der P-Wellen bei supraventrikulären Rhythmen:

	PQ-Zeit	Achse P
Sinusrhythmus:	frequenzabhängig	normal
Sinus coronarius:	0,13 s	ca. –30°
LGL-Syndrom:	010–0,12 s	normal
WPW-Syndrom:	0,10 s	normal, Deltawelle
AV-junktionaler Rhythmus mit supranodalem Erregungszentrum:	0,10 s	ca. –90°

Angaben zur Person:

Geschl. ♂ / 17 Jahre — 70,6 kg — 177 cm

Kreatinin: 1,2 (n= 0,4–1,3) mg/dl — Hypertonie: ☐ ja ☒ nein ☐ labile

Kalium: 4,6 (n= 3,5–5,5) mmol/l — aktueller RR: 130/70 mmHg

Herzwirksame Medikamente: keine

Anamnese, Befunde: Normal großes Herz, Zustand nach vor zwei Monaten abgelaufener Perikarditis (EKG Nr. 60)
keine Beschwerden mehr

Auswertung:

Zeiten:	P: 0,10	PQ: 0,13	QRS: 0,09	QT: 0,40 s	Frequenz 61/min
Achsen:	P: 0°	QRS: +10°	T: +20°		
Hypertrophie-Indizes:	Lewis: 1,5 mV		Sokolow: 2,4 mV		
Q-Zacken in BWA:	q V_6				
R-Zuwachs in BWA:	☒ regelmäßig	☐ langsam ☐ kein R-Zuwachs von V ☐ R-Reduktion von V ☐ R-Verlust von V	☐ schnell bis V bis V bis V	☐ abrupt in V	
R/S-Umschlagzone:	zwischen V_3 und V_4		bei V	☐ bis V_6 nicht erreicht	
S-Zacken in BWA:	bis V_6	☒ klein	☐ mittel	☐ groß Voltage: peripher 1,5 mV, proximal 3,8 mV	
Formveränderungen:	P: – QRS: – ST: – T: –				

Beurteilung: ☒ regelmäßig ☐ unregelmäßig ☒ normfrequent

☒ Sinusrhythmus? ☐ absolute Arrhythmie ☐ bradykard ☐ tachykard
☒ DD: Vorhof- bzw. Sinus-coronarius-Rhythmus

Extrasystolie:	–
Intraatriale Leitungsstörungen:	atypische Erregungsausbreitung (s. o., Achse P: 0°)
Überleitungsstörungen:	sehr kurze Überleitungszeit bei einer Frequenz von 61/min
Lagetyp:	Linkstyp
Intraventrikuläre Leitungsstörung:	–
Infarkt:	–
Hypertrophiezeichen:	–
Erregungsrückbildungsstörungen:	–
weitere Diagnosen:	–
Hauptdiagnosen:	Vorhofrhythmus / Sinus-coronarius-Rhythmus

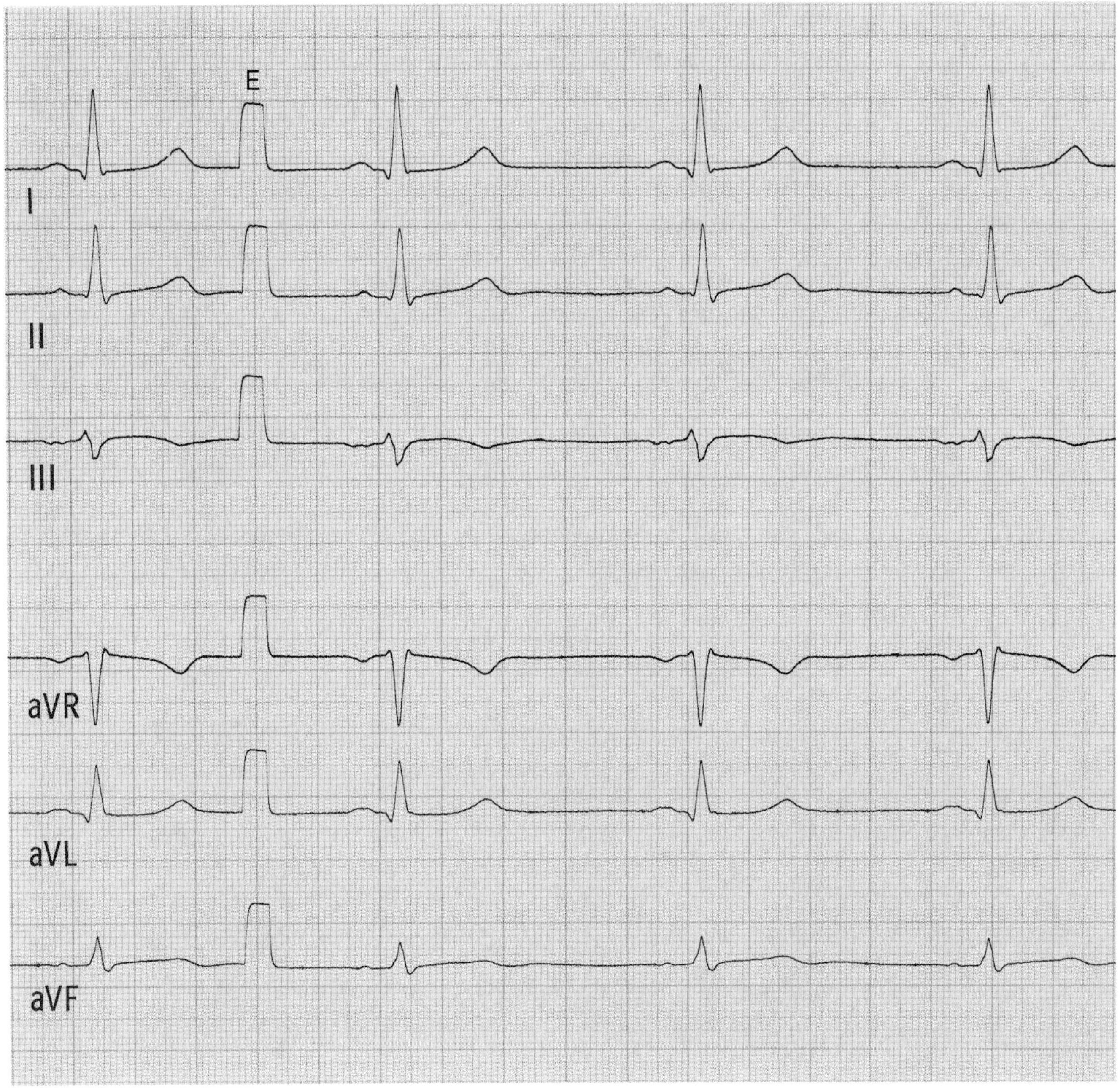
E
I
II
III
aVR
aVL
aVF

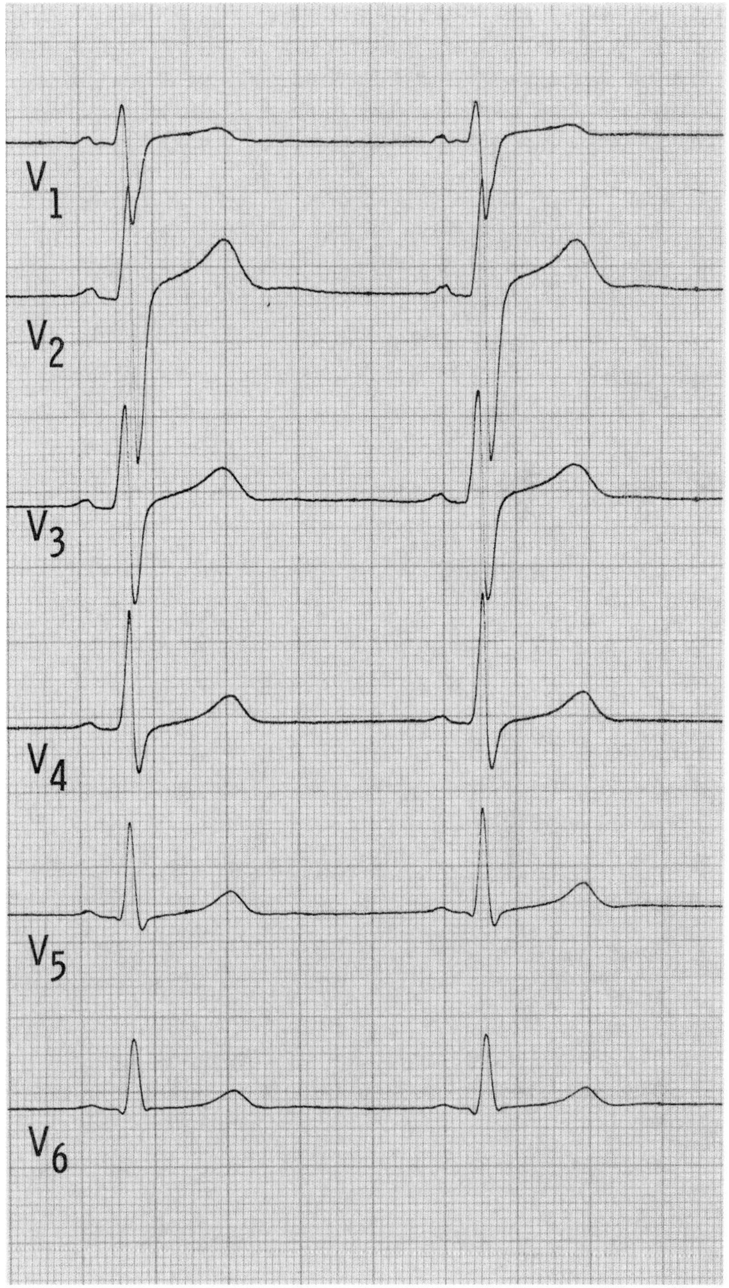
V1
V2
V3
V4
V5
V6

Jeder P-Welle folgt ein QRS-Komplex, lediglich die PQ-Zeit ist verlängert: **AV-Block I. Grades**. Meist sind sowohl der AV-Block I. als auch der II. Grades durch Digitalis oder β-Rezeptorenblocker bedingt. Häufig sieht man in diesen Fällen außerdem andere Zeichen wie z. B. muldenförmige ST-Senkungen durch Digitalis. In dem vorliegenden EKG fehlen derartige Veränderungen. Der Patient, von dem dieses EKG registriert wurde, hat kein Digitalis eingenommen, vermutlich liegen hier degenerative Veränderungen des AV-Knotens mit konsekutiver Überleitungsverzögerung vor.

Die in V_6 **noch recht großen S-Zacken** lassen an einen Rechtsschenkelblock oder an einen Sagittaltyp denken. Da beides nicht vorliegt, muss man auch einen linksanterioren Hemiblock in Erwägung ziehen, hierfür ist die elektrische Herzachse jedoch nicht weit genug nach links überdreht (Forderung: über –40 ° hinaus). Bei einer QRS-Achse von –10 ° bis –30 ° kann es S-Zacken noch in V_6 geben, ohne dass eine der drei oben aufgezählten Besonderheiten (Rechtsschenkelblock, linksanteriorer Hemiblock, Sagittaltyp) vorliegt.

AV-Block I (vgl. S. 20) Ursachen:
- hoher Vagotonus (Sportler)
- Digitaliseinwirkung
- β-Blocker-Therapie
- Therapie mit Kalziumantagonisten vom Verapamiltyp
- koronare Herzkrankheit
- Myokarditis

AV-Block I. Grades:
Jeder P-Welle folgt ein QRS-Komplex, PQ-Zeit verlängert (Grenzwerte s. Tab. ausklappbare vordere innere Umschlagseite)

AV-Block II. Grades:
Nicht jeder P-Welle folgt ein QRS-Komplex:
a. Wenckebach-Periodik: Zunahme der PQ-Zeit von Aktion zu Aktion, bis eine Überleitung ausfällt
b. Mobitz-Typ: nur jede x-te (zweite, dritte etc.) P-Welle wird übergeleitet

AV-Block III. Grades:
totaler AV-Block: vollständige Unterbrechung der Erregungsüberleitung, Eigenrhythmus von Vorhöfen und Kammern ohne Relation zueinander

Angaben zur Person:

Geschl. ♂ / 69 Jahre — 51 kg — 175 cm

Kreatinin: 13,8 (n= 0,4–1,3) mg/dl — Hypertonie: ☐ ja ☒ nein ☐ labile

Kalium: 5,2 (n= 3,5–5,5) mmol/l — aktueller RR: 155/80 mmHg

Herzwirksame Medikamente: keine

Anamnese, Befunde: Blasenkarzinom, Urämie

Auswertung:

Zeiten:	P: 0,12	PQ: 0,22	QRS: 0,09	QT: 0,35 s	Frequenz 84/min
Achsen:	P: + 40 °	QRS: –10 °	T: + 30 °		
Hypertrophie-Indizes:	Lewis: 1,4 mV		Sokolow: 2,0 mV		
Q-Zacken in BWA:	–				
R-Zuwachs in BWA:	☐ regelmäßig	☒ langsam	☐ schnell	☐ abrupt in V	
		☐ kein R-Zuwachs von V	bis V		
		☐ R-Reduktion von V	bis V		
		☐ R-Verlust von V	bis V		
R/S-Umschlagzone:	zwischen V	und V	bei V_4	☐ bis V_6 nicht erreicht	
S-Zacken in BWA:	bis V_6	☐ klein	☒ mittel	☐ groß	Voltage: o. B.
Formveränderungen:	P: –				
	QRS: –				
	ST: –				
	T: –				

Beurteilung: ☒ regelmäßig ☐ unregelmäßig ☒ normfrequent

☒ Sinusrhythmus ☐ absolute Arrhythmie ☐ ☐ bradykard ☐ tachykard

Extrasystolie:	–
Intraatriale Leitungsstörungen:	–
Überleitungsstörungen:	AV-Block I. Grades
Lagetyp:	Linkstyp
Intraventrikuläre Leitungsstörung:	–
Infarkt:	–
Hypertrophiezeichen:	–
Erregungsrückbildungsstörungen:	–
weitere Diagnosen:	–
Hauptdiagnosen:	AV-Block I. Grades

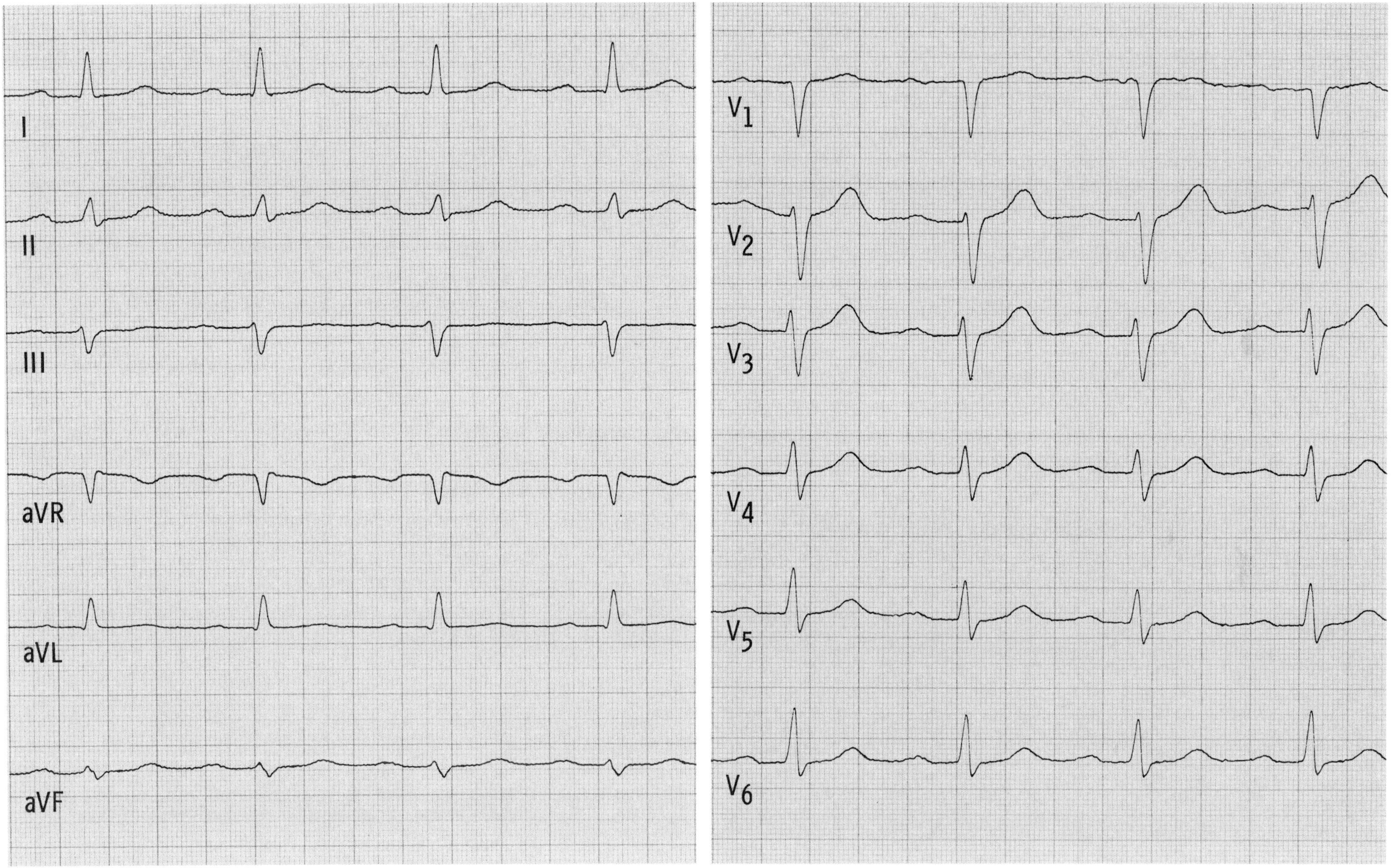
I
II
III
aVR
aVL
aVF
V_1
V_2
V_3
V_4
V_5
V_6

Bemerkungen

EKG Nr. 52

Besonders auffällig in diesem EKG ist die **QT-Verlängerung**, die hier auf die ausgeprägte Hypokalzämie zurückzuführen ist. Bei einer Herzfrequenz von 84 Aktionen in der Minute beträgt der Mittelwert für die QT-Zeit 0,34 s, siehe Tabelle auf dem beiliegenden EKG-Lineal und auf der vorderen inneren Umschlagseite dieses Buches.

Bei einer extremen Hypokalzämie, z. B. bei einer fortgeschrittenen Niereninsuffizienz, kann zusätzlich eine erhebliche QRS-Verbreiterung auftreten: In solchen Fällen ist eine sofortige – sehr langsame! – intravenöse Kalziumsubstitution erforderlich. In dem vorliegenden Fall handelt es sich um einen **Hypoparathyreoidismus**.

Die QT-Zeit ist genauso wie die PQ-Zeit frequenzabhängig.

Das unten abgebildete EKG wurde von derselben Patientin einen Monat später registriert, sämtliche Elektrolytwerte lagen zu diesem Zeitpunkt im Normbereich.
Zeitwerte: P: 0,10; PQ: 0,21; QRS: 0,08; **QT: 0,36** s; f: 67/min.
Achsen: P: +60 °; QRS: 0 °; T: zu flach.
Diagnose: Regelmäßiger Sinusrhythmus, Linkstyp, AV-Block I. Grades (Grenzwert), keine Hypertrophiezeichen. Deutliche, unspezifische Erregungsrückbildungsstörungen im Vorderwandapikal- bis -lateralbereich.

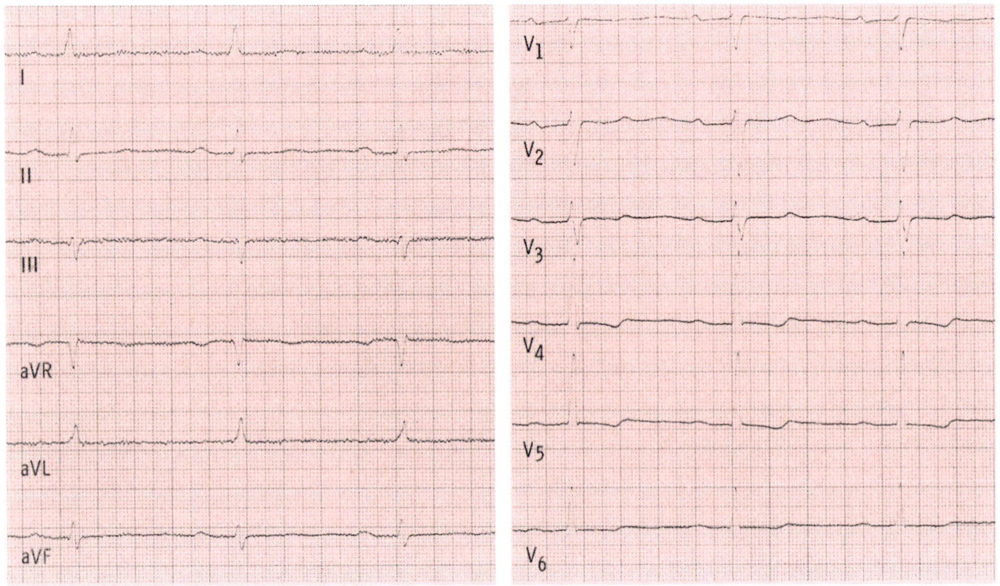

Angaben zur Person:

Geschl. ♀ / 45 Jahre — 68 kg — 174 cm

Kreatinin: 1,4 (n= 0,4–1,3) mg/dl — Hypertonie: ☐ ja ☒ nein ☐ labile

Kalium: 3,4 (n= 3,5–5,5) mmol/l — aktueller RR: 100/60 mmHg

Herzwirksame Medikamente: keine

Anamnese, Befunde: Einweisung im komatösen Zustand, Herz und Lunge o. B.
Phosphatspiegel 2,2 mmol/l (n= 0,8–1,4 mmol/l)
Kalziumspiegel 1,2 mmol/l (n= 2,2–2,75 mmol/l)
Hypoparathyreoidismus

Auswertung:

Zeiten: P: 0,10–0,11 — PQ: 0,18 — QRS: 0,07 — QT: 0,52 s — Frequenz 81/min

Achsen: P: +50 ° — QRS: −10 ° — T: −130 °

Hypertrophie-Indizes: Lewis: 0,8 mV — Sokolow: 1,4 mV

Q-Zacken in BWA: q V_5 V_6

R-Zuwachs in BWA: ☐ regelmäßig — ☒ langsam — ☐ schnell — ☐ abrupt in V
☐ kein R-Zuwachs von V bis V
☐ R-Reduktion von V bis V
☐ R-Verlust von V bis V

R/S-Umschlagzone: zwischen V und V — bei V_4 — ☐ bis V_6 nicht erreicht

S-Zacken in BWA: bis V_6 — ☒ klein — ☐ mittel — ☐ groß — Voltage: o. B.

Formveränderungen:
P: deutlich biphasisch V_1
QRS: –
ST: minimal gesenkt, gestreckt-konvexbogig V_3–V_6
T: terminal tief negativ V_4–V_6, flach negativ V_3

Beurteilung: ☒ regelmäßig — ☐ unregelmäßig — ☒ normfrequent

☒ Sinusrhythmus — ☐ absolute Arrhythmie — ☐ — ☐ bradykard — ☐ tachykard

Extrasystolie: –

Intraatriale Leitungsstörungen: P-mitrale

Überleitungsstörungen: –

Lagetyp: Linkstyp

Intraventrikuläre Leitungsstörung: –

Infarkt: –

Hypertrophiezeichen: –

Erregungsrückbildungsstörungen: deutliche Verzögerung der Erregungsrückbildung, deutliche, vom Außenschichtläsionstyp, VW apikal-lateral; (wie bei Hypokalzämie)

weitere Diagnosen: –

Hauptdiagnosen: QT-Verlängerung

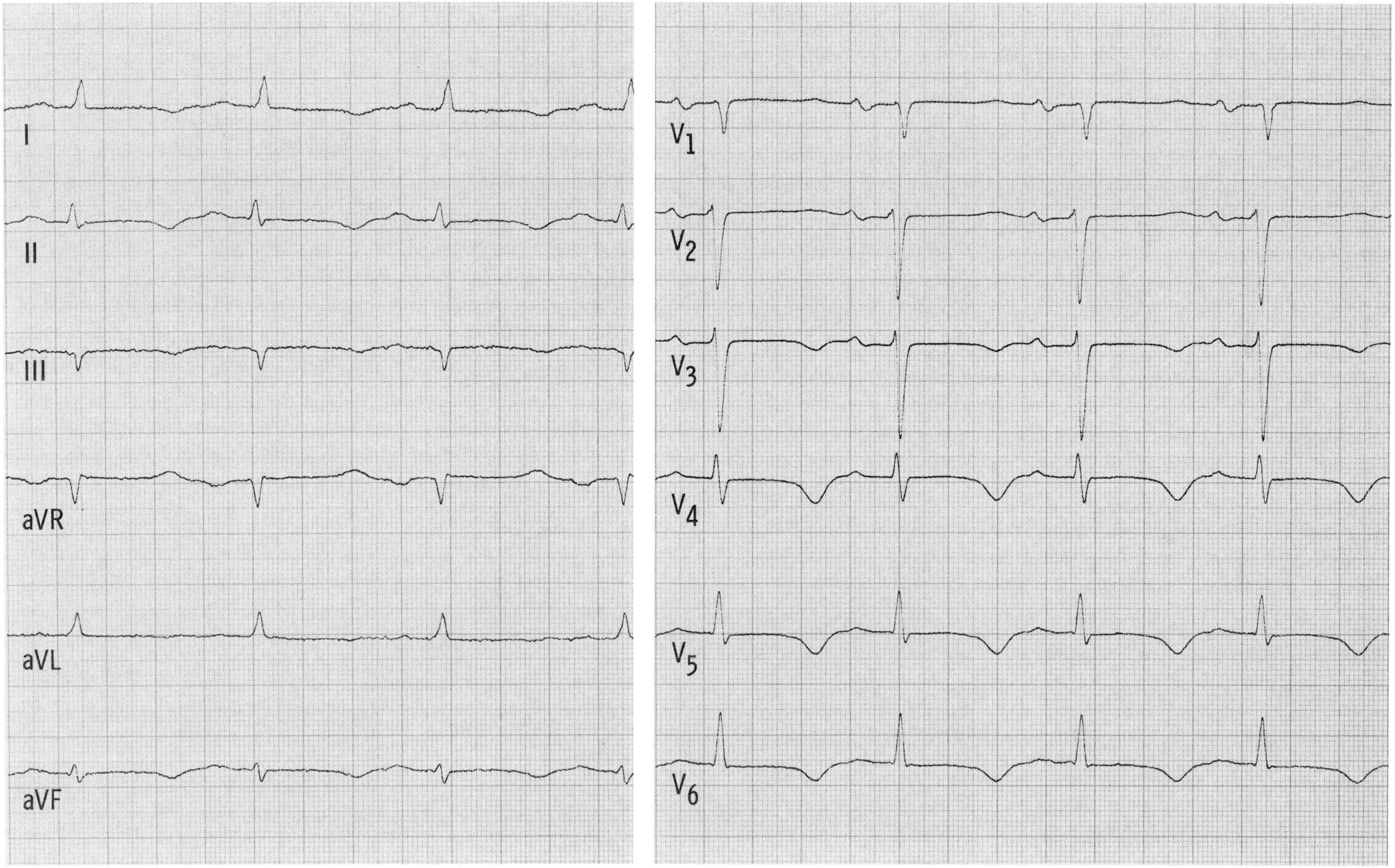
I
II
III
aVR
aVL
aVF
V_1
V_2
V_3
V_4
V_5
V_6

Bemerkungen

Breite Q-Zacken in den Ableitungen III, aVF und kleine Q-Zacken in II weisen auf einen alten **inferioren Myokardinfarkt** hin. Jede hier abgebildete Q-Zacke für sich allein wäre nicht sehr auffallend (da sie nicht sehr tief und breit sind), aber die genannten drei Q-Zacken zusammen sind doch ein Hinweis auf einen abgelaufenen inferioren Myokardinfarkt.

Bei einer steiltypischen Herzachse ist in den BWA ein relativ schneller R-Zuwachs zu erwarten. In diesem EKG fällt auf, dass der R-Zuwachs von V_1 bis V_3 sehr langsam ist. Möglicherweise (nicht absolut sicher) verbirgt sich hierhinter ein alter **supraapikaler Vorderwandinfarkt**. Hierfür sprechen auch die kleinen Q-Zacken in den Ableitungen V_2 bis V_6. In V_2 bis V_4 sind normalerweise gar keine Q-Zacken zu sehen.

In den Extremitätenableitungen handelt es sich bei der vierten Aktion um eine **supraventrikuläre Extrasystole**, man sieht die vorangehende P-Welle der T-Welle der dritten Aktion aufsitzend. Die T-Welle der dritten Aktion in den Extremitätenableitungen unterscheidet sich deutlich von den T-Wellen der beiden vorangegangenen Aktionen, man kann daraus mit Sicherheit rückschließen, dass hier eine P-Welle aufsitzt (vgl. EKG Nr. 14).

Die letzte Aktion in den Extremitätenableitungen ist zweifellos eine ventrikuläre Extrasystole, der QRS-Komplex ist stark verbreitert, es geht keine P-Welle voraus, die Erregungsrückbildung ist stark verändert.

Die letzte Aktion in den BWA ist eine supraventrikuläre Extrasystole; eine P-Welle ist deutlich zu erkennen, der QRS-Komplex ist schlank. Derartige Extrasystolen werden leicht übersehen. Deshalb ist es wichtig, zu Anfang der Befundung ein EKG systematisch von vorn bis zum Schluss auf die Regelmäßigkeit des Rhythmus zu überprüfen. Liegen zum Beispiel gehäuft supraventrikuläre Extrasystolen vor (zu verifizieren mittels eines Langzeit-EKGs) so muss man daran denken, dass dies Vorbote eines Vorhofflimmerns sein kann.

Ein definierbares intraventrikuläres Blockbild (Links- oder Rechtsschenkelblock) liegt nicht vor, dennoch ist der QRS-Komplex deutlich verbreitert, die Erregungsausbreitung in den Kammern ist durch den alten Infarkt (oder die alten Infarkte) verzögert.

Angaben zur Person:

Geschl. ♂ / 86 Jahre — 61 kg — 170 cm

Kreatinin: 1,6 (n= 0,4–1,3) mg/dl — Hypertonie: ☐ ja ☒ nein ☐ labile

Kalium: 3,7 (n= 3,5–5,5) mmol/l — aktueller RR: 130/80 mmHg

Herzwirksame Medikamente: bis zur Einweisung 0,2 mg/d – Digoxinspiegel 3,6 ng/ml

Anamnese, Befunde: Niereninsuffizienz, leichte Herzinsuffizienz, Arteriosklerose

Auswertung:

Zeiten: P: 0,10 — PQ: 0,16 — QRS: 0,13 — QT: ~0,35 s — Frequenz ~80/min

Achsen: P: + 60 ° — QRS: + 80 ° — T: ~–60 ° (flach)

Hypertrophie-Indizes: Lewis: –0,3 mV — Sokolow: 2,5 mV

Q-Zacken in BWA: q V_2–V_6

R-Zuwachs in BWA: ☐ regelmäßig ☒ langsam ☐ schnell ☐ abrupt in V
☐ kein R-Zuwachs von V bis V
☐ R-Reduktion von V bis V
☐ R-Verlust von V bis V

R/S-Umschlagzone: zwischen V_3 und V_4 — bei V — ☐ bis V_6 nicht erreicht

S-Zacken in BWA: bis V_5 — ☐ klein ☐ mittel ☒ groß — Voltage: o. B.

Formveränderungen:
P: –
QRS: Q III aVF, q II
ST: muldenförmig gesenkt II III aVF V_6
T: flach positiv V_6

Beurteilung: ☐ regelmäßig ☒ unregelmäßig ☒ normfrequent

☒ Sinusrhythmus ☐ absolute Arrhythmie ☐ ☐ bradykard ☐ tachykard

Extrasystolie: SVES, VES

Intraatriale Leitungsstörungen: –

Überleitungsstörungen: –

Lagetyp: Steiltyp

Intraventrikuläre Leitungsstörung: deutliche intraventrikuläre Ausbreitungsverzögerung ohne typisches Blockbild bei

Infarkt: Stadium III: inferiorem Myokardinfarkt Stadium III, Verdacht auf Vorderwandinfarkt

Hypertrophiezeichen: –

Erregungsrückbildungsstörungen: deutliche, vom Digitalistyp, inferolateral

weitere Diagnosen: –

Hauptdiagnosen: Herzinfarkte, ES, intraventrikuläre Ausbreitungsstörung

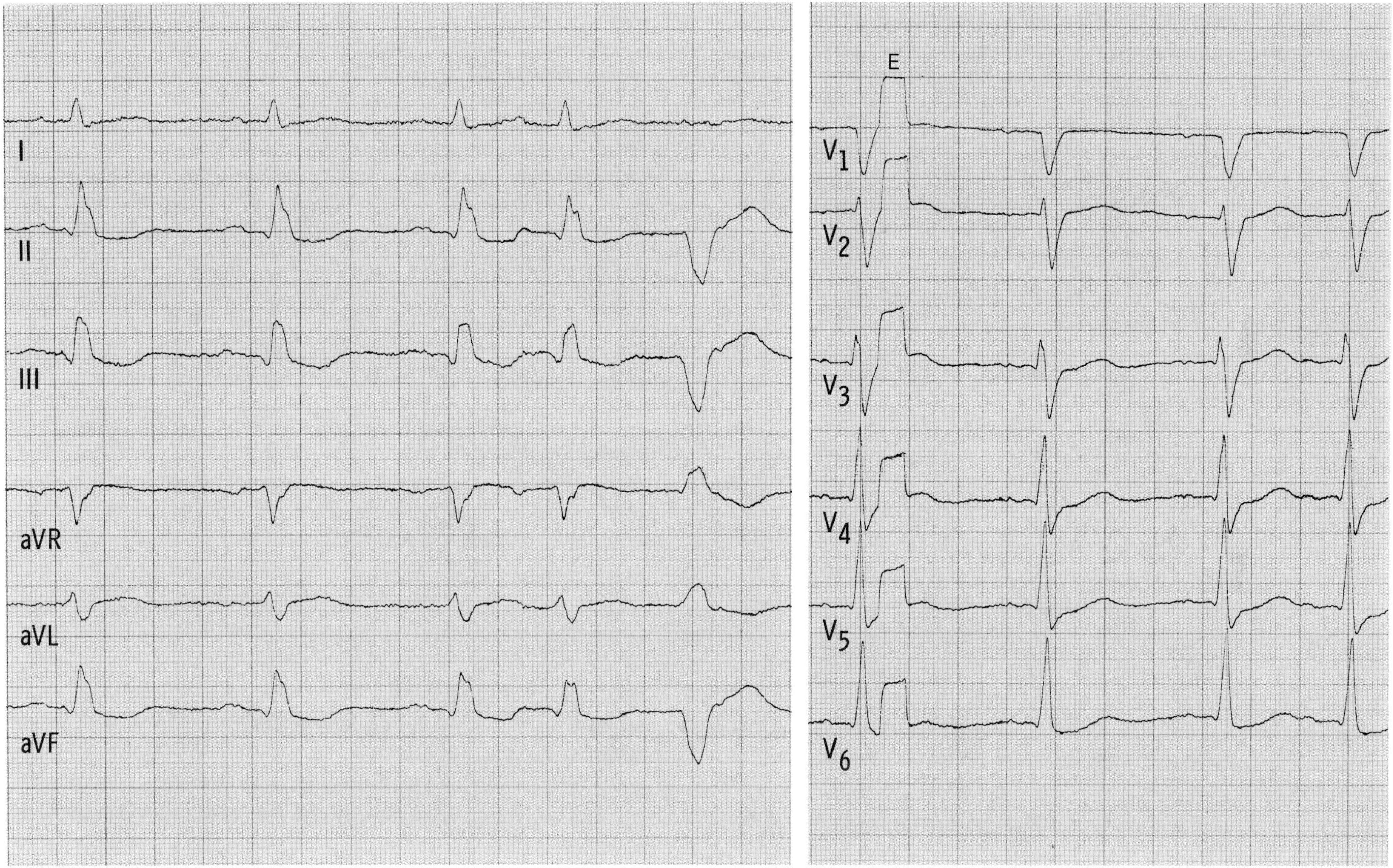
E
I
II
III
aVR
aVL
aVF
V1
V2
V3
V4
V5
V6

Die Abstände zwischen den „Normalaktionen" sind verschieden groß, P-Wellen sind nicht zu erkennen, es handelt sich um ein feines Vorhofflimmern.

Ein **inferiorer Myokardinfarkt** ist mit Sicherheit zu erkennen, die ST-Strecken sind noch etwas angehoben in den Ableitungen II, III und aVF, die anschließenden T-Wellen andeutungsweise negativ (Ableitung II). Breite Q-Zacken sind in den genannten Ableitungen ebenfalls zu sehen. Es handelt sich um ein Stadium I–II, da die Entwicklung schon mehr zu Stadium II fortgeschritten ist, kann man auch Stadium (I–II)-II sagen.

Spiegelbildlich zu den ST-Hebungen im inferioren Bereich sind im anterioren Bereich ST-Senkungen zu sehen.

In den Extremitätenableitungen sind in kurzer Folge aufeinander vier **ventrikuläre Extrasystolen** zu sehen, deren enorme Breite darauf hindeuten kann, dass ihr Erregungszentrum tief in den Ventrikeln liegt. In den BWA ist nur die erste Aktion einer derartigen **Salve** (abgeschnitten) abgebildet, ein Rechtsschenkelblock ist hier, wie auch in den Extremitätenableitungen, deutlich zu erkennen – das Zentrum dieser Aktionen liegt demnach im linken Ventrikel.

Zum Lagetyp: Für einen Sagittaltyp (S_I-Q_{III}-Typ, der hier durchaus infrage käme) fehlen die bis V_6 tief durchgehenden S-Zacken.

Der Troponinwert war pathologisch. Es handelt sich um einen ST-Strecken-Hebungs-Infarkt im inferioren Bereich. Koronarangiografisch wurde ein RCA-Verschluss festgestellt.

Eine antiarrhythmische Therapie wurde auf der Intensivstation mit Xylocain intravenös eingeleitet.

VES mit RSB-Bild: Ursprungsort linker Ventrikel
VES mit LSB-Bild: Ursprungsort rechter Ventrikel

Angaben zur Person:

Geschl. ♀ / 66 Jahre — 87 kg — 172 cm

Kreatinin: 1,3 (n= 0,4–1,3) mg/dl — Hypertonie: ☐ ja ☒ nein ☐ labile

Kalium: 4,1 (n= 3,5–5,5) mmol/l — aktueller RR: 120/80 mmHg

Herzwirksame Medikamente: keine

Anamnese, Befunde: Schwere Angina-pectoris-Anfälle seit vier Tagen

Auswertung:

Zeiten: P: – PQ: – QRS: ~0,11 QT: ~0,34 s
Frequenz: supraventrikulärer Rhythmus ~70/min; ventrikuläre Salve ~170/min

Achsen: P: – QRS: initial –20 °, terminal + 80 ° T: + 160 °

Hypertrophie-Indizes: Lewis: –0,4 mV Sokolow: 2,0 mV

Q-Zacken in BWA: qV_6

R-Zuwachs in BWA: ☐ regelmäßig ☒ langsam ☐ schnell ☐ abrupt in V
☐ kein R-Zuwachs von V bis V
☐ R-Reduktion von V bis V
☐ R-Verlust von V bis V

R/S-Umschlagzone: zwischen V_3 und V_4 bei V ☐ bis V_6 nicht erreicht

S-Zacken in BWA: bis V_6 ☒ klein ☐ mittel ☐ groß Voltage: o. B.

Formveränderungen:
P: Flimmern
QRS: Q II III aVF
ST: minimale horizontale Hebung III, aVF, II; von um max. (V_4) 0,25 mV gesenktem Abgang steil deszendierend V_3–V_6, leicht horizontal gesenkt in I und aVL
T: präterminal tief negativ V_3–V_6

Beurteilung: ☐ regelmäßig ☐ unregelmäßig ☒ normfrequent

☐ Sinusrhythmus ☒ absolute Arrhythmie ☒ Vorhofflimmern ☐ bradykard ☐ tachykard

Extrasystolie: Salve von VES mit RSB-Bild (Ursprung im LV)

Intraatriale Leitungsstörungen: Vorhofflimmern

Überleitungsstörungen: –

Lagetyp: Sagittaltyp?

Intraventrikuläre Leitungsstörung: –

Infarkt: inferiorer Myokardinfarkt Stadium (I–II)–II

Hypertrophiezeichen: –

Erregungsrückbildungsstörungen: schwere, vom Außenschichtläsions- und -ischämietyp im inferioren Bereich, spiegelbildliche Veränderungen VW (I aVL), außerdem schwere vom Innenschichtläsionstyp und unspezifische VW apikal-lateral

weitere Diagnosen: –

Hauptdiagnosen: Absolute Arrhythmie, VES-Salve, Myokardinfarkt, Erregungsrückbildungsstörungen

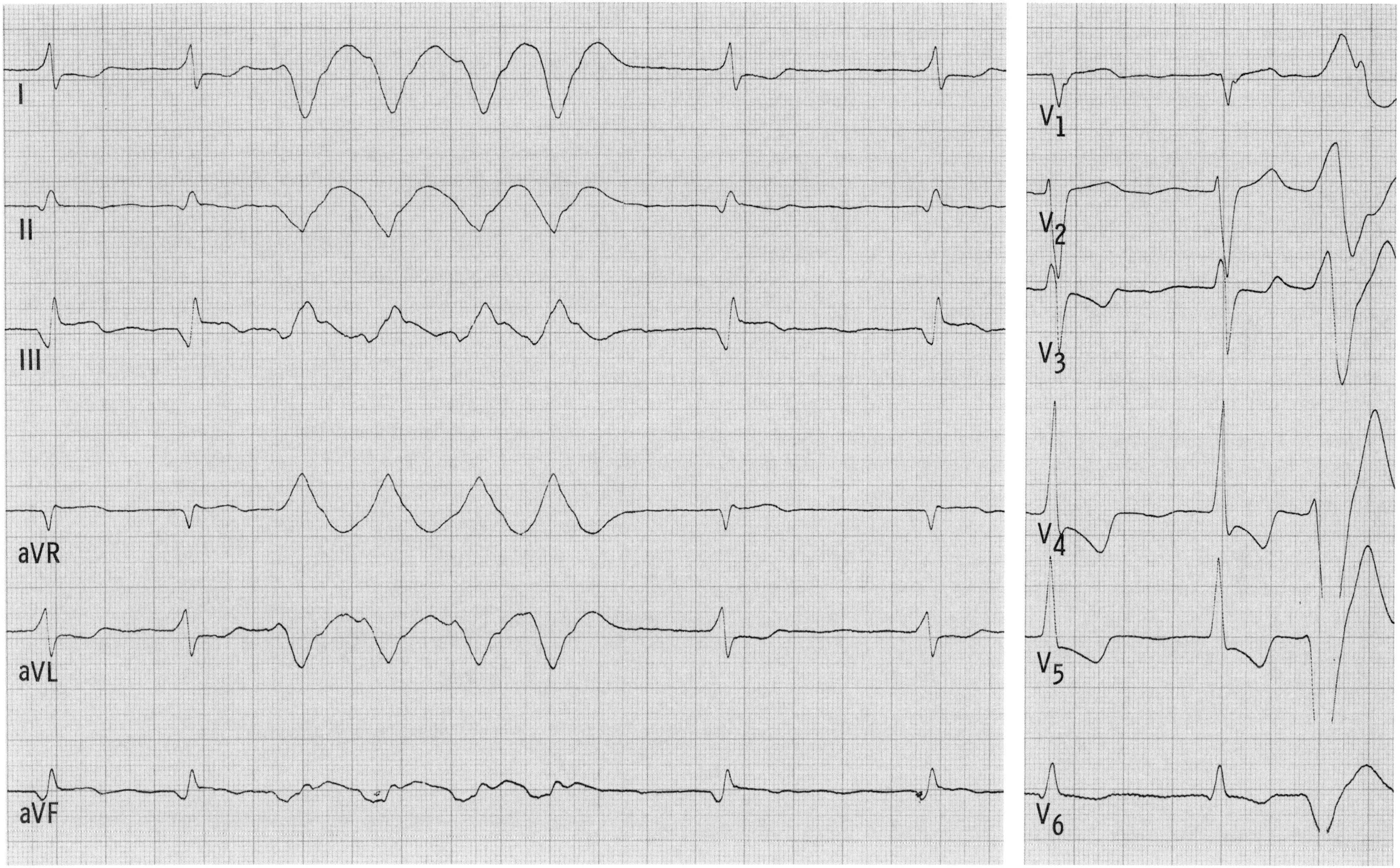
I
II
III
aVR
aVL
aVF
V1
V2
V3
V4
V5
V6

Bemerkungen

Beachte: Die Extremitätenableitungen sind mit einer Papiervorlaufgeschwindigkeit von 25 mm/s und die BWA mit 50 mm/s geschrieben worden. Die QRS-Komplexe in den BWA gehören zusammen mit den schlanken QRS-Komplexen in den Extremitätenableitungen.

In den BWA sieht man gleich hinter den T-Wellen eine P-Welle, der mit deutlich vergrößertem Abstand regelmäßig ein QRS-Komplex folgt. Es liegt also eindeutig ein Sinusrhythmus mit einem **AV-Block I. Grades** vor.

Den T-Wellen der supraventrikulären Aktionen in den Extremitätenableitungen sitzt ebenfalls jeweils die P-Welle der nachfolgenden Aktion auf. Sie ist hier jedoch wegen der langsamen Papiervorlaufgeschwindigkeit schlecht zu erkennen.

Der Sinusrhythmus scheint streckenweise regelmäßig zu sein (siehe BWA). In dem Streifen mit den Extremitätenableitungen ist der Rhythmus jedoch gestört. Die fünfte Aktion sieht wie eine ventrikuläre Extrasystole aus, ein verbreiterter QRS-Komplex, dem im Vergleich mit den Normalaktionen in sehr kurzem Abstand eine P-Welle vorangeht. Das Intervall zwischen P-Welle und QRS-Komplex ist so kurz, dass eine Überleitung von den Vorhöfen zu den Ventrikeln nicht stattgefunden haben kann.

Die sechste Aktion ist wieder eine Sinusaktion mit deutlich verlängerter Überleitungszeit. Daraufhin fällt die Sinusfrequenz ab und es springt ein ventrikulärer Ersatzrhythmus ein, der allerdings relativ schnell ist. Es handelt sich um einen **parasystolischen akzelerierten ventrikulären Rhythmus**. Man spricht von Parasystolie, da nebeneinander (para) zwei Zentren mit ähnlich schneller Impulsfrequenz agieren.

Es ist wichtig, eine **Parasystolie** von einer Extrasystolie zu unterscheiden, da eine Parasystolie in der Regel nicht therapiebedürftig ist. Dagegen besteht bei einer höhergradigen ventrikulären Extrasystolie die Gefahr, dass sie eine tachykarde ventrikuläre Rhythmusstörung auslöst. In solchen Fällen wird man neben membranstabilisierenden Maßnahmen (Korrektur einer Hypokaliämie, Ausgleich des Säure-Basen-Haushaltes etc.) noch zusätzlich eine spezifisch antiarrhythmische Therapie einleiten. Diese wäre bei einer Parasystolie nicht sinnvoll, da die eingesetzten Substanzen zumeist bradykardisierend sind und damit durch Abbremsen des Grundrhythmus die Parasystolie noch verstärken.

Zur Erregungsrückbildung: Die ST-Strecken sind in V_5 und V_6 eindeutig gesenkt, es handelt sich um eine **Erregungsrückbildungsstörung vom Innenschichtläsionstyp**. Versetzt man in V_5 und V_6 die ST-Strecken in die Höhe der isoelektrischen Linie, dann sieht man, dass die T-Wellen gleichschenklig negativ sind. Es handelt sich also zusätzlich um Erregungsrückbildungsstörungen vom Außenschichtischämietyp.

Bei der ST-Aszension in V_1 bis V_3 handelt es sich – zumindest teilweise – um spiegelbildliche Veränderungen zu denen in V_5 und V_6.

Angaben zur Person:

Geschl. ♂ / 47 Jahre — 63 kg — 172 cm

Kreatinin: 0,7 (n= 0,4–1,3) mg/dl — Hypertonie: ☐ ja ☒ nein ☐ labile

Kalium: 3,8 (n= 3,5–5,5) mmol/l — aktueller RR: 110/90 mmHg

Herzwirksame Medikamente: keine

Anamnese, Befunde: Schwerer Alkoholismus, echokardiografisch deutlich vergrößerter linker Ventrikel mit ubiquitärer Hypokinesie, Verdacht auf alkoholische Kardiomyopathie

Auswertung:

Zeiten:	P: 0,12	PQ: ~0,34	QRS: ~0,10	QT: 0,22 s
Frequenz:	Sinusfrequenz ~90/min, Ventrikelzentrum: ~80/min			
Achsen:	P: +90°	QRS: +70°	T: ~+90°	
Hypertrophie-Indizes:	Lewis: –0,5 mV		Sokolow: 3,8 mV	
Q-Zacken in BWA:	q V_6			
R-Zuwachs in BWA:	☒ regelmäßig	☒ langsam	☐ schnell	☐ abrupt in V
		☐ kein R-Zuwachs von V	bis V	
		☐ R-Reduktion von V	bis V	
		☐ R-Verlust von V	bis V	
R/S-Umschlagzone:	zwischen V_4 und V_5		bei V	☐ bis V_6 nicht erreicht
S-Zacken in BWA:	bis V_5	☐ klein	☒ mittel	☐ groß Voltage: hoch

Formveränderungen:
- P: in II T-Wellen aufsitzend, in V_1 bis V_3 biphasisch
- QRS: Q III
- ST: vom gesenkten Abgang konvexbogig deszendierend in V_5 V_6, in V_5 um 0,2 mV gesenkt
- T: präterminal bis terminal negativ V_5 V_6

Beurteilung: ☐ regelmäßig ☒ unregelmäßig ☒ normfrequent

☒ Sinusrhythmus + ☐ absolute Arrhythmie ☐ bradykard ☐ tachykard

☒ parasystolischer akzelerierter ventrikulärer Rhythmus

Extrasystolie:	VES = Parasystolen
Intraatriale Leitungsstörungen:	P-mitrale
Überleitungsstörungen:	I. Grades mit sehr langer Überleitungszeit
Lagetyp:	Steiltyp
Intraventrikuläre Leitungsstörung:	–
Infarkt:	–
Hypertrophiezeichen:	LVH
Erregungsrückbildungsstörungen:	deutliche, vom Innenschichtläsionstyp und vom Außenschichtischämietyp, VW lateral
weitere Diagnosen:	–

Hauptdiagnosen: Parasystolie, LVH, AV-Block I. Grades, Erregungsrückbildungsstörungen

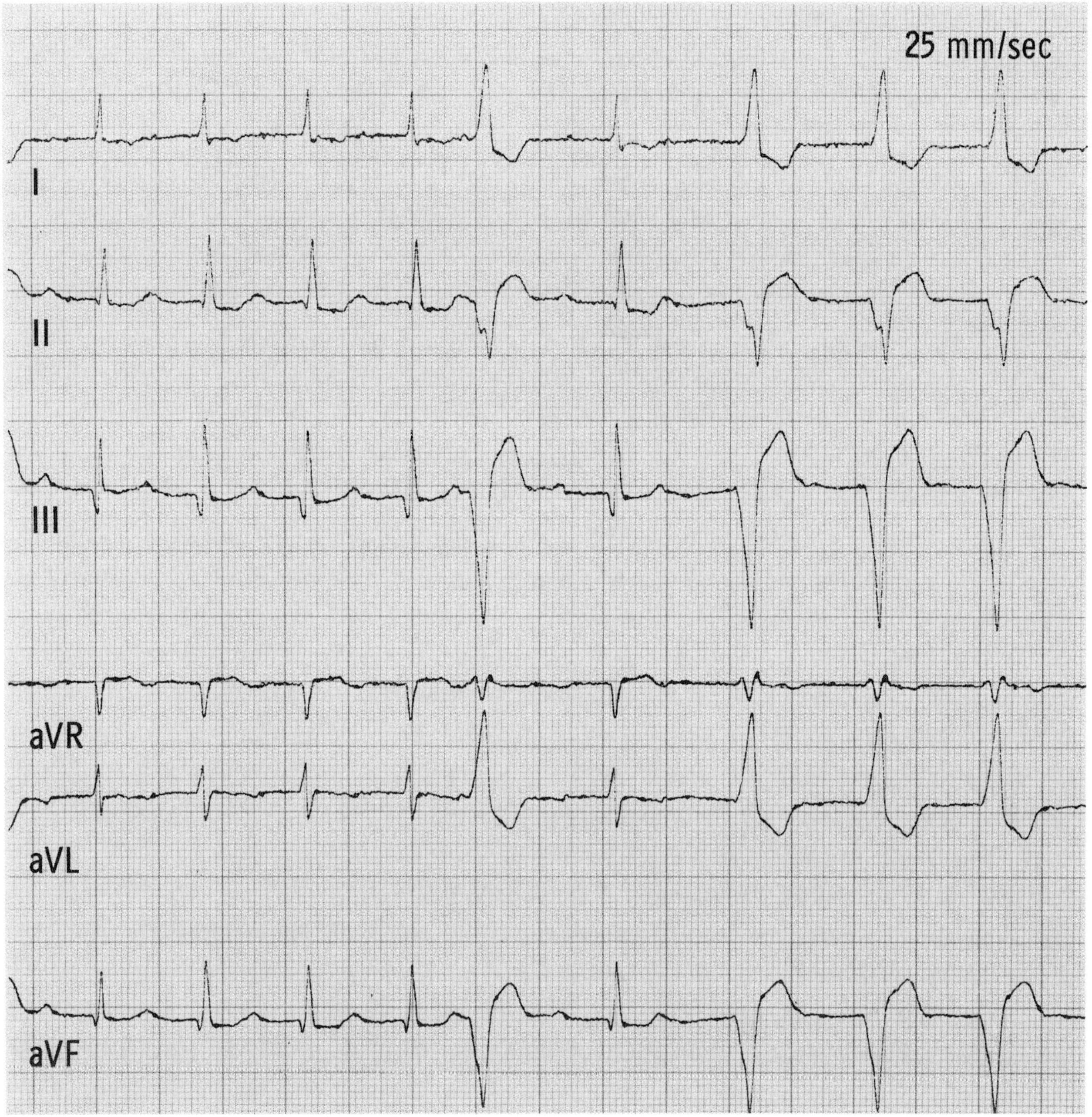
25 mm/sec
I
II
III
aVR
aVL
aVF

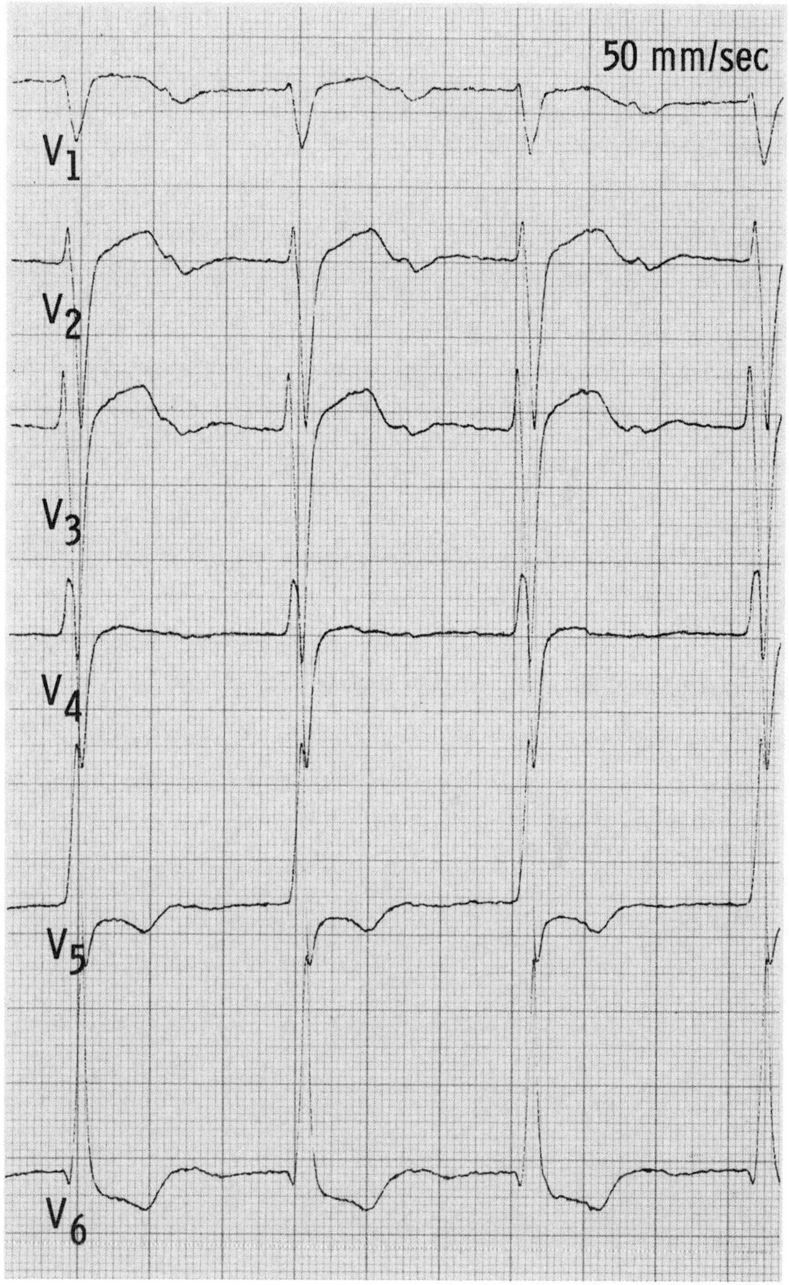
50 mm/sec
V_1
V_2
V_3
V_4
V_5
V_6

Bemerkungen

EKG Nr. 56

Schrittmacher-EKGs sind bis auf wenige Ausnahmen schon auf den ersten Blick an den Schrittmacherspikes zu erkennen: Impulse der Batterie über die Schrittmachersonde ans Herz. Spikes sind entweder vor den Ventrikeln, vor den Vorhöfen oder vor beiden zu sehen, je nachdem, wo stimuliert wird. Zur Nomenklatur der Schrittmachertypen s. Seite 130.

Im EKG Nr. 56 sind vor jedem QRS-Komplex regelmäßig Schrittmacherspikes zu sehen. Die nachfolgenden Kammerkomplexe weisen in den nach links gerichteten Ableitungen I und aVL positive Flächen auf. Sie haben ein linksschenkelblockartiges Bild, da die Stimulationssonde im rechten Ventrikel liegt.

Die Erregungsrückbildung verläuft der Erregungsausbreitung entgegengesetzt. Geordnete P-Wellen sind nicht zu sehen, dagegen mittelfeine Vorhofflimmerwellen – am deutlichsten in Ableitung V_1.

Der Patient hat einen Schrittmacher implantiert bekommen, da eine Bradyarrhythmia absoluta zu einer Synkope geführt hatte.

Über eine Sonde im rechten Ventrikel bemerkt der Schrittmacher, dass keine herzeigene Kammeraktion stattfindet (Sensing- oder Detektorfunktion) und gibt einen Impuls ab, der eine Kammerkontraktion auslöst (Pacing- bzw. Stimulationsfunktion). Dem Schrittmacher ist ein Intervall einprogrammiert, in dem er einen erneuten Impuls abgeben soll, wenn keine herzeigene Aktion zwischenzeitlich erfolgt.

Ein derartiger Schrittmacher wird **VVI-Schrittmacher** genannt:
1. Stimulation im Ventrikel (V).
2. Detektion im Ventrikel (V).
3. Schaltung: Inhibition (Stopp des Schrittmachers bei herzeigener Aktion).

Im **unten abgebildeten EKG Nr. 56a** sind Schrittmacherspikes ausschließlich vor den P-Wellen zu sehen. Die Überleitung zu den Kammern, die Erregungsausbreitung in den Kammern und die Erregungsrückbildung verlaufen regelrecht.

Dieser Patient hatte Schwindelattacken auf Grund von rezidivierenden SA-Blockierungen, wie im EKG Nr. 41 dargestellt.

Es handelt sich hier um einen Vorhofschrittmacher (AAI-SM) (Nomenklatur siehe Seite 130)

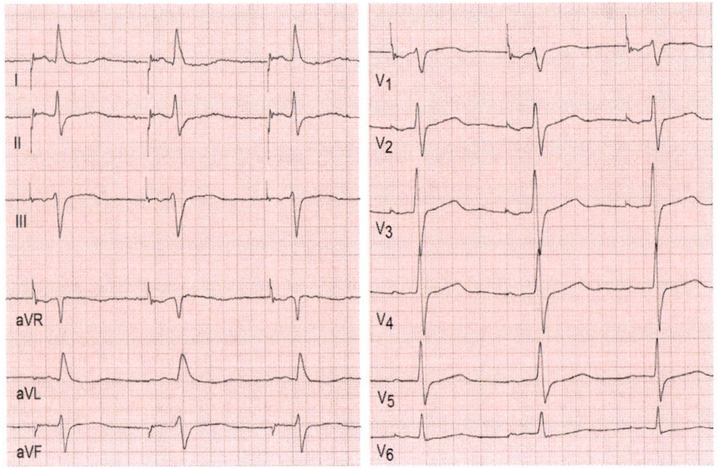

Angaben zur Person:

Geschl. ♂ / 70 Jahre — 78 kg — 176 cm

Kreatinin: 1,1 (n= 0,4–1,3) mg/dl — Hypertonie: ☐ ja ☒ nein ☐ labile

Kalium: 4,2 (n= 3,5–5,5) mmol/l — aktueller RR: 140/90 mmHg

Herzwirksame Medikamente: Diuretika

Anamnese, Befunde: Einweisung in die chirurgische Abteilung wegen bei Sturz zugezogener Kopfplatzwunde.
Ausgeprägte periphere Ödeme.
Im EKG Bradyarrthmia absoluta mit Pausen von über 4 Sekunden.
Am selben Tag Schrittmacherimplantation.

Auswertung:

Zeiten: P: – Frequenz 76/min — PQ: – — Spike/QRS: 0,16 — Spike/QT: 0,40 s

Achsen: P: — QRS: –60 ° — T: + 120 °

Hypertrophie-Indizes: Lewis: – mV — Sokolow: – mV — nicht verwertbar

Q-Zacken in BWA: –

R-Zuwachs in BWA: ☐ regelmäßig ☐ langsam ☐ schnell ☐ abrupt in V
☐ kein R-Zuwachs von V bis V
☐ R-Reduktion von V bis V
☐ R-Verlust von V bis V

R/S-Umschlagzone: zwischen V und V — bei V — ☐ bis V_6 nicht erreicht

S-Zacken in BWA: bis V: ☐ klein ☐ mittel ☐ groß — Voltage: o. B.

Formveränderungen:
P: mittelfeines Vorhofflimmern
QRS: vor jedem Kammerkomplex Schrittmacherspike
ST: –
T: –

Beurteilung: ☒ regelmäßig ☐ unregelmäßig ☒ normfrequent

☐ Sinusrhythmus ☐ absolute Arrhythmie ☒ ventrikulärer Schrittmacher ☐ bradykard ☐ tachykard

Extrasystolie: –

Intraatriale Leitungsstörungen: mittelfeines Vorhofflimmern

Überleitungsstörungen: –

Lagetyp: –

Intraventrikuläre Leitungsstörung: keine herzeigenden Kammeraktionen

Infarkt: –

Hypertrophiezeichen: –

Erregungsrückbildungsstörungen: –

weitere Diagnosen: –

Hauptdiagnose: VVI-Schrittmacher

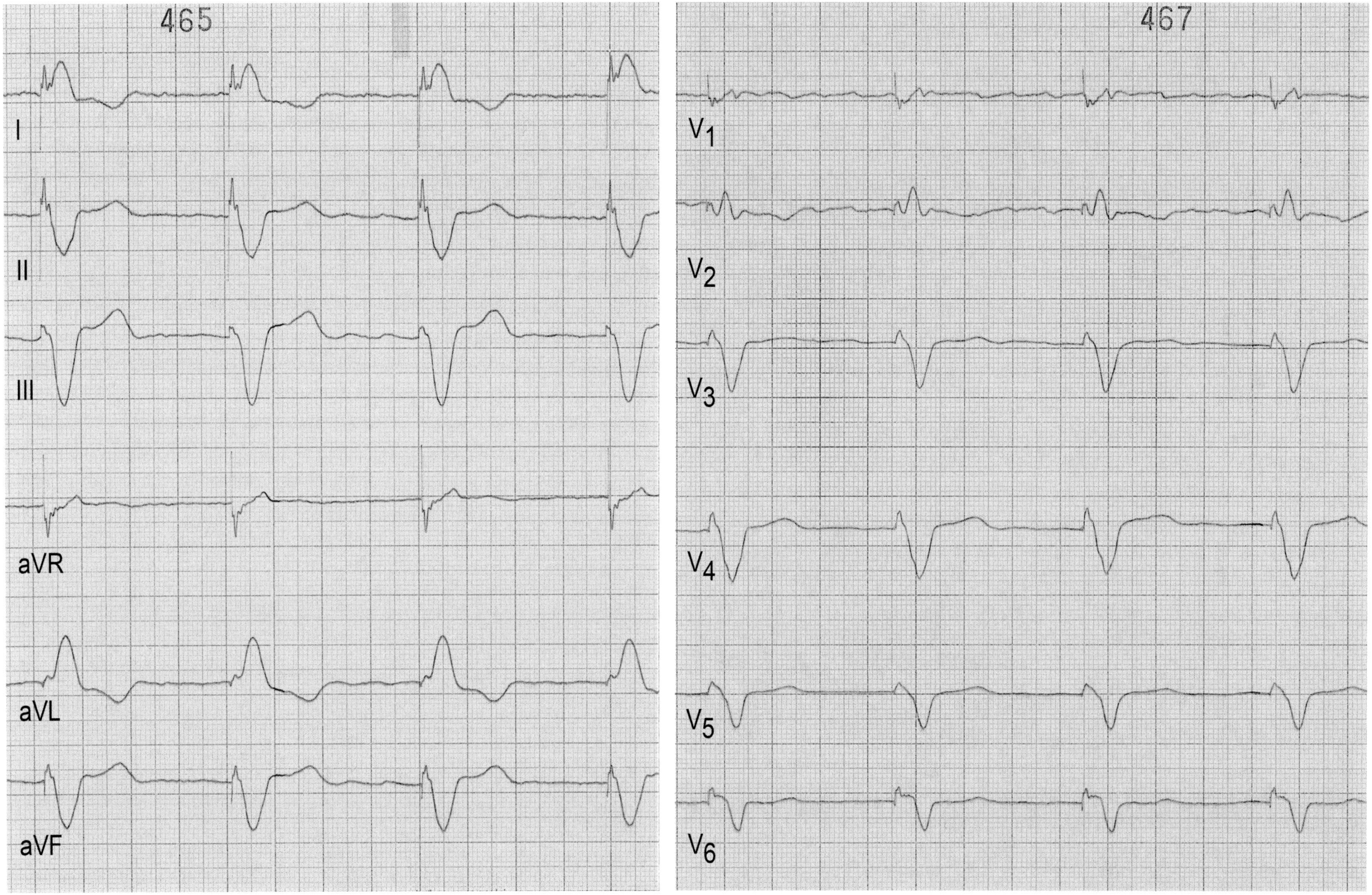
465
467
I
II
III
aVR
aVL
aVF
V1
V2
V3
V4
V5
V6

Bemerkungen

EKG Nr. 57

Schon auf den ersten Blick sieht man, dass die **QRS-Komplexe** etwas verbreitert sind, ein komplettes Schenkelblockbild jedoch wohl nicht vorliegt. Bei einer Frequenz von 84 Aktionen/min sind die QRS-Komplexe mit 0,10–0,11 s verbreitert, es muss also die Diagnose inkompletter Schenkelblock gestellt werden.

Die Achse ist linkstypisch, der terminale Vektor zeigt ebenfalls nach links große positive QRS-Komplexe in den Ableitungen, die nach links zeigen (Ableitungen I, aVL, V_6). Außerdem fällt auf, dass vor den genannten Ableitungen eine Q-Zacke fehlt. Dies ist nur dadurch zu erklären, dass das Septum nicht wie gewöhnlich von links nach rechts, sondern infolge der Blockierung des linken Tawara-Schenkels „falsch herum" von rechts nach links erregt wird.

Außerdem liegen **Erregungsrückbildungsstörungen** in den nach links gerichteten Ableitungen vor (ST-Deszension zu präterminal negativem T, unspezifische Erregungsrückbildungsstörungen) wie bei einem Linksschenkelblock.

Ein alter, supraapikaler Vorderwandinfarkt (mangelhafter R-Zuwachs) kann durch den Linksschenkelblock verdeckt sein, er ist auf jeden Fall nicht sicher auszuschließen.

Beide **Hypertrophie-Indizes** sind stark positiv, sie sind jedoch nicht zu verwerten, da ein Schenkelblockbild vorliegt. Vergleiche EKG Nr. 18 mit komplettem Linksschenkelblock.

Inkompletter Linksschenkelblock:

- fehlender initialer (septaler) Vektor nach rechts (keine Q-Zacken in den linksgerichteten Ableitungen I, aVL, V_6)
- verbreiterter QRS-Komplex

vgl. Kasten auf S. 18

Angaben zur Person:

Geschl. ♀ / 82 Jahre — 64 kg — 162 cm

Kreatinin: 1,0 (n= 0,4–1,3) mg/dl — Hypertonie: ☒ ja ☐ nein ☐ labile

Kalium: 4,0 (n= 3,5–5,5) mmol/l — aktueller RR: 190/100 mmHg

Herzwirksame Medikamente: Diuretika, AT1-Blocker

Anamnese, Befunde: Seit 25 Jahren Hypertonie.
Aufnahme wegen Angina pectoris, Linksherzinsuffizienz.

Auswertung:

Zeiten:	P: 0,11	PQ: 0,16	QRS: 0,10–0,11	QT: ~0,36 s	Frequenz 84/min
Achsen:	P: + 50 °	QRS: –10 °	T: + 140 °		
Hypertrophie-Indizes:	Lewis: 2,9 mV	Sokolow: ~5,4 mV			
Q-Zacken in BWA:	keine				
R-Zuwachs in BWA:	☐ regelmäßig	☐ langsam	☐ schnell	☐ abrupt in V	
		☒ kein R-Zuwachs von V_1	bis V_3		
		☐ R-Reduktion von V	bis V		
		☐ R-Verlust von V	bis V		
R/S-Umschlagzone:	zwischen V_3 und V_4	bei V	☐ bis V_6 nicht erreicht		
S-Zacken in BWA:	bis V_4	☒ klein	☐ mittel	☐ groß	Voltage: o. B.
Formveränderungen:	P:	–			
	QRS:	keine Q-Zacken: I und aVL			
	ST:	steil deszendierend V_5 V_6, flach deszendierend V_4, aszendierend V_1–V_3			
	T:	präterminal negativ V_4–V_6			

Beurteilung:	☒ regelmäßig	☐ unregelmäßig	☒ normfrequent	
☒ Sinusrhythmus	☐ absolute Arrhythmie	☐	☐ bradykard	☐ tachykard

Extrasystolie:	–
Intraatriale Leitungsstörungen:	–
Überleitungsstörungen:	–
Lagetyp:	Linkstyp
Intraventrikuläre Leitungsstörung:	inkompletter Linksschenkelblock
Infarkt:	–
Hypertrophiezeichen:	Indizes bei Blockbild nicht verwertbar
Erregungsrückbildungsstörungen:	wie bei LSB
weitere Diagnosen:	–
Hauptdiagnosen:	inkompletter Linksschenkelblock

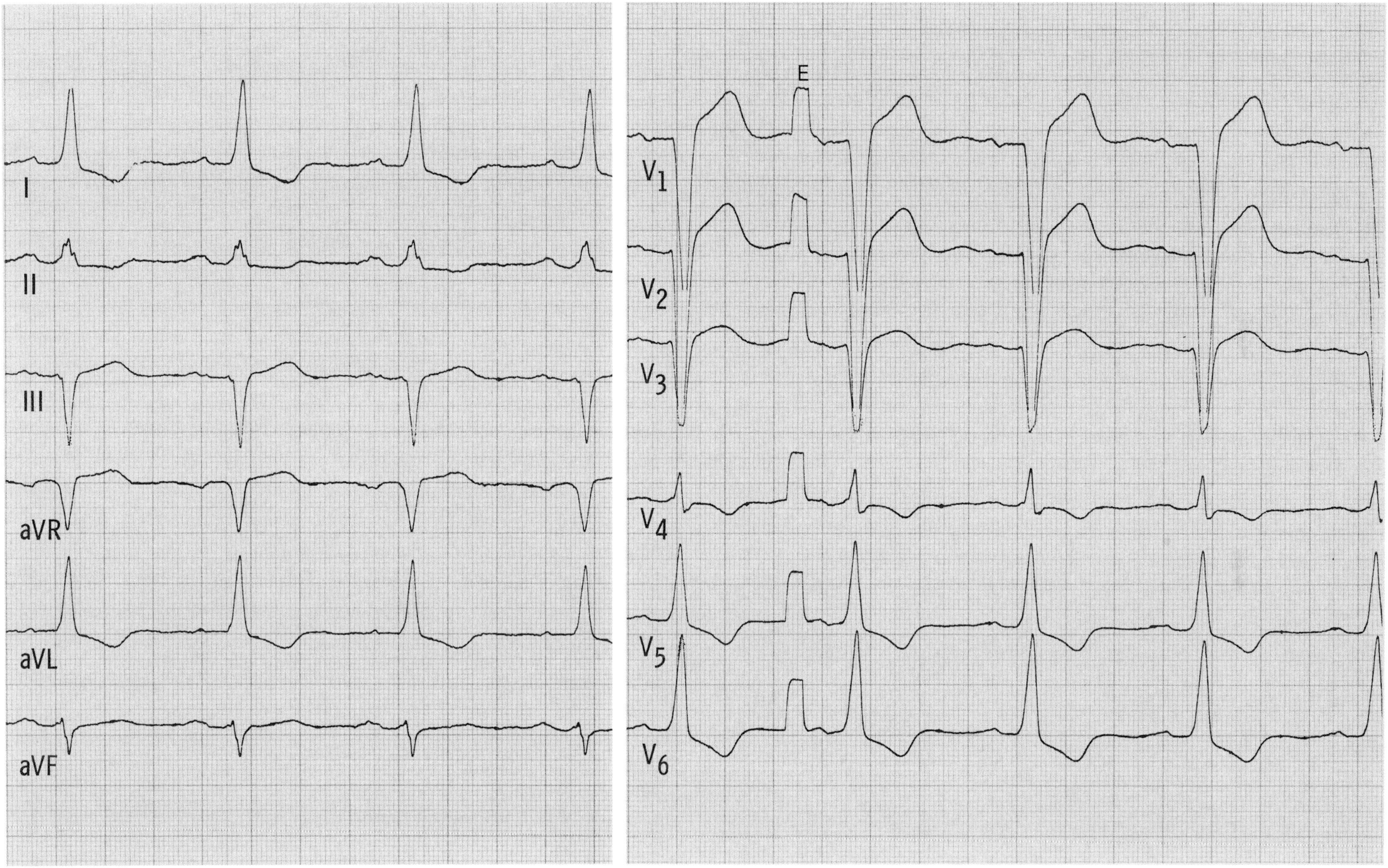
I
II
III
aVR
aVL
aVF
E
V1
V2
V3
V4
V5
V6

Bemerkungen

Differenzialdiagnostisch muss an einen AV-junktionalen Rhythmus mit supranodalem Erregungszentrum gedacht werden, da die P-Wellen bei sehr kurzer Überleitungszeit vor dem QRS-Komplex zu sehen sind. Die Achse dieser P-Wellen ist jedoch nicht sehr weit nach links überdreht – nicht so weit, wie das beim AV-junktionalen Rhythmus üblich ist. Auch ist die PQ-Zeit mit 0,12 bis 0,13 s für einen **AV-junktionalen Rhythmus** zu lang, für einen unteren Vorhofrhythmus bzw. für einen Sinus-coronarius-Rhythmus dagegen typisch (vgl. EKG Nr. 12).

Der **Sinus-coronarius-Rhythmus** hatte in diesem Fall keine pathologische Bedeutung, unter Belastungsbedingungen übernahm sofort der Sinusknoten die Schrittmacherfunktion.

PQ-Zeiten und Achsen der P-Wellen bei supraventrikulären Rhythmen:

	PQ-Zeit	Achse P
Sinusrhythmus	frequenzabhängig	normal
Sinus coronarius/Vorhof	0,13 s	ca. –30°
LGL-Syndrom	0,10–0,12 s	normal
WPW-Syndrom	0,10 s	normal, Deltawelle
AV-junktionaler Rhythmus mit supranodalem Zentrum	0,10 s	ca. –90°

Angaben zur Person:

Geschl. ♀ / 29 Jahre — 54 kg — 170 cm

Kreatinin: 0,7 (n= 0,4–1,3) mg/dl — Hypertonie: ☐ ja ☒ nein ☐ labile

Kalium: 4,1 (n= 3,5–5,5) mmol/l — aktueller RR: 120/70 mmHg

Herzwirksame Medikamente: keine

Anamnese, Befunde: Ureterstein, Herz und Lunge o. B.

Auswertung:

Zeiten: P: 0,10 — PQ: 0,12–0,13 — QRS: 0,08 — QT: 0,35 s — Frequenz 68/min

Achsen: P: –30° — QRS: +50° — T: 0°

Hypertrophie-Indizes: Lewis: 0,1 mV — Sokolow: 3,2 mV

Q-Zacken in BWA: q V_5 V_6

R-Zuwachs in BWA: ☒ regelmäßig — ☐ langsam — ☐ schnell — ☐ abrupt in V
☐ kein R-Zuwachs von V bis V
☐ R-Reduktion von V bis V
☐ R-Verlust von V bis V

R/S-Umschlagzone: zwischen V_2 und V_3 — bei V — ☐ bis V_6 nicht erreicht

S-Zacken in BWA: bis V_5 — ☒ klein — ☐ mittel — ☐ groß — Voltage: o. B.

Formveränderungen:
P: –
QRS: –
ST: –
T: –

Beurteilung: ☒ regelmäßig — ☐ unregelmäßig — ☒ normfrequent

☐ Sinusrhythmus — ☐ absolute Arrhythmie — ☒ Vorhof- bzw. Sinus-coronarius-Rhythmus — ☐ bradykard — ☐ tachykard

Extrasystolie: –

Intraatriale Leitungsstörungen: Erregung von einem im unteren Bereich gelegenen Vorhofzentrum

Überleitungsstörungen: kurze Überleitungszeit

Lagetyp: Indifferenztyp

Intraventrikuläre Leitungsstörung: –

Infarkt: –

Hypertrophiezeichen: –

Erregungsrückbildungsstörungen: –

weitere Diagnosen: –

Hauptdiagnosen: Vorhofrhythmus / Sinus-coronarius-Rhythmus

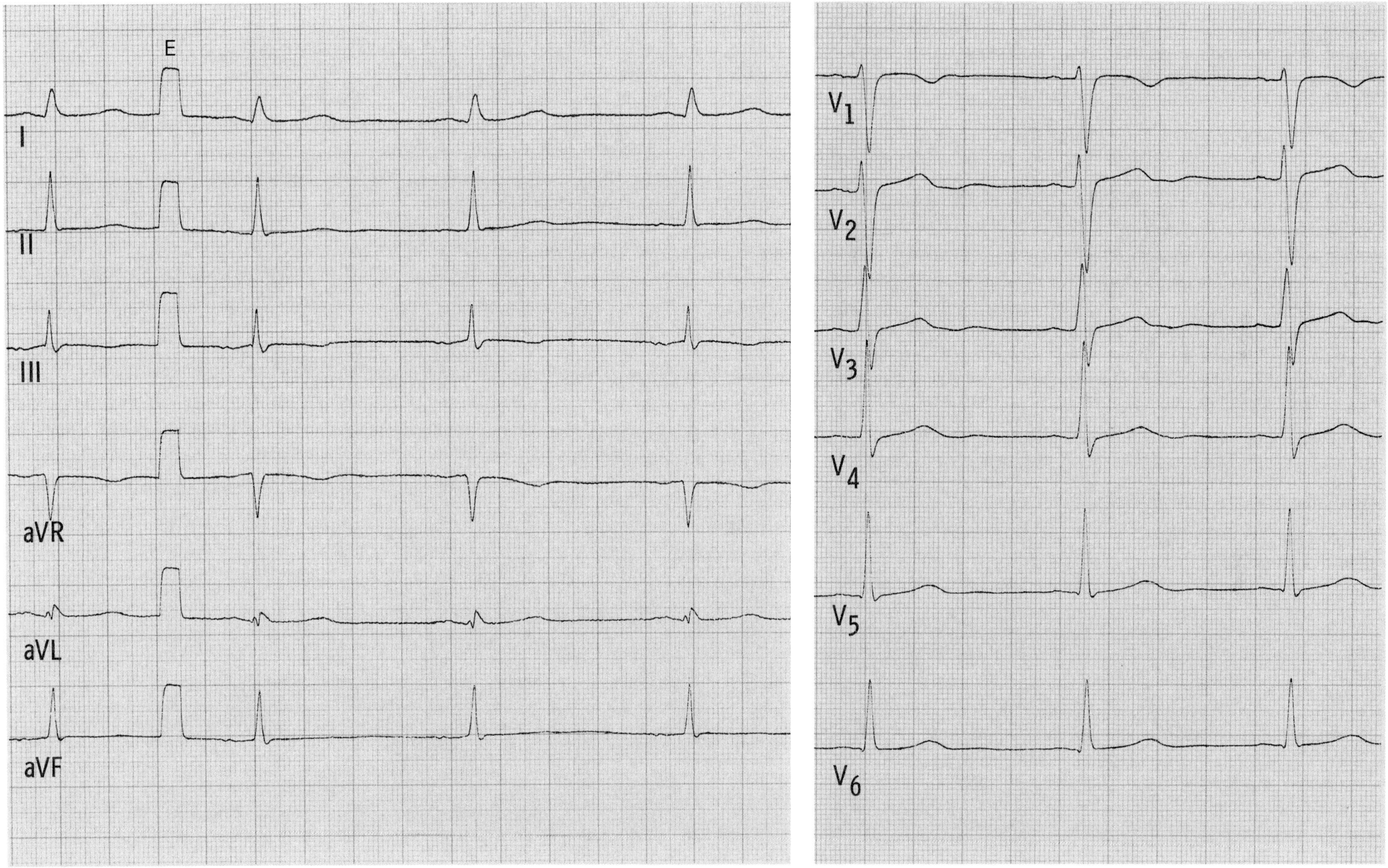
E
I
II
III
aVR
aVL
aVF
V1
V2
V3
V4
V5
V6

QRS: Beim ersten flüchtigen Betrachten der Extremitätenableitungen hat man den Eindruck, dass ein Linksschenkelblock vorliegt. Es fällt jedoch auf, dass die Achse der Erregungsausbreitung in den Kammern –50 ° beträgt. Diese starke Überdrehung der Herzachse ist ungewöhnlich für einen Linksschenkelblock (vgl. EKG Nr. 5 und EKG Nr. 18).

In den Brustwandableitungen liegt die RS-Umschlagszone zwischen V_5 und V_6, die S-Zacken sind in V_6 noch sehr groß. Auch diese Konstellation ist für ein Linksschenkelblockbild ganz untypisch. Es liegt hier ein **linksanteriorer Hemiblock** vor, darüber hinaus ist allerdings die Erregungsausbreitung in den Kammern noch erheblich verzögert. Die Ursache für die Erregungsausbreitungsverzögerung kann – wie in den meisten Fällen – in einem Infarkt liegen, durch den möglicherweise auch dieses Blockbild entstanden ist.

Der auffallend langsame R-Zuwachs in den Brustwandabteilungen kann durch den linksanterioren Hemiblock bedingt sein, kann jedoch auch für einen alten supraapikalen Vorderwandinfarkt sprechen.

In V_1 und V_2 liegt ein QS-Komplex vor. Die R-Zacken in V_3 und V_4 sind nur sehr klein (vgl. EKG mit LAH und dafür adäquatem R-Zuwachs Nr. 3 und 10).

Aufgrund des vorliegenden EKGs kann man nur die Vermutung äußern, dass ein alter supraapikaler Vorderwandinfarkt vorliegt, da bei einer derartigen Erregungsausbreitungsstörung die Infarktdiagnostik sehr erschwert ist. Der ST-T-Verlauf ist nicht unbedingt typisch für einen Infarkt (oder ein Aneurysma nach Infarkt). Auch hier ist die Beurteilung wegen der Erregungsausbreitungsstörung (und konsekutiver Erregungsrückbildungsstörung) erschwert.

Die isoelektrische Linie ist in den Extremitätenableitungen schwer festzulegen, da die elektrischen Kammeraktionen fast direkt aneinandergrenzen. Vor dem vierten QRS-Komplex ist die isoelektrische Linie dagegen gut zu erkennen – nach derartigen Stellen muss man suchen, um die ST-Strecken genau beschreiben zu können. Von einer ST-Hebung oder -Senkung kann man ja nur sprechen, wenn man weiß, in welcher Höhe die isoelektrische Linie verläuft.

Zum **Rhythmus**: Die Intervalle zwischen den QRS-Komplexen sind unterschiedlich. Eindeutige P-Wellen sind nicht zu erkennen. In den BWA sieht man jedoch vor dem ersten QRS-Komplex eine negative „P-Welle" und vor dem vorletzten QRS-Komplex eine positive „P-Welle". Die „Überleitungszeit" ist nicht identisch, damit ist es sehr unwahrscheinlich, dass es sich um „echte" P-Wellen handelt. Es liegt ein relativ feines Vorhofflimmern vor.

Angaben zur Person:

Geschl. ♂ / 72 Jahre — 90,8 kg — 182 cm

Kreatinin: 1,9 (n= 0,4–1,3) mg/dl — Hypertonie: ☐ ja ☒ nein ☐ labile

Kalium: 4,1 (n= 3,5–5,5) mmol/l — aktueller RR: 140/90 mmHg

Herzwirksame Medikamente: Digoxin 1 × 0,1 mg

Anamnese, Befunde: Globale Herzinsuffizienz, Niereninsuffizienz bei Urolithiasis.

Auswertung:

Zeiten: P: – PQ: – QRS: 0,14 QT: ~0,34 s Frequenz 90–135/min

Achsen: P: –° QRS: –50 ° T: + 150 °

Hypertrophie-Indizes: Lewis: – mV Sokolow: – mV nicht verwertbar wegen Blockbildes

Q-Zacken in BWA: –

R-Zuwachs in BWA: ☐ regelmäßig ☒ langsam ☐ schnell ☐ abrupt in V
☒ kein R-Zuwachs von V_1 bis V_3
☐ R-Reduktion von V bis V
☐ R-Verlust von V bis V

R/S-Umschlagzone: zwischen V_5 und V_6 bei V ☐ bis V_6 nicht erreicht

S-Zacken in BWA: bis V_6 ☐ klein ☐ mittel ☒ groß Voltage: o. B.

Formveränderungen:
P: ungleichmäßige flache Flimmerwellen
QRS: q I aVL
ST: konvexbogig deszendierend V_5 V_6, leicht gehoben in III und aVF
T: terminal negativ V_5 V_6

Beurteilung: ☐ regelmäßig ☒ unregelmäßig ☒ normfrequent stark wechselnd

☐ Sinusrhythmus ☒ absolute Arrhythmie ☒ Vorhofflimmern ☐ bradykard ☐ tachykard

Extrasystolie: VES

Intraatriale Leitungsstörungen: Vorhofflimmern

Überleitungsstörungen: –

Lagetyp: überdrehter Linkstyp

Intraventrikuläre Leitungsstörung: LAH mit sehr starker intraventrikulärer Ausbreitungsverzögerung

Infarkt: supraapikaler, Stadium III, kann durch LAH verdeckt sein

Hypertrophiezeichen: –

Erregungsrückbildungsstörungen: deutliche, vom Außenschichtischämietyp, VW lateral

weitere Diagnosen: –

Hauptdiagnosen: absolute Arrhythmie, LAH, VES, Erregungsrückbildungsstörung

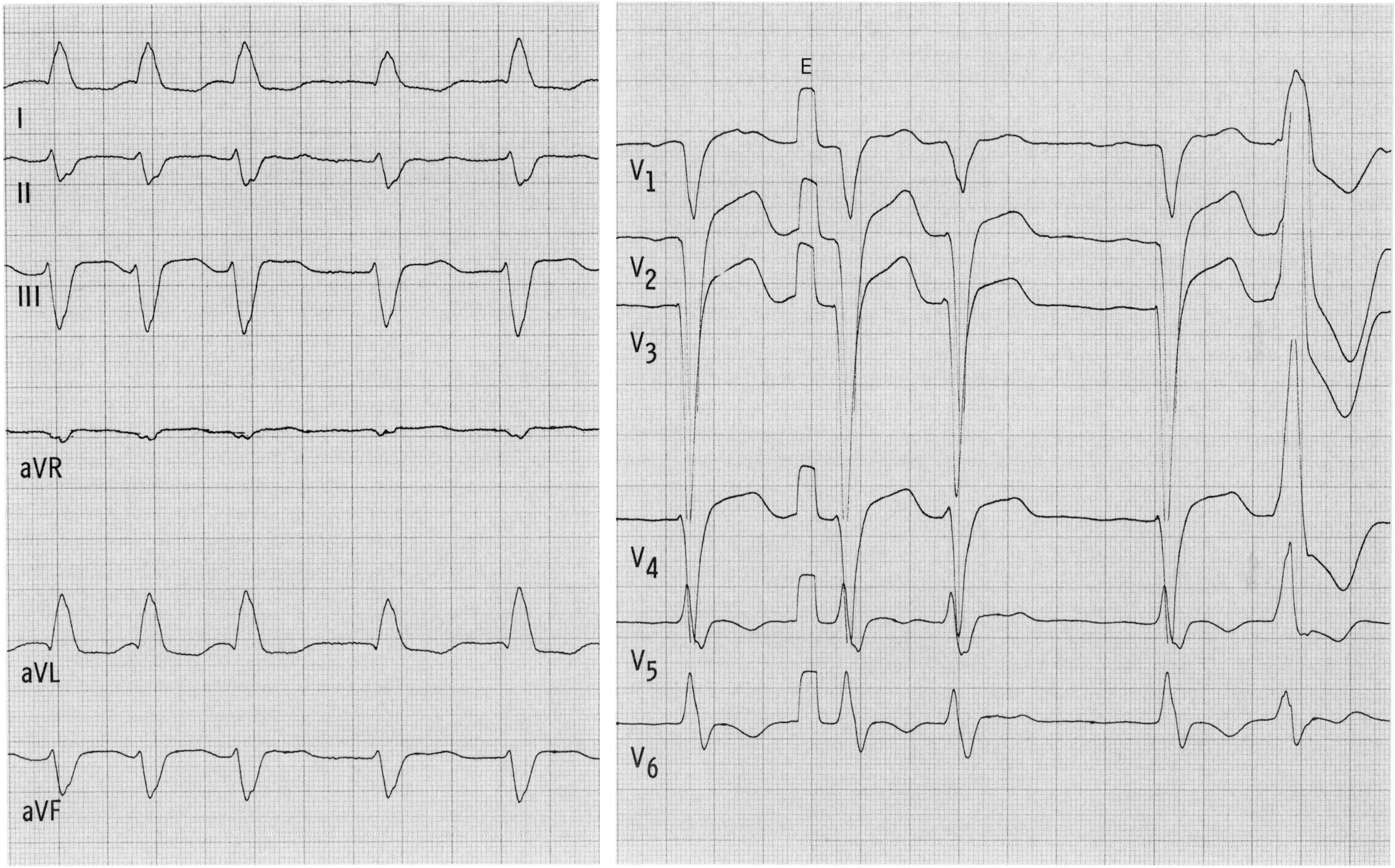
I
II
III
aVR
aVL
aVF
E
V1
V2
V3
V4
V5
V6

Bemerkungen

EKG Nr. 60

Erst auf den zweiten Blick fallen die leichten ST-Strecken-Hebungen bzw. die von erhöhtem Abhang starr aszendierenden ST-Strecken auf. Ein derartiger Befund wird sehr leicht übersehen. Er ist sehr verdächtig für eine Perikarditis bzw. **Perimyokarditis**. In Zusammenschau mit der Anamnese und dem echokardiografischen Befund, in dem ein **Perikarderguss** aufgeführt ist, steht die Diagnose.

Vergleicht man den jetzigen Befund mit dem Vor-EKG Nr. 50, so kann man die Diagnose noch erweitern: Die Amplituden der Ausschläge haben sich durch den Perikarderguss vermindert (zusätzlich ist die Herzfrequenz angestiegen): Es handelt sich um eine Pericarditis exsudativa.

Die Voltage der Ausschläge in den Extremitätenableitungen ist mit 0,9 mV relativ niedrig. Es handelt sich jedoch nicht um eine Niedervoltage. Für diese gilt ein Maximalwert von 0,6 mV in den Extremitätenableitungen. Es liegt im Vergleich zum Vorbefund im EKG Nr. 50 lediglich eine Amplitudenminderung vor. Trotzdem ist diese für die Diagnose „Exsudation" richtungsweisend.

In dem **unten abgebildeten EKG** eines 53-jährigen Patienten sind die Hebungen der ST-Strecken in den Ableitungen I, II, aVF und insbesondere V_4 bis V_6 sehr viel deutlicher, auch hier lag eine Perimyokarditis vor.

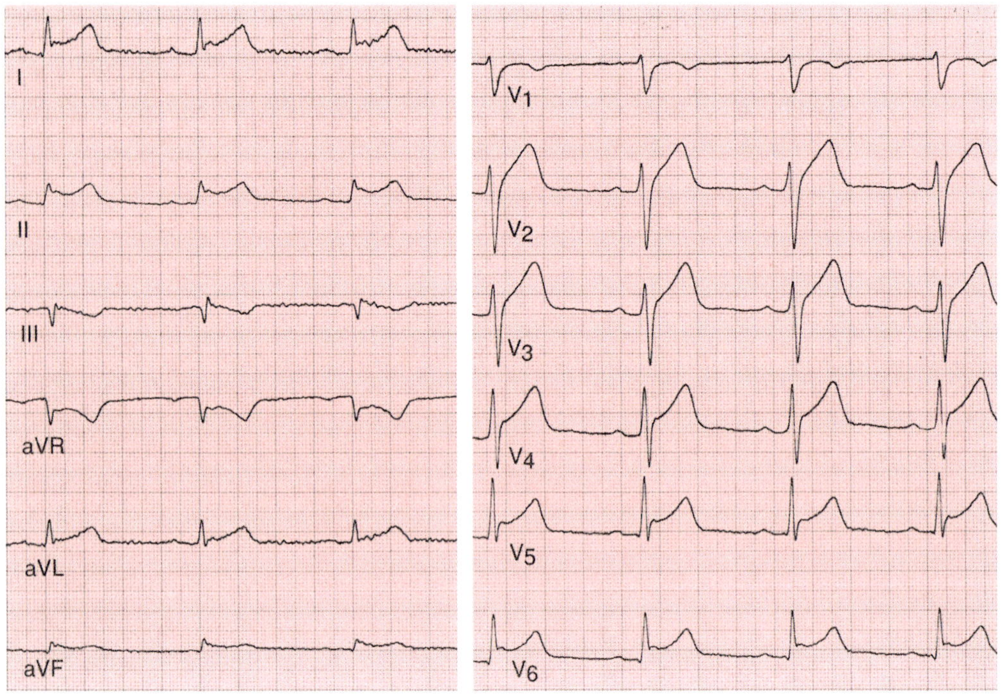

Angaben zur Person:

Geschl. ♂ / 17 Jahre — 70,6 kg — 177 cm

Kreatinin: 1,2 (n= 0,4–1,3) mg/dl — Hypertonie: ☐ ja ☒ nein ☐ labile

Kalium: 4,6 (n= 3,5–5,5) mmol/l — aktueller RR: 130/70 mmHg

Herzwirksame Medikamente: keine

Anamnese, Befunde: Mit sieben Jahren Gelenkrheumatismus.
Seit zwei Wochen intrathorakale Schmerzen.
Deutliche Verbreiterung des Herzens.
Vgl. EKG-Befund zwei Monate vorher: EKG Nr. 50.

Auswertung:

Zeiten: P: 0,09 — PQ: 0,14 — QRS: 0,09 — QT: 0,32 s — Frequenz 105/min

Achsen: P: –10° — QRS: +30° — T: +40°

Hypertrophie-Indizes: Lewis: 0,8 mV — Sokolow: 1,6 mV

Q-Zacken in BWA: q V_5 V_6

R-Zuwachs in BWA: ☒ regelmäßig — ☐ langsam — ☐ schnell — ☐ abrupt in V
☐ kein R-Zuwachs von V bis V
☐ R-Reduktion von V bis V
☐ R-Verlust von V bis V

R/S-Umschlagzone: zwischen V und V — bei V_3 — ☐ bis V_6 nicht erreicht

S-Zacken in BWA: bis V_5 — ☒ klein — ☐ mittel — ☐ groß
Voltage: peripher: 0,8–0,9 mV, proximal: 1,8 mV

Formveränderungen:
P: –
QRS: –
ST: von leicht überhöhtem Abgang flach aszendierend: I, II, aVF, V_2–V_6
T: mit ST-Hebung / Aszension verschmolzen

Beurteilung: ☒ regelmäßig — ☐ unregelmäßig — ☐ normfrequent

☒ Sinusrhythmus — ☐ absolute Arrhythmie — ☐ — ☐ bradykard — ☒ tachykard

Extrasystolie: –

Intraatriale Leitungsstörungen: –

Überleitungsstörungen: –

Lagetyp: Indifferenz-Linkstyp

Intraventrikuläre Leitungsstörung: –

Infarkt: –

Hypertrophiezeichen: –

Erregungsrückbildungsstörungen: geringgradige vom Außenschichtläsionstyp im inferioren und im VW-supraapikal-lateral-Bereich; außerdem Voltageminderung im Vergleich zum Vorbefund (EKG Nr. 50)

weitere Diagnosen: –

Hauptdiagnosen: in Zusammenschau mit Vergleichsbefund: Verdacht auf Pericarditis exsudativa (s. EKG Nr. 50)

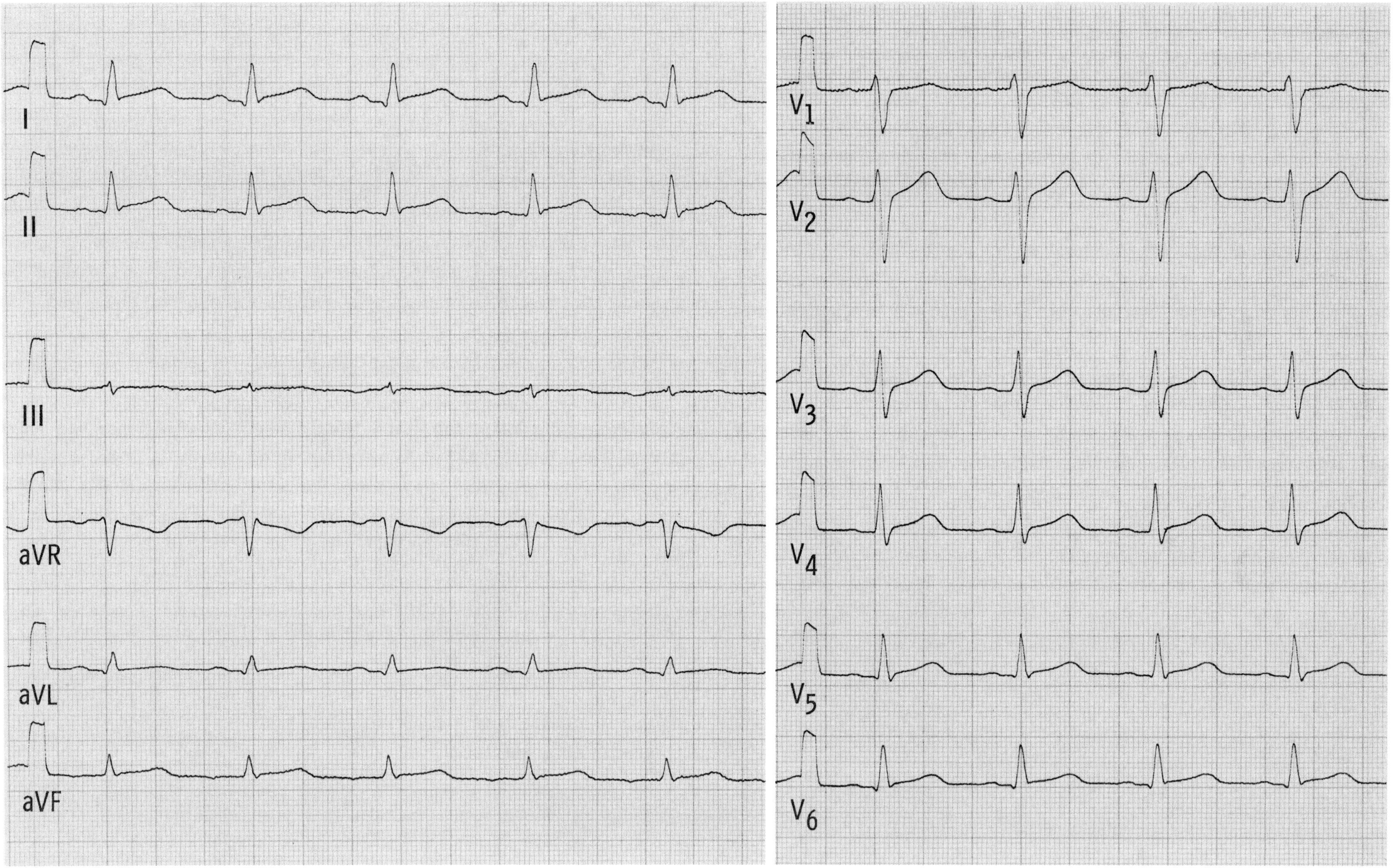
I
II
III
aVR
aVL
aVF
V1
V2
V3
V4
V5
V6

Die in der Rubrik „Auswertung" angegebene Beschreibung bezieht sich auf die herzeigenen Aktionen (fünfte Aktion in den Extremitätenableitungen und zweite Aktion in den BWA), nicht auf die schrittmacherinduzierten Aktionen.

Es handelt sich hier um einen normal funktionierenden ventrikulären Bedarfsschrittmacher, der in regelmäßigen Abständen vom rechten Ventrikel aus stimuliert und aussetzt, wenn die Frequenz der herzeigenen Aktionen 70 Schläge pro Minute übersteigt.

Der dritten Aktion in den Extremitätenableitungen und die zweite Aktion in den BWA geht jeweils eine P-Welle voraus. Weitere Vorhofaktionen sind nicht erkennbar. Die Tatsache, dass überhaupt P-Wellen vorhanden sind, spricht dafür, dass die Vorhöfe auch stimulierbar sind.

Zu einer Kombinationssystole kommt es, wenn gleichzeitig eine herzeigene und eine Schrittmacheraktion einsetzen. Die dritte Aktion von links in den Extremitätenableitungen ist schmaler als die vorangegangenen QRS-Komplexe, obwohl ihr ebenfalls ein Schrittmacherspike vorangeht. Die Erregungsrückbildung ähnelt der der herzeigenen zweiten Aktion in den Extremitätenableitungen. Diese Konstellation – sowohl Kriterien für ein herzeigenes Zentrum als auch für einen künstlichen Herzschrittmacher – spricht für eine Kombinationssystole, d. h. für eine Erregung der Herzkammern gleichzeitig von zwei Zentren aus.

Es handelt sich um einen Schrittmacher mit einer transvenös in den rechten Ventrikel gelegten Elektrode. Der dem Spike folgende breite Kammerkomplex ist linksschenkelblockartig deformiert.

Es war nicht gelungen, im rechten Vorhof eine weitere Sonde zu platzieren, sodass statt des geplanten DDD-Schrittmachers nur ein VVI-Schrittmacher eingesetzt werden konnte.

Schrittmachertypen (Nomenklatur)

Stimulationsort	V = Ventrikel	A = Atrium	D = V+A
Detektionsort	V = Ventrikel	A = Atrium	D = V+A
Betriebsart	I = Inhibition	T = Triggerung	D = I+T
Programmierbarkeit	P = programmierbar	M = multiprogrammierbar	

Beispiele:

- VVI-SM: Stimulationsort Ventrikel, Detektionsort Ventrikel, Betriebsart Inhibition
- AAI-SM: Stimulationsort Vorhof, Detektionsort Vorhof, Betriebsart Inhibition
- DDD-SM:D heißt doppelt, also sowohl Stimulation als auch Detektion auf Vorhof- und Ventrikelebene, Betriebsart Inhibition und Triggerung = „physiologischer Schrittmacher" mit sowohl Stimulations- also auch Detektorfunktion auf Vorhof- und Ventrikelebene

Liegen regelrechte Vorhofaktionen im EKG vor und mangelt es lediglich an der Überleitung von den Vorhöfen zu dem Ventrikel, dann ist ein DDD-Schrittmacher ideal, sofern die Vorhofaktionen unter Belastung in der Frequenz ansteigen.

Ist diese bedarfsgemäße Frequenzanpassung z. B. durch einen kranken Sinusknoten eingeschränkt, so ist ein frequenzadaptives Schrittmachersystem wünschenswert: z. B. DDD-R oder VVI-R (R für rate adaptive, Herzfrequenz adaptierend).

Die Frequenzadaption kann z. B. über die Messung der QT-Zeit, über das Atemminutenvolumen oder die Muskelarbeit erfolgen.

Angaben zur Person:

Geschl. ♀ / 77 Jahre — 69 kg — 165 cm

Kreatinin: 1,0 (n= 0,4–1,3) mg/dl — Hypertonie: ☐ ja ☒ nein ☐ labile

Kalium: 3,9 (n= 3,5–5,5) mmol/l — aktueller RR: 140/70 mmHg

Herzwirksame Medikamente: keine

Anamnese, Befunde: Herzinsuffizienz seit Jahren, seit kurzem „Neigung zur Bradykardie". Mehrmals gestürzt wegen „Kreislaufstörungen". Stationär gelegentlich Frequenzabfall auf 32/min. EKG nach Legen eines Herzschrittmachers.

Auswertung: herzeigene Aktionen

Zeiten: P: ca. 0,12 — PQ: ca. 0,20 — QRS: 0,07 — QT: 0,40 s
Frequenz: SM-Frequenz 67/min. SM-Aktionen mit LSB-Bild

Achsen: P: zu flach — QRS: –10 ° — T: –100 ° — : herzeigene Aktion

Hypertrophie-Indizes: Lewis: 1,4 mV — Sokolow: 2,4 mV

Q-Zacken in BWA: –

R-Zuwachs in BWA: ☐ regelmäßig ☒ langsam ☐ schnell ☐ abrupt in V
☐ kein R-Zuwachs von V bis V
☐ R-Reduktion von V bis V
☐ R-Verlust von V bis V

R/S-Umschlagzone: zwischen V_3 und V_4 — bei V — ☐ bis V_6 nicht erreicht

S-Zacken in BWA: bis V_6 ☐ klein ☒ mittel ☐ groß — Voltage: o. B.

Formveränderungen:
P: nicht sicher abgrenzbar
QRS: –
ST: von um ca. 0,1 mV gesenktem Abgang deszendierend II, III, aVF, V_2–V_6
T: präterminal tief negativ II, III, aVF, V_3–V_6, flach negativ V_2

Beurteilung: ☐ regelmäßig ☐ unregelmäßig ☒ normfrequent
☐ Sinusrhythmus ☐ absolute Arrhythmie ☒ Bedarfs-SM-Rhythmus ☐ bradykard ☐ tachykard

Extrasystolie: mit herzeigenen (5. und 8. Aktion) und Kombinationssystolen (3. Aktion von links)

Intraatriale Leitungsstörungen: –

Überleitungsstörungen: ?

Lagetyp: Linkstyp

Intraventrikuläre Leitungsstörung:

Infarkt:

Hypertrophiezeichen: –

Erregungsrückbildungsstörungen: deutliche, diffuse, unspezifische und vom Innenschichtläsionstyp

weitere Diagnosen: regelrecht funktionierender ventrikulärer Bedarfsschrittmacher

Hauptdiagnosen: VVI-SM, Erregungsrückbildungsstörungen

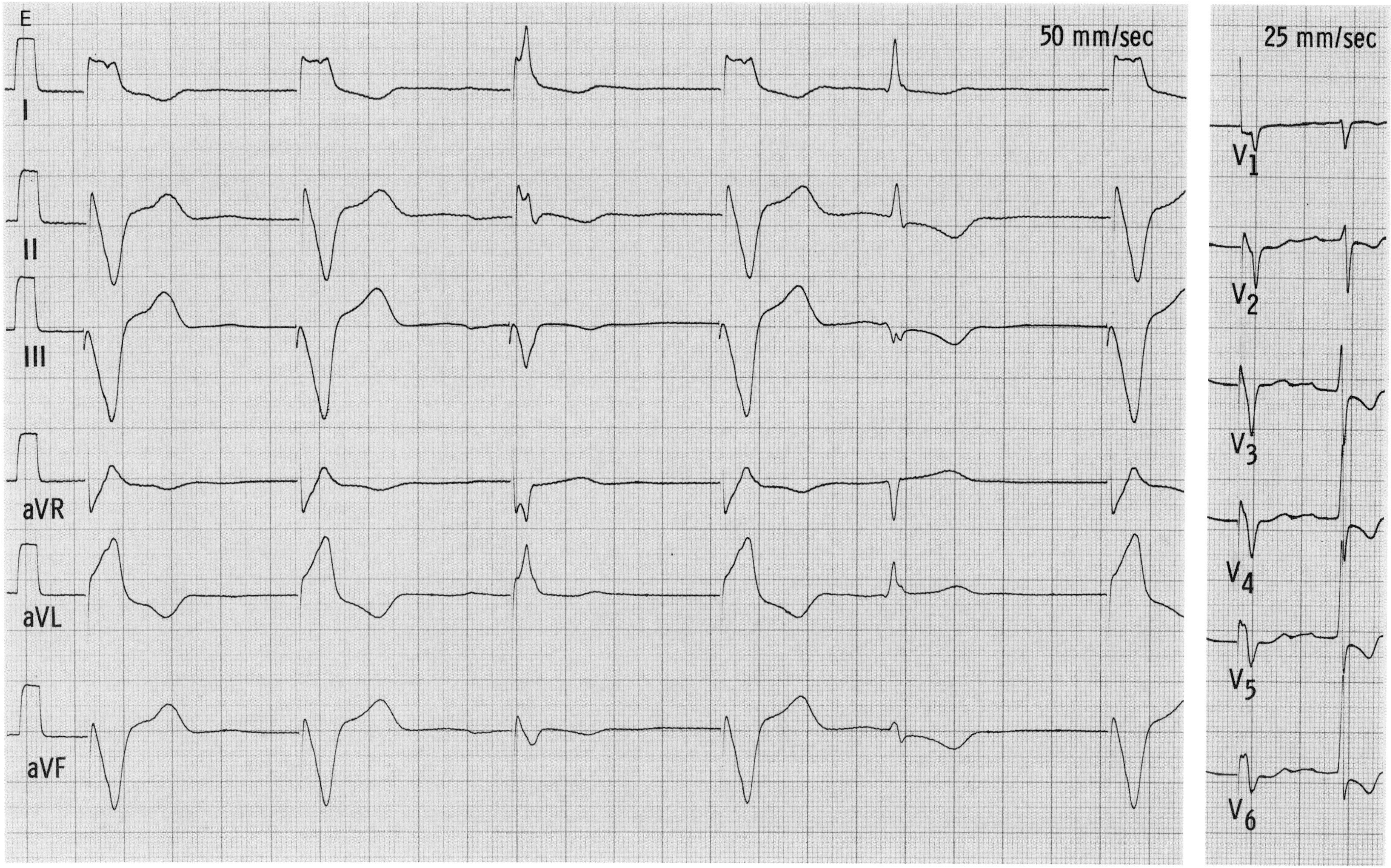
E
50 mm/sec
25 mm/sec
I
II
III
aVR
aVL
aVF
V1
V2
V3
V4
V5
V6

Bemerkungen

Die ventrikulären **Extrasystolen** sind leicht zu erkennen, die supraventrikulären Extrasystolen werden jedoch häufig übersehen. Sowohl in den Extremitätenableitungen (zweitletzte Aktion) als auch in den BWA (zweite Aktion von links) ist je eine supraventrikuläre Extrasystole abgebildet. Die QRS-Komplexe sind im Vergleich zu denen der breiten ventrikulären Extrasystolen sehr schlank. Außerdem ist eine vorangehende P-Welle in beiden Ebenen zu erkennen: Bei den BWA sieht man in V_1 eine deutliche P-Welle, in den Extremitätenableitungen ist die P-Welle nur durch Vergleich der T-Wellen der vorangegangenen Aktion mit denen anderer Normalaktionen zu erkennen: Vor der Extrasystole ist die T-Welle der vorangegangenen Aktion deutlich breiter und plumper, dies ist ein Hinweis darauf, dass hier die P-Welle der Extrasystole aufsitzt. Nach derartigen P-Wellen muss man gezielt suchen.

Sowohl den ventrikulären als auch den supraventrikulären Extrasystolen folgt eine kompensatorische Pause.

Angaben zur Person:

Geschl. ♂ / 69 Jahre — 69,4 kg — 179 cm

Kreatinin: 0,9 (n = 0,4–1,3) mg/dl — Hypertonie: ☐ ja ☒ nein ☐ labile

Kalium: 4,7 (n = 3,5–5,5) mmol/l — aktueller RR: 130/90 mmHg

Herzwirksame Medikamente: β-Rezeptoren-Blocker

Anamnese, Befunde: Abklärung von Herzrhythmusstörungen, chronische Pankreatitis

Auswertung:

Zeiten:	P: 0,09	PQ: 0,14	QRS: 0,08	QT: 0,36 s	Frequenz 72/min
Achsen:	P: + 80 °	QRS: + 70 °	T: + 60 °		
Hypertrophie-Indizes:	Lewis: 0,4 mV		Sokolow: 2,4 mV		
Q-Zacken in BWA:	q V_6				
R-Zuwachs in BWA:	☒ regelmäßig	☐ langsam	☐ schnell	☐ abrupt in V	
		☐ kein R-Zuwachs von V	bis V		
		☐ R-Reduktion von V	bis V		
		☐ R-Verlust von V	bis V		
R/S-Umschlagzone:	zwischen V_3 und V_4		bei V	☐ bis V_6 nicht erreicht	
S-Zacken in BWA:	bis V_5	☒ klein	☐ mittel	☐ groß	Voltage: o. B.
Formveränderungen:	P: –				
	QRS: –				
	ST: –				
	T: –				

Beurteilung: ☒ regelmäßig ☐ unregelmäßig ☒ normfrequent

☒ Sinusrhythmus ☐ absolute Arrhythmie ☐ ☐ bradykard ☐ tachykard

Extrasystolie:	VES und SVES: im „Extremitätenstreifen“ 2 monomorphe VES und 1 SVES, im BWA-Streifen: 1 SVES
Intraatriale Leitungsstörungen:	–
Überleitungsstörungen:	–
Lagetyp:	Steiltyp
Intraventrikuläre Leitungsstörung:	–
Infarkt:	–
Hypertrophiezeichen:	–
Erregungsrückbildungsstörungen:	–
weitere Diagnosen:	–
Hauptdiagnosen:	VES und SVES

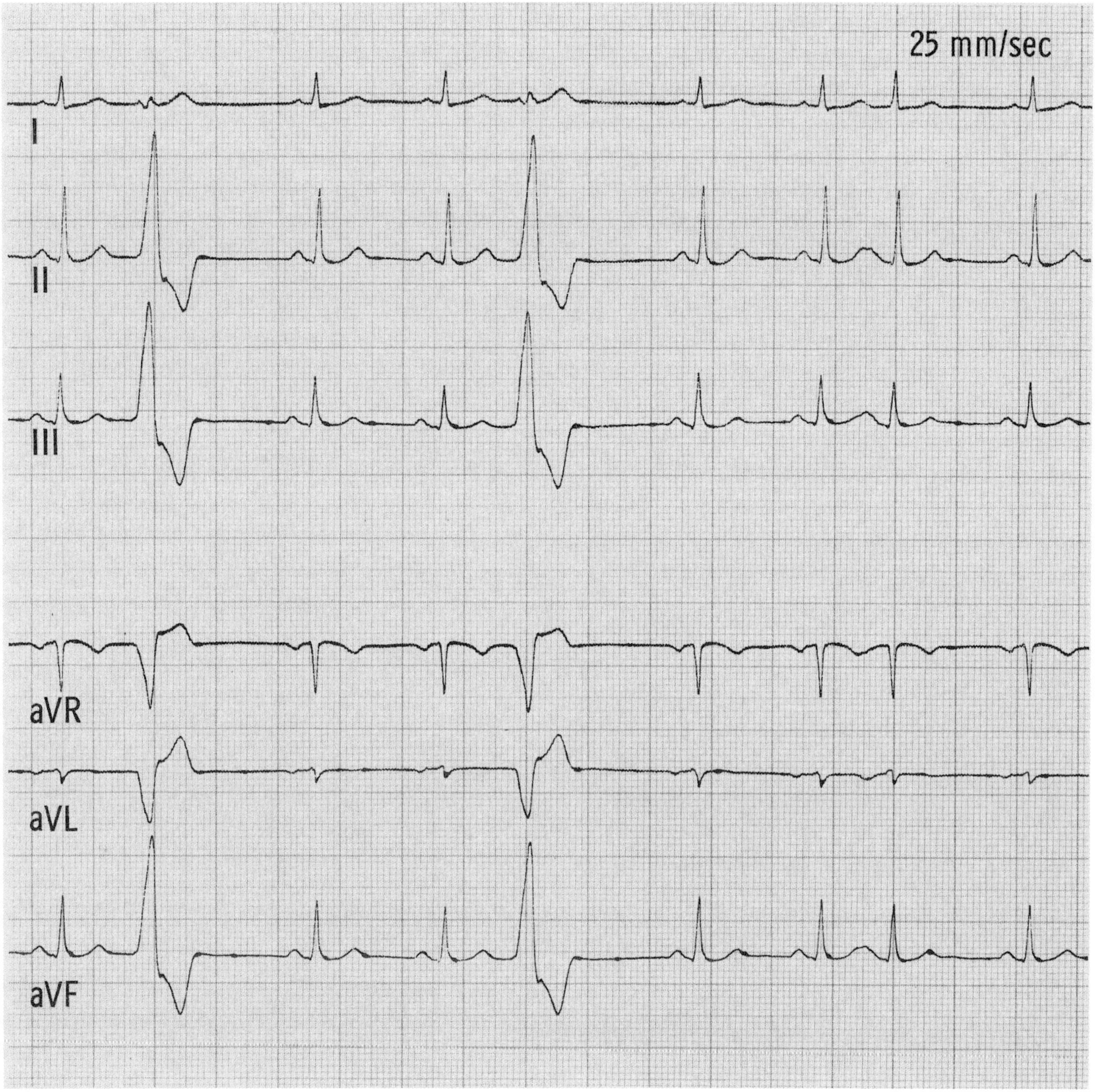
25 mm/sec
I
II
III
aVR
aVL
aVF

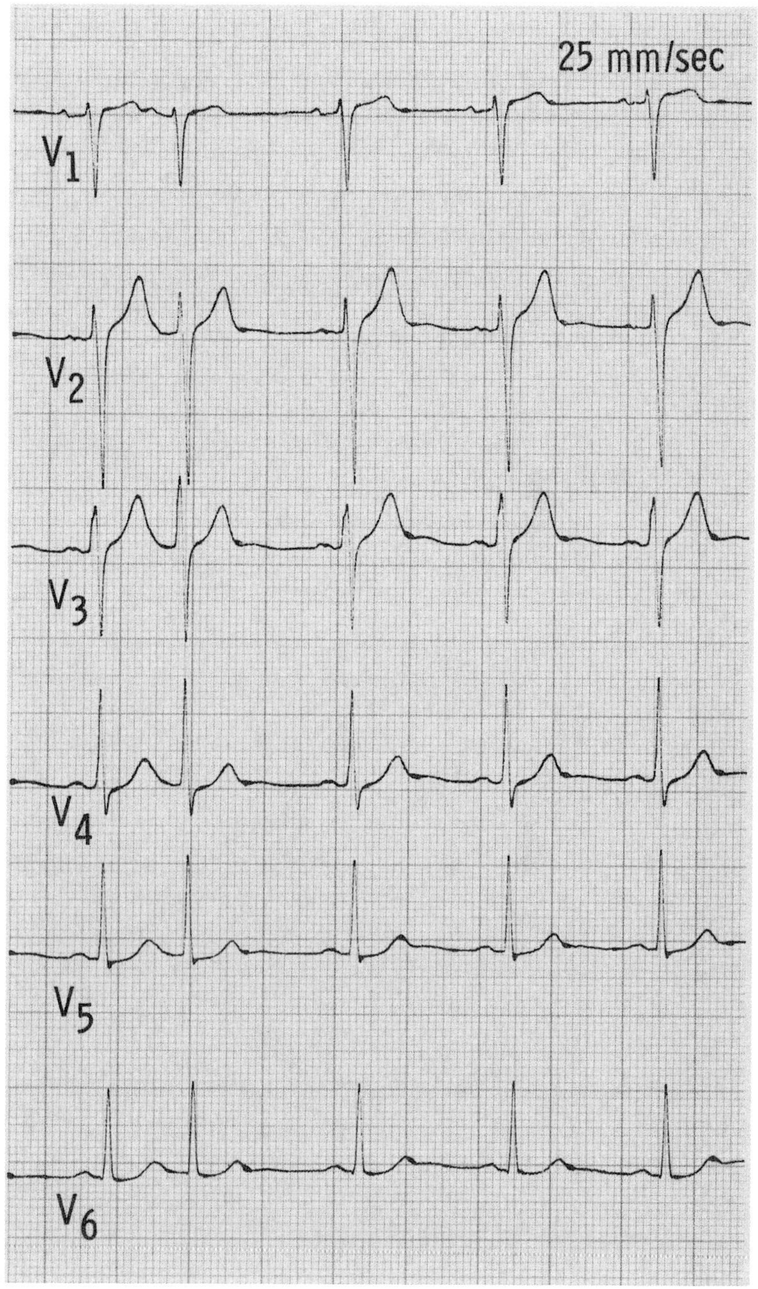
25 mm/sec
V1
V2
V3
V4
V5
V6

„Kammerflattern" ist eine EKG-Diagnose auf den ersten Blick. Die Kurven sehen in mehreren Ableitungen so aus, als hätte man **Haarnadeln** so aneinander gelegt, dass das Ende der einen in den Anfang der nächsten übergeht.

Es handelt sich um eine lebensbedrohliche Rhythmusstörung, bei der die Herzfrequenz zwischen 200 und 300 Aktionen pro Minute liegt.

In seltenen Fällen kann man derartige Kurven auch bei Patienten registrieren, denen es dabei deutlich besser geht als diesem Patienten, die ansprechbar sind und über keine wesentlichen Beschwerden klagen. In solchen Fällen kann es sich dann auch einmal um eine supraventrikuläre Tachykardie mit einem Schenkelblockbild handeln. Eine Differenzierung ist jedoch aufgrund dieser klinischen Beobachtungen nicht möglich, bedeutsam ist in erster Linie die ventrikuläre Kontraktionsfunktion. In jedem Fall ist ein sofortiges Eingreifen erforderlich.

Genauso wie das Kammerflattern mit dem Bild der aneinander gelegten Haarnadeln eine Blickdiagnose darstellt, so ist es auch mit dem Vorhofflattern mit seiner sägezahnähnlichen Grundlinie in den inferioren Ableitungen (II, III und aVF).

Das **unten abgebildete EKG Nr. 63 a** zeigt durchgehend regelmäßige sägezahnähnliche P-Wellen mit einer regelmäßigen 2:1-Überleitung. Vergleiche EKG Nr. 16.

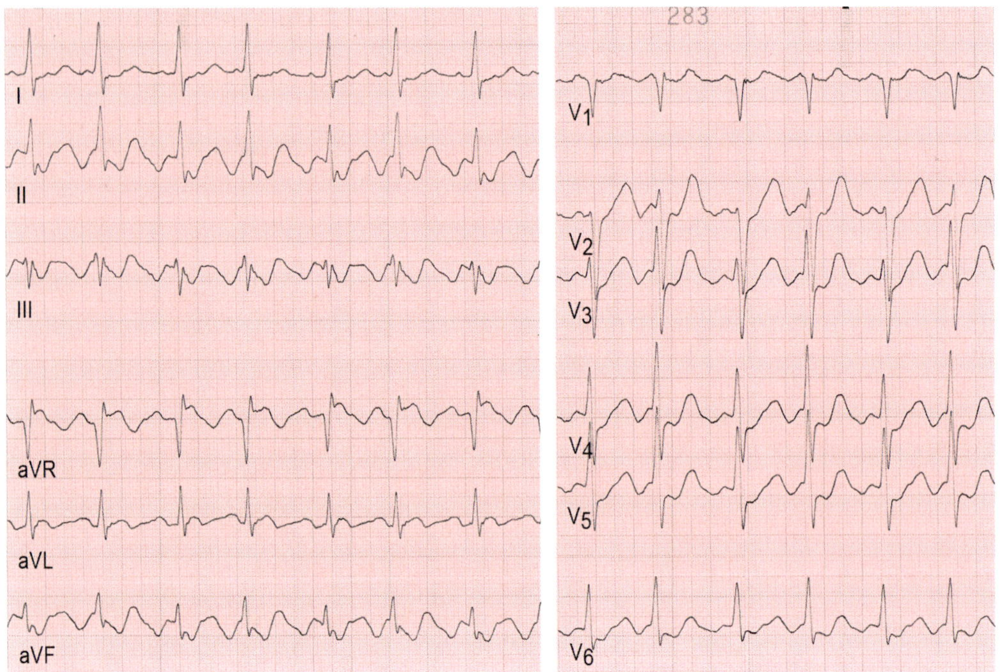

Angaben zur Person:

Geschl. ♂ / 61 Jahre 78,5 kg 170 cm

Kreatinin: 1,2 (n= 0,4–1,3) mg/dl — Hypertonie: ☒ ja ☐ nein ☐ labile

Kalium: 3,6 (n= 3,5–5,5) mmol/l — aktueller RR: 165/95 mmHg

Herzwirksame Medikamente: β-Rezeptorenblocker, Nitrate

Anamnese, Befunde: Koronare Herzkrankheit, Diabetes mellitus, Hyperlipidämie, plötzlich eintretende Bewusstlosigkeit bei tachykarder Rhythmusstörung.

Auswertung:

Zeiten: P: – PQ: – QRS: ~0,13 QT: 0,28 s Frequenz 200–220/min

Achsen: P: –° QRS: –70° T: ?°

Hypertrophie-Indizes: Lewis: – mV Sokolow: – mV (nicht verwertbar)

Q-Zacken in BWA: QS V_6 (R versenkt)

R-Zuwachs in BWA: ☐ regelmäßig ☐ langsam ☐ schnell ☐ abrupt in V
☐ kein R-Zuwachs von V bis V
☒ R-Reduktion von V_3 bis V_5
☒ R-Verlust von V_5 bis V_6

R/S-Umschlagzone: zwischen V und V bei V ☐ bis V_6 nicht erreicht

S-Zacken in BWA: bis V_6 ☐ klein ☐ mittel ☒ groß Voltage: hoch

Formveränderungen:
P: –
QRS: verbreiterte QRS-Komplexe haarnadelförmig aneinandergereiht
ST: –
T: –

Beurteilung: ☐ regelmäßig ☐ unregelmäßig ☐ normfrequent

☐ Sinusrhythmus ☐ absolute Arrhythmie ☒ Kammerflattern ☐ bradykard ☐ tachykard

Extrasystolie: –

Intraatriale Leitungsstörungen: –

Überleitungsstörungen: –

Lagetyp: –

Intraventrikuläre Leitungsstörung: –

Infarkt: –

Hypertrophiezeichen: –

Erregungsrückbildungsstörungen: –

weitere Diagnosen: –

Hauptdiagnosen: Kammerflattern

Nr. 63

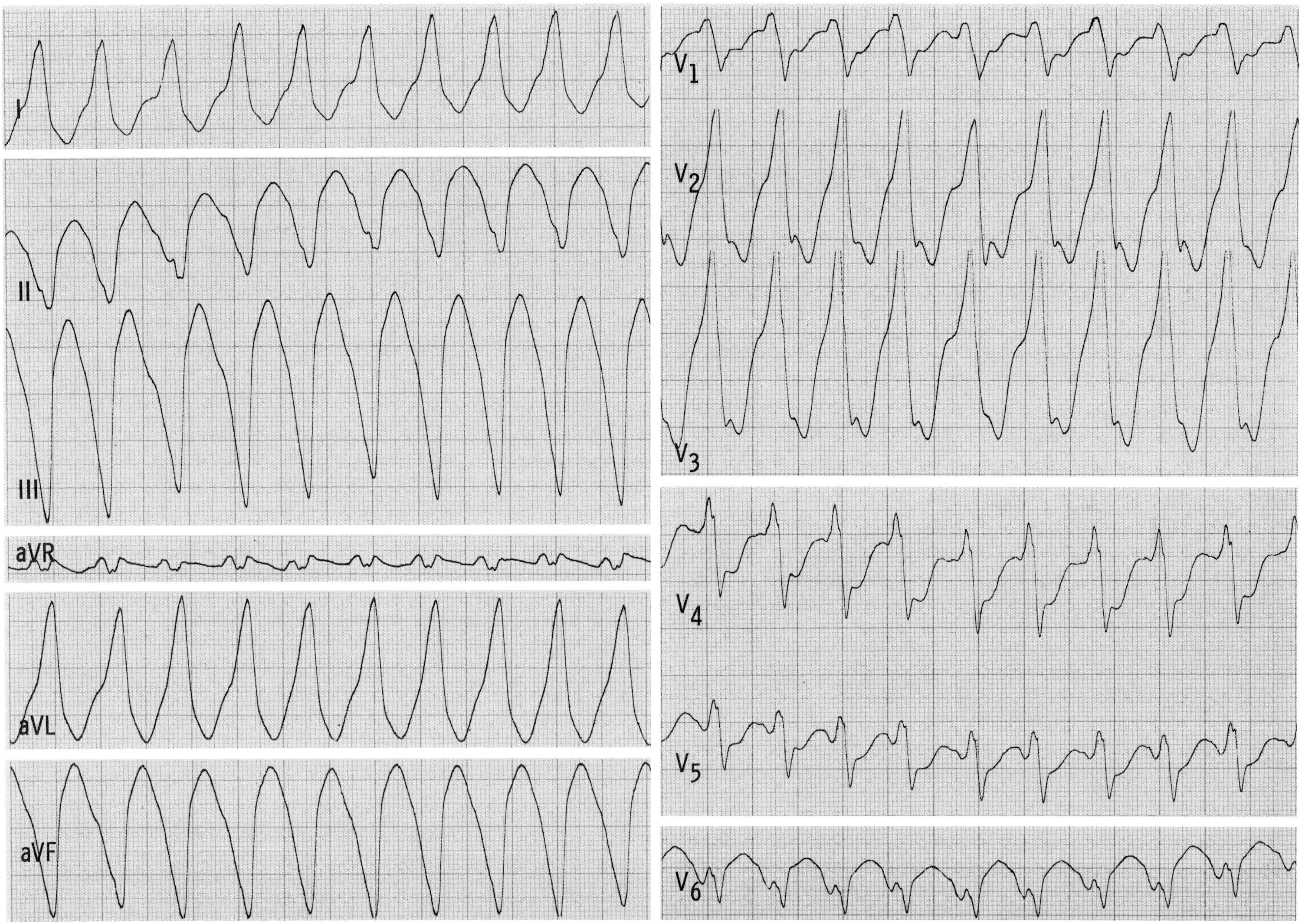

Der **Sokolow-Index** (Index für linksventrikuläre Hypertrophie) ist mit 5,3 mV stark positiv (SV_1 plus RV_5 oder RV_6). Für den Sokolow-Index darf nur die S-Zacke in V_1, nicht aber die von V_2 verwendet werden. Lediglich zwischen V_5 und V_6 kann die größere R-Zacke gewählt werden. Bei Jugendlichen mit steiltypischer Herzachse ist der Sokolow-Index häufiger positiv, ohne dass eine linksventrikuläre Hypertrophie vorliegt, also falsch-positiv. Der Lewis-Index ist weit seltener falsch positiv (vgl. EKG Nr. 11). Die Klärung liefert die Echokardiografie, die Methode der ersten Wahl für diese Diagnose.

Die **Erregungsrückbildungsstörungen** sind viel zu ausgeprägt, um als hypertrophiebedingt hingestellt werden zu können. Der koronare Durchfluss ist offensichtlich für den sehr stark hypertrophierten linken Ventrikel nicht ausreichend. Die ST-Strecken sind in V_4 und V_6 horizontal gesenkt, es besteht kein Zweifel an der Erregungsrückbildungsstörung vom Innenschichtläsionstyp in V_4 bis V_6. Noch eindrucksvoller als die ST-Strecken-Veränderung ist die Negativierung der T-Wellen. Sie sind tief negativ in V_3 bis V_6 und sehen auf den ersten Blick wie präterminal negative T-Wellen aus. Zur Beurteilung der T-Wellen sollte man jedoch auf jeden Fall die ST-Strecken zur isoelektrischen Linie verlagern. Es wird dann deutlich, dass die T-Wellen gleichschenklig negativ sind und dass hiermit eine Erregungsrückbildungsstörung vom Außenschichtischämietyp vorliegt.

Die **P-Welle** ist verbreitert, ein Doppelgipfel kommt in den Ableitungen I und II nicht mehr deutlich zum Vorschein, in den BWA sieht man jedoch einen deutlich biphasischen Verlauf und einen sehr deutlichen zweiten negativen Anteil, der den hypertrophierten linken Vorhof repräsentiert: P-mitrale.

Eine Bradykardie ist eine häufige Begleiterscheinung der arteriellen Hypertonie. Im vorliegenden Fall kann sie zusätzlich Betablocker-bedingt sein.

Angaben zur Person:

Geschl. ♀ / 68 Jahre — 67,7 kg — 152 cm

Kreatinin: 3,6 (n= 0,4–1,3) mg/dl — Hypertonie: ☒ ja ☐ nein ☐ labile

Kalium: 4,2 (n= 3,5–5,5) mmol/l — aktueller RR: 200/120 mmHg

Herzwirksame Medikamente: Nitrate, β-Rezeptoren-Blocker, Calcium-Antagonisten

Anamnese, Befunde: renale Hypertonie, Angina pectoris

Auswertung:

Zeiten:	P: 0,11–0,12	PQ: 0,18	QRS: 0,09	QT: ~0,50 s	Frequenz 56/min
Achsen:	P: +40°	QRS: +40°	T: –160°		
Hypertrophie-Indizes:	Lewis: 1,1 mV		Sokolow: 5,3 mV		
Q-Zacken in BWA:	q V_5 V_6				
R-Zuwachs in BWA:	☒ regelmäßig	☐ langsam	☐ schnell	☐ abrupt in V	
		☐ kein R-Zuwachs von V	bis V		
		☐ R-Reduktion von V	bis V		
		☐ R-Verlust von V	bis V		
R/S-Umschlagzone:	zwischen V und V		bei V_3	☐ bis V_6 nicht erreicht	
S-Zacken in BWA:	bis V_6	☒ klein	☐ mittel	☐ groß	Voltage: o. B.

Formveränderungen:
- P: biphasisch V_1
- QRS: –
- ST: gesenkt und konvexbogig deszendierend V_3–V_6
- T: fast gleichschenklig negatives T in V_3–V_6

Beurteilung: ☒ regelmäßig ☐ unregelmäßig ☐ normfrequent

☒ Sinusrhythmus ☐ absolute Arrhythmie ☐ ☒ bradykard ☐ tachykard

Extrasystolie:	–
Intraatriale Leitungsstörungen:	P-mitrale
Überleitungsstörungen:	–
Lagetyp:	Indifferenztyp
Intraventrikuläre Leitungsstörung:	–
Infarkt:	–
Hypertrophiezeichen:	LVH (schwere)
Erregungsrückbildungsstörungen:	deutliche vom Außenschichtischämietyp und weniger stark ausgeprägte vom Innenschichtläsionstyp, VW apikal-lateral
weitere Diagnosen:	–
Hauptdiagnosen:	LVH, Sinusbradykardie, Erregungsrückbildungsstörungen

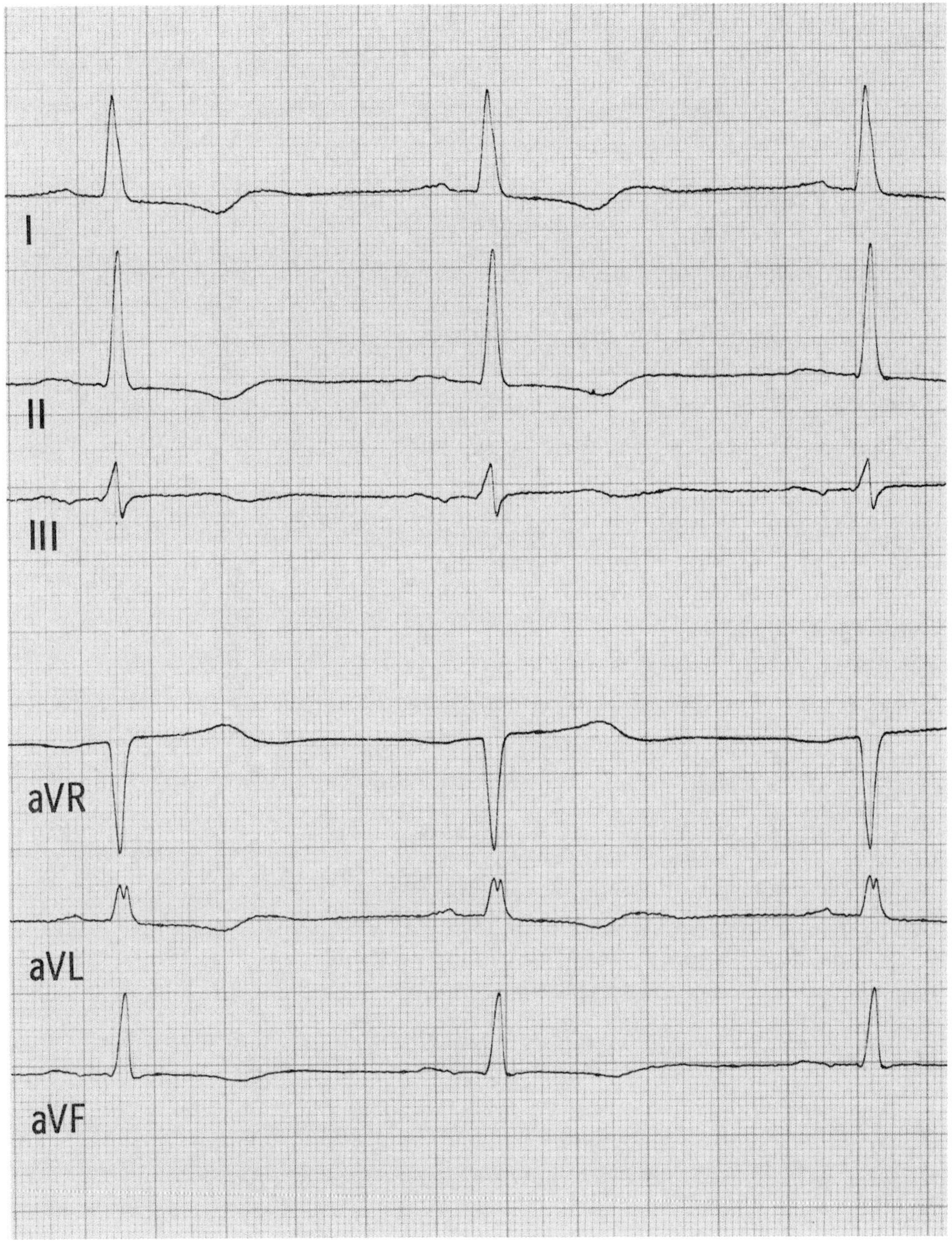
I
II
III
aVR
aVL
aVF

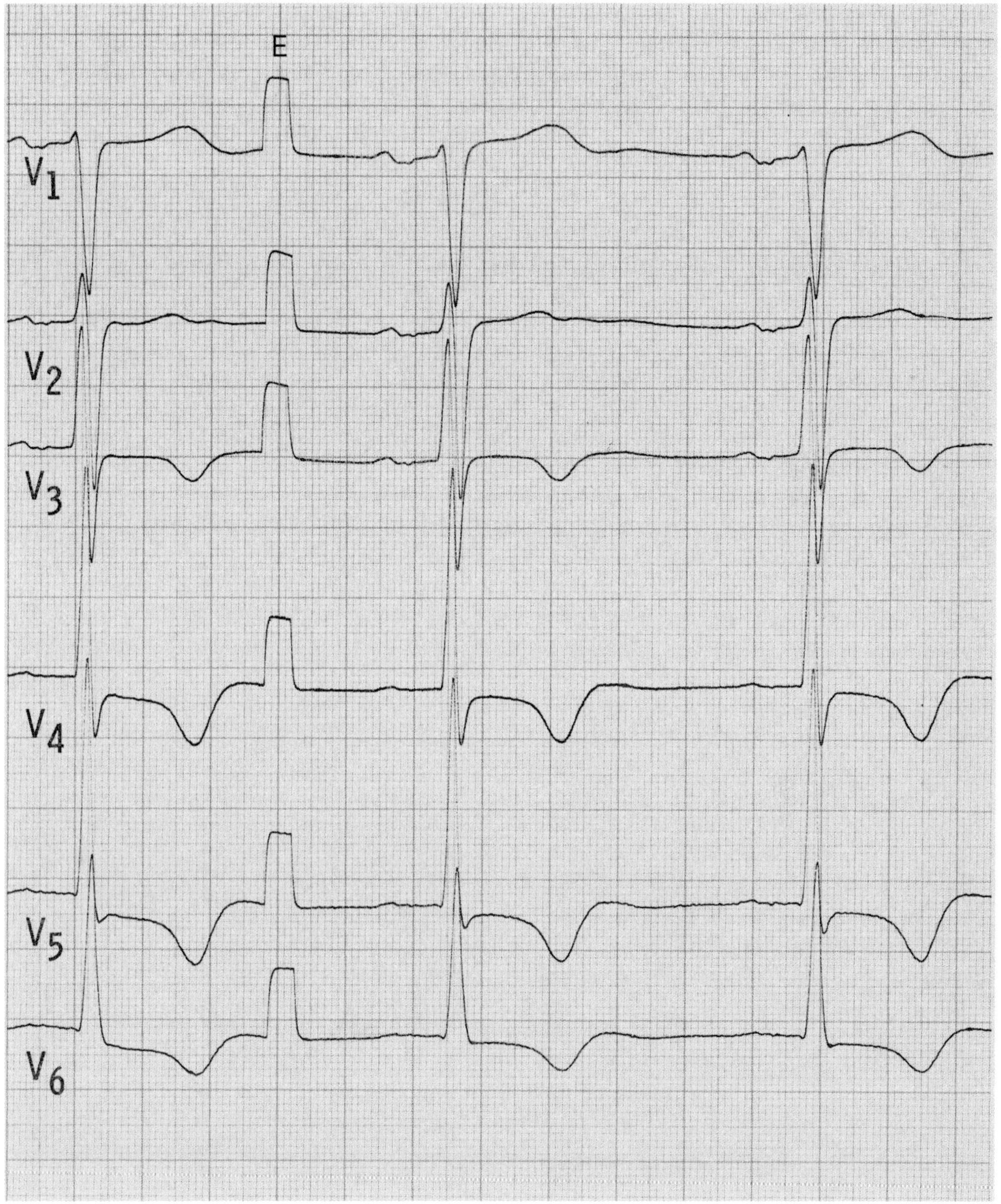
E
V1
V2
V3
V4
V5
V6

Beide EKG-Streifen sind mit 25 mm/s geschrieben.

Jede zweite P-Welle wird zu den Kammern übergeleitet (**AV-Block II. Grades** mit einer 2:1-Überleitung).

Es besteht außerdem eine **intraventrikuläre Erregungsausbreitungsstörung**, der QRS-Komplex ist deutlich verbreitert. Der terminale Vektor der Kammerkomplexe zeigt in Form der R`-Zacke in der Frontalebene in Ableitung III und in den BWA in V_1 nach rechts. Es liegt demnach eindeutig ein Rechtsschenkelblock vor. Trotz des Wilson-Blocks kann man in diesem EKG die Herzachse mit einer Gradzahl angeben (–40 °). Diese Konstellation: Rechtsschenkelblock plus bestimmbare und nach links gedrehte Herzachse spricht für das Vorliegen eines bifaszikulären Blockes bestehend aus einem Rechtsschenkelblock und einem linksanterioren Hemiblock. Irritierend ist die deutlich ausgeprägte R`-Zacke in Ableitung III, die durch den linksanterioren Hemiblock eigentlich „verschluckt" sein müsste. Auf der anderen Seite müsste die R`-Zacke bei einem alleinig vorliegenden Rechtsschenkelblock deutlich voluminöser sein (vgl. EKG Nr. 38, dagegen RSB plus LAH in Abb. 39).

Der rechte Tawara-Schenkel und der linksanteriore Faszikel sind blockiert. Es besteht außerdem eine AV-Blockierung, also eine Überleitungsstörung von den Vorhöfen zu den Ventrikeln. Es erhebt sich die Frage, ob diese Blockierung im AV-Knoten oder in dem für die Weiterleitung einzig verbliebenen linksposterioren Faszikel stattfindet. Im letzteren Fall läge eine inkomplette Blockierung in diesem Faszikel vor und man müsste dann von einem **inkompletten trifaszikulären Block** sprechen, anderenfalls von einem bifaszikulären Block mit einem AV-Block I. Grades.

Die **hohen Voltage-Werte** (Lewis-Index 1,9 mV) können eine linksventrikuläre Hypertrophie andeuten, die Hypertrophie-Indizes sind jedoch bei einer intraventrikulären Ausbreitungsstörung nicht verwertbar.

Bei dem dritten QRS-Komplex in den BWA kann man diskutieren, ob es sich um eine ventrikuläre Extrasystole handelt oder ob die vorangehende P-Welle trotz des durchgehend bestehenden AV-Blocks II. Grades übergeleitet wurde. Man würde dann allerdings erwarten, dass die intraventrikuläre Erregungsausbreitung dieser Aktion mit der des anderen QRS-Komplexes identisch wäre. Es liegt hier jedoch ein Linksschenkelblockbild vor. Es handelt sich um eine ventrikuläre Extrasystole mit Linksschenkelblock.

Klinisch bestehen Schwindelerscheinungen und es liegt eine Bradykardie mit 34 Aktionen in der Minute vor infolge eines AV-Blocks II. Grades, der nicht medikamentös bedingt ist. Dem Patienten kann mit einem Zwei-Kammer-Schrittmacher (DDD-SM) sehr gut geholfen werden. Als Ursache für den AV-Block kommt eine KHK oder eine Myokarditis infrage.

Angaben zur Person:

Geschl. ♂ / 50 Jahre — 111 kg — 190 cm

Kreatinin: 1,0 (n= 0,4–1,3) mg/dl — Hypertonie: ☒ ja ☐ nein ☐ labile

Kalium: 4,1 (n= 3,5–5,5) mmol/l — aktueller RR: 130/60 mmHg

Herzwirksame Medikamente: AT1-Blocker

Anamnese, Befunde: Aufnahme wegen Schwindelgefühls und Herzstichen. Adipositas, Hyperurikämie, Varikosis

Auswertung:

Zeiten: P: ~0,11 — PQ: nach jeder zweiten P-Welle 0,20 s — QRS: 0,14 — QT: 0,46 s

Frequenz: Vorhoffrequenz 68/min, Ventrikelfrequenz 34/min

Achsen: P: ~+30° — QRS: –40° — T: +50°

Hypertrophie-Indizes: Lewis: 1,9 mV — Sokolow: ca. 2,0 mV — nicht gültig bei Blockbild

Q-Zacken in BWA: q V_2–V_6

R-Zuwachs in BWA: ☐ regelmäßig — ☐ langsam — ☐ schnell — ☐ abrupt in V
☒ kein R-Zuwachs von V_1 bis V_6
☐ R-Reduktion von V bis V
☐ R-Verlust von V bis V

R/S-Umschlagzone: zwischen Vund V — bei V — ☐ bis V_6 nicht erreicht

S-Zacken in BWA: bis V_6 — ☐ klein — ☒ mittel — ☐ groß — Voltage: hoch

Formveränderungen:
P: biphasisch V_1
QRS: rsR' V_1
ST: konvexbogig dezendierend V_1–V_3
T: präterminal tief negativ V_1–V_3

Beurteilung: ☒ regelmäßig — ☐ unregelmäßig — ☐ normfrequent

☒ Sinusrhythmus — ☐ absolute Arrhythmie — ☐ — ☒ bradykard — ☐ tachykard

Extrasystolie: 1 VES mit LSB-Bild

Intraatriale Leitungsstörungen: schwer zu beurteilen bei 25 mm/s

Überleitungsstörungen: II. Grades (Mobitz-Block), 2:1-Überleitung: inkompletter trifaszikulärer Block?

Lagetyp: überdrehter Linkstyp

Intraventrikuläre Leitungsstörung: RSB (+ LAH?)

Infarkt: –

Hypertrophiezeichen: LVH möglich, sehr hohe Voltagewerte, Indizes wegen Blockbildes nicht verwertbar

Erregungsrückbildungsstörungen: wie bei RSB

weitere Diagnosen: –

Hauptdiagnosen: RSB (+ LAH?), AV-Block II, inkompletter trifaszikulärer Block?, VES

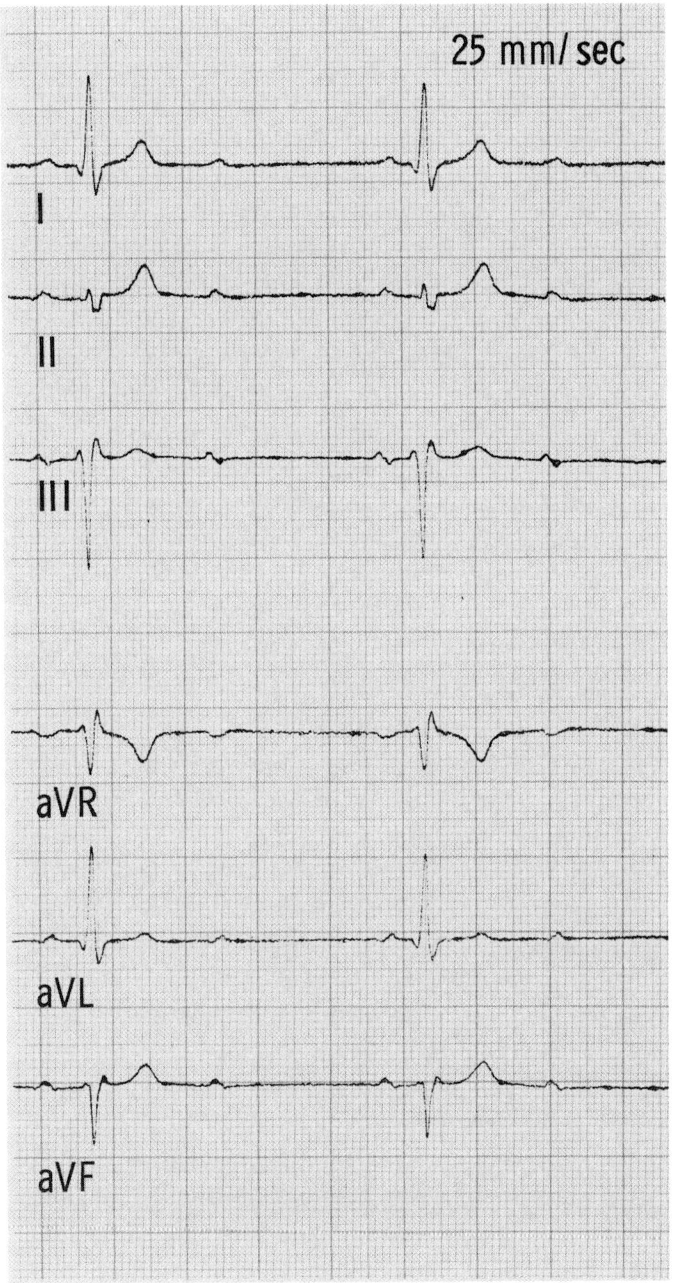
25 mm/ sec
I
II
III
aVR
aVL
aVF

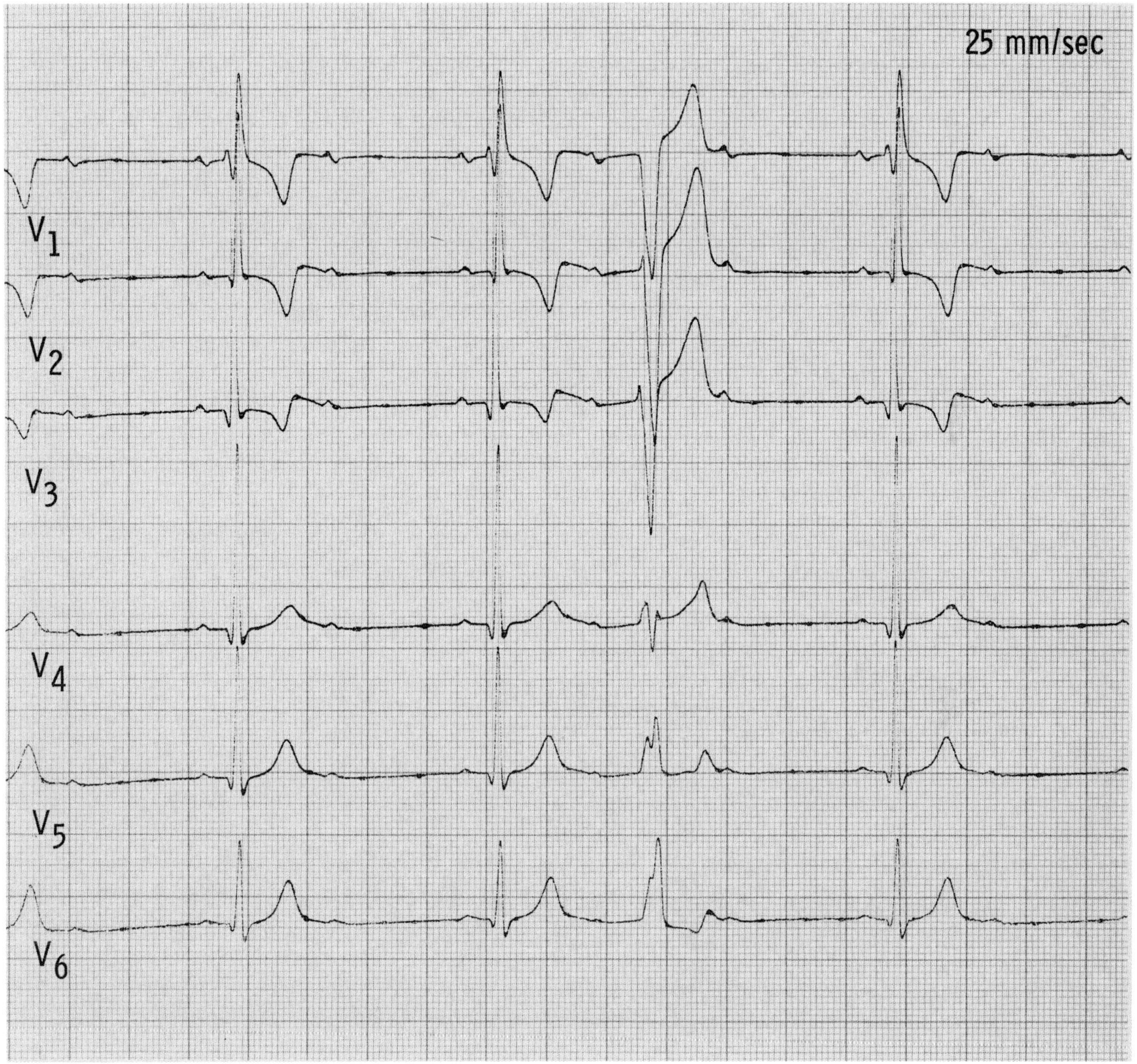
25 mm/sec
V_1
V_2
V_3
V_4
V_5
V_6

Bemerkungen

Bei einem **Rechtsschenkelblock** zeigt der terminale Vektor der Erregungsausbreitung in den Kammern nach rechts. Die Folge ist eine deutliche R`-Zacke in Ableitung III und $V_1$. Das Fehlen einer großen R`-Zacke in Ableitung III beweist, dass der terminale Vektor in diesem EKG noch durch einen linksanterioren Hemiblock nach links bzw. oben abgedreht wird.

In den BWA ist der RSB durch die terminale große positive Zacke (R`-Zacke) trotz des LAH noch deutlich zu erkennen (vgl. EKG Nr. 38), da die V_1-Elektrode dicht über dem rechten Ventrikel aufgesetzt wird. Die Extremitätenelektroden dagegen liegen so weit entfernt, dass in der Frontalebene vektoriell nur der linksanteriore Hemiblock wirkt.

Häufig sind Schenkelblockbilder durch eine koronare Herzkrankheit und deren Folgen (Herzinfarkt) bedingt. Die Erregungsausbreitung in den Kammern ist dann so gestört, dass andere primär bestehende Veränderungen im EKG vollkommen überdeckt werden. Dies ist jedoch nicht in jedem Fall so, deshalb sollte man auch bei bestehendem Schenkelblock immer nach **Infarktzeichen** suchen. In dem vorliegenden EKG ist trotz des bifaszikulären Blocks noch der alte apikale Vorderwandinfarkt durch sehr große Q-Zacken in den Ableitungen V_1 und V_4 zu erkennen (vgl. EKG Nr. 39). – Bei derartig großen Q-Zacken in mehreren zusammenhängenden Ableitungen könnte ein **Aneurysma** vorliegen: Klärung durch Echokardiografie.

Bei der ersten Aktion in den BWA handelt es sich um eine ventrikuläre Extrasystole, die davor stehende P-Welle kann zum Zeitpunkt des Einsetzens der ventrikulären Aktion noch nicht zu den Kammern fortgeleitet sein, da die PQ-Zeit in allen anderen Aktionen deutlich länger ist.

Zu einer Erregungsausbreitungsstörung wie z. B. RSB oder LSB gehört immer auch eine **Erregungsrückbildungsveränderung**. In den BWA, deren Elektroden über dem verspätet erregten Muskelareal liegen (V_1 beim RSB und V_6 beim LSB) verläuft die Richtung der Erregungsrückbildung der der Erregungsausbreitung entgegengesetzt. In diesem EKG ist die Erregungsrückbildung über V_1 bis V_3 hinaus auch noch in V_4 verändert (deszendierende ST-Strecken, präterminal negative T-Wellen). Hierin ist eine zusätzliche ERBS zu sehen (vgl. EKG Nr. 38: RSB ohne zusätzliche ERBS). Der im EKG zusätzlich vorliegende LAH ist für die veränderte Erregungsrückbildung ebenfalls nicht verantwortlich zu machen.

Die P-Wellen sind in Ableitung II deutlich doppelgipflig, sie sind verbreitert und haben in V_1 einen biphasischen Verlauf mit einem deutlich negativen zweiten Anteil. Dies ist das typische Bild eines P-mitrale. (s. EKG S. 142)

EKG Abb. 66 a (S. 142) zeigt den Befund eines Patienten mit ähnlichen Infarktveränderungen in den supraapikalen BWA. Es handelt sich um einen supraapikalen Vorderwandinfarkt im Stadium III bei intermittierendem Rechtsschenkelblock. Auch hier ist trotz des Vorliegens eines Schenkelblocks noch eine Infarktdiagnose zu stellen und die Passagen ohne Schenkelblock beweisen, dass die Diagnose stimmt.

1., 3. und 4. Aktion: QS-Komplex in V1 und V3

2., 5., 6. und 7. Aktion: Rechtsschenkelblock, Q-Zacken in V1 bis V3, deren Größe von V1 nach V3 zunehmend

Beurteilung: Supraapikaler Vorderwandinfarkt, intermittierender Rechtsschenkelblock

EKG Nr. 66

Angaben zur Person:

Geschl. ♂ / 86 Jahre — 74 kg — 164 cm

Kreatinin: 1,3 (n= 0,4–1,3) mg/dl — Hypertonie: ☐ ja ☒ nein ☐ labile

Kalium: 4,5 (n= 3,5–5,5) mmol/l — aktueller RR: 140/90 mmHg

Herzwirksame Medikamente: Diuretika, AT-I-Blocker

Anamnese, Befunde: Globale Herzinsuffizienz, Diabetes mellitus, zerebrale Ischämie

Auswertung:

Zeiten:	P: 0,12	PQ: 0,18	QRS: 0,14	QT: 0,44 s	Frequenz 83/min
Achsen:	P: + 60 °	QRS: –90 °	T: ~+ 90 °		
Hypertrophie-Indizes:	Lewis: – mV		Sokolow: – mV	nicht verwertbar	
Q-Zacken in BWA:	Q V_1–V_5				
R-Zuwachs in BWA:	☐ regelmäßig	☐ langsam	☐ schnell	☐ abrupt in V	
		☐ kein R-Zuwachs von V	bis V		
		☒ R-Reduktion von V_4	bis V_5		
		☐ R-Verlust von V	bis V		
R/S-Umschlagzone:	zwischen V und V		bei V	☐ bis V_6 nicht erreicht	
S-Zacken in BWA:	bis V_6	☐ klein	☐ mittel	☒ groß	Voltage: o. B.

Formveränderungen:
- P: doppelgipflig II, biphasisch V_1
- QRS: QR-Komplex V_1–V_4
- ST: deszendierend V_1–V_4, starr V_6
- T: präterminal negativ V_1–V_4

Beurteilung: ☒ regelmäßig ☐ unregelmäßig ☒ normfrequent

☒ Sinusrhythmus ☐ absolute Arrhythmie ☐ ☐ bradykard ☐ tachykard

Extrasystolie:	1 VES
Intraatriale Leitungsstörungen:	P-mitrale
Überleitungsstörungen:	–
Lagetyp:	überdrehter Linkstyp
Intraventrikuläre Leitungsstörung:	RSB + LAH (bifaszikulärer Block)
Infarkt:	ausgedehnter VW-Infarkt Stadium III, Verdacht auf Aneurysma
Hypertrophiezeichen:	nicht verwertbar
Erregungsrückbildungsstörungen:	deutliche, unspezifische, apikal
weitere Diagnosen:	–
Hauptdiagnosen:	Herzinfarkt, bifaszikulärer Block, P-mitrale, Aneurysma

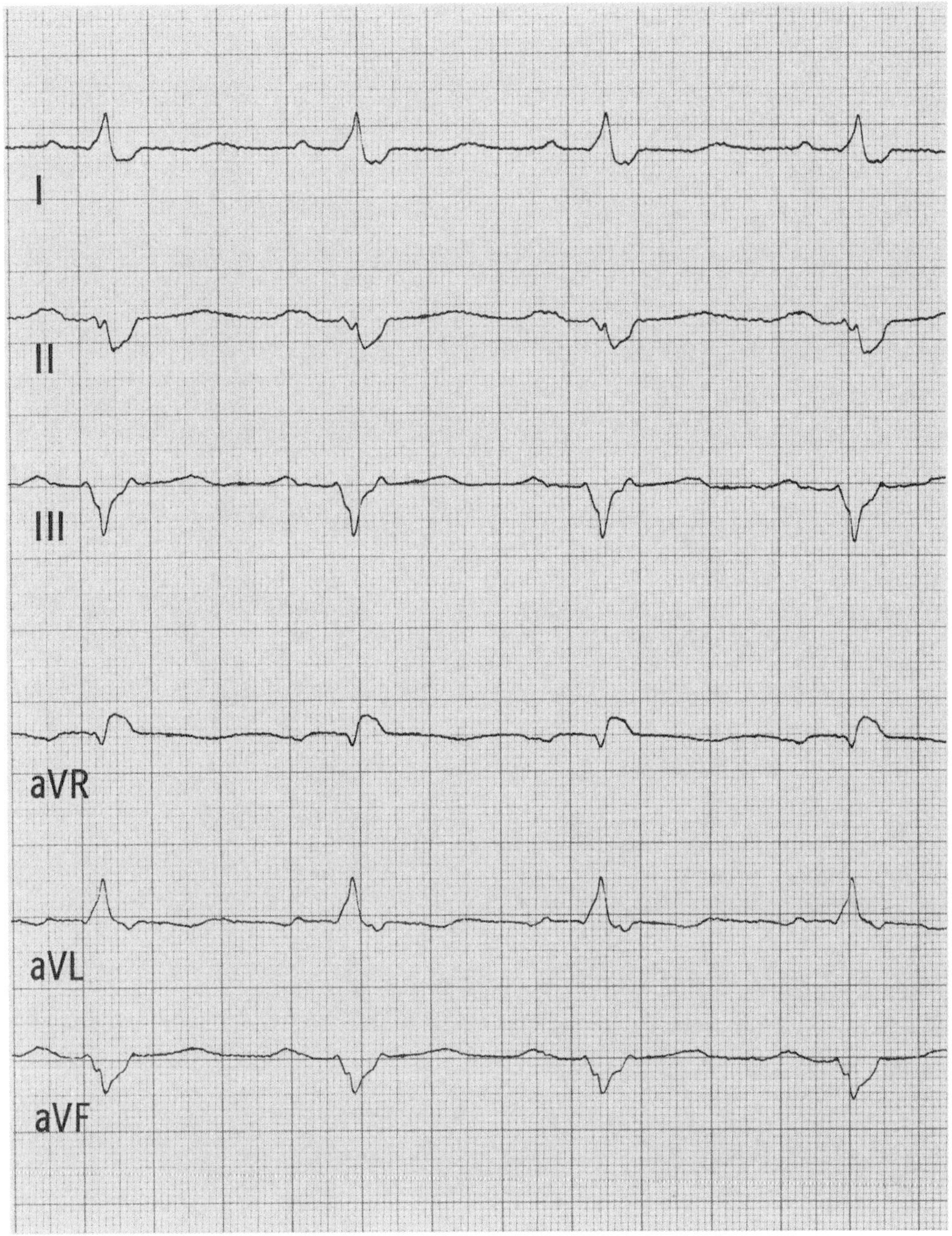
I
II
III
aVR
aVL
aVF

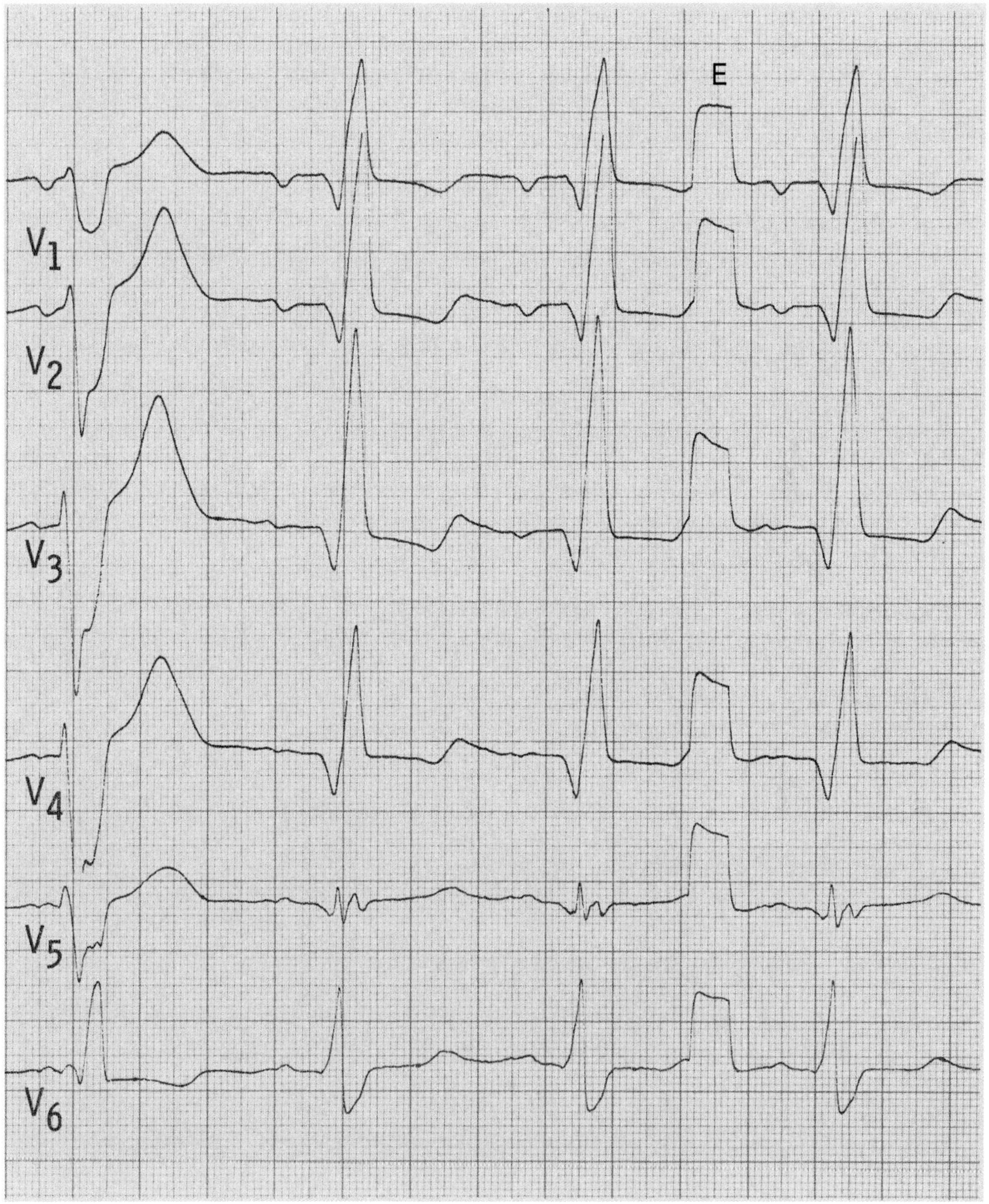
E
V_1
V_2
V_3
V_4
V_5
V_6

Bei der zweiten Aktion in den Extremitätenableitungen handelt es sich um eine vorzeitige Aktion, eine **Extrasystole**, deren QRS-Komplex mit 0,15 s sehr breit ist und der keine P-Welle vorangeht. Es handelt sich also um eine ventrikuläre Extrasystole.

Auch die fünfte Aktion in den Extremitätenableitungen ist eine vorzeitig einfallende Aktion. Wenn man mit dem Steckzirkel abmisst, erkennt man, dass der erste Anteil der Aktion eine P-Welle im normalen Abstand von der vorangegangenen Aktion beinhaltet und dass dieser Anfangsteil der P-Welle mit denen der anderen P-Wellen identisch ist. Es schließt sich ein im Vergleich zu den Normalaktionen deutlich deformierter und verbreiteter QRS-Komplex an. Man könnte auch sagen, dass dieser Anfangsteil der P-Welle direkt in einen QRS-Komplex einmündet. Schneidet man den Anfangsteil dieser P-Welle ab, so hat der QRS-Komplex der sich anschließenden Extraysystole eine Breite von 0,12 s. Die vom Vorhof ausgehende Erregung trifft 0,06 s vor Ende der vom ventrikulären Extrasystoliezentrum ausgehenden Erregung auf das Myokard. Von diesem Zeitpunkt an werden die Ventrikel von zwei verschiedenen Zentren aus erregt. Dies hat zur Folge, dass diese **Kombinationssystole** weniger breit ist als die ventrikuläre Extrasystole der zweiten Aktion von links und dass die Erregungsrückbildung eher der der Normalaktionen ähnelt.

Die zweite Aktion von links in den BWA ist eine ventrikuläre Extrasystole mit Linksschenkelblockbild, also eine rechtsventrikuläre Extrasystole.

Bei dem nicht verbreiterten, sehr hohen, spitzen P handelt es sich um ein typisches P-pulmonale.

EKG Abb. 66 a (Legende hierzu auf Seite 140)

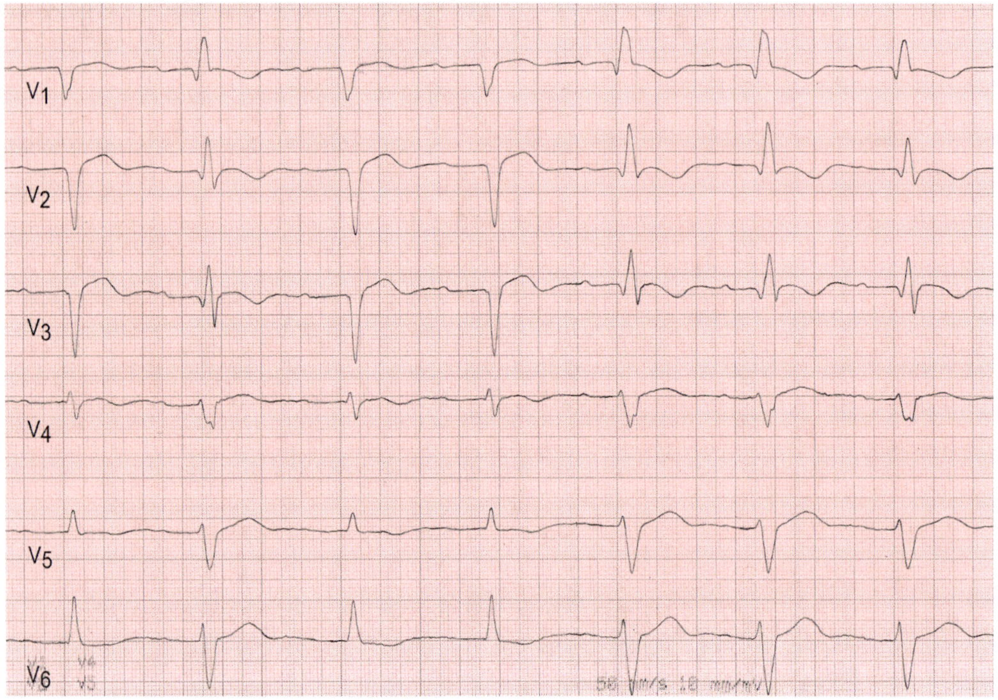

Angaben zur Person:

Geschl. ♂ / 58 Jahre — 57 kg — 176 cm

Kreatinin: 0,8 (n = 0,4–1,3) mg/dl — Hypertonie: ☐ ja ☒ nein ☐ labile

Kalium: 3,5 (n = 3,5–5,5) mmol/l — aktueller RR: 140/85 mmHg

Herzwirksame Medikamente: Verapamil

Anamnese, Befunde: Silikose, häufiges „Herzstolpern", anfallsartige Tachykardien

Auswertung:

Zeiten: P: 0,09 — PQ: 0,14 — QRS: 0,09 — QT: 0,32 s — Frequenz 96/min

Achsen: P: + 80° — QRS: + 70° — T: nicht bestimmbar, zu flach

Hypertrophie-Indizes: Lewis: –0,5 mV — Sokolow: 2,5 mV

Q-Zacken in BWA: q V_6

R-Zuwachs in BWA: ☐ regelmäßig ☒ langsam ☐ schnell ☐ abrupt in V
☐ kein R-Zuwachs von V bis V
☐ R-Reduktion von V bis V
☐ R-Verlust von V bis V

R/S-Umschlagzone: zwischen V_4 und V_5 — bei V — ☐ bis V_6 nicht erreicht

S-Zacken in BWA: bis V_6 — ☐ klein ☒ mittel ☐ groß — Voltage: o. B.

Formveränderungen:
P: schlankes hohes P, in Ableitung II 0,3 mV
QRS: –
ST: minimal gesenkt und konvexbogig verlaufend V_4–V_6, andeutungsweise muldenförmig gesenkt II III aVF
T: präterminal negativ V_4–V_6

Beurteilung: ☒ regelmäßig ☐ unregelmäßig ☒ normfrequent

☒ Sinusrhythmus ☐ absolute Arrhythmie ☐ ☐ bradykard ☐ tachykard

Extrasystolie: VES, in den Ableitungen der Frontalebene ist die fünfte ES eine Kombinationssystole

Intraatriale Leitungsstörungen: P-pulmonale

Überleitungsstörungen: –

Lagetyp: Steiltyp

Intraventrikuläre Leitungsstörung: –

Infarkt: –

Hypertrophiezeichen: –

Erregungsrückbildungsstörungen: leichte, unspezifische im Inferolateralbereich

weitere Diagnosen: –

Hauptdiagnosen: VES, Kombinationssystole, Erregungsrückbildungsstörungen

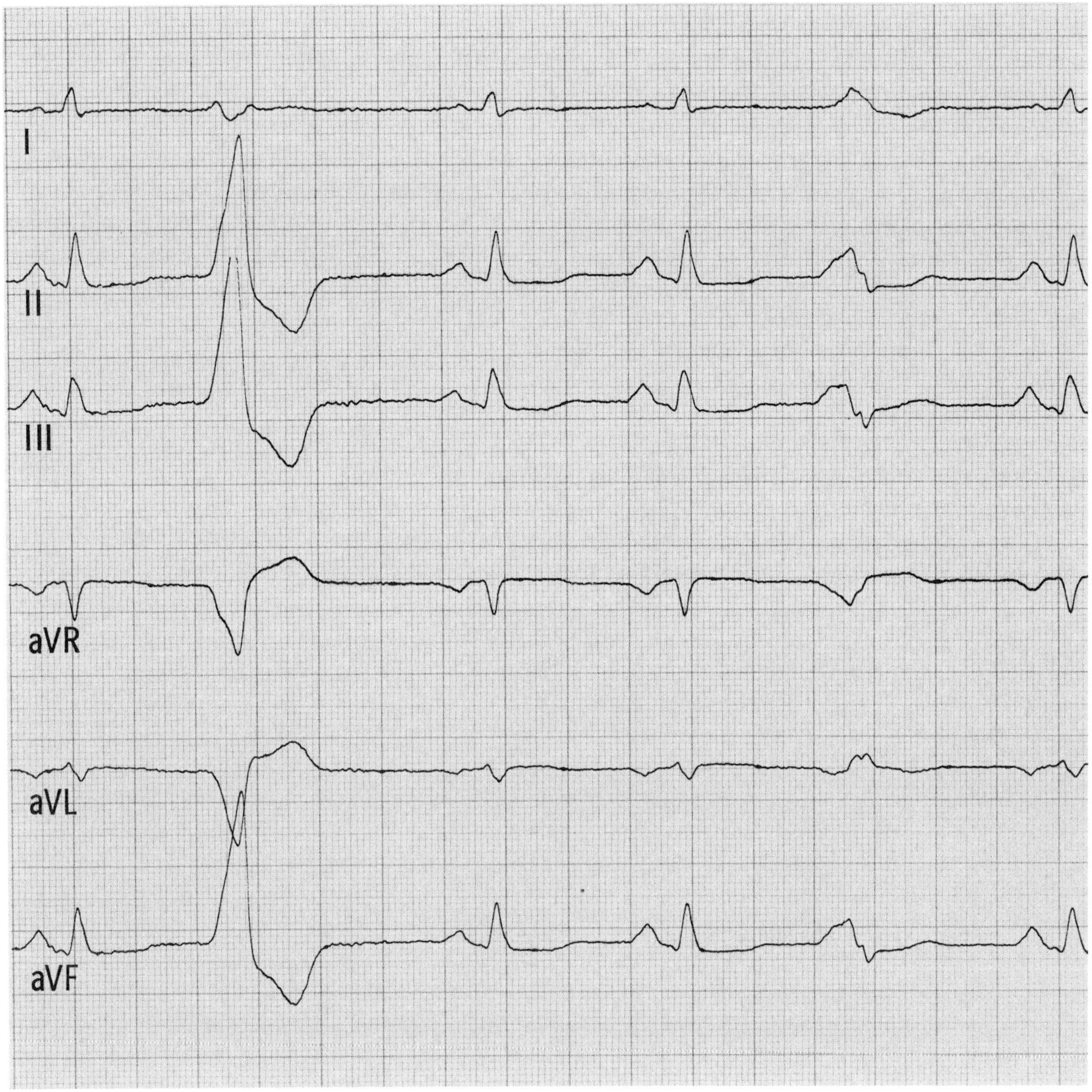
I
II
III
aVR
aVL
aVF

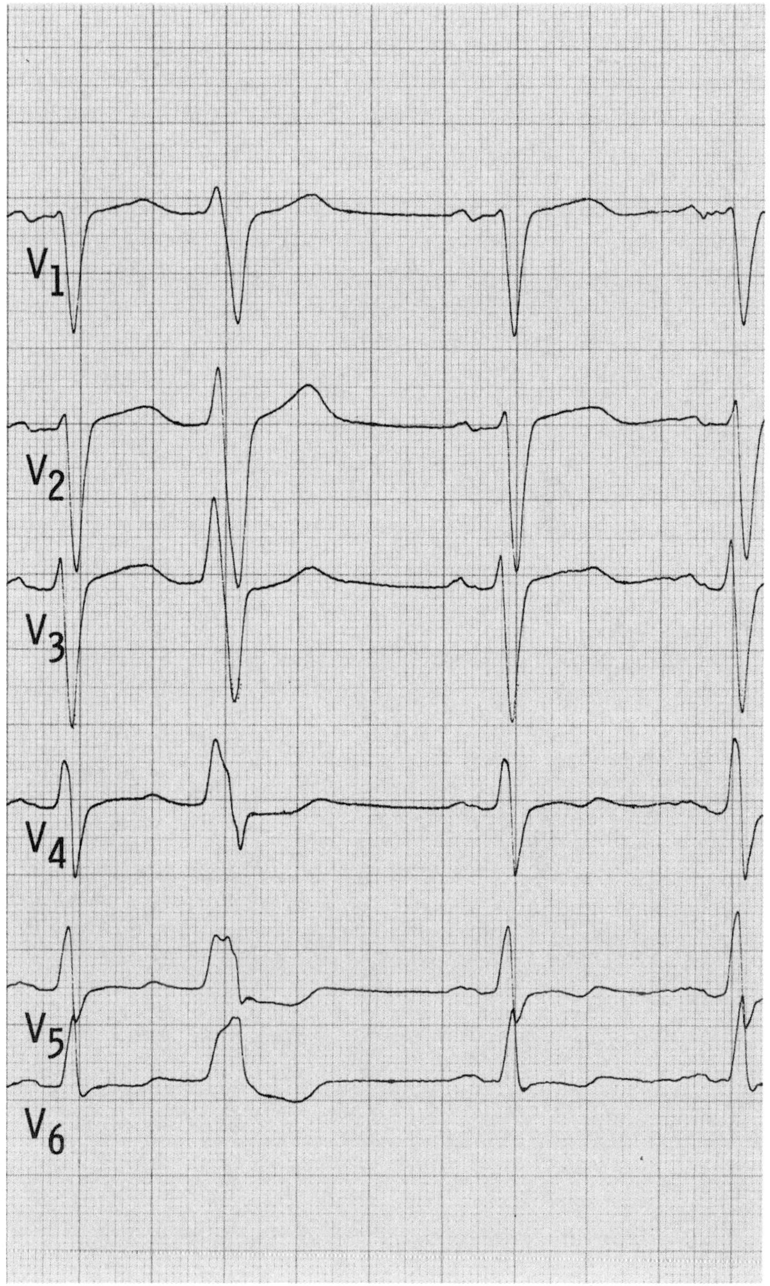
V_1
V_2
V_3
V_4
V_5
V_6

Periphere Niedervoltage, Sagittaltyp und Tachykardie weisen auf eine chronische Rechtsherzbelastung bei Lungenemphysem hin.

Die **periphere Niedervoltage** ist dadurch bedingt, dass das Herz von der äußeren Thoraxwand infolge des Lungenemphysems entfernt liegt. Einen ähnlichen Effekt würde eine tiefe Fettschicht hervorrufen oder auch ein Perikarderguss (s. u.).

Die **Erregungsrückbildungsstörungen** vom Innenschichtläsionstyp vom supraapikalen Vorderwand- bis zum Lateralbereich stehen nicht in Zusammenhang mit der chronischen Rechtsherzbelastung (Koronare Herzkrankheit?).

In diesem EKG könnte man zunächst eine **Achse QRS** von + 40 ° bis + 50 ° ermitteln, wenn man die hier bei Niedervoltage kleinen Q-Zacken in Ableitung III und die S-Zacken in Ableitung I übersieht. Bei der Auswertung der Brustwandableitungen sollten jedoch die in V_6 noch deutlichen S-Zacken sowie die nach links verschobene R/S-Umschlagszone auffallen: Es kann sich nur um einen Sagittaltyp handeln. Ein linksanteriorer Hemiblock, bei dem die letztgenannten Veränderungen ebenfalls zu sehen sind, scheidet aus, da keinesfalls ein überdrehter Linkstyp vorliegt. Eigentlich sollte beim S_IQ_{III}-Typ die Fläche der S-Zacken in Ableitung I und die der Q-Zacken in Ableitung III in etwa gleich groß sein. In dem vorliegenden EKG ist die S-Zacke in Ableitung I größer, dennoch ist ein Sagittaltyp anzunehmen, da weitere Kriterien damit übereinstimmen: mit einer Gradzahl nicht bestimmbare Herzachse, noch deutliche S-Zacken in V_6.

Niedervoltage

periphere Niedervoltage:	QRS-Komplex in der Frontalebene ≤ 0,6 mV
proximale Niedervoltage:	QRS-Komplex in der Horizontalebene ≤ 0,7 mV
totale Niedervoltage:	beide Kriterien erfüllt

Ursachen der Niedervoltage

perikardial	Perikarderguss (Pericarditis exsudativa) Perikardverschwielung (Pericarditis constrictiva) Perikardtumor
myokardial	• Herzmuskelerkrankungen • degenerativ: Fibrosierung bei KHK • entzündlich: infolge einer Myokarditis • kardiomyopathisch • Einlagerung von Fremdsubstanzen, wie z. B. Amyloid
extrakardial	Flüssigkeitseinlagerung bei • Myxödem • schwerer Herzinsuffizienz (selten) schweres Lungenemphysem hochgradige Adipositas

Angaben zur Person:

Geschl. ♂ / 52 Jahre — 51 kg — 164 cm

Kreatinin: 0,9 (n= 0,4–1,3) mg/dl — Hypertonie: ☐ ja ☒ nein ☐ labile

Kalium: 3,8 (n= 3,5–5,5) mmol/l — aktueller RR: 120/70 mmHg

Herzwirksame Medikamente: keine

Anamnese, Befunde: Fortgeschrittenes Lungenemphysem, Asthma bronchiale

Auswertung:

Zeiten: P: 0,10 — PQ: 0,15 — QRS: 0,07 — QT: 0,28 s — Frequenz 102/min

Achsen: P: + 40 ° — QRS: SIQIII — T: ~–70 °

Hypertrophie-Indizes: Lewis: – mV — Sokolow: – mV

Q-Zacken in BWA: –

R-Zuwachs in BWA: ☒ regelmäßig — ☐ langsam — ☐ schnell — ☐ abrupt in V
☐ kein R-Zuwachs von V bis V
☐ R-Reduktion von V bis V
☐ R-Verlust von V bis V

R/S-Umschlagzone: zwischen V_3 und V_4 — bei V — ☐ bis V_6 nicht erreicht

S-Zacken in BWA: bis V_6 — ☐ klein — ☒ mittel — ☐ groß — Voltage: peripher 0,35 mV

Formveränderungen:
P: –
QRS: –
ST: horizontal gesenkt V_2–V_6 (maximal 0,2 mV in V_4)
T: präterminal negativ V_2–V_6

Beurteilung: ☒ regelmäßig — ☐ unregelmäßig — ☐ normfrequent

☒ Sinusrhythmus — ☐ absolute Arrhythmie — ☐ — ☐ bradykard — ☒ tachykard

Extrasystolie: –

Intraatriale Leitungsstörungen: –

Überleitungsstörungen: –

Lagetyp: Sagittaltyp $S_I Q_{III}$ — periphere Niedervoltage

Intraventrikuläre Leitungsstörung: –

Infarkt: –

Hypertrophiezeichen: –

Erregungsrückbildungsstörungen: deutliche, vom Innenschichtläsionstyp, VW supraapikal-lateral

weitere Diagnosen: –

Hauptdiagnosen: Sagittaltyp (S_IQ_{III}), Erregungsrückbildungsstörungen, periphere Niedervoltage

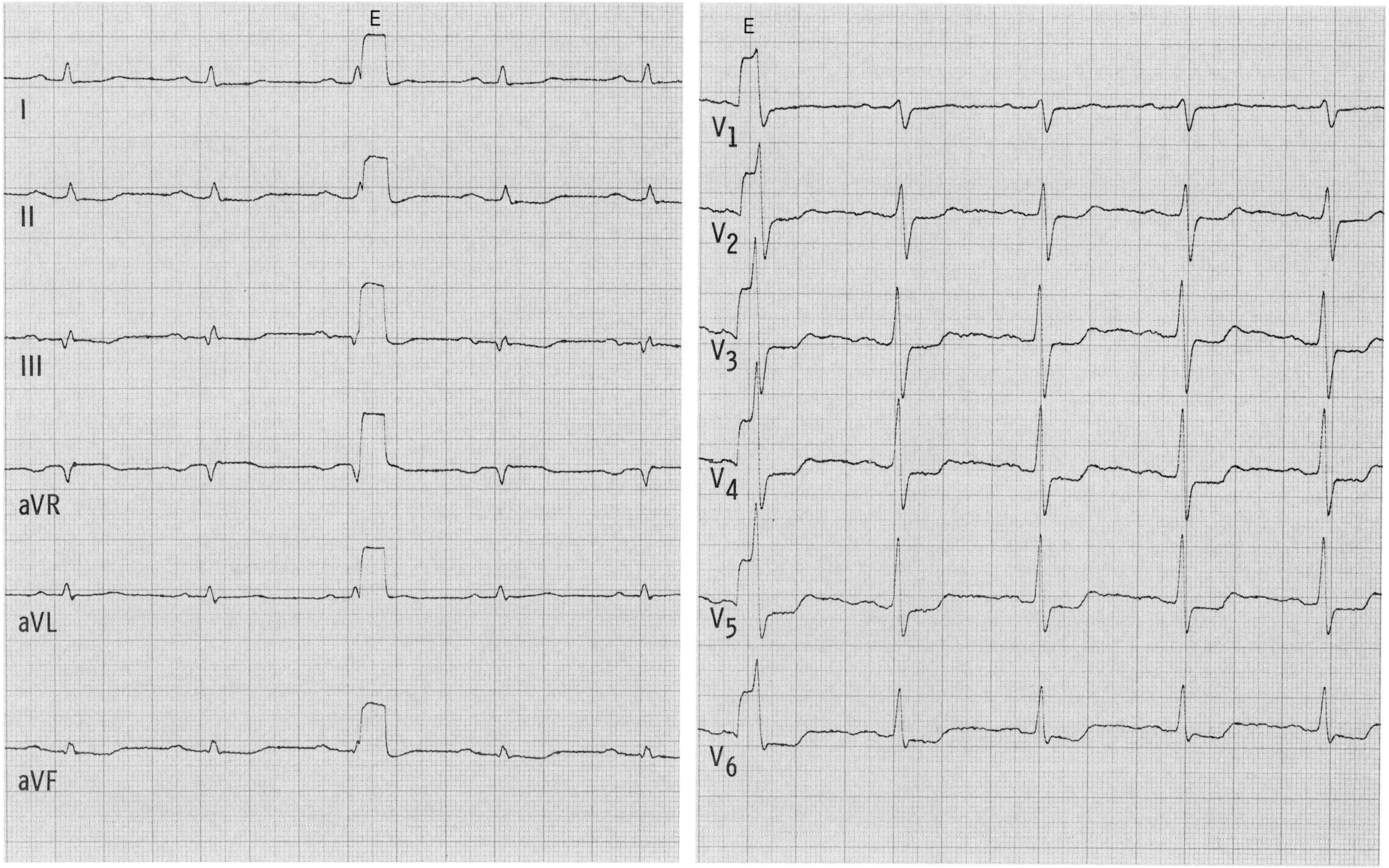
E
I
II
III
aVR
aVL
aVF
E
V_1
V_2
V_3
V_4
V_5
V_6

EKG Nr. 69

Es ist anzunehmen, dass die **Rechtsverspätung** durch die anamnestisch bekannten rezidivierenden Lungenembolien (Rechtsherzbelastung) entstanden ist.

Es fällt hier auf, dass in der Ableitung, in der die größte R´-Zacke vorliegt (V_1), die nachfolgende T-Welle positiv ist, obwohl sie bei dem „Schenkelblockbild" auf jeden Fall negativ sein müsste. Hier handelt es sich um spiegelbildliche Veränderungen zu gleichschenklig negativen T-Wellen im Vorderwand-apikal- bis -lateral-Bereich. Diese sind auf eine koronare Herzkrankheit (Angina pectoris in der Anamnese) zurückzuführen.

Der Troponinwert war nicht erhöht, es lag also kein Herzinfarkt vor, sondern „lediglich" Erregungsrückbildungsstörungen vom Außenschichtischämietyp. Wäre der Nekrosefaktor Troponin positiv gewesen, so hätte es sich um einen NSTEMI (Nicht-ST-Hebungs-Myokard-Infarkt) gehandelt. Die Differenzierung zwischen den Diagnosen „Infarkt" und „Erregungsrückbildungsstörung vom Ischämie- bzw. Läsionstyp" ist nicht anhand des EKGs, sondern nur durch den Troponinwert vorzunehmen.

Die **Erregungsüberleitungszeit** ist auffallend kurz. Die Achse der P-Wellen ist nicht sicher bestimmbar. Entweder liegt das Erregungszentrum im unteren Vorhof- oder im AV-junktionalen Bereich. Dies ist allein aufgrund der kurzen Überleitungszeit zu vermuten. Dazu gehörte eigentlich noch eine nach links bzw. oben verdrehte Vorhofachse.

Die R-Reduktion von V_1 nach V_2 ist auffällig (vgl. EKG mit Rechtsschenkelblock Nr. 38). Es muss zumindest der Verdacht auf einen alten supraapikalen Vorderwandinfarkt geäußert werden.

Bei einer akuten Rechtsherzbelastung sind T-Negativierungen vor allem im supraapikalen Vorderwandbereich – und zwar von V_1 bis V_4 abnehmend – zu sehen. Der vorliegende Befund spricht gegen das Vorliegen einer akuten Rechtsherzbelastung.

In dem zwei Monate später registrierten **EKG Nr. 69a** auf S. 148 haben sich die T-Wellen in den Brustwandableitungen wieder aufgerichtet. Die Patientin war beschwerdefrei.
Zeitwerte: P: 0,10; PQ: 0,19; QRS: 0,09; QT: ca. 0,36 s; f: 80/min.
Achsen: P: –30 °; QRS: + 10 °/+ 180 °; **T: + 40 °**.

(s. EKG Seite 148)

Angaben zur Person:

Geschl. ♀ / 79 Jahre — 76 kg — 168 cm

Kreatinin: 1,2 (n= 0,4–1,3) mg/dl — Hypertonie: ☐ ja ☒ nein ☐ labile

Kalium: 4,2 (n= 3,5–5,5) mmol/l — aktueller RR: 140/95 mmHg

Herzwirksame Medikamente: Nitrate

Anamnese, Befunde: Vor 12 Jahren Herzinfarkt, seit 6 Monaten rezidivierende Angina-pectoris- Anfälle, Ulcera crurum bei Varikosis, rezidivierende Lungenembolien

Auswertung:

Zeiten: P: 0,12 — PQ: 0,13 — QRS: 0,09 — QT: ~0,34 s — Frequenz 83/min

Achsen: P: –20 ?° — QRS: initial + 10 °, terminal + 180 ° — T: –160 °

Hypertrophie-Indizes: Lewis: – mV — Sokolow: – mV — nicht verwertbar

Q-Zacken in BWA: q V_6

R-Zuwachs in BWA: ☐ regelmäßig ☒ langsam ☐ schnell ☐ abrupt in V
☐ kein R-Zuwachs von V bis V
☒ R-Reduktion von V_1 bis V_2
☐ R-Verlust von V bis V

R/S-Umschlagzone: zwischen V_5 und V_6 — bei V — ☐ bis V_6 nicht erreicht

S-Zacken in BWA: bis V_6 — ☐ klein ☐ mittel ☒ groß — Voltage: o. B.

Formveränderungen:
P: in V_1 zweiter Anteil positiv
QRS: rsR' V_1, rSr' III
ST: gesenkter Abgang V_3–V_5, konvexbogiger Verlauf V_2–V_6
T: gleichschenklig tief negativ bei V_3–V_6, (paradox) positiv V_1 (bei RSB)

Beurteilung: ☒ regelmäßig ☐ unregelmäßig ☒ normfrequent
☐ Sinusrhythmus ☐ absolute Arrhythmie ☐ bradykard ☐ tachykard
☒ Vorhofrhythmus oder AV-junktionaler Rhythmus

Extrasystolie: –

Intraatriale Leitungsstörungen: atypische Vorhoferregung bei im unteren Vorhofbereich gelegenem Erregungszentrum

Überleitungsstörungen: kurze Überleitungszeit

Lagetyp: initial linkstypisch, dann überdreht rechtstypisch durch:

Intraventrikuläre Leitungsstörung: Rechtsverspätung

Infarkt: Verdacht auf supraapikalen VW-Infarkt Stadium III

Hypertrophiezeichen: –

Erregungsrückbildungsstörungen: deutliche, vom Außenschichtischämietyp, VW apikal-lateral paradox positive T-Wellen in V_1 bei Rechtsverspätung

weitere Diagnosen: –

Hauptdiagnosen: Vorhofrhythmus, i. RSB, Erregungsrückbildungsstörungen

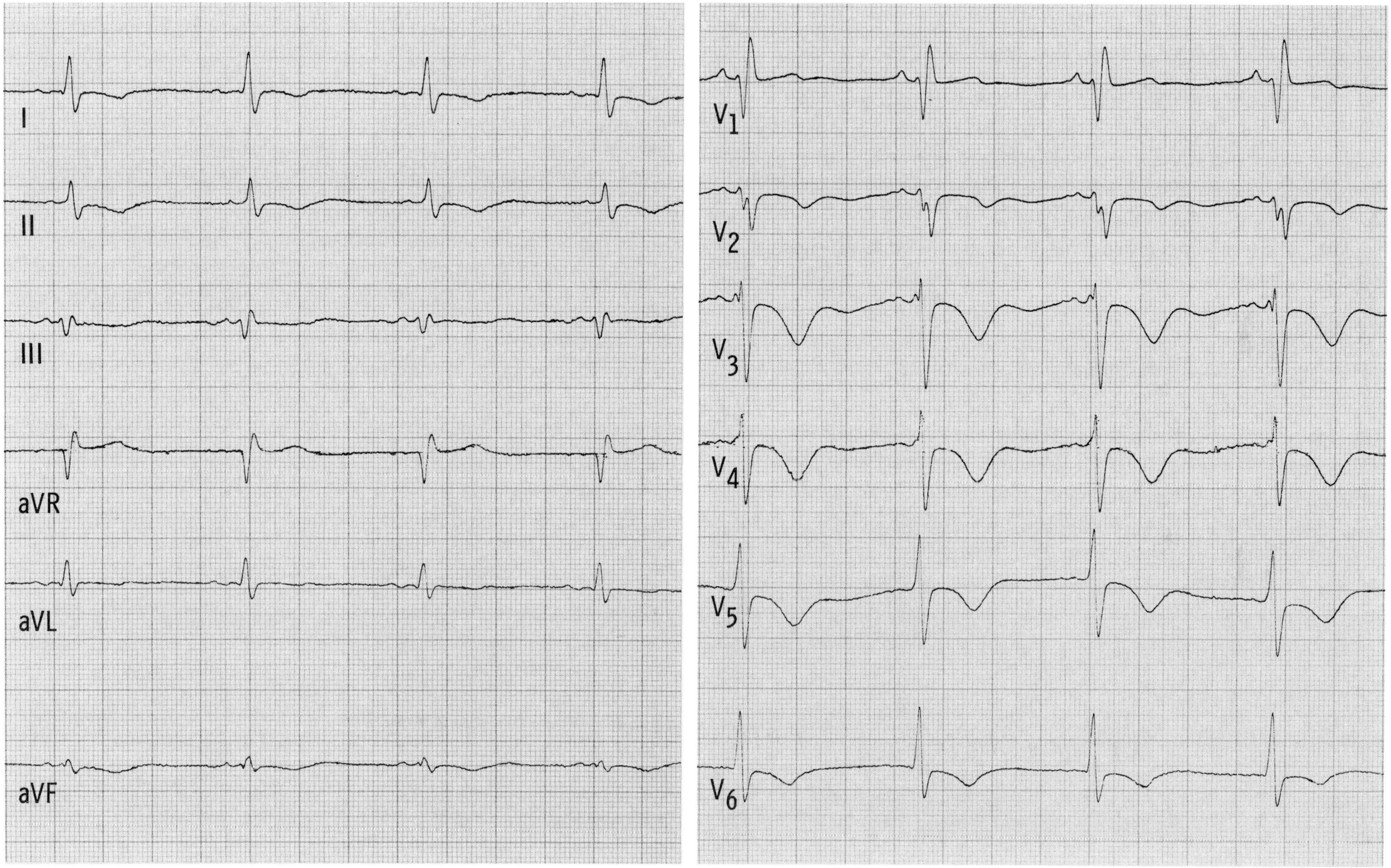
I
II
III
aVR
aVL
aVF
V1
V2
V3
V4
V5
V6

Bemerkungen

EKG Nr. 70

Misst man, wie es üblich ist, die **Dauer der P-Wellen** in Ableitung II aus, ohne die P-Wellen in den anderen Ableitungen zu beachten, so kommt man auf einen Wert von 0,05 s. Dies wäre eine ungewöhnlich kurze Erregungsausbreitung in den Vorhöfen. Die erste Abhebung der P-Welle von der isoelektrischen Linie ist in den Ableitungen I und III gleichzeitig zu sehen. Zum Schluss hat die P-Welle in Ableitung III einen breiten negativen Anteil. Der Vektor dieses zweiten Anteils zeigt nach −30°. Er verläuft damit senkrecht zu Ableitung II und bildet sich deshalb in dieser Ableitung überhaupt nicht ab. Deshalb hat die P-Welle hier scheinbar eine so kurze Dauer.

Misst man nun also die P-Welle vom Beginn in Ableitung I bzw. III bis zum Ende in Ableitung III, so kommt man auf eine P-Dauer von 0,12 s.

Das Beispiel verdeutlicht, dass man bei dem Ausmessen der Zeitwerte jeweils Anfang und Ende der P-Wellen, der QRS-Komplexe und der T-Wellen in allen Ableitungen überprüfen muss.

Ob die **Erregungsrückbildungsstörungen** Ausdruck einer koronaren Herzkrankheit sind, kann erst nach einer entsprechend langen Digitalispause bei normalen Elektrolytwerten entschieden werden. Sie sind hier allerdings so stark ausgeprägt, dass es unwahrscheinlich ist, dass sie allein digitalisbedingt sein könnten.

Der AV-Block I. Grades kann durchaus auf die Digitaliseinwirkung zurückzuführen sein.

EKG Nr. 69a, zu Seite 146, siehe dort Legende

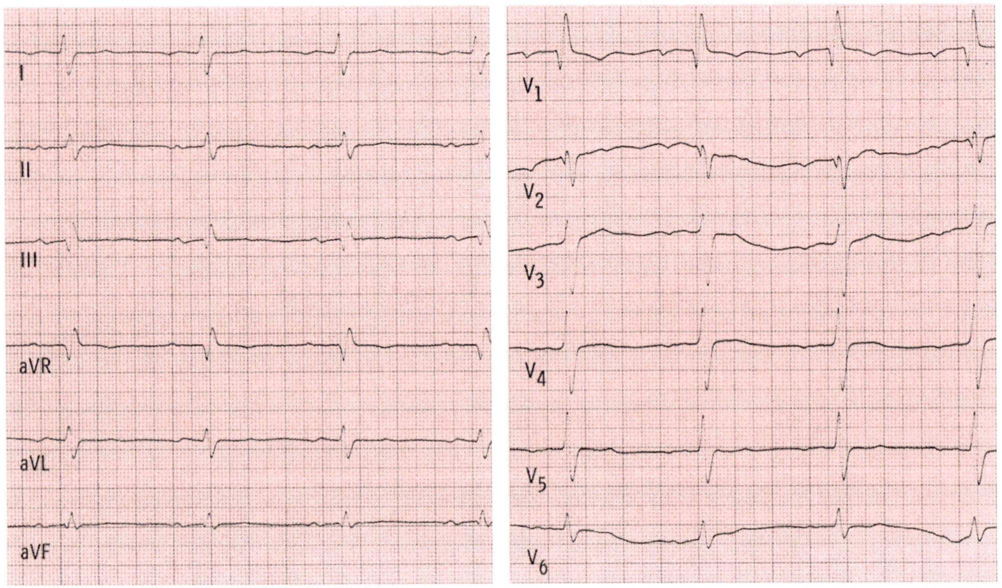

Angaben zur Person:

Geschl. ♀ / 76 Jahre — 52 kg — 165 cm

Kreatinin: 0,9 (n = 0,4–1,3) mg/dl — Hypertonie: ☐ ja ☒ nein ☐ labile

Kalium: 4,1 (n = 3,5–5,5) mmol/l — aktueller RR: 130/70 mmHg

Herzwirksame Medikamente: 0,2 mg Digoxin/d

Anamnese, Befunde: Zustand nach Kolonsegmentresektion bei Adenokarzinom der linken Flexur vor 2 Jahren. Sonst keine pathologischen Befunde, keine Beschwerden (eigentlich keine Indikation zur Digitalistherapie).

Auswertung:

Zeiten: P: 0,12 — PQ: 0,24 — QRS: 0,09 — QT: 0,39 s — Frequenz 60/min

Achsen: P: + 10° — QRS: + 80° — T: flach

Hypertrophie-Indizes: Lewis: −0,6 mV — Sokolow: 1,5 mV

Q-Zacken in BWA: kleine, V_6

R-Zuwachs in BWA: ☒ regelmäßig — ☐ langsam — ☐ schnell — ☐ abrupt in V
☐ kein R-Zuwachs von V bis V
☐ R-Reduktion von V bis V
☐ R-Verlust von V bis V

R/S-Umschlagzone: zwischen V_3 und V_4 — bei V — ☐ bis V_6 nicht erreicht

S-Zacken in BWA: bis V_5 — ☒ klein — ☐ mittel — ☐ groß — Voltage: o. B.

Formveränderungen:
P: biphasisch in III, nicht jedoch in V_1
QRS: –
ST: deszendierend in I, II, III, aVF, V_3–V_6
T: deutlich präterminal negativ in V_3–V_6

Beurteilung: ☒ regelmäßig — ☐ unregelmäßig — ☒ normfrequent

☒ Sinusrhythmus — ☐ absolute Arrhythmie — ☐ — ☒ bradykard — ☐ tachykard

Extrasystolie: –

Intraatriale Leitungsstörungen: Ausbreitungsverzögerung, jedoch kein P-mitrale

Überleitungsstörungen: AV-Block I. Grades

Lagetyp: Steiltyp

Intraventrikuläre Leitungsstörung: –

Infarkt: –

Hypertrophiezeichen: –

Erregungsrückbildungsstörungen: deutliche unspezifische inferolateral-apikal (digitalisbedingt oder -mitbedingt)

weitere Diagnosen: –

Hauptdiagnosen: AV-Block I, Erregungsrückbildungsstörungen

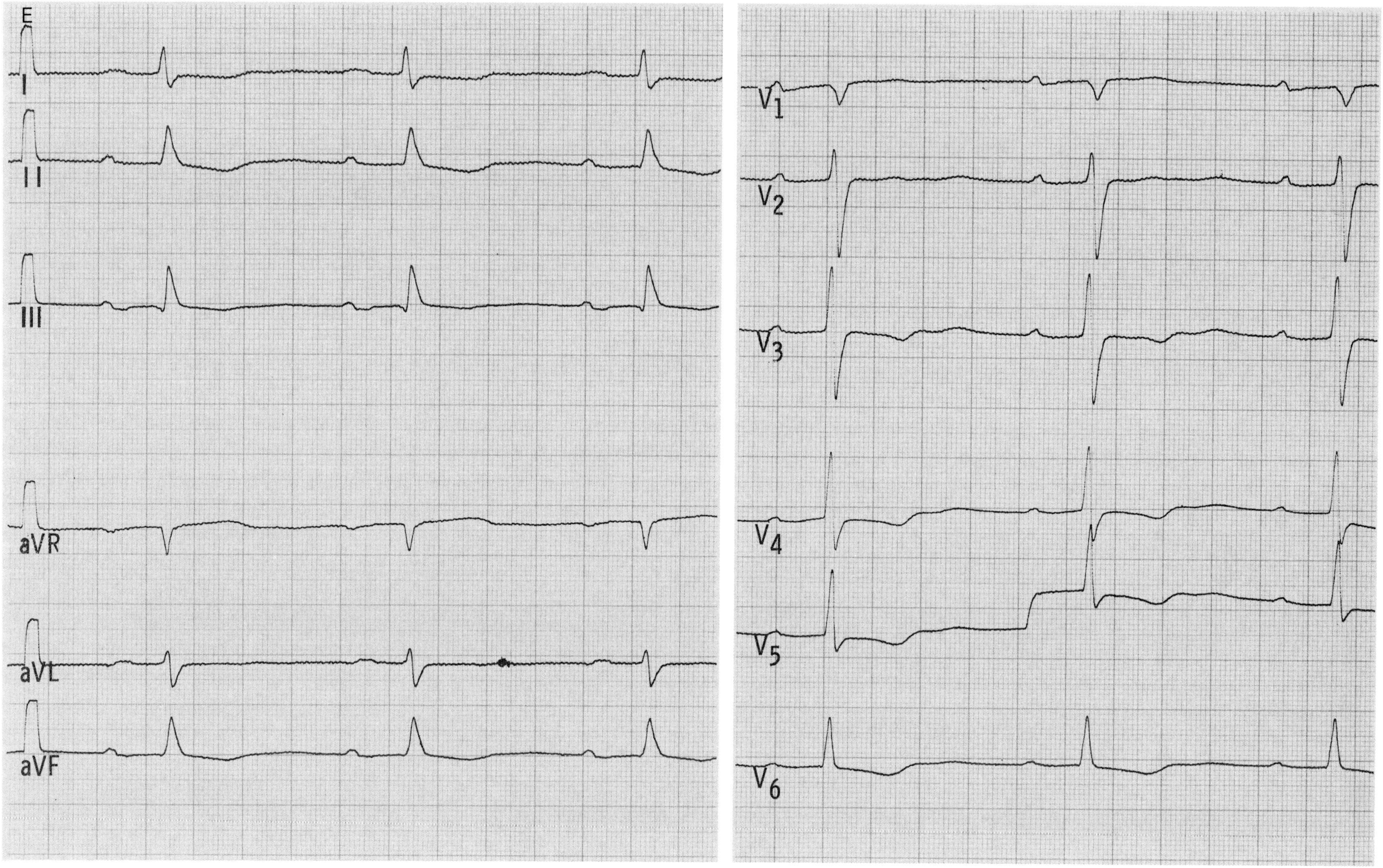
E
I
II
III
aVR
aVL
aVF
V_1
V_2
V_3
V_4
V_5
V_6

Bemerkungen

Die in der Auswertung angegebenen Daten beziehen sich auf die herzeigenen Aktionen.

Zwischen den herzeigenen Aktionen sind **Schrittmacheraktionen** zu erkennen. Von den Impulsspitzen (Spike-Spitzen) fallen die Kurven in geschwungenem konkavem Bogen – sinusförmig – ab. Dies bedeutet, dass die Schrittmacherimpulse nicht vom Myokard beantwortet werden. Es findet keine schrittmacherinduzierte Ventrikelerregung statt, da ein Exit-Block (**Pacing-Defekt**) besteht.

Da keine Kammererregung erfolgt, findet auch keine Erregungsrückbildung statt. Um sicherzugehen, muss man jede vermeintlich nicht beantwortete Schrittmacheraktion hierauf überprüfen, also nach ST-Strecken und insbesondere nach T-Wellen suchen.

Nach dem zweiten Schrittmacherspike in den Extremitätenableitungen und nach dem ersten und vierten Schrittmacherspike in den BWA sieht man in der sinusförmig abfallenden Linie eine Veränderung, die man nicht als Erregungsrückbildung fehldeuten darf. Es handelt sich hierbei um die P-Wellen der nächsten herzeigenen Aktionen.

Es bleibt also gültig, dass die Schrittmacherimpulse nicht vom Myokard beantwortet werden.

Würde der Schrittmacher keinerlei herzeigene Aktionen wahrnehmen (**Sensing-Defekt**), so würde der Schrittmacher regelmäßig mit der ihm einprogrammierten Frequenz Impulse – sichtbar im EKG in Form von Spikes – aussenden. Hier erscheinen jedoch die Schrittmacherspikes in unregelmäßigem Abstand voneinander.

Manchmal scheint der Schrittmacher zu merken, dass eine herzeigene Aktion ausbleibt: z. B. zweiter Schrittmacherspike in den Extremitätenableitungen, erster und dritter Schrittmacherspike in den BWA; er gibt deshalb nach einem entsprechenden Intervall einen Impuls ab.

In anderen Fällen scheint er aber auch eine herzeigene Aktion zu übersehen: Zweite herzeigene Aktion in den Extremitätenableitungen sowie die zweite und vierte Aktion in den BWA, d. h. er dürfte hier noch gar nicht einsetzen.

Es besteht also zusätzlich zu dem oben erwähnten Exit-Block (Pacing-Defekt) auch noch ein Entrance-Block (Sensing-Defekt). Die Ursache ist darin zu sehen, dass der Schrittmacher flottiert und deshalb im Myokard neu verankert werden muss.

EKG Nr. 71

Angaben zur Person:

Geschl. ♀ / 77 Jahre — 69 kg — 165 cm

Kreatinin: 1,0 (n= 0,4–1,3) mg/dl — Hypertonie: ☐ ja ☒ nein ☐ labile

Kalium: 3,9 (n= 3,5–5,5) mmol/l — aktueller RR: 140/70 mmHg

Herzwirksame Medikamente: keine

Anamnese, Befunde: Adams-Stokes-ähnliche Anfälle, Patientin mehrmals gestürzt, unter stationärer Beobachtung Abfall der Sinusfrequenz auf 32/min. Drei Tage vor der Registrierung dieses EKGs wurde ein Herzschrittmacher gelegt. Jetzt wieder Schwindelgefühl. Die Schrittmacherfrequenz war auf 70 Aktionen/min. einprogrammiert.

Auswertung:

Zeiten: P: ~0,10 — PQ: ~0,22 — QRS: 0,08 — QT: 0,40 s — Sinus-Frequenz 50/min in BWA

Achsen: P: zu flach — QRS: 0° — T: –100°

Hypertrophie-Indizes: Lewis: 1,1 mV — Sokolow: 2,3 mV

Q-Zacken in BWA: q V_6

R-Zuwachs in BWA: ☐ regelmäßig ☒ langsam ☐ schnell ☐ abrupt in V
☐ kein R-Zuwachs von V bis V
☐ R-Reduktion von V bis V
☐ R-Verlust von V bis V

R/S-Umschlagzone: zwischen V_3 und V_4 — bei V — ☐ bis V_6 nicht erreicht

S-Zacken in BWA: bis V_6 — ☐ klein ☒ mittel ☐ groß — Voltage: o. B.

Formveränderungen:
P: –
QRS: –
ST: von um ca. 0,1 mV gesenktem Abgang deszendierend V_3–V_6
T: präterminal negativ V_3–V_6

Beurteilung: ☒ regelmäßig ☐ unregelmäßig ☐ normfrequent

☒ Sinusrhythmus ☐ absolute Arrhythmie ☒ bradykard ☐ tachykard

☒ SM-Impulse unregelmäßig, nicht übergeleitet, Sonde flottiert?

Extrasystolie: –

Intraatriale Leitungsstörungen: ?

Überleitungsstörungen: AV-Block I. Grades

Lagetyp: Linkstyp

Intraventrikuläre Leitungsstörung: –

Infarkt: –

Hypertrophiezeichen: –

Erregungsrückbildungsstörungen: deutliche, unspezifische und vom Innenschichtläsionstyp, VW apikal-lateral

weitere Diagnosen: –

Hauptdiagnosen: flottierender SM, Sinusbradykardie, AV-Block

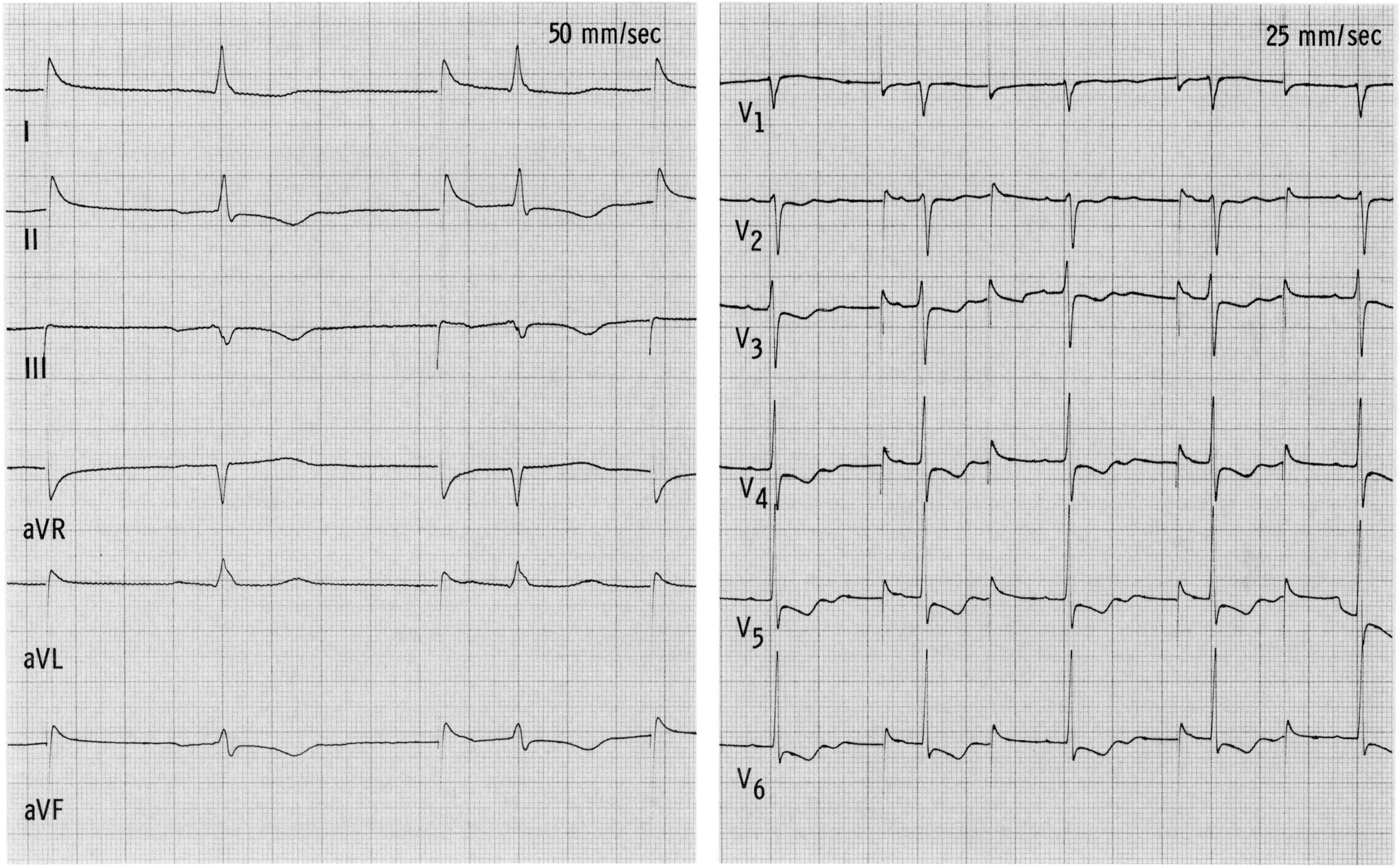
50 mm/sec
I
II
III
aVR
aVL
aVF
25 mm/sec
V1
V2
V3
V4
V5
V6

Am **linksanterioren Hemiblock** besteht kein Zweifel, die Achse QRS ist deutlich nach links gedreht, große S-Zacken sind bis V_6 zu sehen. Der sehr schnelle R-Zuwachs in den BWA allerdings und der R/S-Umschlag zwischen V_1 und V_2 ist mit einem linksanterioren Hemiblock nicht vereinbar (vgl. Seite 14 und EKG Nr. 34).

Dieser für einen linksanterioren Hemiblock paradox **schnelle R-Zuwachs in den BWA** spricht dafür, dass in der gegenüberliegenden Wand des linken Ventrikels (der Hinterwand) die „Gegenspieler" der R-Zacken in den BWA (Vorderwand) verloren gegangen sind oder verkleinert wurden.

Ähnlich ist es mit den **paradox hohen T-Wellen in V_1 und V_2**. Auch hier fehlen offensichtlich die Gegenspieler in der Hinterwand.

Zusätzlich fallen in V_5 und V_6 die leichte Senkung der ST-Strecke mit dem konvexbogigen Verlauf auf, sowie die gleichschenklig negativen T-Wellen.

Allein schon die beiden Kriterien:

1. zu schneller R-Zuwachs in den BWA und
2. auffallend spitz-positive T-Wellen in den BWA

müssen an einen posterioren Infarkt im Stadium II denken lassen.

Die zusätzlich zum Routineprogramm zu registrierenden posterioren Ableitungen liefern den Beweis (siehe unten). In V_7'' bis V_9'' sieht man relativ große Q-Zacken sowie einen konvexbogigen ST-Strecken-Verlauf sowie gleichschenklig negative T-Wellen – insgesamt Veränderungen, wie sie für einen posterioren Infarkt im Stadium II typisch sind. Vergleiche V_7–V_9 bei einem EKG ohne Infarkt (EKG Nr. 1).

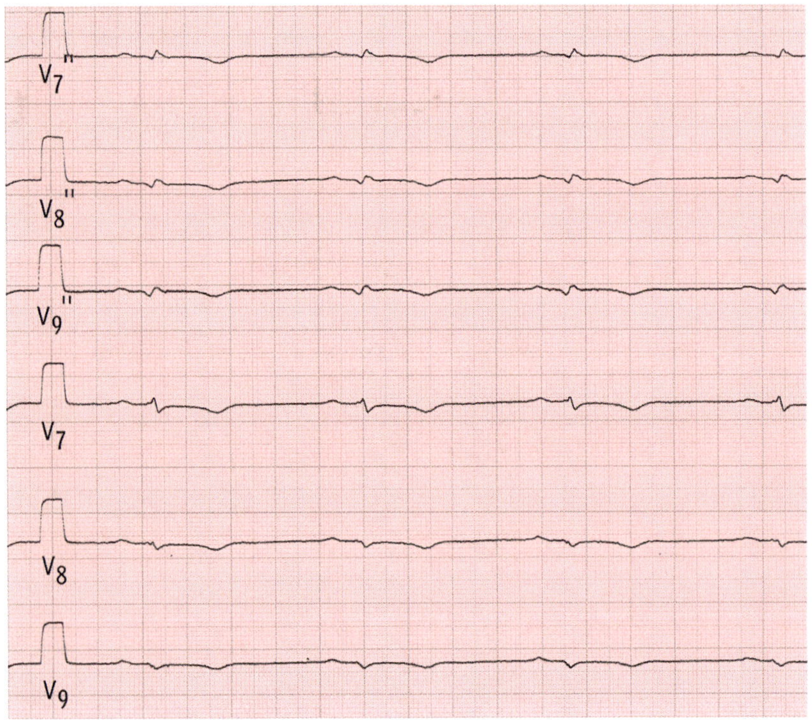

Angaben zur Person:

Geschl. ♀ / 63 Jahre | 74 kg | 163 cm

Kreatinin: 0,8 (n= 0,4–1,3) mg/dl | Hypertonie: ☒ ja ☐ nein ☐ labile

Kalium: 4,3 (n= 3,5–5,5) mmol/l | aktueller RR: 160/100 mmHg

Herzwirksame Medikamente: keine

Anamnese, Befunde: Am Vortag heftige retrosternale Schmerzen mit Dyspnoe. In den Monaten davor Angina pectoris bei starker Belastung.

Auswertung:

Zeiten:	P: 0,12	PQ: 0,16	QRS: 0,10	QT: 0,40 s	Frequenz 64/min
Achsen:	P: + 20 °	QRS: –40 °	T: + 170 °		
Hypertrophie-Indizes:	Lewis: 1,3 mV	Sokolow: 1,0 mV			
Q-Zacken in BWA:	–				
R-Zuwachs in BWA:	☐ regelmäßig	☐ langsam	☒ schnell	☐ abrupt in V	
		☐ kein R-Zuwachs von V	bis V		
		☒ R-Reduktion von V_7	bis V_8		
		☒ R-Verlust von V_8	bis V_9		
R/S-Umschlagzone:	zwischen V_1 und V_2		bei V	☐ bis V_6 nicht erreicht	
S-Zacken in BWA:	bis V_6	☐ klein	☐ mittel	☒ groß	Voltage: o. B.

Formveränderungen:
- P: doppelgipflig II, biphasisch V_1
- QRS: hohes R in V_1 und V_2, Q V_7–V_9
- ST: konvexbogig deszendierend V_5–V_9
- T: spitz und hoch positiv V_1 V_2, gleichschenklig negativ V_5–V_9

Beurteilung: ☒ regelmäßig ☐ unregelmäßig ☒ normfrequent

☒ Sinusrhythmus ☐ absolute Arrhythmie ☐ ☐ bradykard ☐ tachykard

Extrasystolie: –

Intraatriale Leitungsstörungen: angedeutetes P-mitrale

Überleitungsstörungen: –

Lagetyp: überdrehter Linkstyp

Intraventrikuläre Leitungsstörung: LAH

Infarkt: posteriorer Infarkt Stadium II

Hypertrophiezeichen: –

Erregungsrückbildungsstörungen: deutliche, vom Außenschichtischämietyp im posterioren Bereich

weitere Diagnosen: –

Hauptdiagnosen: LAH, posteriorer Infarkt, P-mitrale; vgl. EKG 3, dieselbe Herzachse, kein Infarkt

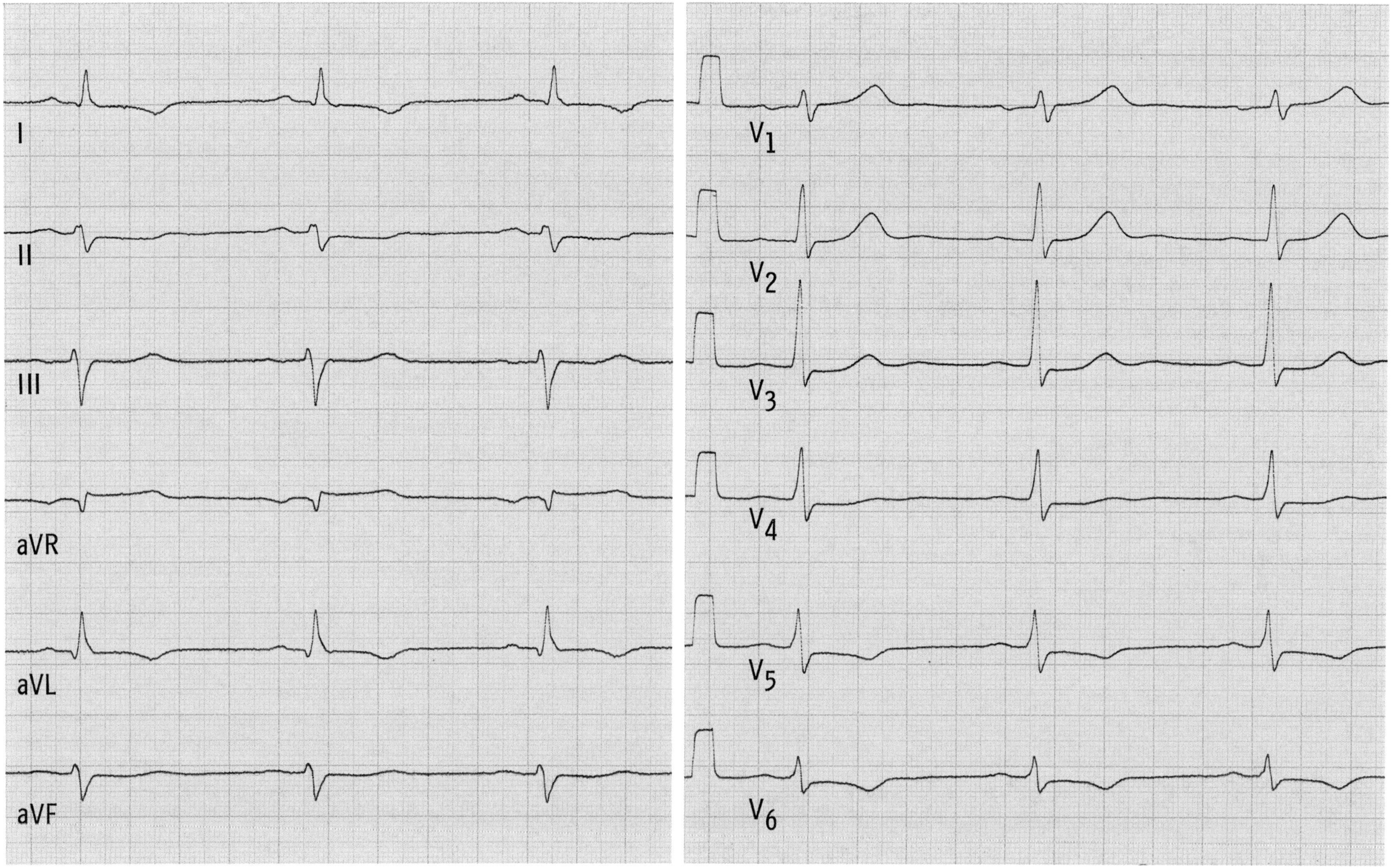
I
II
III
aVR
aVL
aVF
V_1
V_2
V_3
V_4
V_5
V_6

Bemerkungen

EKG Nr. 73

Im Vergleich zum Vorbefund (vgl. EKG Nr. 3) liegt jetzt statt des durch den linksanterioren Hemiblock bedingten überdrehten Linkstyps ein **Sagittaltyp** vor. Der terminale Vektor zeigt in Form der R bzw. R´-Zacken in den Ableitungen V_1, aVR und III nach rechts. Es ist also ein **Rechtsschenkelblock** neu aufgetreten.

Zusätzlich ist im supraapikalen Vorderwandbereich **(V_1 und V_2) eine bogenförmige ST-Hebung** zu sehen – ein Befund, wie man ihn bei einem supraapikalen Vorderwandinfarkt im Stadium I bis II finden kann. Ein ähnlicher ST-Strecken-Verlauf ist in Ableitung III zu sehen. Außerdem liegen jetzt im Vergleich zum EKG Nr. 3 in V_1 und V_2 große Q-Zacken vor.

Die Befunde Sagittaltyp, Rechtsschenkelblock, infarktähnliche Veränderungen in den supraapikalen BWA und Tachykardie sprechen für eine **akute Rechtsherzbelastung** wie z. B. eine Lungenembolie. Zudem passt die Anamnese zu dieser Diagnose.

Häufig sieht man statt des neu aufgetretenen Rechtsschenkelblocks deutlich negative T-Wellen in den supraapikalen BWA und/oder zusätzlich das Bild eines inferioren Infarktes im Stadium I bis II in den Extremitätenableitungen und/oder einen Sagittaltyp.

Die differenzialdiagnostische Abgrenzung kann schwierig sein. Wichtig ist zunächst, an die Differenzialdiagnose zu denken. Anamnese und Klinik müssen unter diesen differenzialdiagnostischen Aspekten überdacht werden und führen in Zusammenschau mit dem EKG-Befund zur richtigen Diagnose.

Vergleiche EKG mit chronischer Rechtsherzbelastung: Nr. 49

Hinweise auf eine akute Rechtsherzbelastung

- inkompletter Rechtsschenkelblock
- kompletter Rechtsschenkelblock (bei schwereren Embolien)
- Sagittaltyp
  - $S_I Q_{III}$-Typ
  - $S_I S_{II} Q_{III}$-Typ (seltener)
- Drehung der Herzachse nach rechts (im Vergleich zu Vorbefunden)
- leichte ST-Hebung in III (gelegentlich in aVF)
- leichte ST-Hebung in V_1 (und V_2)
- Trias in Ableitung III
  - große Q-Zacke
  - leichte ST-Hebung
  - terminal negatives T
- T-Negativierung in V_1 bis V_4 (bis V_6)
- jede Form von tachykarden Rhythmusstörungen

Angaben zur Person:

Geschl. ♂ / 71 Jahre — 56,8 kg — 162 cm

Kreatinin: 0,7 (n= 0,4–1,3) mg/dl — Hypertonie: ☐ ja ☒ nein ☐ labile

Kalium: 3,9 (n= 3,5–5,5) mmol/l — aktueller RR: 140/80 mmHg

Herzwirksame Medikamente: keine

Anamnese, Befunde: Zwei Wochen nach einer Beckenringfraktur bei den ersten Gehübungen plötzlich Kreislaufkollaps, Tachykardie, Dyspnoe. Vgl. EKG-Vorbefund bei der Aufnahme vor zwei Wochen: EKG Nr. 3.

Auswertung:

Zeiten: P: 0,12 — PQ: 0,16 — QRS: 0,10–0,11 — QT: 0,32 s — Frequenz 119/min

Achsen: P: + 50 ° — QRS: initial –20 °, terminal –160 ° — T: 0 °

Hypertrophie-Indizes: Lewis: – mV — Sokolow: – mV — nicht beurteilbar

Q-Zacken in BWA: Qr V_1, QS V_2

R-Zuwachs in BWA: ☐ regelmäßig — ☒ langsam — ☐ schnell — ☐ abrupt in V
☐ kein R-Zuwachs von V bis V
☐ R-Reduktion von V bis V
☐ R-Verlust von V bis V

R/S-Umschlagzone: zwischen V und V — bei V — ☒ bis V_6 nicht erreicht

S-Zacken in BWA: bis V_6 — ☐ klein — ☐ mittel — ☒ groß — Voltage: o. B.

Formveränderungen:
P: –
QRS: –
ST: konvexbogig leicht gehoben V_1 V_2 III aVF
T: flach V_4–V_6

Beurteilung: ☒ regelmäßig — ☐ unregelmäßig — ☐ normfrequent

☒ Sinusrhythmus — ☐ absolute Arrhythmie — ☐ — ☐ bradykard — ☒ tachykard

Extrasystolie: –

Intraatriale Leitungsstörungen: –

Überleitungsstörungen: –

Lagetyp: Sagittaltyp (S_I-Q_{III}-Typ)

Intraventrikuläre Leitungsstörung: i. RSB

Infarkt: – (einem supraapikalen Infarkt im Stadium I–II ähnliches Bild)

Hypertrophiezeichen: nicht beurteilbar wegen Schenkelblocks

Erregungsrückbildungsstörungen: leichte, vom Außenschichtläsionstyp, supraapikal

weitere Diagnosen: –

Hauptdiagnosen: Befund bei akuter Rechtsherzbelastung, z. B. Lungenembolie, vgl. EKG Nr. 3

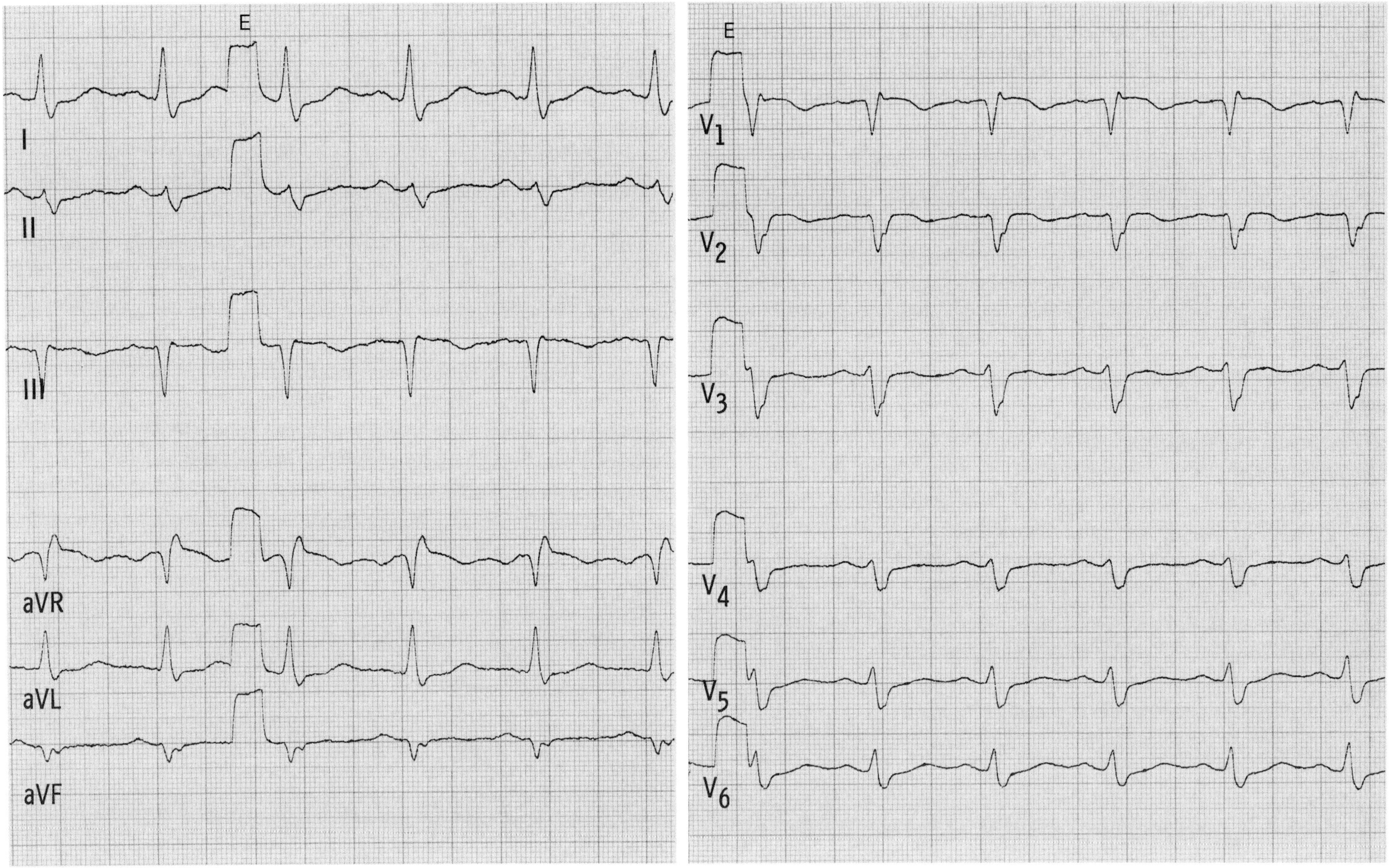
E
I
II
III
aVR
aVL
aVF
E
V1
V2
V3
V4
V5
V6

Bei dem **LGL-Syndrom** (Lown-Gannong-Levine) handelt es sich um ein Präexzitationssyndrom. Es findet über ein zusätzliches Leitbündel zwischen Vorhöfen und Kammern eine vorzeitige Erregung der Kammern statt.

Das bekannteste Präexzitationssyndrom ist das WPW-Syndrom, das durch ein Kent-Bündel bedingt ist (EKG Nr. 17). Der vorzeitigen Erregung der Kammern beim LGL-Syndrom liegt ein zusätzliches, von James entdecktes Leitbündel von den Vorhöfen zum His-Bündel zugrunde. Das James-Bündel umgeht den AV-Knoten, der unter anderem die Funktion hat, die Erregungsüberleitung zu bremsen.

Neuerdings wird die Existenz des James-Bündels angezweifelt.

Beim LGL-Syndrom fehlt im Gegensatz zum WPW-Syndrom eine Deltawelle, da hier keine bestimmte Herzmuskelpartie und von da aus die gesamte Muskulatur der Ventrikel vorzeitig erregt wird. Es wird lediglich der AV-Knoten umgangen und die Erregung der Ventrikel erfolgt vom His-Bündel in normaler Weise über das ventrikuläre Erregungsleitungssystem. Die Überleitungszeit von den Vorhöfen zu den Kammern ist extrem kurz, P-Wellen und QRS-Komplexe stehen direkt nebeneinander.

Allen Präexzitationssyndromen gemeinsam ist eine kurze PQ-Zeit. Über das zusätzliche Leitbündel kann es zu kreisenden Erregungen und damit zu – zumeist anfallsartig auftretenden – Tachykardien kommen, vgl. EKG Nr. 17 mit Skizze.

Präexzitation:

- zusätzliche Kurzschlussverbindung zwischen Vorhöfen und Kammern
- kurze PQ-Zeit
- Neigung zu tachykarden Anfällen über kreisende Erregung

WPW:	Kent-Bündel I und II, Deltawelle Typ A: Deltawelle in V1–V3 „sternalpositiv" Typ B: Deltawelle in V4–V6 „sternalnegativ"
LGL:	James-Bündel, direkter Anschluss von Vorhof zu His-Bündel unter Umgehung des AV-Knotens. Keine Deltawellen, QRS in direktem Anschluss an P-Wellen
Maheim:	Verbindung von His-Bündel zu einem der Ventrikel: normale PQ-Zeit, durch Deltawelle deformierter QRS-Komplex

PQ-Zeiten und Achsen der P-Wellen bei supraventrikulären Rhythmen:

	PQ-Zeit	Achse P
Sinusrhythmus:	frequenzabhängig	normal
Sinus coronarius/Vorhof	0,13 s	ca. −30°
LGL-Syndrom:	0,10–0,12 s	normal
WPW-Syndrom:	0,10 s	normal, Deltawelle
AV-junktionaler Rhythmus mit supranodalem Zentrum:	0,10 s	ca. −90°

Angaben zur Person:

Geschl. ♀ / 34 Jahre — 56 kg — 168 cm

Kreatinin: 0,7 (n= 0,4–1,3) mg/dl — Hypertonie: ☐ ja ☒ nein ☐ labile

Kalium: 4,3 (n= 3,5–5,5) mmol/l — aktueller RR: 145/100 mmHg

Herzwirksame Medikamente: keine

Anamnese, Befunde: Epileptischer Anfall, Sturz an die Heizung, Verbrennung 2.–3. Grades. Herz und Lunge o. B.

Auswertung:

Zeiten: P: 0,09 — PQ: 0,11 — QRS: 0,08 — QT: 0,34 s — Frequenz 81/min

Achsen: P: + 80° — QRS: + 70° — T: 60°

Hypertrophie-Indizes: Lewis: −0,3 mV — Sokolow: 1,9 mV

Q-Zacken in BWA: q V_4–V_6

R-Zuwachs in BWA: ☒ regelmäßig ☐ langsam ☐ schnell ☐ abrupt in V
☐ kein R-Zuwachs von V bis V
☐ R-Reduktion von V bis V
☐ R-Verlust von V bis V

R/S-Umschlagzone: zwischen V_2 und V_3 — bei V — ☐ bis V_6 nicht erreicht

S-Zacken in BWA: bis V_2 ☐ klein ☐ mittel ☒ groß — Voltage: o. B.

Formveränderungen:
P: –
QRS: –
ST: muldenförmige ST-Senkung in II, III, aVF, V_3–V_6
T: –

Beurteilung: ☒ regelmäßig ☐ unregelmäßig ☒ normfrequent

☒ Sinusrhythmus ☐ absolute Arrhythmie ☐ ☐ bradykard ☐ tachykard

Extrasystolie: –

Intraatriale Leitungsstörungen: –

Überleitungsstörungen: sehr kurze Überleitungszeit, keine δ-Wellen: LGL-Syndrom

Lagetyp: Steiltyp

Intraventrikuläre Leitungsstörung: –

Infarkt: –

Hypertrophiezeichen: –

Erregungsrückbildungsstörungen: leichte, vom Digitalistyp, inferolateral-apikal

weitere Diagnosen: –

Hauptdiagnosen: LGL-Syndrom, Erregungsrückbildungsstörungen

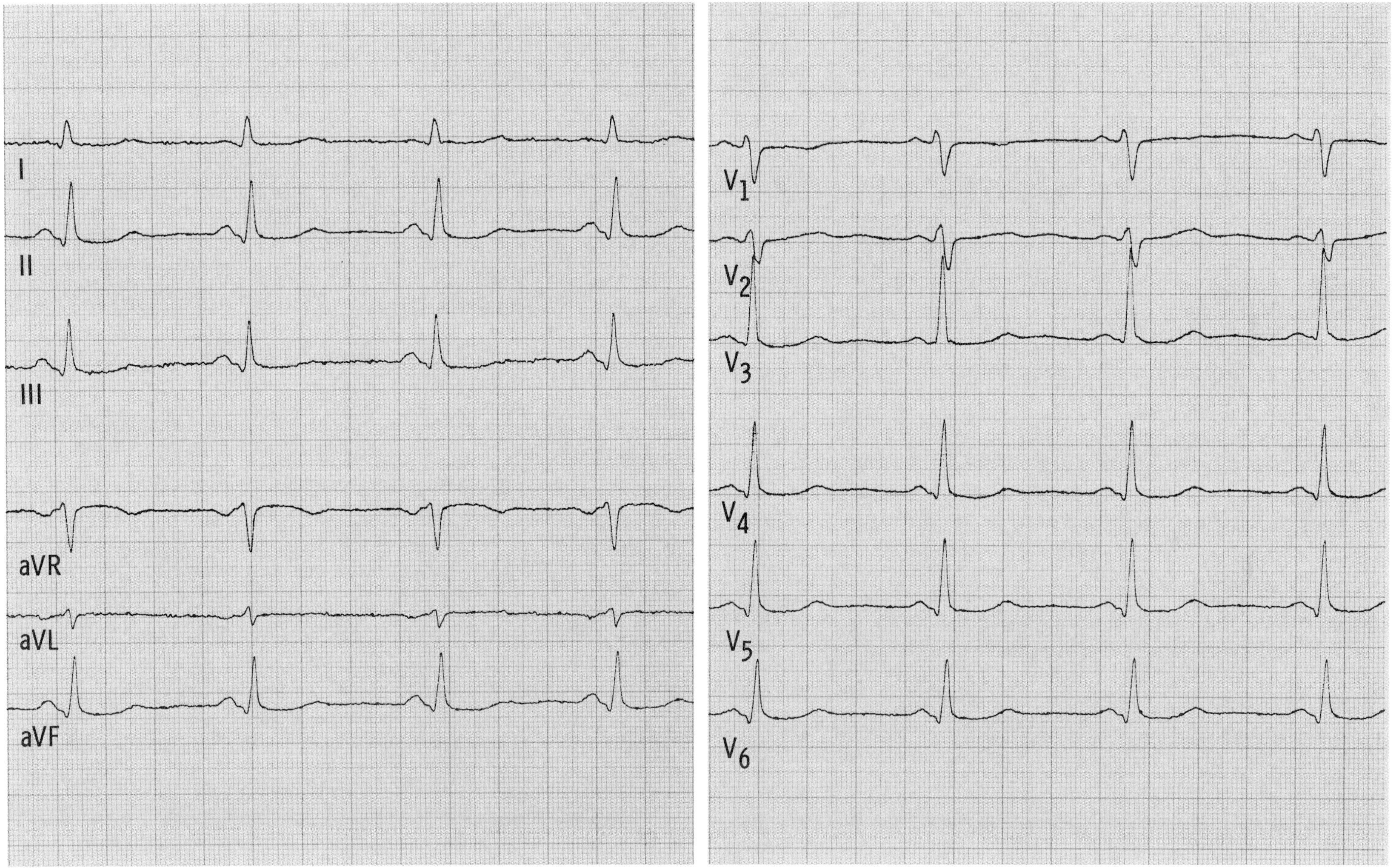
I
II
III
aVR
aVL
aVF
V1
V2
V3
V4
V5
V6

Vorhofflimmerwellen sind deutlich zu erkennen. Auffällig ist auf den ersten Blick, dass die Abstände zwischen den QRS-Komplexen vollkommen gleichmäßig sind. In der Regel sind die R-R-Abstände beim **Vorhofflimmern** verschieden lang, da es beim Vorhofflimmern zu einer unregelmäßigen Überleitung kommt. In diesem Fall ist anzunehmen, dass keinerlei Vorhoferregungen zu den Ventrikeln fortgeleitet werden, dass also ein **totaler AV-Block** und ein Vorhofflimmern vorliegen (sehr seltene Beobachtung, es handelt sich also um keine absolute Arrhythmie).

Das **Ersatzzentrum**, das die Schrittmacherfunktion übernommen hat, liegt im His-Bündel bzw. im infranodal gelegenen AV-junktionalen Bereich. Hierzu würde die Frequenz von 44/min passen, da AV-junktionaler Bereich und His-Bündel-Zentrum eine Frequenz von 40–60/min haben. Zusätzlich liegt noch ein Rechtsschenkelblockbild vor: Es könnte deshalb das Erregungszentrum auch im linken Ventrikel liegen. Für ein ventrikuläres Ersatzzentrum ist die Frequenz von 44 Aktionen/Minute allerdings schon relativ hoch, auch sind für Aktionen aus ventrikulären Erregungszentren die QRS-Komplexe zu schlank. Es ist also in diesem Fall ein His-Bündel- bzw. AV-junktionaler Rhythmus mit RSB anzunehmen.

[Die verlängerte QT-Zeit lässt allerdings wiederum an ein ventrikuläres Erregungszentrum denken, sie kann jedoch auch durch eine Elektrolytstörung bedingt sein (z. B. intrazelluläre Hypokaliämie oder Hypokalzämie)].

Die EKGs 76 bis 105 sind schwieriger auszuwerten als die vorangegangenen. Der Leser sollte sich deshalb erst an ihre Bearbeitung machen, wenn er die in den EKGs 1 bis 75 auftauchenden Probleme gelöst hat.

Angaben zur Person:

Geschl. ♀ / 67 Jahre — 72 kg — 169 cm

Kreatinin: 0,9 (n= 0,4–1,3) mg/dl — Hypertonie: ☐ ja ☒ nein ☐ labile

Kalium: 3,7 (n= 3,5–5,5) mmol/l — aktueller RR: 130/65 mmHg

Herzwirksame Medikamente: keine

Anamnese, Befunde: Divertikulitis, koronare Herzkrankheit, linksverbreitertes Herz

Auswertung:

Zeiten: P: – PQ: – QRS: 0,13 QT: 0,48 s Frequenz 44/min

Achsen: P: –° QRS: ~+ 100° T: –20°

Hypertrophie-Indizes: Lewis: – mV Sokolow: – mV nicht verwertbar

Q-Zacken in BWA: –

R-Zuwachs in BWA: ☐ regelmäßig ☐ langsam ☐ schnell ☐ abrupt in V
☒ kein R-Zuwachs von V_1 bis V_6
☐ R-Reduktion von V bis V
☐ R-Verlust von V bis V

R/S-Umschlagzone: zwischen V und V bei V ☐ bis V_6 nicht erreicht

S-Zacken in BWA: bis V_6 ☐ klein ☒ mittel ☐ groß Voltage: peripher 0,6 mV

Formveränderungen:
P: ungleich große Flimmerwellen
QRS: rsR' V_1
ST: deszendierend V_1, breit konvexbogig deszendierend III aVF
T: präterminal negativ V_1, III und aVF

Beurteilung: ☒ regelmäßig ☐ unregelmäßig ☐ normfrequent

☐ Sinusrhythmus ☐ absolute Arrhythmie ☒ bradykard ☐ tachykard
☒ Vorhofflimmern, vermutlich His-Bündel-Ersatz-Rhythmus

Extrasystolie: –

Intraatriale Leitungsstörungen: Vorhofflimmern, feines

Überleitungsstörungen: totaler AV-Block

Lagetyp: Rechtstyp

Intraventrikuläre Leitungsstörung: RSB-artig deformierte QRS-Komplexe

Infarkt: –

Hypertrophiezeichen: –

Erregungsrückbildungsstörungen: wie bei RSB, allerdings QT-Zeit verhältnismäßig lang: Hypokalzämie?

weitere Diagnosen: –

Hauptdiagnosen: Vorhofflimmern, totaler AV-Block, His-Bündel-Ersatz-Rhythmus, RSB

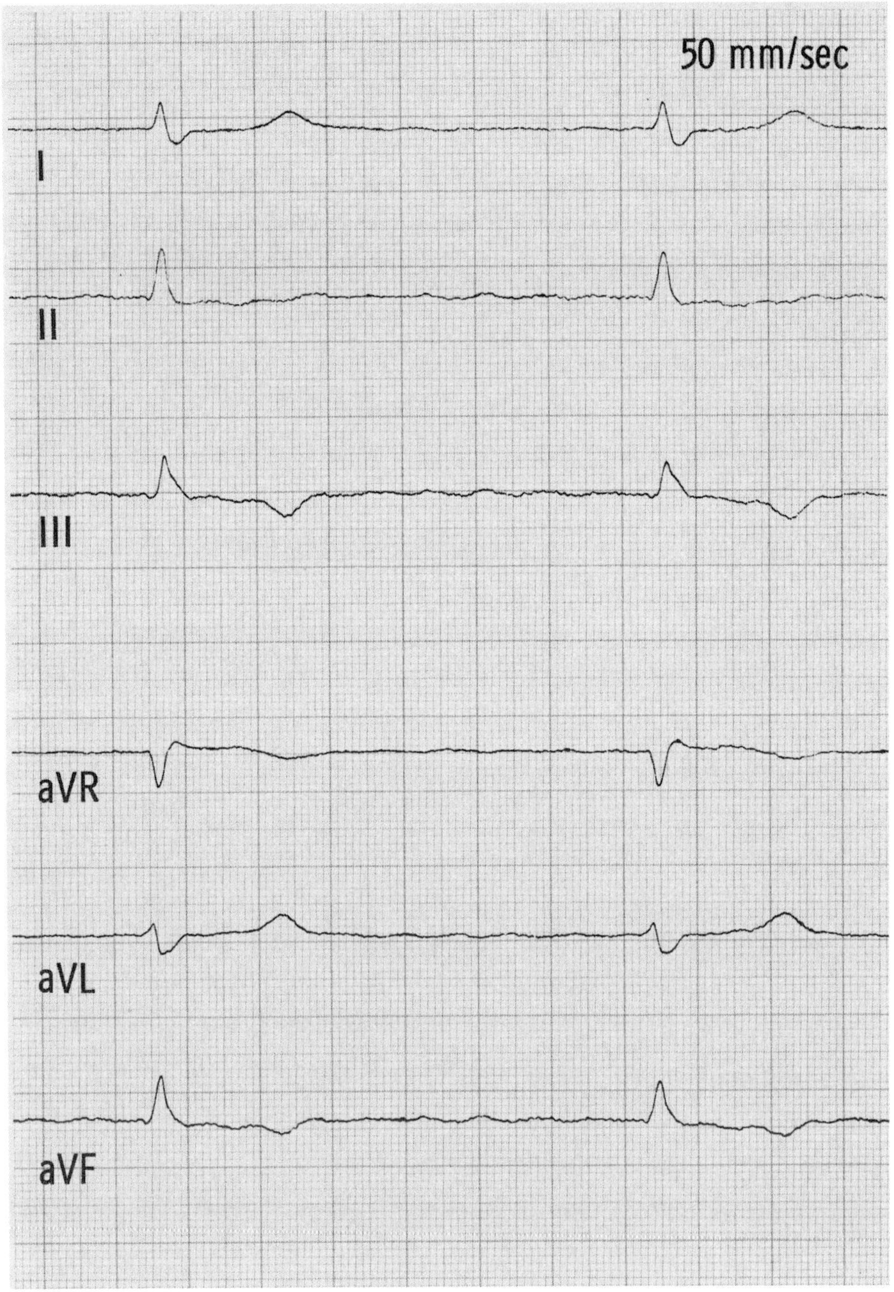
50 mm/sec
I
II
III
aVR
aVL
aVF

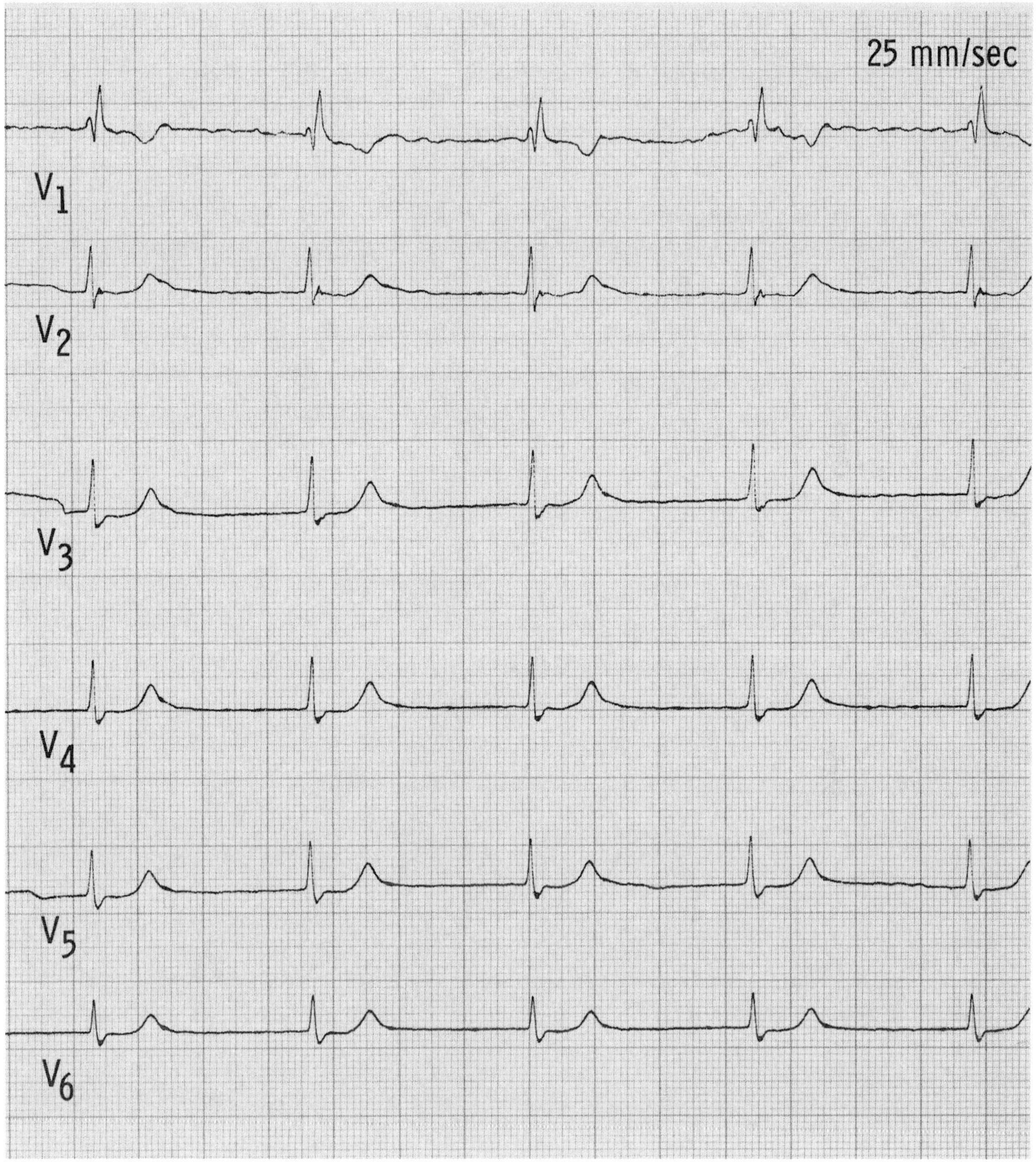
25 mm/sec
V1
V2
V3
V4
V5
V6

Infarkte werden bei gleichzeitig vorliegendem **Schenkelblockbild** leicht übersehen. Nicht immer sind die ST-Hebungen trotz Rechtsschenkelblock so deutlich zu erkennen wie hier in den Ableitungen V_2 bis V_4 und in der Ableitung aVL.

Die Tatsache, dass in den Ableitungen V_2 bis V_5 schon breite Q-Zacken trotz eines Infarktes Stadium I vorliegen, kann dafür sprechen, dass es sich hier um einen Reinfarkt (in einem alten Infarktgebiet) handelt.

Zwei Stunden nach Registrierung dieses EKGs bekam die Patientin ein Kammerflattern; die sofort eingeleiteten Reanimationsmaßnahmen blieben erfolglos.

Dass der Troponinwert nicht erhöht war, ist nicht verwunderlich, da es sich um ein ganz frisches Infarktgeschehen handelte.

Eine Aussage über die Ausdehnung eines Infarktes kann in einem frühen Stadium nicht getroffen werden.

Der Befund ist dermaßen eindeutig, dass für eine Koronarangiografie der Troponinanstieg nicht abgewartet werden sollte.

Angaben zur Person:

Geschl. ♀ / 75 Jahre — 82 kg — 163 cm

Kreatinin: 1,4 (n= 0,4–1,3) mg/dl — Hypertonie: ☒ ja ☐ nein ☐ labile

Kalium: 3,9 (n= 3,5–5,5) mmol/l — aktueller RR: 80/60 mmHg

Herzwirksame Medikamente: ?

Anamnese, Befunde: Seit 10 Jahren Diabetes mellitus und Hypertonus bekannt. Knapp zwei Stunden vor Aufzeichnen dieses EKGs zu Hause nach Angina-pectoris-Anfall Erbrechen und Kreislaufkollaps. Bei Aufnahme Patientin ansprechbar, blass und schlapp. Troponinwert im Normbereich.

Auswertung:

Zeiten:	P: 0,10 ?	PQ: 0,18 ?	QRS: 0,18	QT: ~0,44 s Frequenz 107/min
Achsen:	P: ?°	QRS: terminal nach rechts		T: ?°
Hypertrophie-Indizes:	Lewis: – mV		Sokolow: – mV	nicht verwertbar
Q-Zacken in BWA:	q V_2, Q V_3–V_5			
R-Zuwachs in BWA:	☐ regelmäßig	☐ langsam ☐ kein R-Zuwachs von V ☒ R-Reduktion von V_2 ☐ R-Verlust von V	☐ schnell bis V bis V_6 bis V	☐ abrupt in V
R/S-Umschlagzone:	zwischen V	und V	bei V	☐ bis V_6 nicht erreicht
S-Zacken in BWA:	bis V_6	☐ klein	☐ mittel	☒ groß Voltage: o. B.
Formveränderungen:	P: – QRS: rsR' V_1; qR V_2–V_4 ST: buckelförmige ST-Hebung in I, aVL, V_2–V_5 T: mit ST-Strecke verschmolzen			

Beurteilung: ☒ regelmäßig ☐ unregelmäßig ☐ normfrequent

☐ Sinusrhythmus ? ☐ absolute Arrhythmie ☐ ☒ bradykard ☐ tachykard

Extrasystolie:	–
Intraatriale Leitungsstörungen:	vermutlich der T-Welle aufsitzend
Überleitungsstörungen:	relativer AV-Block I ?
Lagetyp:	RSB (Wilson-Typ) mit zusätzlicher, deutlicher Erregungsrückbildungsstörung durch Infarkt (s. u.)
Intraventrikuläre Leitungsstörung:	–
Infarkt:	VW-Infarkt Stadium I, apikal bis supraapikal
Hypertrophiezeichen:	nicht beurteilbar durch Schenkelblock
Erregungsrückbildungsstörungen:	wie bei Infarkt Stadium I
weitere Diagnosen:	–
Hauptdiagnosen:	RSB, ST-Hebungs-Infarkt im Vorderwandbereich

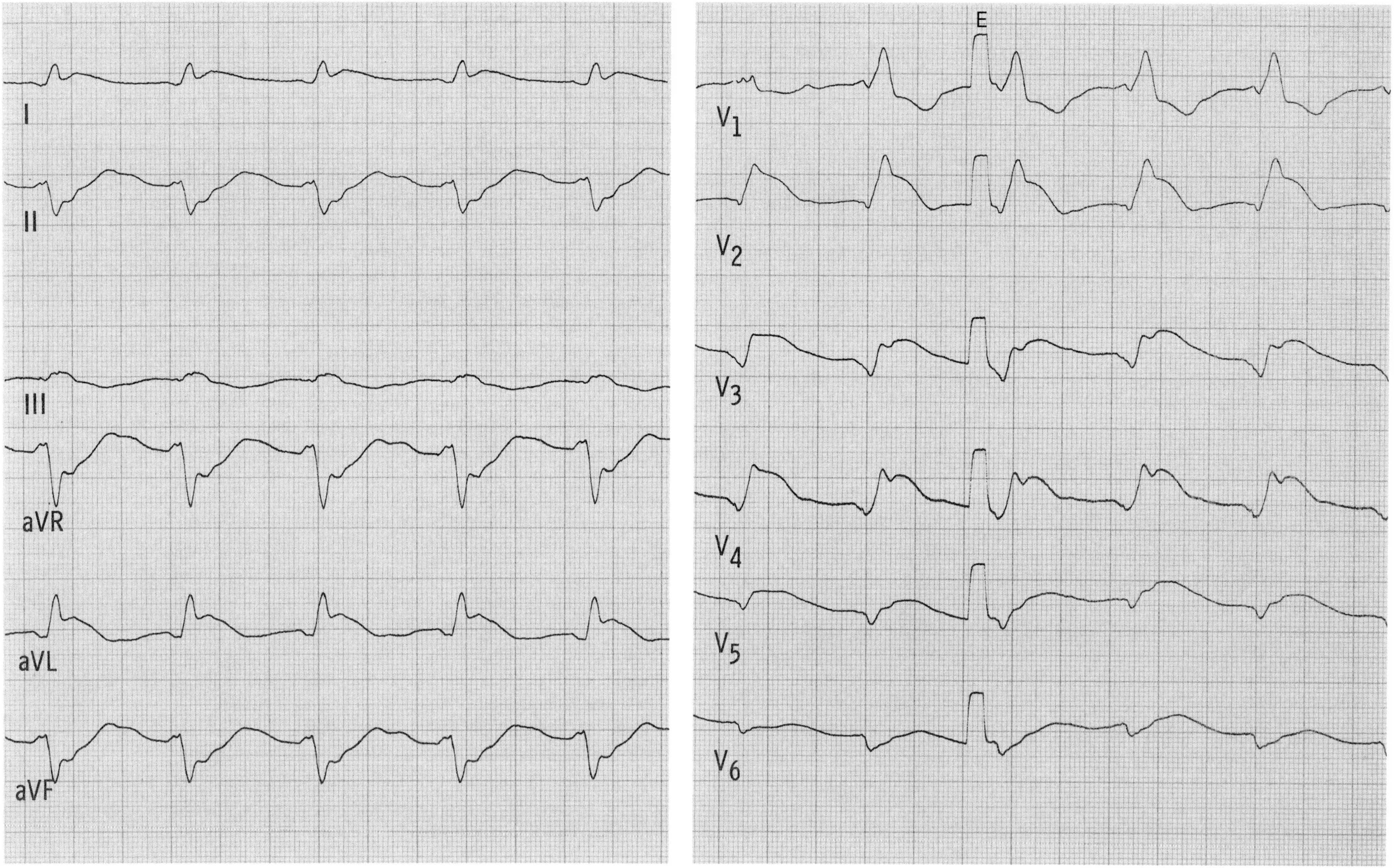
I
II
III
aVR
aVL
aVF
E
V_1
V_2
V_3
V_4
V_5
V_6

EKG Nr. 77

Auf den ersten Blick sind in den Ableitungen II und III P-Wellen zu sehen, deren Achse −80 ° beträgt. Die PQ-Zeit ist verschieden lang. Dies ist verwirrend und sollte den Befunder dazu bewegen, zunächst mit dem Zirkel die Regelmäßigkeit sowohl der P-Wellen als auch die der QRS-Komplexe zu überprüfen und deren Frequenz zu ermitteln.

Beim Vergleich der ST-Strecken in Ableitung II fällt von Aktion zu Aktion eine Veränderung auf, die nicht konstant ist und die durch „aufsitzende“ P-Wellen zu erklären ist. Die P-Wellen haben eine Frequenz von 220/min; die Intervalle sind allerdings nicht ganz regelmäßig. Es besteht keine feste Beziehung zwischen P-Wellen und QRS-Komplexen: Gerade in den Aktionen, in denen man eine Überleitung annehmen könnte (4. und 5. Aktion nach der Eichzacke), ist das RR-Intervall um 0,05 s länger als in den übrigen Aktionen. Es ist also nicht anzunehmen, dass diese Erregungen zu den Ventrikeln übergeleitet werden.

Einen Tag zuvor lag ebenfalls eine Vorhoftachykardie von 190/min vor (**siehe unten abgebildetes EKG**), wobei jede 2. Vorhoferregung zu den Ventrikeln übergeleitet wurde. Es handelte sich hier um eine Vorhoftachykardie mit 2:1-Überleitung. Einen Tag später (EKG Nr. 77) ist die Überleitung fraglich bei Konstanz des R-R-Intervalls.
Die Annahme liegt nahe, dass alle bei dieser Patientin beobachteten Rhythmusstörungen digitalisinduziert sind.

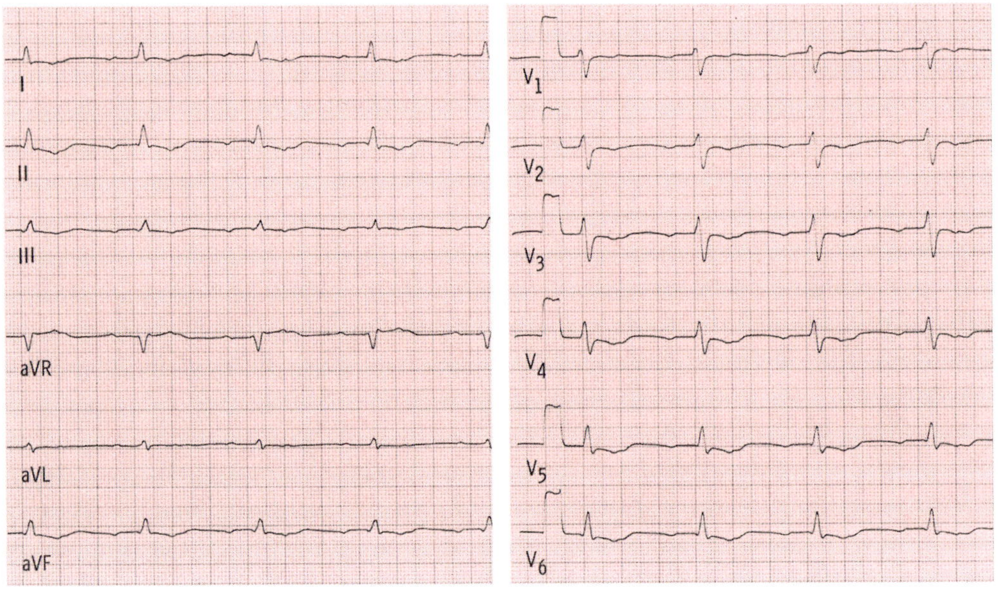

Angaben zur Person:

Geschl. ♀ / 70 Jahre — 120 kg — 154 cm

Kreatinin: 2,3 (n= 0,4–1,3) mg/dl — Hypertonie: ☐ ja ☒ nein ☐ labile

Kalium: 4,6 (n= 3,5–5,5) mmol/l — aktueller RR: 100/60 mmHg

Herzwirksame Medikamente: 2 × 0,2 mg Digoxin, Digoxinspiegel mit 3,2 ng/ml deutlich erhöht

Anamnese, Befunde: Respiratorische Insuffizienz, Pickwick-Syndrom, Analgetika-Abusus bei Gelenkschmerzen, Niereninsuffizienz. Aufnahme im Koma.
EKG bei Aufnahme: AV-junktionaler Rhythmus mit infranodalem Erregungszentrum und normal schneller retrograder Leitung: keine sichtbaren P-Wellen

Auswertung:

Zeiten: P: 0,08 — PQ: wechselnd — QRS: 0,08 — QT: 0,30 s — Frequenz ~100/min

Achsen: P: −80 ° — QRS: + 50 bis + 70 ° — T: −120 ° — P-Wellen ~220/min

Hypertrophie-Indizes: Lewis: −0,1 mV — Sokolow: 1,0 mV

Q-Zacken in BWA: –

R-Zuwachs in BWA: ☒ regelmäßig — ☒ langsam — ☐ schnell — ☐ abrupt in V
☐ kein R-Zuwachs von V bis V
☐ R-Reduktion von V bis V
☐ R-Verlust von V bis V

R/S-Umschlagzone: zwischen V_4 und V_5 — bei V — ☐ bis V_6 nicht erreicht

S-Zacken in BWA: bis V_6 — ☒ klein — ☐ mittel — ☐ groß — Voltage: peripher 0,7 mV

Formveränderungen:
P: –
QRS: –
ST: leicht gesenkt und flach deszendierend V_2–V_6, deszendierend in II, III, aVF
T: präterminal negativ in V_2–V_6, II, III und aVF

Beurteilung: ☒ fast regelmäßig — ☐ unregelmäßig — ☐ normfrequent

☐ Sinusrhythmus — ☐ absolute Arrhythmie — ☐ bradykard — ☒ tachykard

☒ schneller supraventrikulärer Rhythmus, Vorhoftachykardie. Vorhoffrequenz ca. 220/min, Ventrikelfrequenz ca. 100/min

Extrasystolie: –

Intraatriale Leitungsstörungen: retrograde Vorhoferregung

Überleitungsstörungen: –

Lagetyp: Indifferenz- bis Steiltyp

Intraventrikuläre Leitungsstörung: –

Infarkt: –

Hypertrophiezeichen: –

Erregungsrückbildungsstörungen: leichte, vom Innenschichtläsionstyp VW supraapikal-lateral

weitere Diagnosen: –

Hauptdiagnosen: Vorhoftachykardie, schneller supraventrikulärer Rhythmus, His-Bündel-Tachykardie

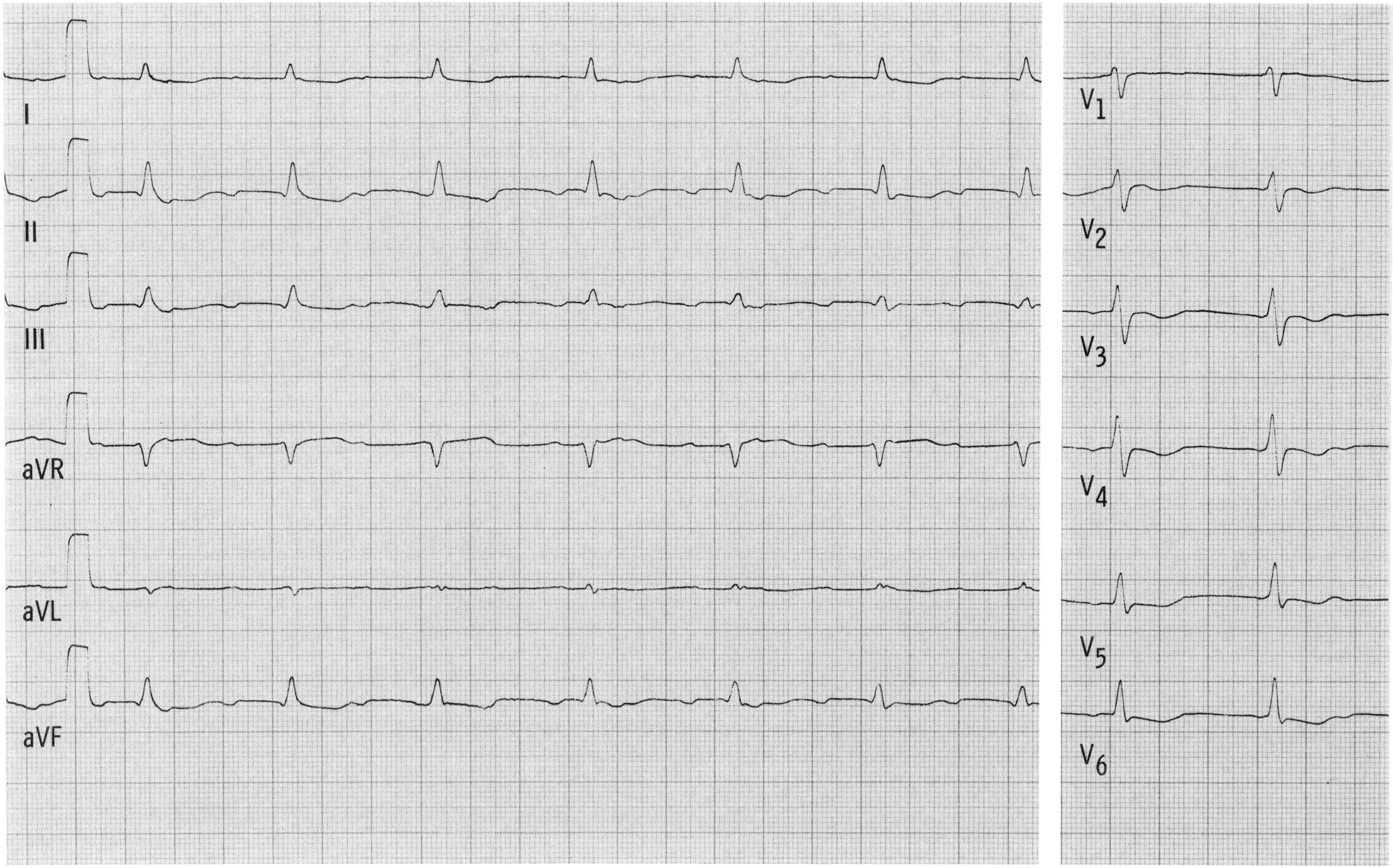
I
II
III
aVR
aVL
aVF
V1
V2
V3
V4
V5
V6

Das EKG sieht auf den ersten Blick merkwürdig aus. Ein EKG mit einer elektrischen Herzachse von + 130 ° ist in der allgemeininternistischen Praxis eine Rarität. Die Tatsache, dass außerdem die Vorhofachse nach + 180 ° „verdreht" ist, muss daran denken lassen, dass irgendetwas vertauscht ist: Entweder sind die **Elektroden vertauscht**, oder aber das Herz liegt auf der „falschen" Seite. Wenn man aufgrund der Tatsache, dass sowohl die elektrische Herzachse als auch die Achse der Vorhoferregung verdreht ist, nicht zum richtigen Schluss kommt, dann bringen die Brustwandableitungen die endgültige Klärung: Wenn nur die Extremitätenableitungen vertauscht wären, müssten die Brustwandableitungen dennoch normal sein, sie sind jedoch ebenfalls „atypisch". Es handelt sich also um einen **Situs inversus**.

Zur Registrierung des **unten abgebildeten EKG** sind die Elektroden des rechten und linken Armes vertauscht, außerdem wurden die Brustwandelektroden spiegelbildlich zu den üblichen Positionen auf der rechten Seite angelegt: Es resultiert ein vollkommen normales EKG.
Zeitwerte: P: 0,10: PQ: 0,10; QRS: 0,09; QT: 0,40 sec. f: ca. 68/min.
Achsen: P: + 40 °; QRS: + 50 °; T: + 80 °.

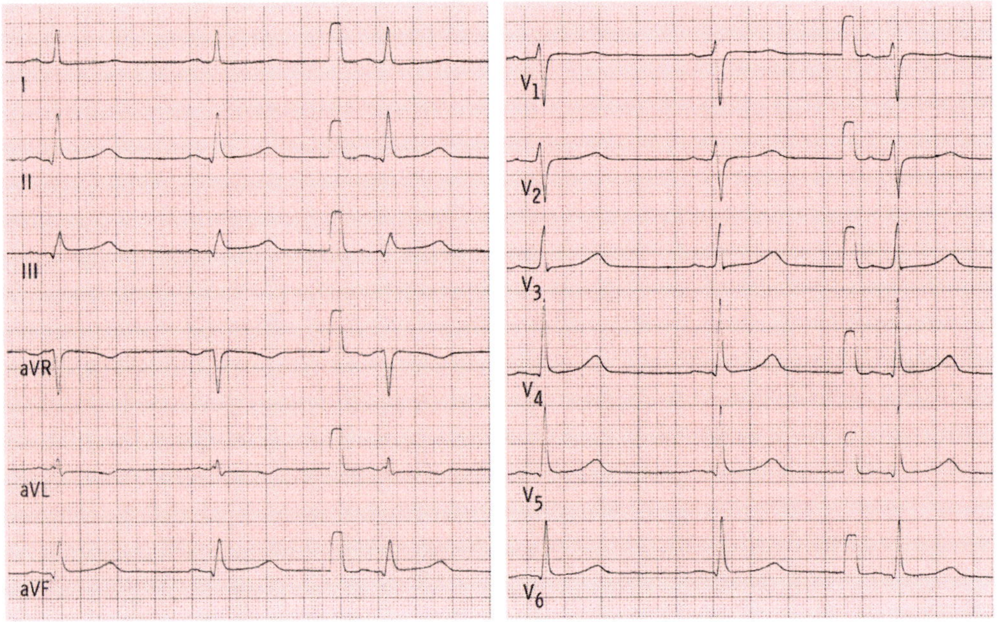

Angaben zur Person:

Geschl. ♀ / 30 Jahre — 74 kg — 169 cm

Kreatinin: 1,0 (n= 0,4–1,3) mg/dl — Hypertonie: ☐ ja ☒ nein ☐ labile

Kalium: 4,2 (n= 3,5–5,5) mmol/l — aktueller RR: 120/80 mmHg

Herzwirksame Medikamente: keine

Anamnese, Befunde: Cholezystitis, Adipositas, subklinischer Diabetes mellitus, Hyperlipidämie, Antikonzeptiva, Morbus Raynaud

Auswertung:

Zeiten:	P: 0,10	PQ: 0,13	QRS: 0,09	QT: 0,40 s	Frequenz 65/min
Achsen:	P: + 180 °	QRS: + 130 °	T: + 100 °		
Hypertrophie-Indizes:	Lewis: −2,2 mV		Sokolow: 1,2 mV		
Q-Zacken in BWA:	keine				
R-Zuwachs in BWA:	☐ regelmäßig	☐ langsam	☐ schnell	☐ abrupt in V	
		☒ kein R-Zuwachs von V_1	bis V_4		
		☐ R-Reduktion von V	bis V		
		☐ R-Verlust von V	bis V		
R/S-Umschlagzone:	zwischen V_4 und V_5		bei V	☐ bis V_6 nicht erreicht	
S-Zacken in BWA:	bis V_4	☐ klein	☐ mittel	☒ groß	
	Voltage: in BWA von rechts nach links abnehmend				
Formveränderungen:	P: –				
	QRS: rsR' V_5 und V_6				
	ST: leicht gehoben V_4–V_6				
	T: flach positiv V_2–V_6				

Beurteilung: ☒ regelmäßig ☐ unregelmäßig ☒ normfrequent

☒ Sinusrhythmus ☐ absolute Arrhythmie ☐ ☐ bradykard ☐ tachykard

Extrasystolie:	–	
Intraatriale Leitungsstörungen:	Achse rechts überdreht (??)	
Überleitungsstörungen:	kurze Überleitung	
Lagetyp:	überdrehter Rechtstyp (??)	
Intraventrikuläre Leitungsstörung:	–	
Infarkt:	–	↓
Hypertrophiezeichen:	–	↓ siehe Vergleichsbefund links
Erregungsrückbildungsstörungen:	–	↓
weitere Diagnosen:	Situs inversus	
Hauptdiagnosen:	Situs inversus	

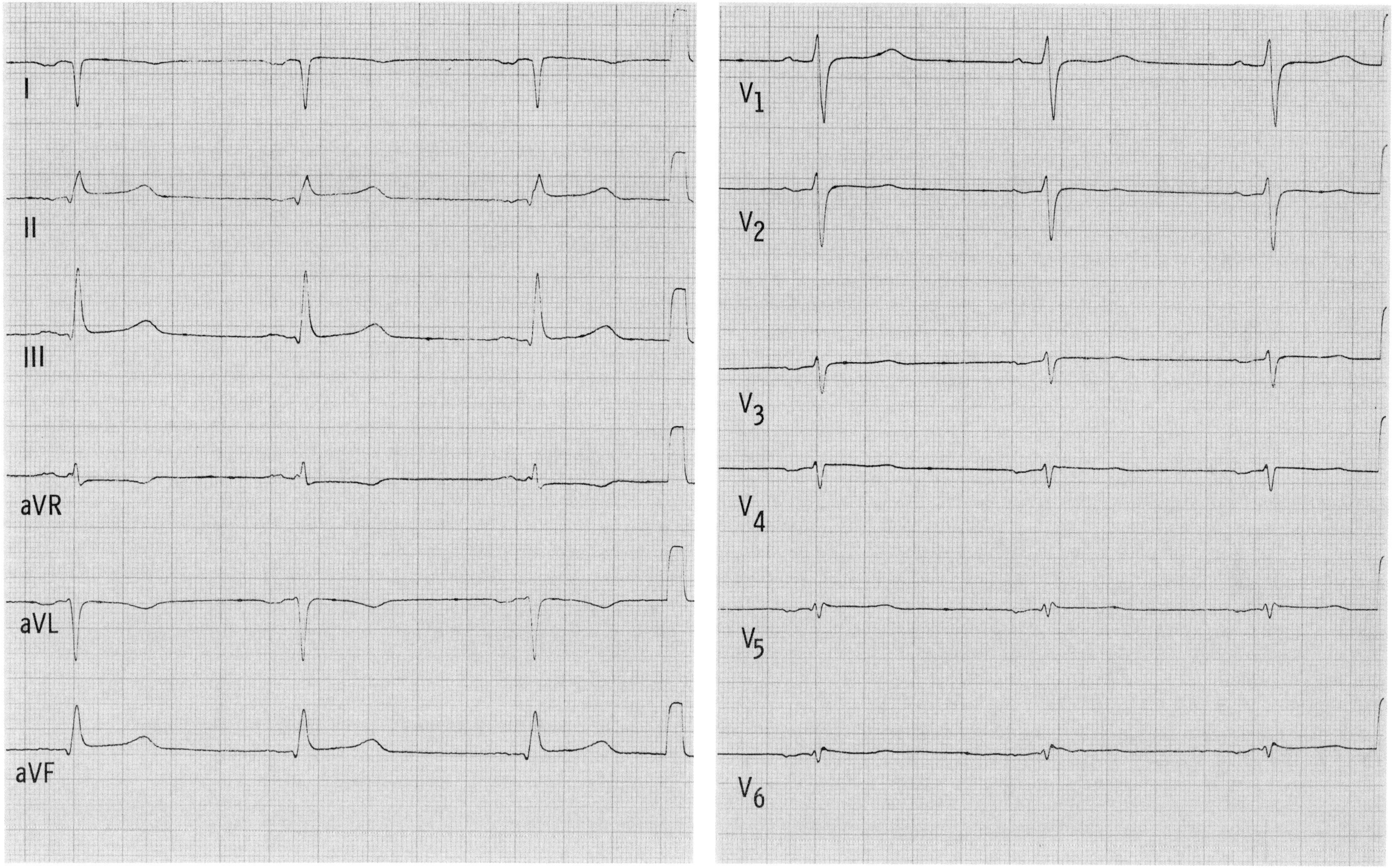
I
II
III
aVR
aVL
aVF
V1
V2
V3
V4
V5
V6

Bemerkungen

EKG Nr. 79

Auf den ersten Blick fallen bei positivem QRS-Komplex die negativen T-Wellen in den Ableitungen I und aVL auf (**diskordante T-Wellen**). In den BWA dagegen ist eine entsprechende Erregungsrückbildungsstörung nicht zu finden. Hier liegen lediglich minimal gesenkte ST-Strecken und T-Abflachungen in den Ableitungen V_5 und V_6 vor.

Die **Divergenz zwischen Achse QRS und Achse T** beträgt 140 ° und ist damit eindeutig pathologisch. Es fällt zusätzlich noch auf, dass sich die Achse T rechts der Achse QRS befindet. Diese Tatsache allein ist schon als pathologisch zu werten und erweckt den Verdacht auf eine KHK.

Zwei Tage nach Registrierung des EKGs Nr. 79 traten im Rahmen eines Angina-pectoris-Anfalls deutliche Erregungsrückbildungsstörungen vom Außenschichtischämietyp Vorderwand lateral auf (siehe unten, EKG 79 a).
Achse QRS: −10 °, Achse T: + 140 °, terminal negative T-Wellen in V_5 und V_6.
Koronarangiografisch wurde eine höhergradige Circumflexa-Stenose festgestellt. Es wurde dilatiert und ein Stent implantiert.
Vergleiche Bemerkung zu EKG Nr. 19.

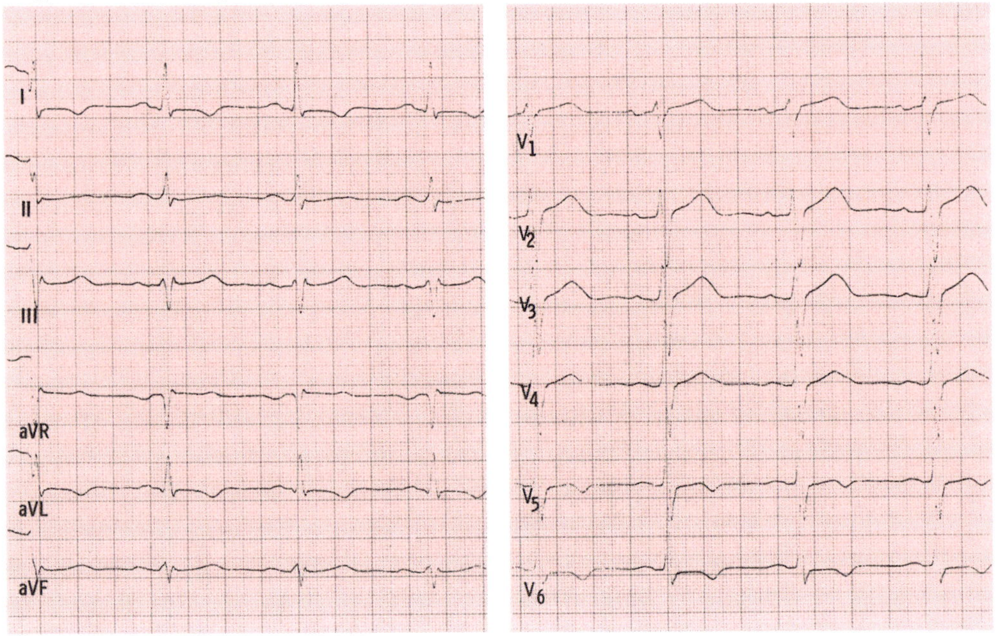

Angaben zur Person:

Geschl. ♂ / 46 Jahre — 82 kg — 168 cm

Kreatinin: 0,9 (n= 0,4–1,3) mg/dl — Hypertonie: ☒ ja ☐ nein ☐ labile

Kalium: 4,2 (n= 3,5–5,5) mmol/l — aktueller RR: 250/140 mmHg

Herzwirksame Medikamente: AT-I-Blocker, Diuretika

Anamnese, Befunde: Hypertonie seit 3 Jahren bekannt, Hyperurikämie. Gelegentlich belastungsabhängig Dyspnoe mit leichter thorakaler Beklemmung.

Auswertung:

Zeiten: P: 0,12 — PQ: 0,19 — QRS: 0,09 — QT: 0,32 s — Frequenz 108/min

Achsen: P: + 40 ° — QRS: −10 ° — T: + 130 °

Hypertrophie-Indizes: Lewis: 2,1 mV — Sokolow: 1,7 mV

Q-Zacken in BWA: keine

R-Zuwachs in BWA: ☒ regelmäßig — ☐ langsam — ☐ schnell — ☐ abrupt in V
☐ kein R-Zuwachs von V bis V
☐ R-Reduktion von V bis V
☐ R-Verlust von V bis V

R/S-Umschlagzone: zwischen V_4 und V_5 — bei V — ☐ bis V_6 nicht erreicht

S-Zacken in BWA: bis V_6 — ☒ klein — ☐ mittel — ☐ groß — Voltage: o. B.

Formveränderungen:
P: biphasisch in V_1
QRS: –
ST: minimal gesenkt V_5 V_6
T: andeutungsweise präterminal negativ V_5 V_6

Beurteilung: ☒ regelmäßig — ☐ unregelmäßig — ☐ normfrequent

☒ Sinusrhythmus — ☐ absolute Arrhythmie — ☐ — ☐ bradykard — ☒ tachykard

Extrasystolie: –

Intraatriale Leitungsstörungen: P-mitrale

Überleitungsstörungen: relativer AV-Block I. Grades

Lagetyp: Linkstyp

Intraventrikuläre Leitungsstörung: –

Infarkt: –

Hypertrophiezeichen: LVH

Erregungsrückbildungsstörungen: deutliche pathologische Achsendivergenz, leichte unspezifische Erregungsrückbildungsstörungen Vorderwand lateral

weitere Diagnosen: –

Hauptdiagnosen: linksventrikuläre Hypertrophie, P-mitrale, pathologische Achsendivergenz

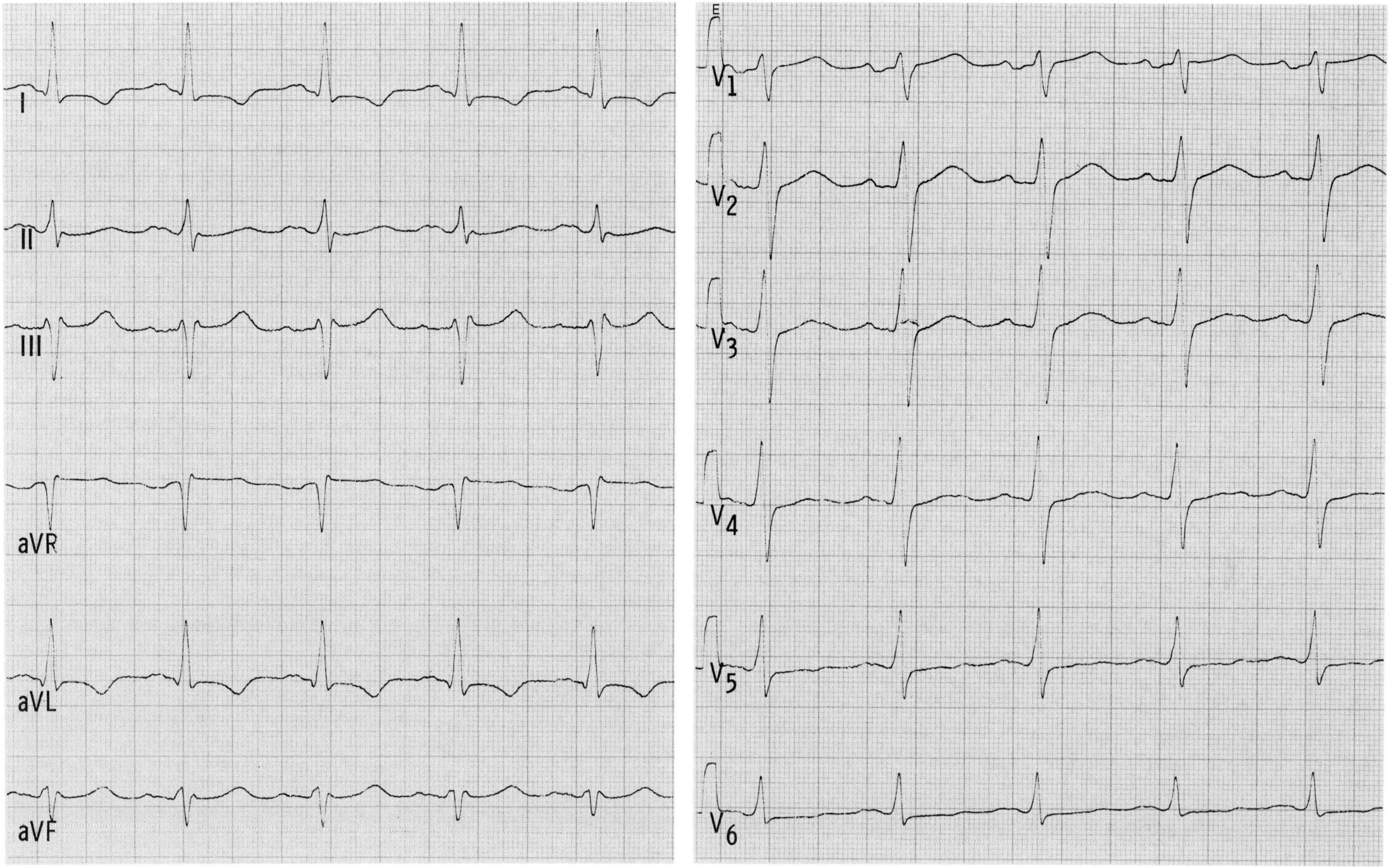
I
II
III
aVR
aVL
aVF
V1
V2
V3
V4
V5
V6

Das Vorliegen eines **Linksschenkelblocks** steht außer Zweifel: Der QRS-Komplex ist deutlich verbreitert, der terminale Vektor zeigt nach links (Ableitung I und aVL), es fehlen Q-Zacken in den nach links gerichteten Ableitungen I, aVL und V_6 als Ausdruck dafür, dass das Septum nicht vom linken Tawara-Schenkel (der blockiert ist) von links nach rechts, sondern vom rechten Tawara-Schenkel aus von rechts nach links (parallel zu den linksgerichteten Ableitungen) erregt wird.

Auffällig ist die QRS-Dauer von 0,14 s. Ab einer QRS-Dauer von 0,12 s spricht man von einem kompletten Schenkelblock. Ist die Erregungsausbreitung in den Ventrikeln darüber hinaus deutlich verlängert, so muss man davon ausgehen, dass zusätzlich zu dem Schenkelblock noch eine weitere Erregungsausbreitungsverzögerung vorliegt. Diese kann bedingt sein durch abgelaufene Infarkte, durch eine Myokarditis oder eine Kardiomyopathie (vgl. Bemerkungen S. 182).

Die **Infarktdiagnostik** ist in einem EKG mit einem Schenkelblockbild häufig gar nicht möglich, da das Infarktbild durch den Schenkelblock vollkommen überdeckt ist oder sie ist zumindest sehr erschwert. Auf jeden Fall sollte man jedes EKG mit einem Schenkelblock auf zusätzliche „versteckte" Veränderungen untersuchen und gegebenenfalls mit einem EKG mit demselben Schenkelblockbild aber ohne zusätzliche Veränderungen vergleichen. In dem vorliegenden Streifen kann man an der R-Reduktion von V_3 nach V_4 einen alten Infarkt noch sicher erkennen. Der QRS-Komplex in V_6 hat eine auffallend kleine positive Fläche (eigentlich müsste man hier einen QRS-Komplex mit ähnlich breiter positiver Fläche wie in den Ableitungen I und aVL sehen), bedingt durch den Infarkt, der in dieser Region abgelaufen ist (vgl. EKG Nr. 5 und Nr. 18).

Es ist durchaus möglich, dass auch im inferioren Bereich ein ausgedehnter Infarkt vorliegt (QS-Komplex in den Ableitungen II, III und aVF – möglicherweise kleine, „nachgewachsene" R-Zacken – leichte Hebung und konvexbogiger Verlauf der ST-Strecke in den Ableitungen II, III und aVF).

Linksschenkelblock:

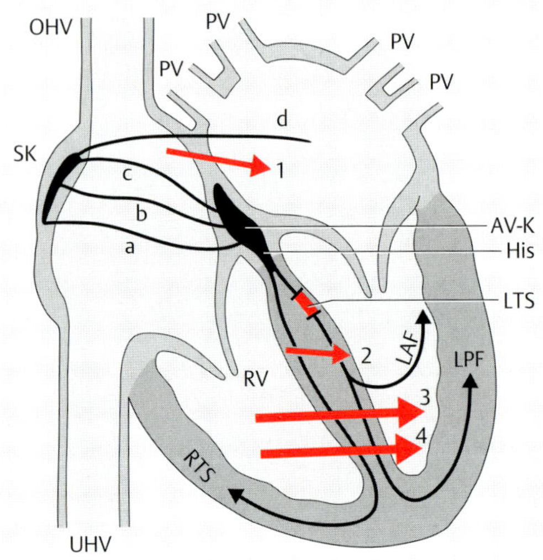

- fehlende Q-Zacken in den linksgerichteten Ableitungen I, aVL und V6
- anhaltender Vektor links
  = voluminöse positive Flächen des QRS-Komplexes ohne vorangehende Q-Zacken in den linksgerichteten Ableitungen
- Verspäteter oberer Umschlagspunkt (s. S. 44)

Abkürzungen s. S. 2

Angaben zur Person:

Geschl. ♂ / 69 Jahre — 78 kg — 181 cm

Kreatinin: 1,5 (n= 0,4–1,3) mg/dl — Hypertonie: ☐ ja ☒ nein ☐ labile

Kalium: 4,0 (n= 3,5–5,5) mmol/l — aktueller RR: 110/70 mmHg

Herzwirksame Medikamente: Nitrate

Anamnese, Befunde: Aufnahme wegen Verdachts auf Pneumonie, zwischen 1962 und 1978 angeblich vier Herzinfarkte. Einen Tag vor Registrierung dieses EKGs Kammerflimmern. Sinusrhythmus nach Kardioversion

Auswertung:

Zeiten: P: 0,14 — PQ: 0,23 — QRS: 0,14 — QT: 0,38 s — Frequenz 90/min

Achsen: P: + 80 ° — QRS: –50 ° — T: + 150 °

Hypertrophie-Indizes: Lewis: – mV — Sokolow: – mV — nicht gültig

Q-Zacken in BWA: –

R-Zuwachs in BWA: ☐ regelmäßig ☐ langsam ☐ schnell ☐ abrupt in V
☐ kein R-Zuwachs von V bis V
☒ R-Reduktion von V_1 bis V_5
☐ R-Verlust von V bis V

R/S-Umschlagzone: zwischen V_5 und V_6 — bei V — ☐ bis V_6 nicht erreicht

S-Zacken in BWA: bis V_6 — ☒ klein ☐ mittel ☐ groß — Voltage: o. B.

Formveränderungen:
P: –
QRS: keine Q-Zacken in I, aVL, V_6
ST: –
T: flach V_4–V_6

Beurteilung: ☒ regelmäßig ☐ unregelmäßig ☒ normfrequent
☒ Sinusrhythmus ☐ absolute Arrhythmie ☐ ☐ bradykard ☐ tachykard

Extrasystolie: –

Intraatriale Leitungsstörungen: Leitungsverzögerung ohne typische Fehlkonfiguration

Überleitungsstörungen: AV-Block I

Lagetyp: überdrehter Linkstyp

Intraventrikuläre Leitungsstörung: LSB mit zusätzlicher intraventrikulärer Erregungsausbreitungsverzögerung

Infarkt: apikal-lateraler VW-Infarkt Stadium III

Hypertrophiezeichen: ungültig (LSB!)

Erregungsrückbildungsstörungen: (LSB)

weitere Diagnosen: –

Hauptdiagnosen: LSB, AV-Block I, Infarkt(e)

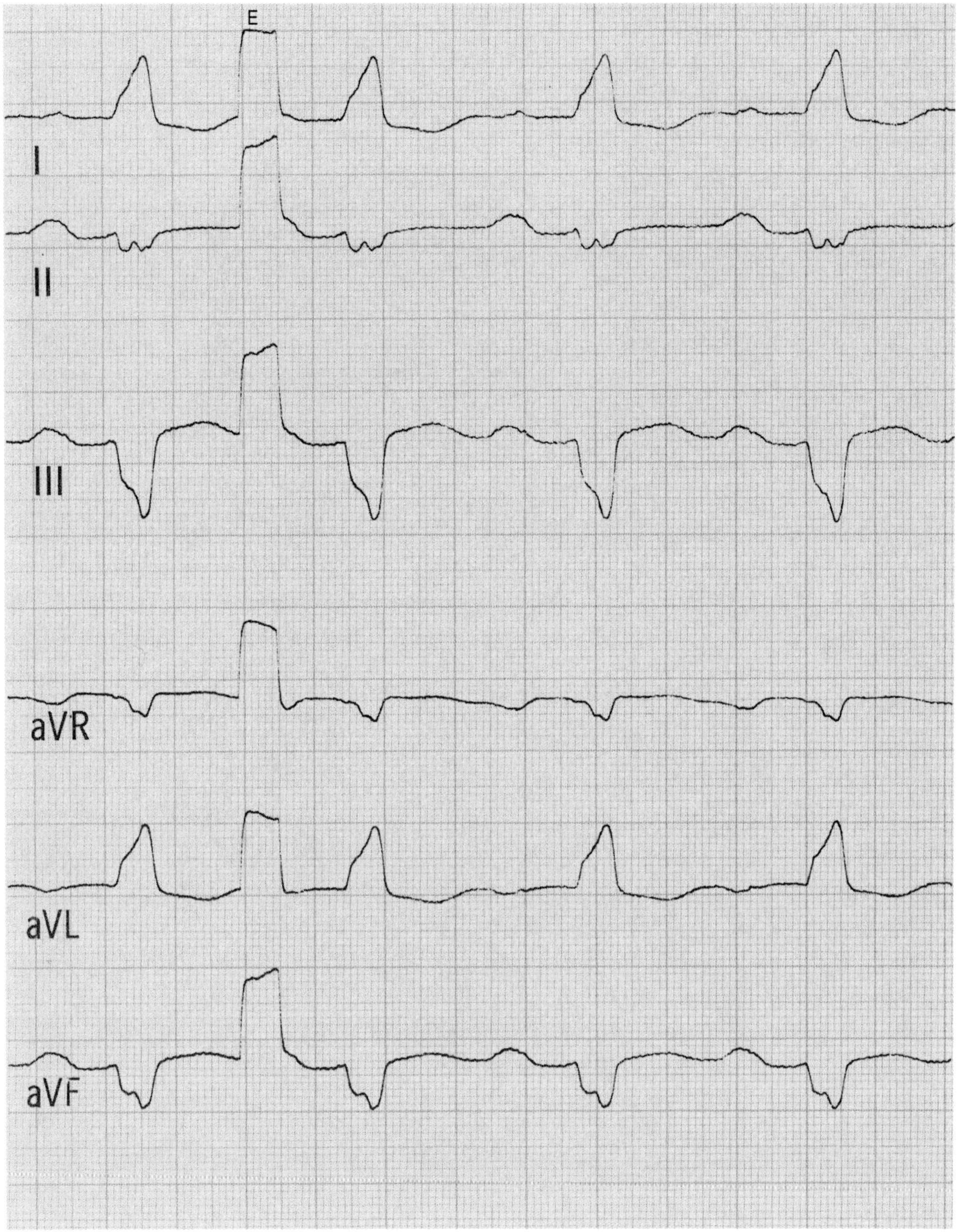
E
I
II
III
aVR
aVL
aVF

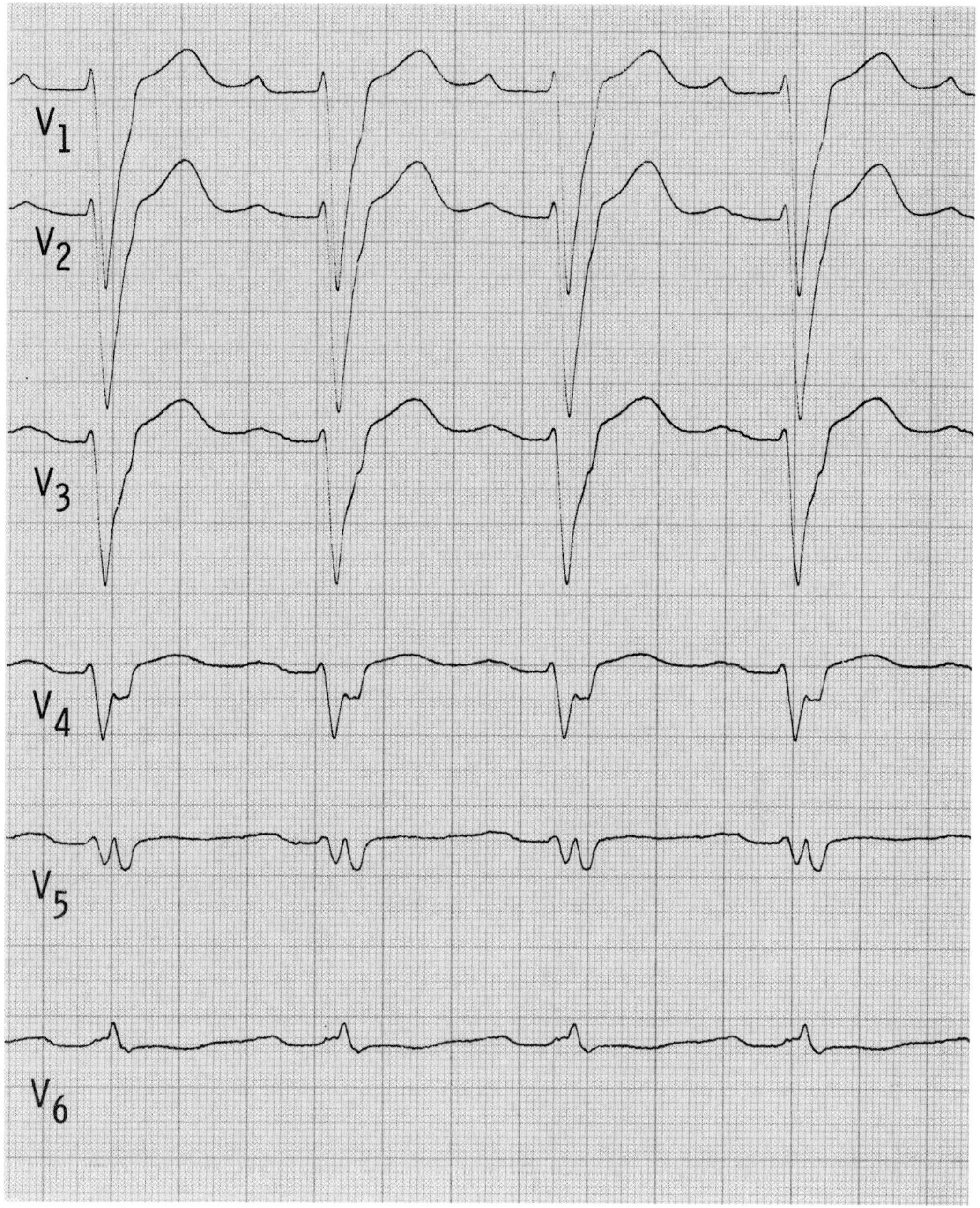
V1
V2
V3
V4
V5
V6

Es besteht kein Zweifel an dem Vorliegen eines **linksanterioren Hemiblocks**: weit überdrehter Linkstyp, langsamer R-Zuwachs, R/S-Umschlagszone nach links verschoben und relativ große S-Zacken bis V_6.

Zusätzlich besteht Verdacht auf einen alten **supraapikalen Vorderwandinfarkt**: kleine Q-Zacken in V_2 und V_3, die in den nachfolgenden Ableitungen nicht zu sehen sind.

Bestehen Zweifel an der Diagnose, sollte man die Brustwandelektroden 1 ICR nach oben und 1 nach unten versetzen und somit die vordere Brustwand „engmaschiger elektrisch abgreifen“, um möglicherweise eindeutigere Veränderungen zu erfassen.

Außerdem scheint ein ausgedehnter alter **inferiorer Infarkt** vorzuliegen: QS-Komplexe in den Ableitungen III und aVF. Bei genauem Hinsehen sind in Ableitung III jedoch sehr kleine R-Zacken zu erkennen. Derartige kleine R-Zacken können nach einem Infarkt wieder „nachwachsen“ (vgl. mit EKG Nr. 34: dort linksanteriorer Hemiblock ohne Infarktzeichen).

Es ist schwierig, bei einer intraventrikulären Erregungsausbreitungsstörung (Blockbild) einen zusätzlich vorliegenden Infarkt zu diagnostizieren (vgl. Bemerkung S. 168). Man sollte im Zweifelsfall immer Vergleichsbefunde heranziehen und bei einem unsicheren Befund „Verdacht auf…“ schreiben.

In dem mit 25 mm/s geschriebenen Streifen ist der Rhythmus gestört. Es liegt eine längere Pause zwischen zwei Aktionen vor: Bei genauem Hinsehen ist in Ableitung I gleich hinter der R-Zacke der zweiten Aktion ein kleiner positiver Buckel zu erkennen, der in den anderen Aktionen nicht zu sehen ist. In den Ableitungen II, III und aVF zum Beispiel führt dieser Befund zu einer Deformierung des QRS-Komplexes, die an einen Rechtsschenkelblock erinnert. Es handelt sich jedoch um eine hier aufsitzende Vorhofaktion, eine Vorhofextrasystole.

Die **Vorhofextrasystole** wird nicht zu den Ventrikeln übergeleitet. Erst nach einer kompensatorischen Pause, nach der der retrograd vom Vorhofzentrum aus depolarisierte Sinusknoten sich wieder erholt hat, folgt die nächste Sinusaktion. Die PQ-Zeit dieser Aktion ist wesentlich kürzer (0,18 s) als in den anderen Aktionen (0,37 s). Entweder ist diese Sinusaktion tatsächlich übergeleitet, was durchaus möglich ist, da das Erregungsleitungssystem sich über einen längeren Zeitraum hat erholen können, oder aber sie ist nicht übergeleitet und die in relativ kurzem Abstand folgende Kammeraktion stellt eine supraventrikuläre Ersatzsystole (AV-junktionale Ersatzsystole) dar.

Es ist wahrscheinlicher, dass es sich um eine übergeleitete Sinusaktion handelt. Die nächste Aktion hat wieder eine Überleitungszeit von 0,37 s.

Angaben zur Person:

Geschl. ♂ / 80 Jahre — 84 kg — 160 cm

Kreatinin: 0,6 (n= 0,4–1,3) mg/dl — Hypertonie: ☒ ja ☐ nein ☐ labile

Kalium: 3,1 (n= 3,5–5,5) mmol/l — aktueller RR: 180/80 mmHg

Herzwirksame Medikamente: keine

Anamnese, Befunde: Globale Herzinsuffizienz vor 4 Jahren, koronare Herzkrankheit, alimentäre Adipositas.
Kalzium: 2,0 (n= 2,2–2,75) mmol/l
Phosphat: 0,7 (n= 0,8–1,4) mmol/l

Auswertung:

Zeiten:	P: 0,18	PQ: 0,37	QRS: 0,10	QT: 0,36 s	Frequenz 64/min
Achsen:	P: +50°?	QRS: –50 °	T: –80 ° (T-Wellen flach)		
Hypertrophie-Indizes:	Lewis: – mV		Sokolow: – mV	nicht gültig	
Q-Zacken in BWA:	q V_2 V_3				
R-Zuwachs in BWA:	☐ regelmäßig	☒ langsam	☐ schnell	☐ abrupt in V	
		☐ kein R-Zuwachs von V	bis V		
		☐ R-Reduktion von V	bis V		
		☐ R-Verlust von V	bis V		
R/S-Umschlagzone:	zwischen V	und V	bei V_6	☐ bis V_6 nicht erreicht	
S-Zacken in BWA:	bis V_6	☐ klein	☐ mittel	☒ groß	Voltage: o. B.

Formveränderungen:
- P: biphasisch, weit geschwungen
- QRS: q II, QS III, aVF; rS III aVF?
- ST: von leicht gesenktem Abgang flach deszendierend V_5 V_6
- T: präterminal negativ V_5 V_6

Beurteilung: ☒ regelmäßig ☐ unregelmäßig ☒ normfrequent

☒ Sinusrhythmus ☐ absolute Arrhythmie ☐ ☐ bradykard ☐ tachykard

Extrasystolie:	eine sehr frühzeitige, nicht übergeleitete SVES
Intraatriale Leitungsstörungen:	deutliche Erregungsausbreitungsstörung
Überleitungsstörungen:	AV-Block I mit extrem langer Überleitungszeit
Lagetyp:	überdrehter Linkstyp
Intraventrikuläre Leitungsstörung:	LAH
Infarkt:	Verdacht auf supraapikalen VW-Infarkt Stadium III, alter inferiorer Infarkt nicht auszuschließen
Hypertrophiezeichen:	ungültig (LAH!)
Erregungsrückbildungsstörungen:	leichte, vom Innenschichtläsionstyp VW lateral
weitere Diagnosen:	–

Hauptdiagnosen: intraatriale Ausbreitungsstörung, extremer AV-Block I, LAH, Infarkte, Elektrolytstörung

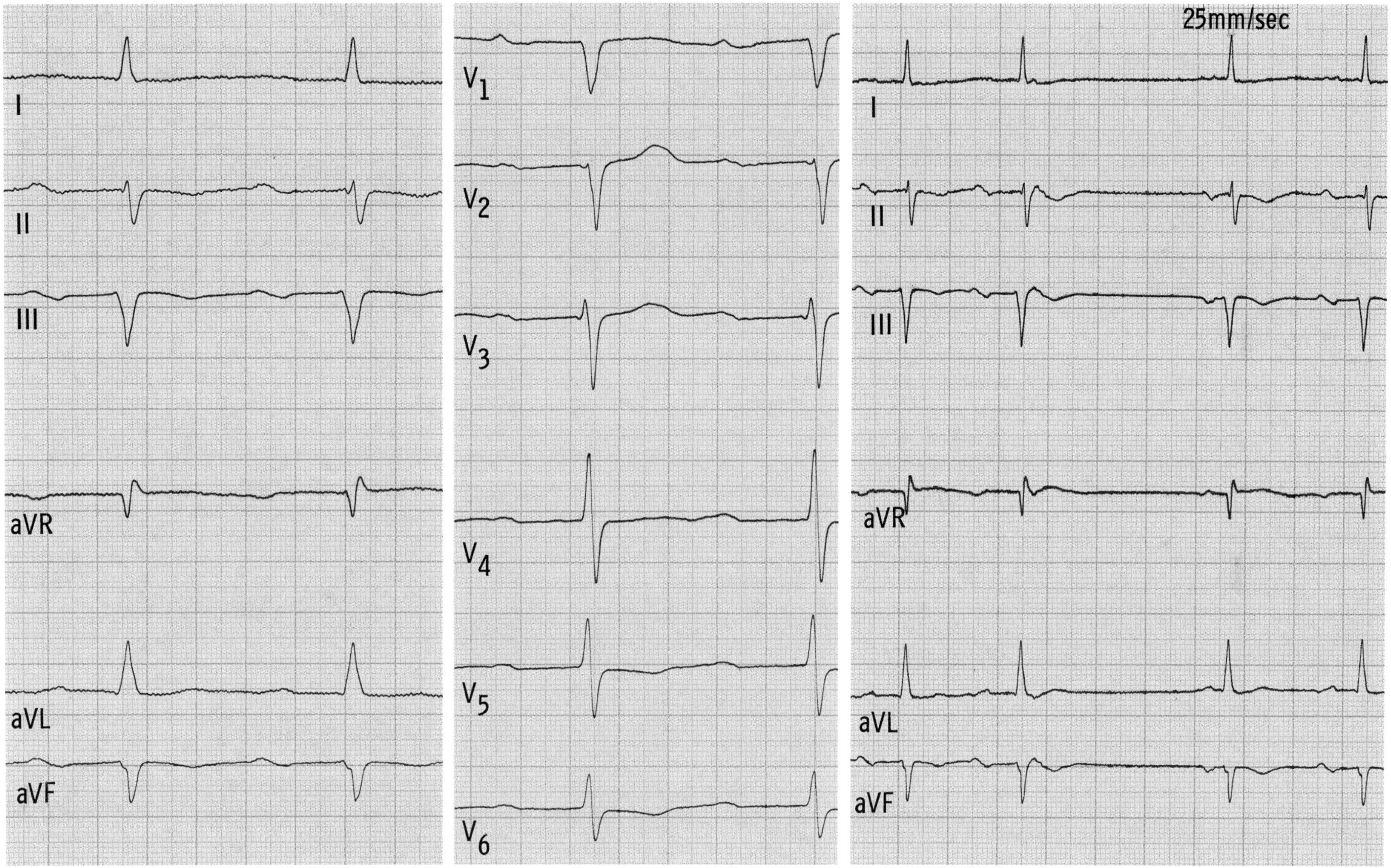
I
II
III
aVR
aVL
aVF
V_1
V_2
V_3
V_4
V_5
V_6
25mm/sec
I
II
III
aVR
aVL
aVF

Bemerkungen

Der **Herzrhythmus** ist auf den ersten Blick schwer zu bestimmen. Das Intervall zwischen den ersten beiden Aktionen in den Extremitätenableitungen von 0,67 s entspricht einer Herzfrequenz von 90 Aktionen in der Minute. Das nächste Intervall beträgt 0,52 s entsprechend einer Herzfrequenz von 115 Aktionen in der Minute. Das Intervall zwischen den Aktionen am Ende des Streifens der Extremitätenableitungen beträgt 0,42 s. Dies entspricht einer Herzfrequenz von 145 Aktionen pro Minute. Es handelt sich hier um eine Salve einer supraventrikulären Tachykardie (z. B. Sinustachykardie). Die PQ-Zeit ist bei diesen Aktionen länger als beim normfrequenten Rhythmus. In der tachykarden Phase sehen die Vorhofwellen wie ein P-pulmonale aus.

Bei der vierten Aktion von links handelt es sich um eine **ventrikuläre Extrasystole**, obwohl eine P-Welle vorangeht. Der QRS-Komplex beginnt 0,11 s nach dem Beginn der P-Welle, während bei den anderen Aktionen die Überleitungszeit 0,14 s beträgt. Die Erregung aus den Vorhöfen kann nach 0,11 s noch nicht zu den Kammern fortgeleitet sein. Auf die erste ventrikuläre Extrasystole folgt eine zweite, die jedoch einen anderen Aspekt hat: Es handelt sich um polymorphe bzw. polytope ventrikuläre Extrasystolen.

Bei der neunten Aktion von links ist die P-Welle deutlich deformiert und verbreitert. Hier handelt es sich entweder um eine intraatriale Leitungsstörung oder um eine **Vorhofextrasystole**, da die Achse dieser P-Welle ca. –50 ° beträgt.

Das Vorliegen eines QS-Komplexes in V_1 und V_2 bei einer elektrischen Herzachse von + 60 ° bis + 70 ° ist ein sicherer Hinweis auf einen **supraapikalen Vorderwandinfarkt** im Stadium III.

Eine Linksherzbelastung (mit konsekutiver linksventrikulärer Hypertrophie) führt zu einer Drehung des Herzens im Gegenuhrzeigersinn und damit zu einer Verschiebung der R/S-Umschlagszone nach rechts. Der R/S-Umschlag erfolgt dann meist abrupt.

Angaben zur Person:

Geschl. ♀ / 82 Jahre — 36 kg — 168 cm

Kreatinin: 0,8 (n= 0,4–1,3) mg/dl — Hypertonie: ☒ ja ☐ nein ☐ labile; angeblich vor Jahren

Kalium: 3,8 (n= 3,5–5,5) mmol/l — aktueller RR: 120/80 mmHg

Herzwirksame Medikamente: 2 × 0,1 mg Digoxin/d, ACE-Hemmer, Diuretika

Anamnese, Befunde: glob. Herzinsuffizienz, Angina pectoris, zunehmende Dyspnoe, Zyanose, Palpitationen

Auswertung:

Zeiten: P: 0,09 — PQ: 0,14–0,16 — QRS: 0,07 — QT: 0,40 s — Frequenz 90/145/min

Achsen: P: + 70 ° — QRS: + 60 bis + 70 ° — T: zu flach

Hypertrophie-Indizes: Lewis: 0,2 mV — Sokolow: 4,1 mV

Q-Zacken in BWA: –

R-Zuwachs in BWA: ☐ regelmäßig ☒ langsam ☐ schnell ☒ abrupt in V_3/V_4
☐ kein R-Zuwachs von V bis V
☒ R-Reduktion von V_4 bis V_6
☐ R-Verlust von V bis V

R/S-Umschlagzone: zwischen V_3 und V_4 — bei V — ☐ bis V_6 nicht erreicht

S-Zacken in BWA: bis V_5 — ☒ klein ☐ mittel ☐ groß — Voltage: o. B.

Formveränderungen:
P: vorletzte Aktion: biphasisches P mit Achse –30 °
QRS: –
ST: von gesenktem Abgang deszendierend V_4–V_6
T: präterminal negativ V_4–V_6

Beurteilung: ☐ regelmäßig ☒ unregelmäßig ☒ normfrequent

☒ Sinusrhythmus ☐ absolute Arrhythmie ☒ kurze Sinustachykardie ☐ bradykard ☐ tachykard

Extrasystolie: polytope VES, Vorhofextrasystole

Intraatriale Leitungsstörungen: –

Überleitungsstörungen: –

Lagetyp: Steiltyp

Intraventrikuläre Leitungsstörung: –

Infarkt: supraapikaler VW-Infarkt Stadium III

Hypertrophiezeichen: LVH

Erregungsrückbildungsstörungen: deutliche, vom Innenschichtläsionstyp VW apikal-lateral

weitere Diagnosen: –

Hauptdiagnosen: Sinusarrhythmie, passagere Sinustachykardie, VW-Infarkt im Stadium III, polytope VES und SVES, Erbs: Innenschichtläsionstyp

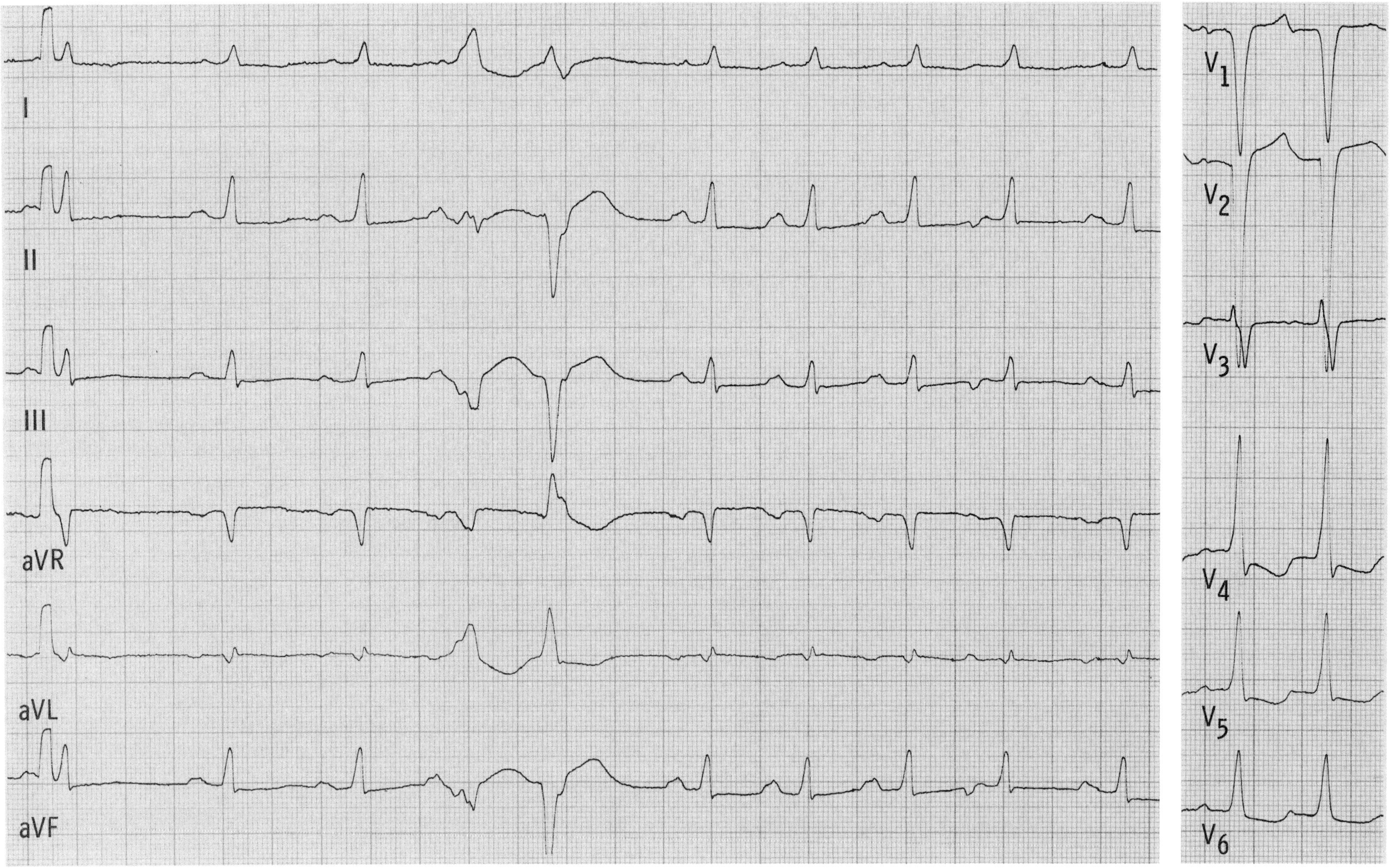
I
II
III
aVR
aVL
aVF
V1
V2
V3
V4
V5
V6

Der **Rechtsschenkelblock** ist auf den ersten Blick zu diagnostizieren: Der QRS-Komplex ist verbreitert, der terminale Vektor zeigt nach rechts (R` in den Ableitungen III und V_1).

Die Amplitude der R-Zacken nimmt von V_1 nach V_6 ab, bedingt durch den Rechtsschenkelblock. Hieraus ist kein zusätzlicher pathologischer Befund abzuleiten (vgl. EKG Nr. 38).

Die Bestimmung des **Herzrhythmus** macht Schwierigkeiten. Es sind auf den ersten Blick weder vor noch nach den QRS-Komplexen P-Wellen zu erkennen. Lägen tatsächlich keine Vorhofaktionen vor, müsste man an einen akzelerierten AV-junktionalen Rhythmus denken, da die QRS-Komplexe bei zusätzlichem Rechtsschenkelblock relativ schlank sind. Bei einem akzelerierten idioventrikulären Rhythmus dagegen müssten die QRS-Komplexe, da die Erregung von tiefer aus dem Myokard kommt, breiter sein (vgl. EKG Nr. 55).

Auffällig ist jedoch die wechselnde Konfiguration der T-Wellen in der Ableitung I: An dieser Veränderung sind P-Wellen schuld, die am besten in den ersten beiden Aktionen in den Extremitätenableitungen am Ende der T-Welle der vorangegangenen Aktion zu sehen sind. Die Überleitungszeit ist mit 0,34 s bei einer Herzfrequenz von 102 Aktionen pro Minute äußerst lang. Beim genauen Hinsehen erkennt man auch in den BWA in den aufsteigenden ST-Strecken kurz nach dem QRS-Komplex aufsitzende P-Wellen.

Das am Tag darauf geschriebene EKG (s. unten) beweist, dass es sich tatsächlich um einen Sinusrhythmus mit extrem langer Überleitung gehandelt hat. Bei einer Frequenz von 71/min beträgt die PQ-Zeit 0,30 s.

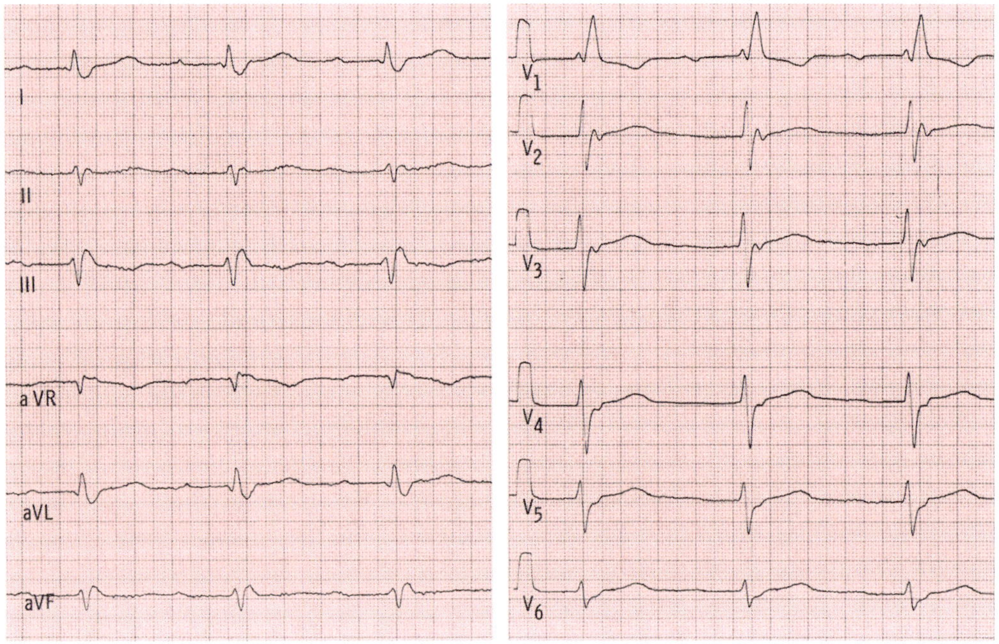

Angaben zur Person:

Geschl. ♂ / 92 Jahre — 76 kg — 185 cm

Kreatinin: 1,5 (n= 0,4–1,3) mg/dl — Hypertonie: ☒ ja ☐ nein ☐ labile

Kalium: 4,9 (n= 3,5–5,5) mmol/l — aktueller RR: 160/80 mmHg

Herzwirksame Medikamente: ACE-Hemmer

Anamnese, Befunde: koronare Herzkrankheit, Linksherzinsuffizienz, Diabetes mellitus, Harnwegsinfekt, Einweisung wegen Verdachts auf Adams-Stokes-Anfälle. Vor einem Jahr höhergradige AV-Blockierung unter Digitalis.

Auswertung:

Zeiten: P: ? — PQ: ?(0,34?) — QRS: 0,13 — QT: 0,38 s — Frequenz 102/min

Achsen: P: ?° — QRS: initial + 20 °, terminal → rechts — T: + 10 °

Hypertrophie-Indizes: Lewis: – mV — Sokolow: – mV — nicht gültig

Q-Zacken in BWA: winzige q-Zacken V_4–V_6

R-Zuwachs in BWA: ☐ regelmäßig ☐ langsam ☐ schnell ☐ abrupt in V
☐ kein R-Zuwachs von V bis V
☒ R-Reduktion von V_1 bis V_6
☐ R-Verlust von V bis V

R/S-Umschlagzone: zwischen V und V bei V ☐ bis V_6 nicht erreicht

S-Zacken in BWA: bis V_6 ☐ klein ☐ mittel ☒ groß — Voltage: o. B.

Formveränderungen:
P: –
QRS: rR' V_1
ST: –
T: in Ableitung I auffallend höckerig

Beurteilung: ☒ regelmäßig ☐ unregelmäßig ☐ normfrequent

☒ Sinusrhythmus ? ☐ absolute Arrhythmie ☐ ☐ bradykard ☐ tachykard

Extrasystolie: –

Intraatriale Leitungsstörungen: ?

Überleitungsstörungen: ?

Lagetyp: RSB (Wilson-Block)

Intraventrikuläre Leitungsstörung: –

Infarkt: – (könnte durch RSB verdeckt sein)

Hypertrophiezeichen: ungültig (RSB)

Erregungsrückbildungsstörungen: wie bei RSB

weitere Diagnosen: –

Hauptdiagnosen: Sinus-Tachykardie mit AV-Block I, RSB

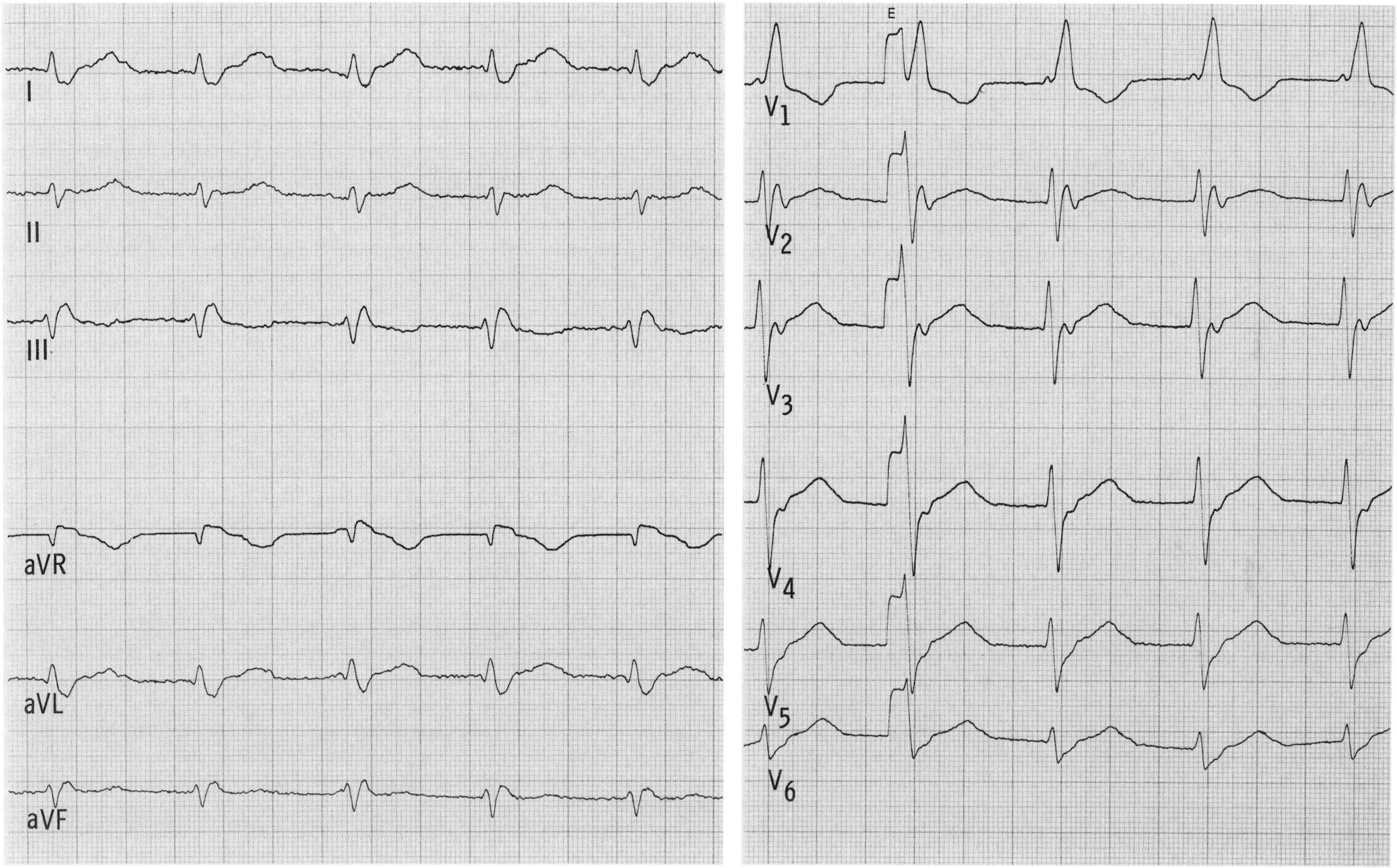
I
II
III
aVR
aVL
aVF
E
V1
V2
V3
V4
V5
V6

Der **Herzrhythmus** ist in den Extremitätenableitungen auf den ersten Blick leicht festzustellen. P-Wellen sind nicht zu erkennen, die QRS-Komplexe sind schlank und folgen in unterschiedlichem Abstand voneinander. Es handelt sich um eine absolute Arrhythmie bei feinem Vorhofflimmern.

In den BWA sind allerdings in den Ableitungen V_2 bis V_4 jeweils nach der T-Welle weitere positive Wellen zu sehen mit einem weit geschwungenen Verlauf. Hierbei handelt es sich um **U-Wellen**. Die Bedeutung der U-Wellen ist unklar. Lediglich die sehr selten zu beobachtenden negativen U-Wellen sollen einen möglichen Hinweis auf eine KHK darstellen. U-Wellen sind in der Regel in den Ableitungen V_2 und V_3 am besten zu sehen.

Die Q-Zacken in den Ableitungen III und aVF deuten auf einen abgelaufenen **inferioren Infarkt** hin. Der schnelle R-Zuwachs in den BWA weist darauf hin, dass auch die posteriore Wand erheblich mitbetroffen ist, wie der echokardiografische Befund bestätigt (siehe Bemerkung S. 152).

In dem **unten abgebildeten EKG** (eines anderen Patienten) sieht man in den BWA vor dem QRS-Komplex – Abstand von 0,14 s – und am Ende der T-Wellen in Ableitung V_4 weitere positive Wellen. Rechts im EKG Nr. 84, ist die positive Welle nach dem T eine U-Welle; so auch im unteren EKG; nur liegt hier keine absolute Arrhythmie bei VHF vor (wie in EKG Nr. 84), sondern ein SR.
Zeitwerte: P: 0,09; PQ: 0,17; QRS: 0,08; QT: 0,35 s. Achsen: P: +30 bis +60°; QRS: +50°; T: +20°.

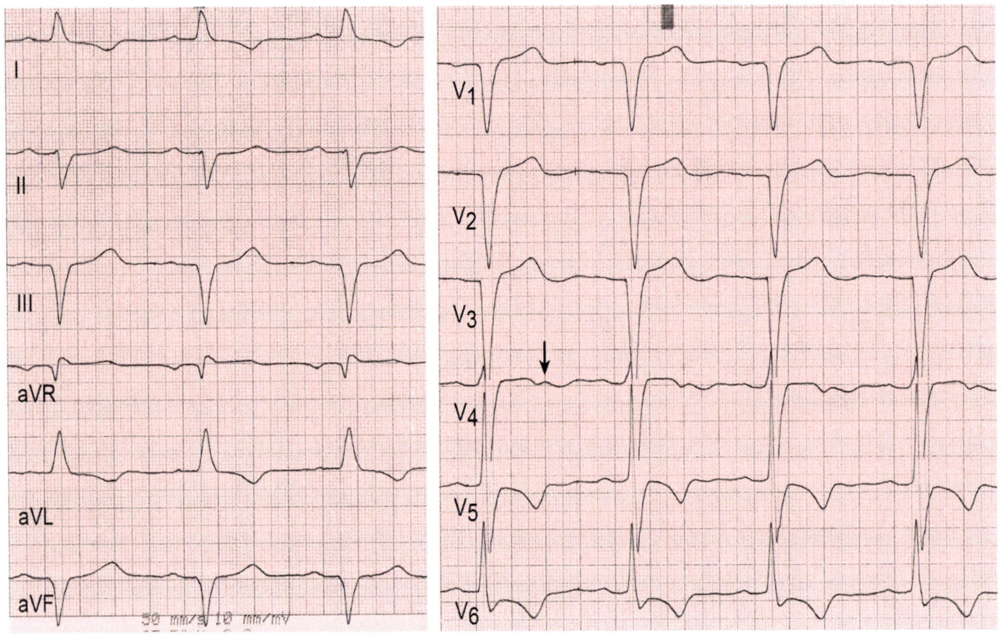

Angaben zur Person:

Geschl. ♂ / 81 Jahre — 56 kg — 160 cm

Kreatinin: 0,9 (n = 0,4–1,3) mg/dl — Hypertonie: ☒ ja ☐ nein ☐ labile

Kalium: 3,8 (n = 3,5–5,5) mmol/l — aktueller RR: 190/95 mmHg

Herzwirksame Medikamente: β-Reptorenblocker, ACE-Hemmer

Anamnese, Befunde: Zerebralsklerose, Pneumonie, Übelkeit seit einigen Tagen, allgemeine Schwäche, leichte periphere Ödeme, Herzbefund unauffällig. Im Echokardiogramm ausgedehnte inferoposteriore Akinesie.

Auswertung:

Zeiten: P: — PQ: — QRS: 0,10 — QT: 0,34 s — Frequenz ca. 70/min

Achsen: P: — QRS: ca. 0° — T: flach

Hypertrophie-Indizes: Lewis: 0,6 mV — Sokolow: 4,3 mV

Q-Zacken in BWA: keine

R-Zuwachs in BWA: ☐ regelmäßig ☐ langsam ☒ schnell ☐ abrupt in V
☐ kein R-Zuwachs von V bis V
☐ R-Reduktion von V bis V
☐ R-Verlust von V bis V

R/S-Umschlagzone: zwischen V_2 und V_3 — bei V — ☐ bis V6 nicht erreicht

S-Zacken in BWA: bis V_5 — ☐ klein ☒ mittel ☐ groß — Voltage: hoch

Formveränderungen:
P: feines Vorhofflimmern
QRS: Q III, q aVF
ST: 0,2–0,3 mV, gesenkt in V_3–V_5, 0,1 mV in V_6
T: deutlich präterminal negativ in V_3–V_6, U-Wellen in V_1–V_4

Beurteilung: ☐ regelmäßig ☐ unregelmäßig ☒ normfrequent

☐ Sinusrhythmus ☒ absolute Arrhythmie ☐ ☐ bradykard ☐ tachykard

Extrasystolie: 1 VES

Intraatriale Leitungsstörungen: feines Vorhofflimmern

Überleitungsstörungen: –

Lagetyp: Linkstyp

Intraventrikuläre Leitungsstörung: leichte Ausbreitungsverzögerung bei

Infarkt: inferiorem Infarkt Stadium III, inkompletter Linksschenkelblock möglich

Hypertrophiezeichen: (LVH) ?

Erregungsrückbildungsstörungen: schwere, vom Innenschichtläsionstyp, Vorderwand supraapikal bis lateral. Nach T: deutliche U-Wellen

weitere Diagnosen: –

Hauptdiagnosen: absolute Arrhythmie, LVH?, Infarkt, Erregungsrückbildungsstörungen

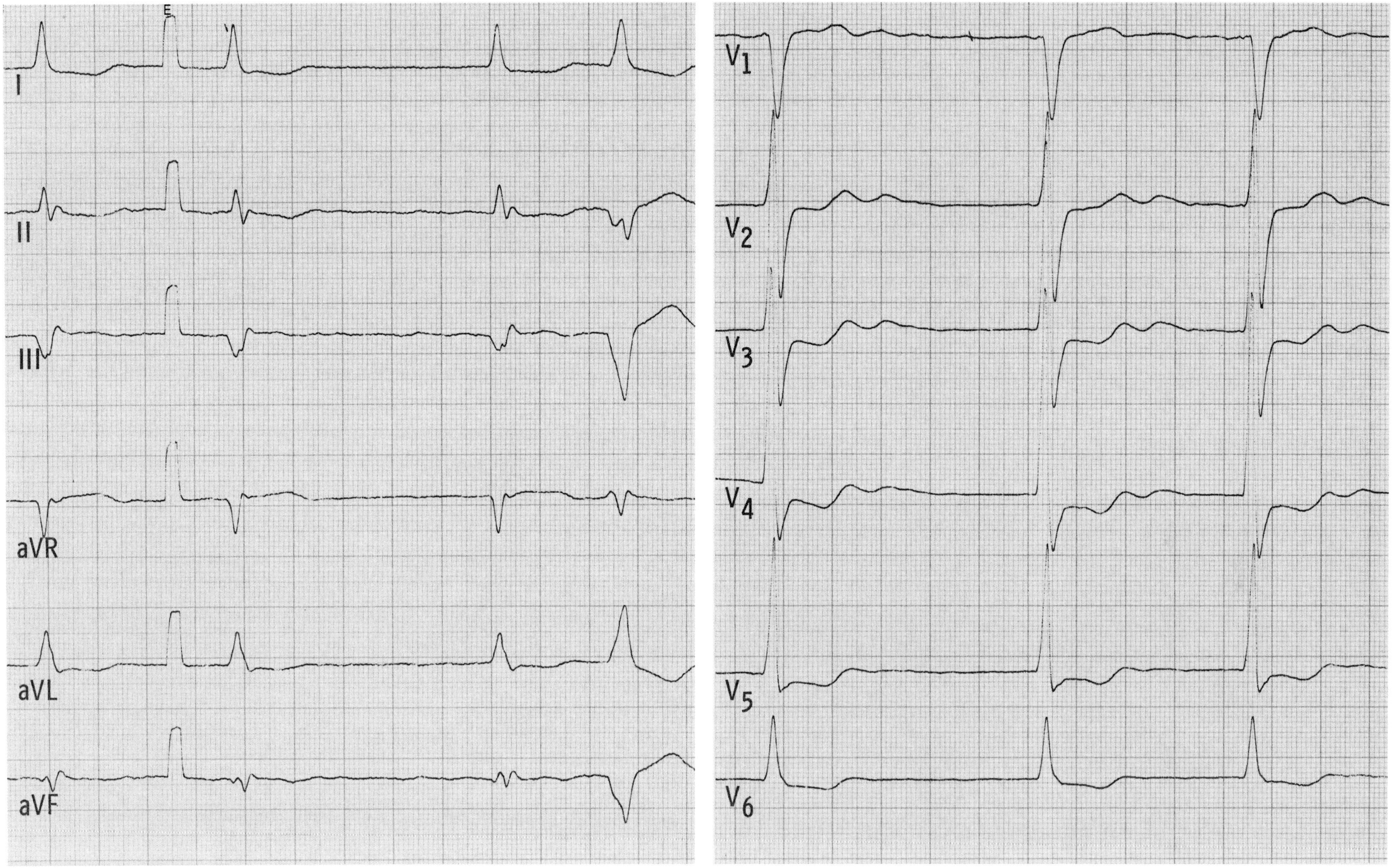
E
I
II
III
aVR
aVL
aVF
V1
V2
V3
V4
V5
V6

Gleichzeitig sind relativ frische Infarktzeichen (leichte ST-Hebungen, T-Negativierungen) sowohl im supraapikalen bis lateralen Vorderwandbereich als auch im inferioren Bereich zu sehen. In Zusammenschau mit dem erhöhten Troponinwert muss hier die Diagnose **ST-Hebungs-Myokardinfarkt** (STEMI) im Infero-lateroapikal-Bereich gestellt werden.

Über die Ausdehnung eines Infarktes kann in einem frühen Stadium noch keine Aussage getroffen werden.

Außerdem fallen in diesem EKG die möwenschwingenartigen Veränderungen der ST-Strecken auf. Derartige Veränderungen sind mit dem Infarktbild allein nicht zu erklären. Sie weisen auf eine schwere Elektrolytentgleisung hin und es ist angezeigt, diese schnellstmöglich auszugleichen.

Ein ähnliches Erscheinungsbild ist bei zerebralen Störungen (z. B. Blutung) zu beobachten (vgl. EKG Nr. 107).

---

10 Tage später hat sich das EKG (s. unten) erheblich verändert. Der Säure-Basen-Haushalt ist inzwischen ausgeglichen, die Elektrolytwerte im Serum sind sämtlich normal. Im inferioren Bereich ist es nicht zu infarkttypischen Veränderungen gekommen. In den Ableitungen der Vorderwand liegen ebenfalls keine Hinweise auf einen transmuralen Infarkt mehr vor, lediglich schwere Erregungsrückbildungsstörungen vom Außenschichtischämietyp, vorderwandsupraapikal bis -lateral.

Es hat sich also um einen Außenschichtinfarkt der Vorderwand gehandelt. Diese Diagnose konnte erst aus dem Verlauf heraus gestellt werden. Prognose und Konsequenz siehe Anmerkung zu EKG Nr. 19 und Nr. 100.

Zeitwerte: P: 0,10; PQ: 0,16; QRS: 0,08; QT: 0,44 s. f: 71/min. Achsen: P: +60 °; QRS: –10 °; T: –110 °.

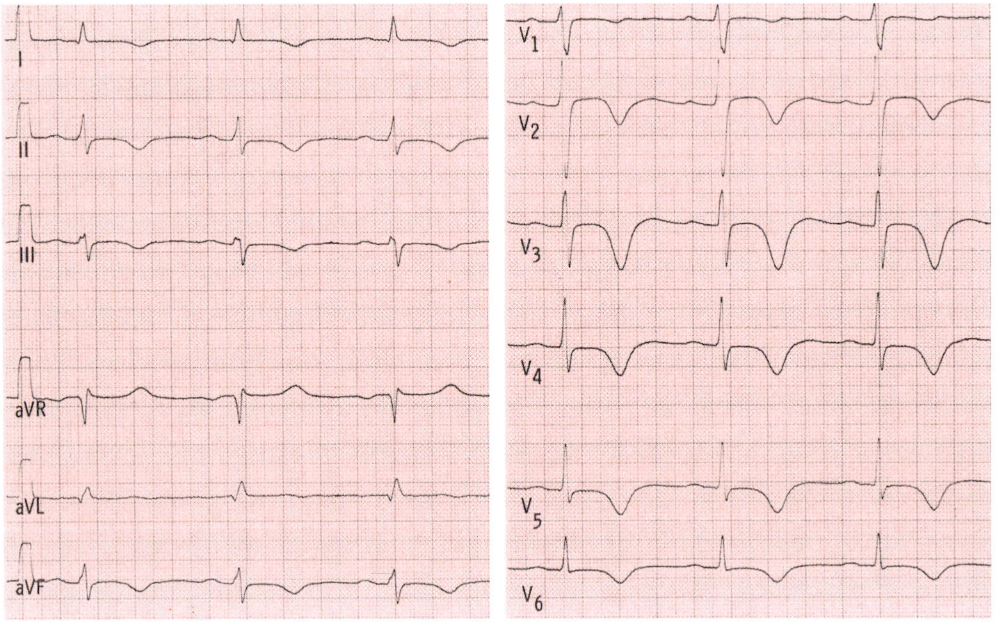

Angaben zur Person:

Geschl. ♀ / 75 Jahre — 47 kg — 146 cm

Kreatinin: 1,2 (n= 0,4–1,3) mg/dl — Hypertonie: ☐ ja ☒ nein ☐ labile

Kalium: 2,6 (n= 3,5–5,5) mmol/l — aktueller RR: 90/40 mmHg

Kalzium: 2,3 (n= 2,2–2,75) mmol/l

Phosphat: 0,2 (n= 0,8–1,4) mmol/l

Herzwirksame Medikamente: keine

Anamnese, Befunde: Morbus Addison seit 29 Jahren nach Tuberkulose. Koronare Herzkrankheit seit vielen Jahren. Einweisung nach Kreislaufkollaps bei Angina-pectoris-Anfall. EKG gleich nach Aufnahme. Troponinwert leicht erhöht.

Auswertung:

Zeiten: P: ~0,10 — PQ: 0,16 — QRS: 0,09 — QT: 0,52 s — Frequenz 88/min

Achsen: P: + 60 ?° — QRS: –60 ° — T: –100 °

Hypertrophie-Indizes: Lewis: 0,6 mV — Sokolow: 1,0 mV

Q-Zacken in BWA: QS V_3 V_4, Q V_5, q V_6

R-Zuwachs in BWA: ☐ regelmäßig ☐ langsam ☐ schnell ☐ abrupt in V
☐ kein R-Zuwachs von V bis V
☐ R-Reduktion von V bis V
☒ R-Verlust von V_2 bis V_3

R/S-Umschlagzone: zwischen V_5 und V_6 — bei V — ☐ bis V_6 nicht erreicht

S-Zacken in BWA: bis V_5 — ☒ klein ☐ mittel ☐ groß — Voltage: o. B.

Formveränderungen:
P: ? T-Wellen aufsitzend
QRS: Q II III aVF
ST: konvexbogige Hebung V_3–V_6 — möwenschwingenförmige Veränderung
T: terminal negativ II III aVF V_2–V_6 — im inferioren und anterioren Bereich

Beurteilung: ☒ regelmäßig ☐ unregelmäßig ☒ normfrequent

☒ Sinusrhythmus ☐ absolute Arrhythmie ☐ ☐ bradykard ☐ tachykard

Extrasystolie: –

Intraatriale Leitungsstörungen: –

Überleitungsstörungen: –

Lagetyp: überdrehter Linkstyp

Intraventrikuläre Leitungsstörung: –

Infarkt: inferiorer Infarkt Stadium II,
apikaler VW-Infarkt Stadium (I–II)–II

Hypertrophiezeichen: –

Erregungsrückbildungsstörungen: wie bei Infarkt (s. o.), zusätzlich Hinweis auf erhebliche Elektrolytstörung

weitere Diagnosen: –

Hauptdiagnosen: inferiorer und anteriorer Infarkt, Elektrolytstörung

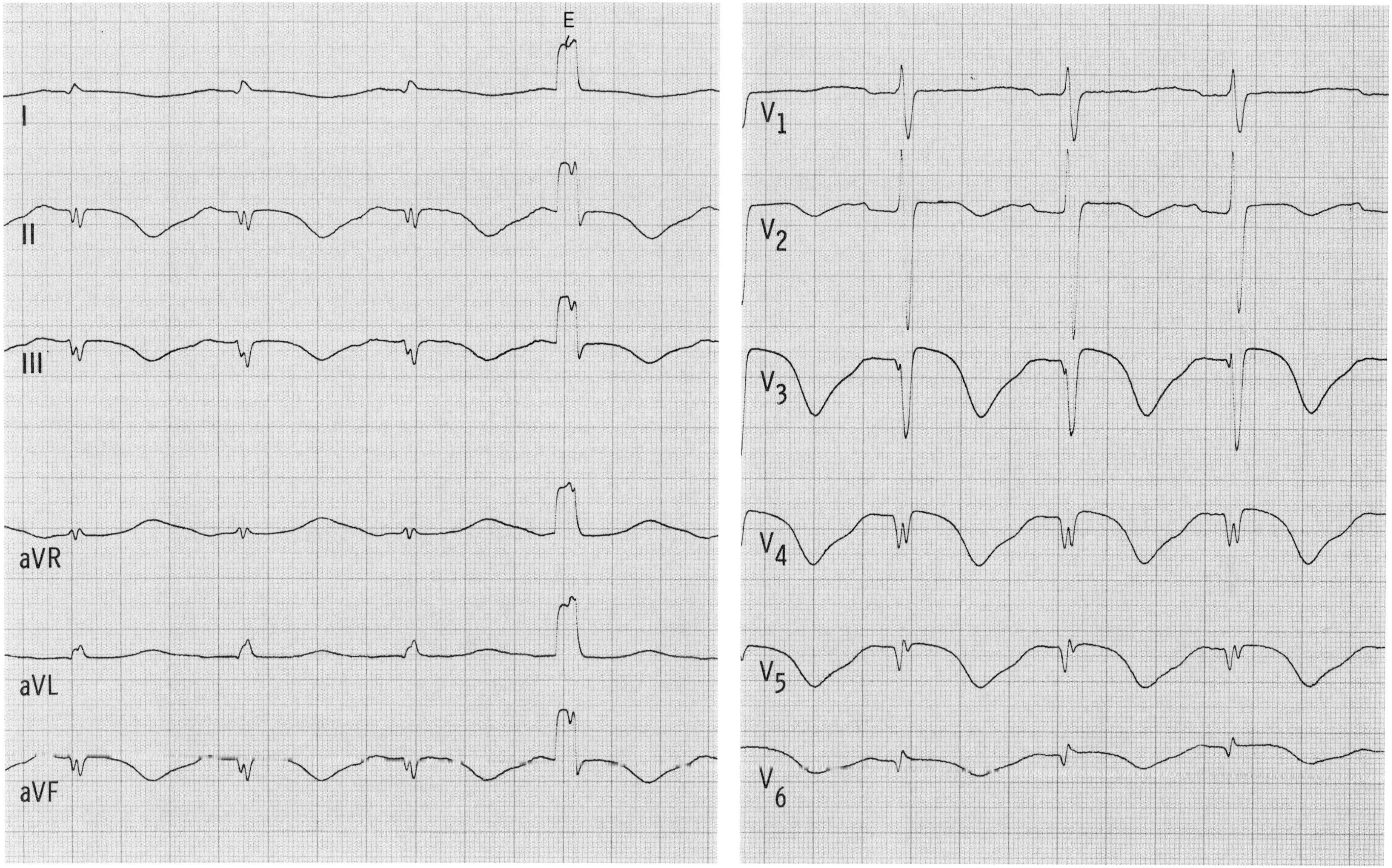
E
I
II
III
aVR
aVL
aVF
V_1
V_2
V_3
V_4
V_5
V_6

Bemerkungen

Es fällt bei diesem schon auf den ersten Blick als **Schrittmacher-EKG** zu erkennenden Streifen auf, dass vor jedem Schrittmacherspike in jeweils identischem Abstand eine P-Welle zu sehen ist. Die P-Wellen selbst sind unauffällig. Die Ventrikelkomplexe sind so konfiguriert, dass die Erregungen von einem künstlichen Schrittmacher ausgehen müssen, dessen Spitze im rechten Ventrikel liegt. Die QRS-Komplexe sind linksschenkelblockartig deformiert (breite positive Komplexe) in den linksgerichteten Ableitungen I und aVL.

Die Tatsache, dass die P-Wellen in konstantem Abstand zum Schrittmacherspike zu sehen sind, spricht dafür, dass hier ein Zusammenhang zu suchen ist.

Die Patientin wurde aufgrund der Tatsache, dass der Sinusknoten gesund war (adäquate Frequenzsteigerung unter Belastung) und dass die Vorhöfe stimulierbar waren (kein Vorhofflimmern) ein **vorhofgesteuerter ventrikulärer Schrittmacher** (VAI) eingesetzt. Die im Vorhof fixierte Sonde „erfasst" die sinusknoteninduzierten Vorhofaktionen (Sensing) und gibt sie über ein Relais zu der Kammersonde weiter, die dort einen Impuls abgibt (Pacing). Es handelt sich also um einen Schrittmacher mit zwei Sonden bzw. zwei Elektroden – eine im rechten Vorhof und eine im rechten Ventrikel.

Auf beiden Ebenen (Vorhöfe und Ventrikel) kann der Schrittmacher sowohl eine Detektorfunktion (Sensing) als auch ein Stimulationsfunktion (Pacing) ausüben. Derartige Schrittmacher nennt man DDD-Schrittmacher: „D" steht für Doppelfunktion.

- Das **erste D** steht für den Ort der Stimulation (Pacing).
- Das **zweite D** steht für den Ort der Detektion (Sensing).
- Das **dritte D** steht für die Art der elektronischen Steuerung (Inhibierung und Triggerung).

Da bei der Patientin der Sinusknoten normal arbeitet, übt der Schrittmacher in diesem Fall auf Vorhofebene lediglich eine Detektorfunktion aus. Auf Ventrikelebene stimuliert er nach Vorgabe durch den Sinusknoten. Dessen Impulse werden vom rechten Vorhof über die Vorhofsonde zum Relais (Schrittmacherbatterie) und vom Relais über die Ventrikelsonde zum rechten Ventrikel weitergegeben.

Dieser Modus, nach dem der Schrittmacher funktioniert, wird VAI-Modus genannt (Stimulation im Ventrikel, Detektion im Vorhof, Schaltung: Inhibition).

Das Intervall zwischen P-Welle und Ventrikelaktion wird einprogrammiert, es ist im vorliegenden Fall (zu) kurz.

Der EKG-Befund vor der Schrittmacherimplantation ist im EKG Nr. 6 abgebildet.

Schrittmachertypen vgl. Kasten auf Seite 130!

Angaben zur Person:

Geschl. ♀ / 49 Jahre — 55 kg — 162 cm

Kreatinin: 1,0 (n= 0,4–1,3) mg/dl — Hypertonie: ☐ ja ☒ nein ☐ labile

Kalium: 4,3 (n= 3,5–5,5) mmol/l — aktueller RR: 130/80 mmHg

Herzwirksame Medikamente: keine

Anamnese, Befunde: Vor 20 Jahren Myokarditis, danach beschwerdefrei. Seit 6 Monaten deutliche Belastungsdyspnoe. Herz nicht verbreitert (Vorbefund siehe EKG Nr. 6). Unter Belastung AV-Block II–III mit sekundärem Ersatzzentrum. Eklatante Besserung nach Schrittmacherimplantation. Frequenzanstieg bei 140/min beim Bergsteigen.

Auswertung:

Zeiten: P: 0,10 — PQ: (0,13?) — QRS: initial SM-Spikes (0,14) — QT: 0,47 s — Frequenz 54/min

Achsen: P: + 40 ° — QRS: (–70)° — T: + 100 °

Hypertrophie-Indizes: Lewis: – mV — Sokolow: – mV nicht gültig

Q-Zacken in BWA: –

R-Zuwachs in BWA: ☐ regelmäßig ☐ langsam ☐ schnell ☐ abrupt in V
☐ kein R-Zuwachs von V bis V
☐ R-Reduktion von V bis V
☐ R-Verlust von V bis V

R/S-Umschlagzone: zwischen V und V bei V ☐ bis V_6 nicht erreicht

S-Zacken in BWA: bis V ☐ klein ☐ mittel ☐ groß
Voltage: o. B.

Formveränderungen:
P: –
QRS: Spikes 0,15 s nach jeder P-Welle mit LSB-artig deformiertem QRS-Komplex, jeweils im selben Abstand.
ST: –
T: –

Beurteilung: ☒ regelmäßig ☐ unregelmäßig ☐ normfrequent
☒ Sinusrhythmus ☐ absolute Arrhythmie ☒ bradykard ☐ tachykard
☒ vorhofgesteuerter, ventrikulärer Schrittmacher

Extrasystolie: –

Intraatriale Leitungsstörungen: –

Überleitungsstörungen: Kurze Überleitung von Vorhöfen bis SM-Spike

Lagetyp: –

Intraventrikuläre Leitungsstörung: –

Infarkt: –

Hypertrophiezeichen: –

Erregungsrückbildungsstörungen: –

weitere Diagnosen: –

Hauptdiagnosen: vorhofgesteuerter ventrikulärer Schrittmacher (DDD-SM im VAI-Modus)

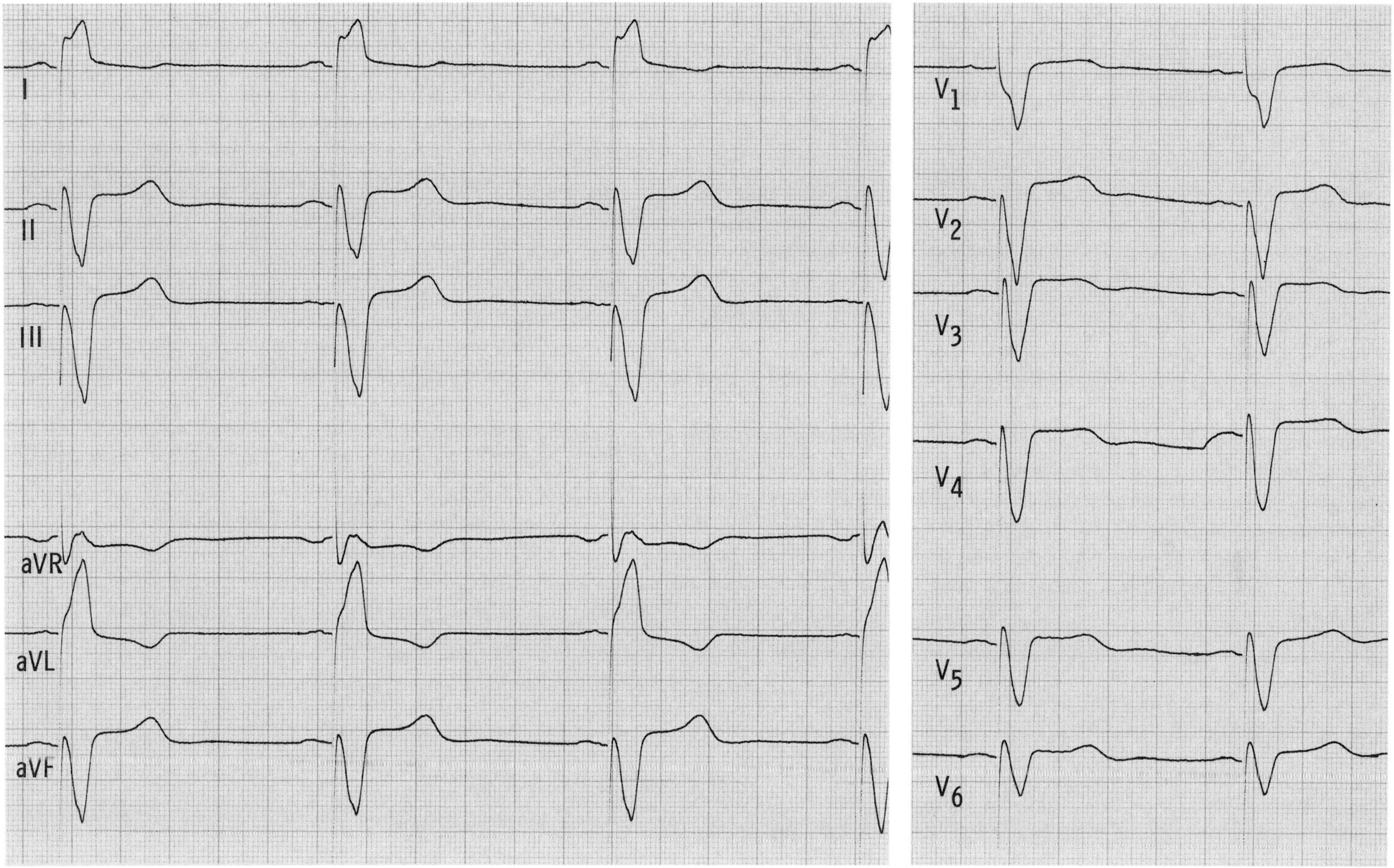
I
II
III
aVR
aVL
aVF
V1
V2
V3
V4
V5
V6

Die **QRS-Komplexe** sind für einen „gewöhnlichen" Linksschenkelblock sehr breit. Es liegt demnach nahe, dass über die Linksschenkelblockierung hinaus die Erregungsausbreitung in den Ventrikeln – sei es durch diffuse degenerative Veränderungen bei koronarer Herzkrankheit, durch einen Periinfarktblock, sei es durch einen Zustand nach Myokarditis oder durch eine Kardiomyopathie – gestört ist. Eine Differenzierung erlaubt das EKG nicht. Veränderungen durch das vor 2 Jahren gesicherte Infarktgeschehen sind bei der veränderten intraventrikulären Erregungsausbreitung nicht festzustellen.

Der QRS-Komplex ist in den Extremitätenableitungen so stark verzweigt, dass man an einen **Arborisationsblock** denken könnte, die Voltage der Kammerkomplexe ist hierfür jedoch in den Extremitätenableitungen noch zu hoch, sie müsste für einen Arborisationsblock weniger als 0,5 mV betragen.

Auf jeden Fall deutet eine so starke Verbreiterung des QRS-Komplexes auf eine sehr **schwere intra-ventrikuläre Leitungsstörung** und damit eine schwere Myokardschädigung hin. Die Prognose quoad vitam ist sowohl hier als auch bei einem Arborisationsblock schlecht.

Die **P-Wellen** sind sehr breit und in Relation zum QRS-Komplex sehr hoch. Die Überhöhung dauert die gesamte Breite der P-Welle an. In den Brustwandableitungen folgt einem in Ableitung V_2 deutlich ausgebildeten positiven ersten Anteil ein in V_1 tief negativer zweiter Teil. Die Kriterien zusammen sprechen für das Vorliegen eines P-cardiale (siehe unten).

Ursachen von intraventrikulären Leitungsverzögerungen (QRS-Verbreiterungen):

- Schenkelblock
- Myokardinfarkt
- Myokarditis
- Kardiomyopathie
- toxische Einflüsse (z. B. Antiarrhythmika)

P-cardiale:

- verbreiterte P-Welle
- hohe Amplitude in inferioren Ableitungen
- biphasisch in V_1
- erster Anteil in V_1 deutlich positiv
- zweiter Anteil in V_1 deutlich negativ

Angaben zur Person:

Geschl. ♂ / 64 Jahre — 75 kg — 167 cm

Kreatinin: 1,6 (n= 0,4–1,3) mg/dl — Hypertonie: ☒ ja ☐ nein ☐ labile

Kalium: 4,1 (n= 3,5–5,5) mmol/l — aktueller RR: 110/70 mmHg

Herzwirksame Medikamente: AT-I-Blocker, β-Rezeptorenblocker, Diuretica

Anamnese, Befunde: Hypertonus, vor 2 Jahren Herzinfarkt, seitdem Linksherzinsuffizienz, Kardiomegalie (17,5 cm Herzinnendurchmesser / 32 cm Thoraxinnendurchmesser: normales Verhältnis bis 1:2), Angina pectoris, Hyperurikämie, Lungenemphysem.

Auswertung:

Zeiten:	P: 0,14	PQ: 0,21	QRS: 0,18	QT: 0,36 s	Frequenz 98/min
Achsen:	P: + 60 °	QRS: –10 °	T: + 150 °		
Hypertrophie-Indizes:	Lewis: – mV		Sokolow: – mV	nicht gültig	
Q-Zacken in BWA:	–				
R-Zuwachs in BWA:	☐ regelmäßig	☒ langsam ☐ kein R-Zuwachs von V ☐ R-Reduktion von V ☐ R-Verlust von V	☐ schnell bis V bis V bis V	☐ abrupt in V	
R/S-Umschlagzone:	zwischen V_4 und V_5		bei V	☐ bis V_6 nicht erreicht	
S-Zacken in BWA:	bis V_5	☐ klein	☐ mittel	☒ groß	Voltage: proximal 5,6 mV, peripher 0,8 mV

Formveränderungen:
- P: breit, plump, biphasisch V_1
- QRS: kein Q in I, aVL, terminaler Vektor nach links
- ST: gesenkt um 0,3 mV in V5, steil deszendierend V_6
- T: präterminal negativ V_6

Beurteilung: ☒ regelmäßig ☐ unregelmäßig ☒ normfrequent

☒ Sinusrhythmus ☐ absolute Arrhythmie ☐ ☐ bradykard ☐ tachykard

Extrasystolie:	–
Intraatriale Leitungsstörungen:	P-cardiale
Überleitungsstörungen:	AV-Blockierung I. Grades
Lagetyp:	links
Intraventrikuläre Leitungsstörung:	LSB mit schwerer intraventrikulärer Ausbreitungsverzögerung
Infarkt:	nicht erkennbar
Hypertrophiezeichen:	nicht verwertbar
Erregungsrückbildungsstörungen:	wie bei LSB
weitere Diagnosen:	–

Hauptdiagnosen: LSB mit zusätzlicher intraventrikulärer Ausbreitungsverzögerung, AV-Block I. Grades; P-cardiale

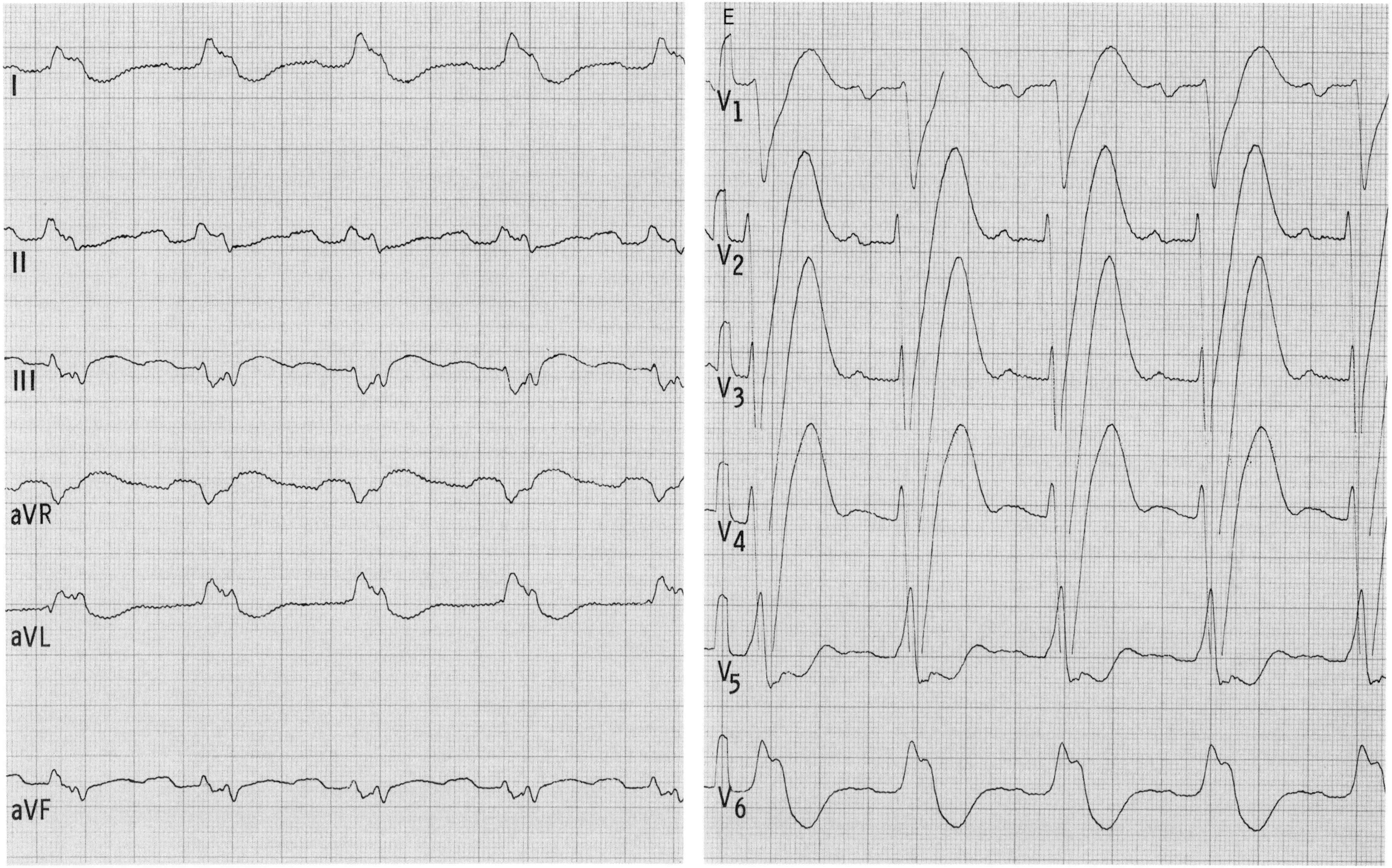
I
II
III
aVR
aVL
aVF
E
V1
V2
V3
V4
V5
V6

Bemerkungen

In den Ableitungen II, III und aVL meint man auf den ersten Blick vor dem QRS-Komplex kleine P-Wellen zu erkennen; in Wirklichkeit handelt es sich jedoch schon um die erste Hebung von der isoelektrischen Linie durch die Erregung in den Herzkammern. In den BWA dagegen sind keinerlei P-Wellen zu erkennen.

In den Extremitätenableitungen sind in der 1., der 2. und der 4. Aktion gleich nach dem QRS-Komplex „auf dem Kopf stehende" P-Wellen zu sehen; hierbei handelt es sich um **retrograde Vorhoferregungen**.

Die **QRS-Komplexe** sind sehr stark verbreitert, sodass das Erregungszentrum wohl tief in einem Ventrikel liegt. Aus der Tatsache, dass die QRS-Komplexe rechtsschenkelblockartig deformiert sind, kann man rückschließen, dass das Erregungszentrum im linken Ventrikel liegt. Dieses ventrikuläre Zentrum hat mit 90/min eine sehr hohe Frequenz, man spricht deshalb von einem **akzelerierten idioventrikulären Rhythmus**.

Es handelt sich nicht um Salven von ventrikulären Extrasystolen, diese haben eine höhere Frequenz (z. B. 160–220) und sind im Allgemeinen nicht so regelmäßig. Bei relativ spät einfallenden „ventrikulären Extrasystolen" oder einer Folge von ventrikulären Aktionen sollte man stets daran denken, dass es sich auch um eine Parasystolie handeln kann (vgl. EKG Nr. 55). Wichtig ist diese Differenzierung für die Therapie, da eine antiarrhythmische Therapie bei Parasystolie wenig sinnvoll ist. Die parasystolischen (ventrikulären) Zentren werden durch Antiarrhythmika möglicherweise stärker gebremst als übergeordnete Zentren. Insofern ist eine antiarrhythmische Therapie sogar nachteilig (vgl. Bemerkung zu EKG Nr. 55).

In dem **unten abgebildeten EKG**, das vom selben Patienten am selben Tag abgeleitet wurde, gehen die letzten drei Aktionen wiederum von dem ventrikulären Zentrum aus, desgleichen die zweite Aktion von links (bei der dritten Aktion von links handelt es sich um eine ventrikuläre Extrasystole). Bei der ersten und vierten Aktion handelt es sich eindeutig um Sinusaktionen mit nachfolgendem QRS-Komplex mit Hinweis auf einen inferioren Infarkt im Stadium II.

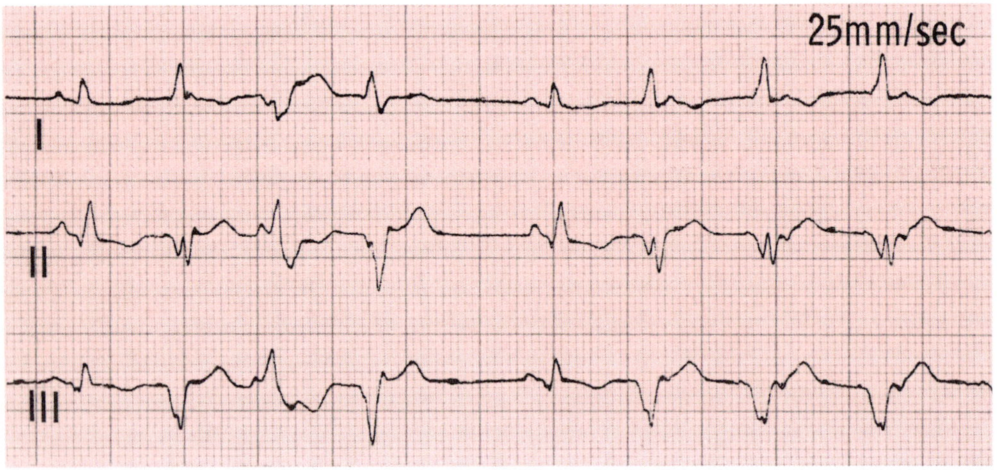

Angaben zur Person:

Geschl. ♂ / 78 Jahre — 55 kg — 163 cm

Kreatinin: 1,0 (n = 0,4–1,3) mg/dl — Hypertonie: ☐ ja ☒ nein ☐ labile

Kalium: 3,9 (n = 3,5–5,5) mmol/l — aktueller RR: 100/60 mmHg

Herzwirksame Medikamente: keine

Anamnese, Befunde: inferiorer Infarkt vor 3 Jahren, Rektumkarzinom, Querkolon-Anus-praeter. Gelegentlich unangenehmes Herzklopfen, dabei manchmal schneller Puls.

Auswertung:

Zeiten: P: – PQ: – QRS: 0,17 QT: 0,42 s Frequenz 90/min

Achsen: P: (–70)° QRS: –50° T: + 110°

Hypertrophie-Indizes: Lewis: – mV Sokolow: – mV nicht gültig

Q-Zacken in BWA: –

R-Zuwachs in BWA: ☐ regelmäßig ☐ langsam ☐ schnell ☐ abrupt in V
☐ kein R-Zuwachs von V bis V
☒ R-Reduktion von V_4 bis V_6
☐ R-Verlust von V bis V

R/S-Umschlagzone: zwischen V und V bei V ☐ bis V_6 nicht erreicht

S-Zacken in BWA: bis V ☐ klein ☐ mittel ☐ groß Voltage: o. B.

Formveränderungen:
P: in I, II, III nach dem QRS-Komplex
QRS: Makro-R-Komplex V_1–V_4, R_s, V_5 V_6, QS in III und aVF, Q in II
ST: vom gesenkten Abgang steil deszendierend V_1–V_4, flach deszendierend V_5–V_6
T: präterminal negativ V_1–V_6

Beurteilung: ☒ regelmäßig ☐ unregelmäßig ☒ normfrequent

☐ Sinusrhythmus ☐ absolute Arrhythmie ☐ bradykard ☐ tachykard
☒ idioventrikulärer Rhythmus (relativ tachykard, akzeleriert)

Extrasystolie: –

Intraatriale Leitungsstörungen: –

Überleitungsstörungen: –

Lagetyp: überdrehter Linkstyp — Erregungszentrum vermutlich im Bereich des Versorgungsgebietes des linksposterioren Faszikels

Intraventrikuläre Leitungsstörung: RSB-Bild

Infarkt: inferiorer Infarkt Stadium III möglich

Hypertrophiezeichen: nicht verwertbar (RSB)

Erregungsrückbildungsstörungen: wie bei RSB und zusätzlicher Erregungsausbreitungsstörung

weitere Diagnosen: –

Hauptdiagnosen: akzelerierter, idioventrikulärer Rhythmus

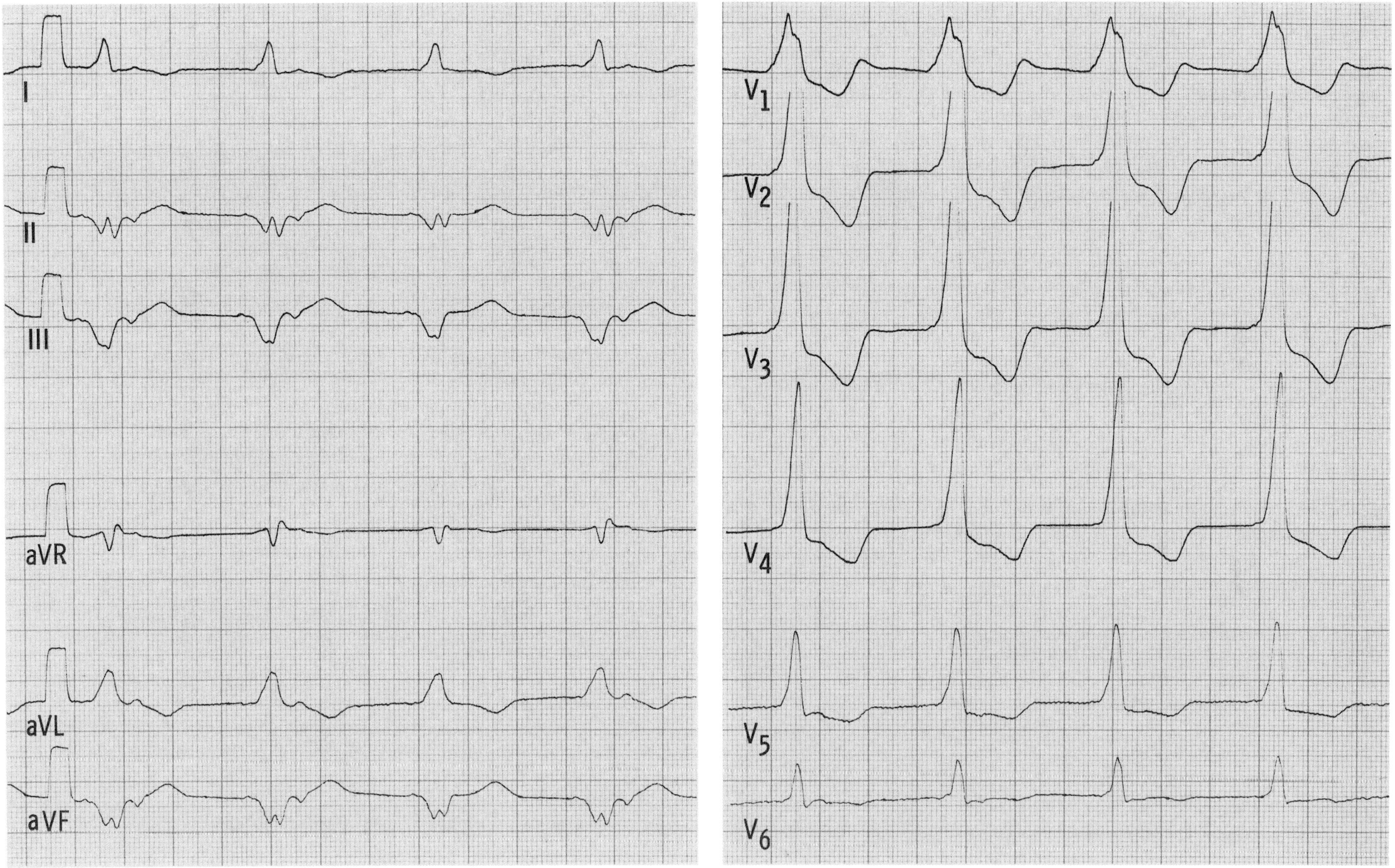
I
II
III
aVR
aVL
aVF
V1
V2
V3
V4
V5
V6

Den Vorhofspikes folgen flache P-Wellen. Nach einem konstanten Intervall erscheint vor den Linksschenkelblock-artig deformierten QRS-Komplexen ein weiterer Spike. Es werden demnach sowohl die Vorhöfe als auch die Ventrikel durch eine Schrittmacherbatterie erregt. Es handelt sich um einen **sequenziellen Schrittmacher**, bei dem eine physiologische Stimulierung gewährleistet ist.

Bei dem Patienten liegt eine koronare Herzkrankheit vor, bradykarde Rhythmusstörungen haben zu Adams-Stokes-Anfällen und zu einer transitorischen ischämischen zerebralen Attacke geführt. Da der Patient nur intermittierend von dem Schrittmacher abhängig ist, wurde die Schrittmacherfrequenz relativ niedrig eingestellt. Auf diese Weise hat der Sinusknoten eher die Chance, die Führung selbst zu übernehmen; auf der anderen Seite wird die Batterie geschont.

Der Patient hatte nach der Implantation dieses Schrittmachers keine Beschwerden mehr.

Nomenklatur der Schrittmacher siehe S. 130.

Unten auf dieser Seite ist das EKG desselben Patienten vor der Schrittmacherimplantation abgebildet; es handelt sich um einen regelmäßigen Sinusrhythmus mit einer Frequenz von 62/min.
Zeiten: P: 0,12 s; PQ: 0,16 s; QRS: 0,15 s; QT: 0,44 s.
Achsen: P + 50 °; QRS: –50 °; T: 0 °.

In den Brustwandableitungen ist ein Rechtsschenkelblockbild deutlich zu erkennen. Der terminale Vektor nach rechts in Ableitung III ist nur minimal ausgebildet, so dass eine zusätzliche intraventrikuläre Erregungsleitungsstörung (LAH) anzunehmen ist. Es handelt sich um einen bifaszikulären Block (RSB + LAH).

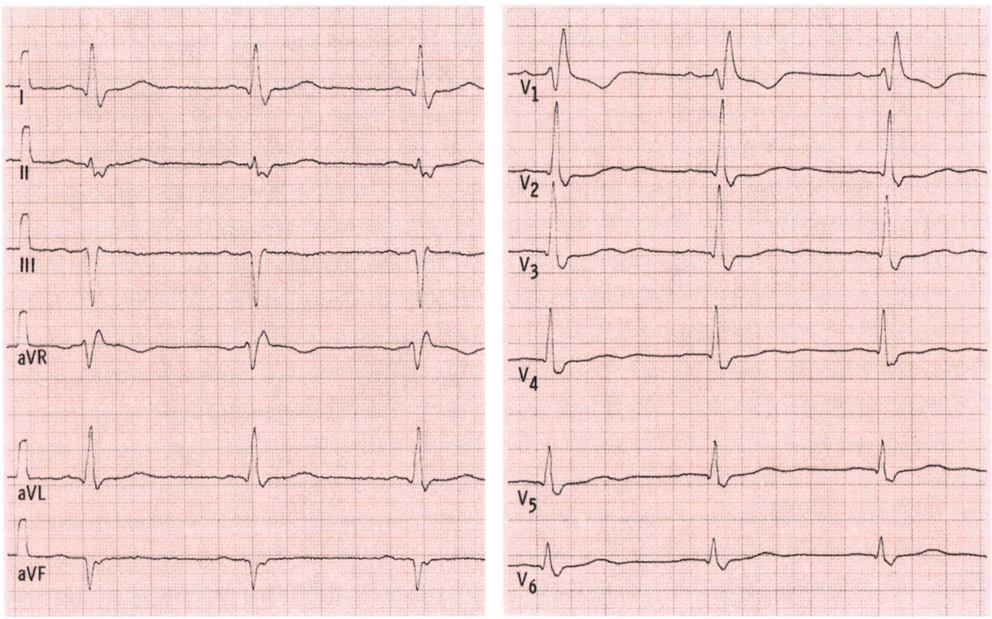

Angaben zur Person:

Geschl. ♂ / 84 Jahre — 66,5 kg — 174 cm

Kreatinin: 1,5 (n= 0,4–1,3) mg/dl — Hypertonie: ☒ ja ☐ nein ☐ labile

Kalium: 3,9 (n= 3,5–5,5) mmol/l — aktueller RR: mmHg

Herzwirksame Medikamente: Isosorbiddinitrat

Anamnese, Befunde: Sinusbradykardie, Adams-Stokes-Anfälle, Hypertonus, transitorisch-ischämische Attacke vor 3 Monaten. Zustand nach Implantation eines Herzschrittmachers nach Feststellung von 4 s langen Pausen im Langzeit-EKG vor 3 Wochen.

Auswertung:

Zeiten: P: 0,10 — PQ: (von Spike zu Spike) 0,14 — QRS: 0,14 — QT: 0,45 s — Frequenz 61/min

Achsen: P: flach — QRS: –50 ° — T: + 70 °

Hypertrophie-Indizes: Lewis: – mV — Sokolow: – mV — nicht gültig

Q-Zacken in BWA: keine

R-Zuwachs in BWA: ☐ regelmäßig ☐ langsam ☐ schnell ☐ abrupt in V
☐ kein R-Zuwachs von V bis V
☐ R-Reduktion von V bis V
☐ R-Verlust von V bis V

R/S-Umschlagzone: zwischen V und V — bei V — ☐ bis V_6 nicht erreicht

S-Zacken in BWA: bis V ☐ klein ☐ mittel ☐ groß — Voltage:

Formveränderungen:
P: vor den flachen P-Wellen jeweils 1 Schrittmacherspike
QRS: direkt vor den QRS-Komplexen in konstantem Abstand zu Vorhofspikes ein weiterer Spike
ST: –
T: –

Beurteilung: ☒ regelmäßig ☐ unregelmäßig ☐ normfrequent
☐ Sinusrhythmus ☐ absolute Arrhythmie ☒ bradykard ☐ tachykard
☒ Schrittmacherrhythmus mit Vorhof- und Ventrikelstimulierung (DDD-Schrittmacher)

Extrasystolie: –

Intraatriale Leitungsstörungen: 1 VES

Überleitungsstörungen: –

Lagetyp: keine supraventrikulären Eigenaktionen

Intraventrikuläre Leitungsstörung: –

Infarkt: –

Hypertrophiezeichen: –

Erregungsrückbildungsstörungen: –

weitere Diagnosen: –

Hauptdiagnosen: DDD-Schrittmacher

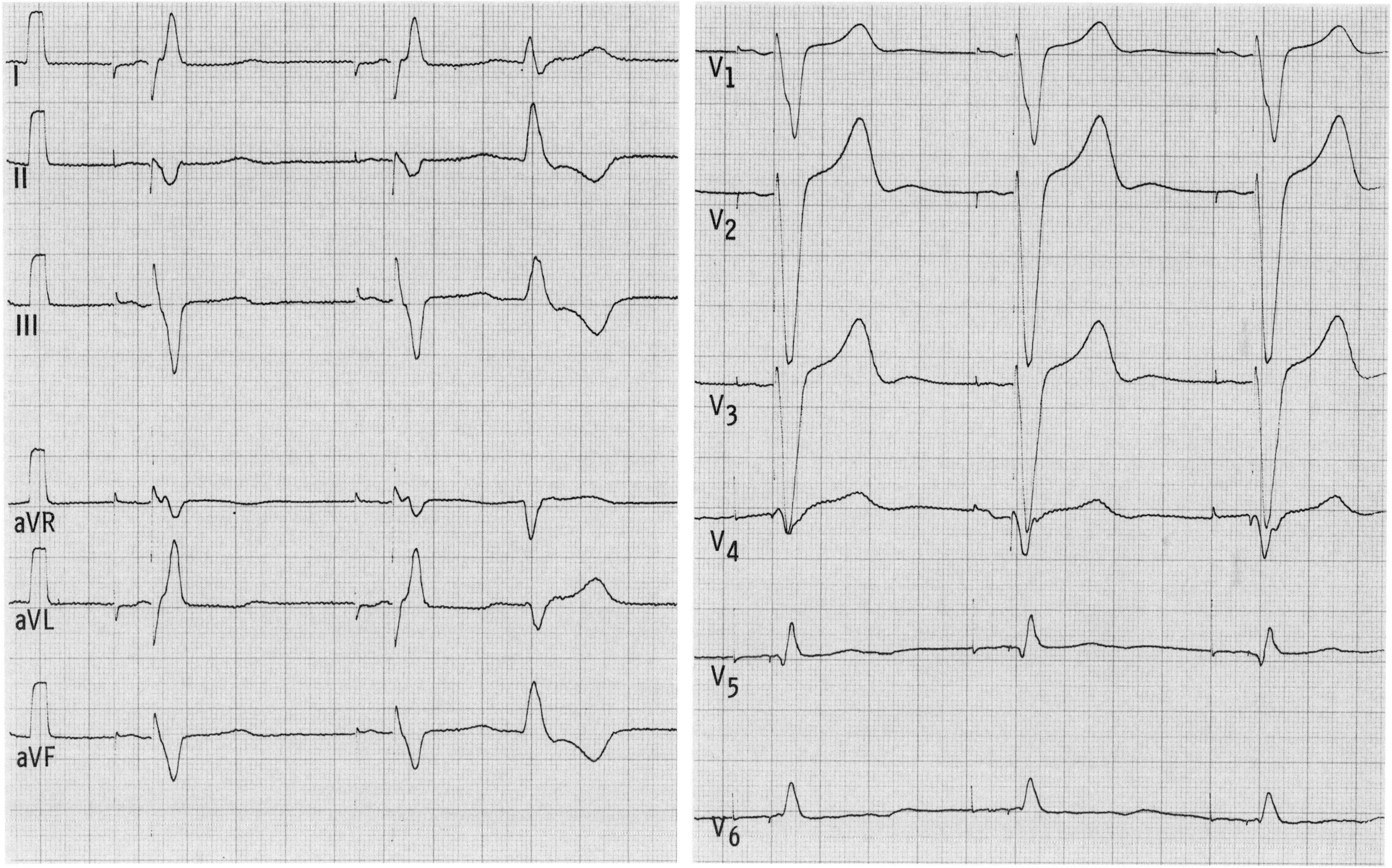
I
II
III
aVR
aVL
aVF
V1
V2
V3
V4
V5
V6

Bemerkungen

Es liegt eine hochgradige Tachykardie vor. Der Patient gibt keinerlei Beeinträchtigung durch die Rhythmusstörung an und konnte dabei auch noch gut gehen. Es war aus diesen Gründen zunächst eine **supraventrikuläre Tachykardie** mit Schenkel-(Ermüdungs-)Blockierung anzunehmen. Kurze Zeit nach der Injektion von 5 mg Verapamil (Isoptin) sprang die Tachykardie in einen regelmäßigen normfrequenten Sinusrhythmus um. Am nächsten Tag zeitigte bei Wiederauftreten der Tachykardie Verapamil keinen Effekt; nach 100 mg Lidocain trat wieder ein Sinusrhythmus ein. Prinzipiell kam auch eine **ventrikuläre Tachykardie** infrage; hierfür ist das gute Allgemeinbefinden des Patienten allerdings ungewöhnlich. Vergleiche Anmerkung zu EKG Nr. 63.

In diesem EKG sind in den Extremitätenableitungen die QRS-Komplexe eindeutig voneinander abzugrenzen. Beim Kammerflattern (vgl. EKG Nr. 63) dagegen ist diese Abgrenzung nicht möglich. Hier gehen die QRS-Komplexe haarnadelförmig ineinander über.

Bei einem erneuten Rezidiv wurde über die Elektrode im rechten Vorhof ein intraatriales EKG abgeleitet (s. EKG Nr. 90 a unten).

In dem unten abgebildeten **EKG 90 a** ist zusätzlich zu den Extremitätenableitungen I, II und III eine intraatriale Ableitung (i. a.) mitregistriert. Unabhängig von den in der i.-a.-Ableitung deutlich zu sehenden, großen, als Spike imponierenden Vorhofpotenzialen mit einer Frequenz von 107/min erfolgen die in den Extremitätenableitungen besser zu erkennenden Kammererregungen mit einer Frequenz von 210/min. Damit ist bewiesen, dass es sich im EKG Nr. 90 nicht um eine supraventrikuläre, sondern tatsächlich um eine ventrikuläre Tachykardie handelt.

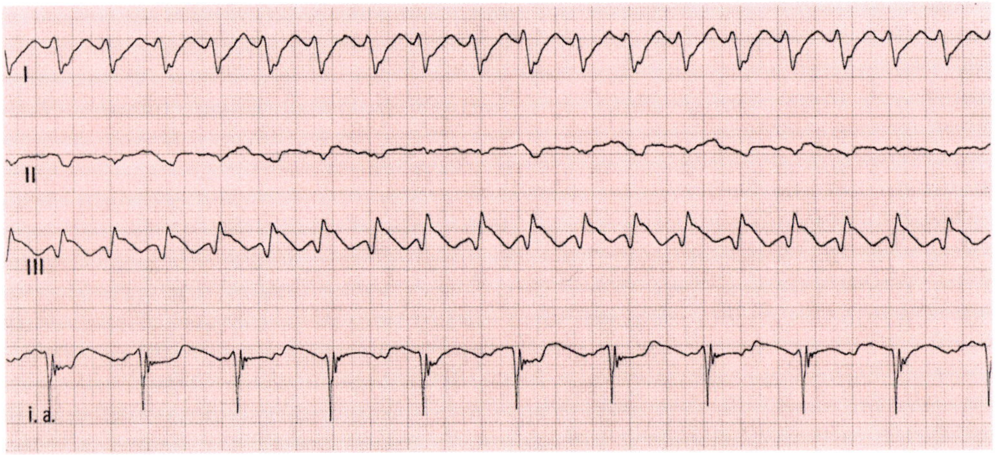

Der auf Seite 190 abgebildete Streifen (EKG 90b) zeigt das EKG nach Kardioversion der im EKG Nr. 90 dargestellten Kammertachykardie: Regelmäßiger Sinusrhythmus, 66 Aktionen/min.
Zeiten: P: 0,09; PQ: 0,14; QRS: 0,09; QT: 0,39 s.
Achsen: P: + 10 °; QRS: + 40 °/angedeutet S_IQ_{III}; T: + 40 °
Keine Erregungsrückbildungsstörungen.

Angaben zur Person:

Geschl. ♂ / 56 Jahre — 68 kg — 172 cm

Kreatinin: 0,8 (n= 0,4–1,3) mg/dl — Hypertonie: ☐ ja ☒ nein ☐ labile

Kalium: 3,9 (n= 3,5–5,5) mmol/l — aktueller RR: 130/70 mmHg

Herzwirksame Medikamente: keine

Anamnese, Befunde: Keine wichtigen Vorerkrankungen. Seit 2 Wochen häufig in Verbindung mit retrosternalem Druckgefühl Schwindelerscheinungen. Während der Untersuchung bei Wohlbefinden schneller Puls festgestellt. Der Patient musste viel Wasser lassen und ging dann zum EKG.

Auswertung:

Zeiten: P: ? — PQ: ? — QRS: 0,14 — QT: 0,28 s — Frequenz 210/min

Achsen: P: — QRS: –150 ° — T: ~0 °

Hypertrophie-Indizes: Lewis: – mV — Sokolow: – mV — nicht gültig

Q-Zacken in BWA: QS V_6

R-Zuwachs in BWA: ☐ regelmäßig ☐ langsam ☐ schnell ☐ abrupt in V
☐ kein R-Zuwachs von V bis V
☒ R-Reduktion von V_1 bis V_6
☒ R-Verlust von V_5 bis V_6

R/S-Umschlagzone: zwischen V und V — bei V — ☐ bis V_6 nicht erreicht

S-Zacken in BWA: bis V_6 — ☐ klein ☐ mittel ☒ groß — Voltage: hoch

Formveränderungen:
P: –
QRS: R V_1–V_3 (RR`)
ST: steil deszendierend und bogenförmig gesenkt V_1–V_3
T: negativ V_1–V_4, positiv V_5, V_6

Beurteilung: ☒ regelmäßig ☐ unregelmäßig ☐ normfrequent
☐ Sinusrhythmus ☐ absolute Arrhythmie ☐ bradykard ☐ tachykard
☒ supraventrikuläre oder ventrikuläre Tachykardie

Extrasystolie: –

Intraatriale Leitungsstörungen: ?

Überleitungsstörungen: ?

Lagetyp: überdrehter Rechtstyp

Intraventrikuläre Leitungsstörung: QRS-Komplexe, RSB-artig deformiert

Infarkt: –

Hypertrophiezeichen: Indizes nicht verwertbar

Erregungsrückbildungsstörungen: wie bei RSB

weitere Diagnosen: –

Hauptdiagnosen: ventrikuläre oder supraventrikuläre Tachykardie (mit Schenkelblock)

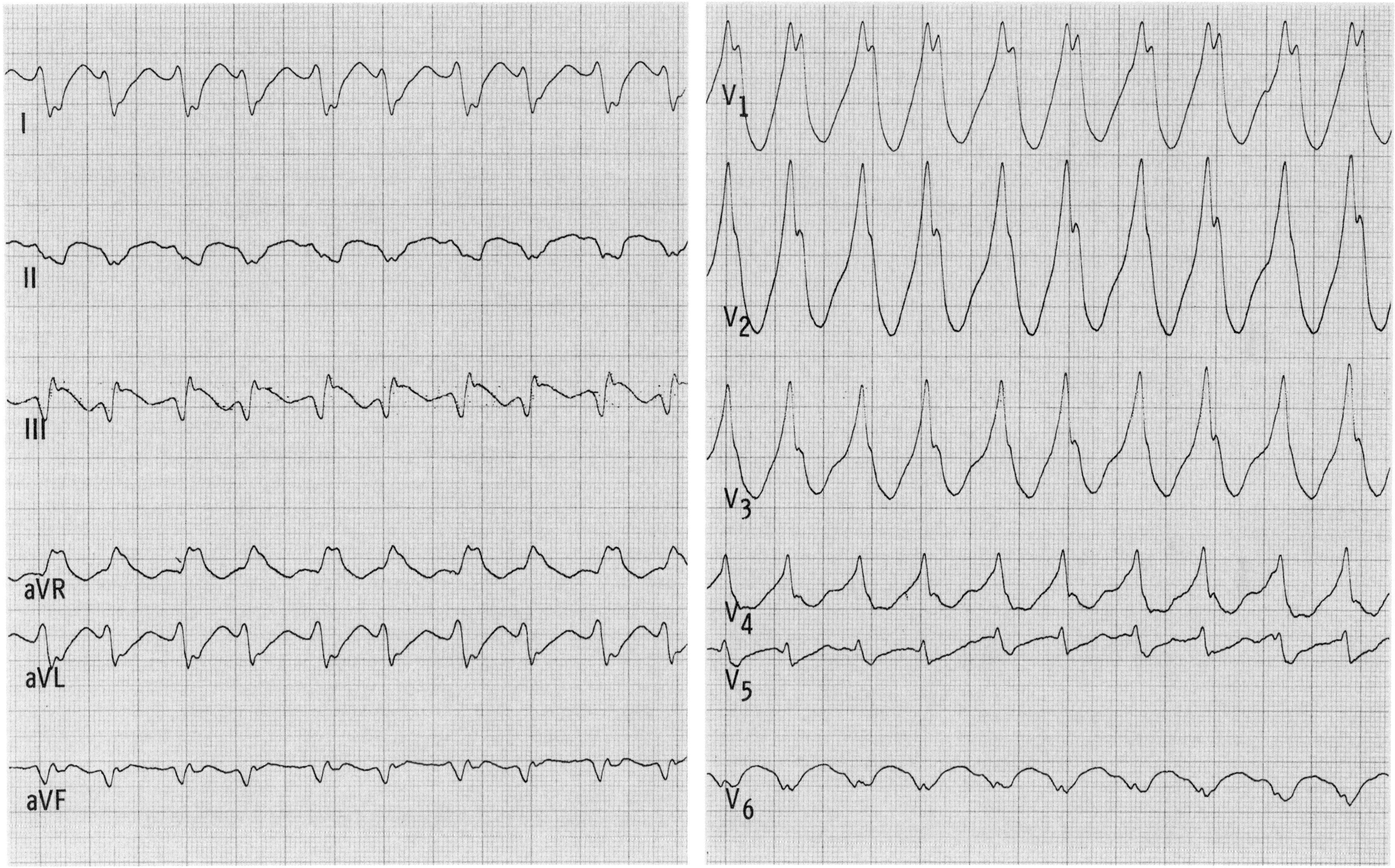
I
II
III
aVR
aVL
aVF
V1
V2
V3
V4
V5
V6

Bemerkungen

Zunächst liegt ein sehr verwirrendes Bild vor, bedingt durch die zahlreichen **Bewegungsartefakte**. Diese sind besonders stark in den Ableitungen I und III ausgeprägt – das sind die Ableitungen, die den linken Arm mit einbeziehen. Für die Vorstellung ist das Einthoven-Dreieck hilfreich – zeichnen Sie es bitte auf: Der linke Arm ist Endpunkt der Ableitung I und Ausgangspunkt von Ableitung III. Der Patient hat offensichtlich während der Registrierung den linken Arm bewegt.

Die Bewegungsartefakte sind besonders stark ausgeprägt in der Phase der ersten drei QRS-Komplexe in den Extremitätenableitungen und der ersten beiden QRS-Komplexe in den BWA. Sie täuschen ein paroxysmales, kurz dauerndes Vorhofflimmern vor. Greift man die Intervalle zwischen den P-Wellen und zwischen den QRS-Komplexen mit einem Zirkel ab, so lässt sich beweisen, dass es sich um Artefakte handelt: Die Intervalle sind vollkommen konstant, was sie beim Vorhofflimmern nicht wären.

An der Diagnose **„bifaszikulärer Block“** besteht kein Zweifel:

- deutliche QRS-Verbreiterung
- terminaler Vektor nach rechts
- nach links gerichtete Herzachse

Da zusätzlich ein AV-Block I. Grades besteht und somit möglicherweise ein **inkompletter trifaszikulärer Block**, sollte durch ein Langzeit-EKG geklärt werden, ob es zwischenzeitlich zu totalen AV-Blockierungen kommt. Ergibt das Langzeit-EKG keinen Hinweis auf die Ursache der Schwindelattacken, so sollte im Rahmen einer elektrophysiologischen Untersuchung ein His-Bündel-EKG mit Stimulierung geschrieben werden. In diesem Fall waren die Erregungsüberleitungsverhältnisse auch unter Stimulierung normal. Auf eine Schrittmacherimplantation konnte verzichtet werden.

EKG Nr. 90b Nach Rhythmisierung der im EKG Nr. 90 dargestellten Kammertachykardie vergl. EKG 90a Auswertung S. 188 unten.

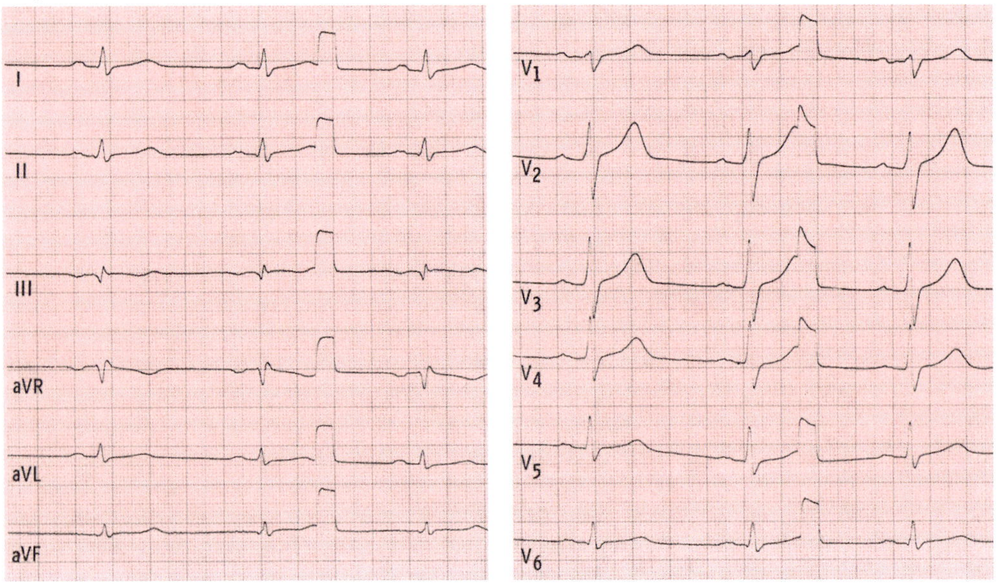

EKG Nr. 91

Angaben zur Person:

Geschl. ♂ / 76 Jahre — 81,5 kg — 175 cm

Kreatinin: 1,4 (n= 0,4–1,3) mg/dl — Hypertonie: ☒ ja ☐ nein ☐ labile

Kalium: 4,0 (n= 3,5–5,5) mmol/l — aktueller RR: 195/105 mmHg

Herzwirksame Medikamente: keine

Anamnese, Befunde: Als Kind Scharlach, vor 1 Jahr Entfernung eines oberflächlich wachsenden Melanoms. „Kreislaufstörungen“ seit 2 Jahren mit Schwindelattacken

Auswertung:

Zeiten: P: 0,12 — PQ: 0,22 — QRS: 0,14 — QT: 0,40 s — Frequenz 82/min

Achsen: P: + 70 ° — QRS: –80 ° — T: + 30 ° (flach)

Hypertrophie-Indizes: Lewis: – mV — Sokolow: – mV — nicht gültig

Q-Zacken in BWA: q V_6

R-Zuwachs in BWA: ☐ regelmäßig — ☐ langsam — ☐ schnell — ☐ abrupt in V
☐ Kein R-Zuwachs von V bis V
☒ R-Reduktion von V_1 bis V_3
☐ R-Verlust von V bis V

R/S-Umschlagzone: zwischen V und V — bei V_4 — ☐ bis V_6 nicht erreicht

S-Zacken in BWA: bis V_6 — ☐ klein — ☐ mittel — ☒ groß — Voltage: o. B.

Formveränderungen:
P: flaches, breites P
QRS: rsR' V_1
ST: o. B.
T: flach V_1, positiv V_2–V_6,

Beurteilung: ☒ regelmäßig ☐ unregelmäßig ☒ normfrequent

☒ Sinusrhythmus ☐ absolute Arrhythmie ☐ ☐ bradykard ☐ tachykard

Extrasystolie: keine, bei den zusätzlichen Zacken handelt es sich um „Zitterartefakte“

Intraatriale Leitungsstörungen: +

Überleitungsstörungen: AV-Block I. Grades

Lagetyp: überdrehter Linkstyp — evtl. inkompletter trifaszikulärer Block

Intraventrikuläre Leitungsstörung: RSB, LAH

Infarkt: nicht zu erkennen

Hypertrophiezeichen: nicht verwertbar

Erregungsrückbildungsstörungen: keine

weitere Diagnosen: –

Hauptdiagnosen: bifaszikulärer Block und AV-Block I. Grades, DD: inkompl. trifasz. Block, Zitterartefakte

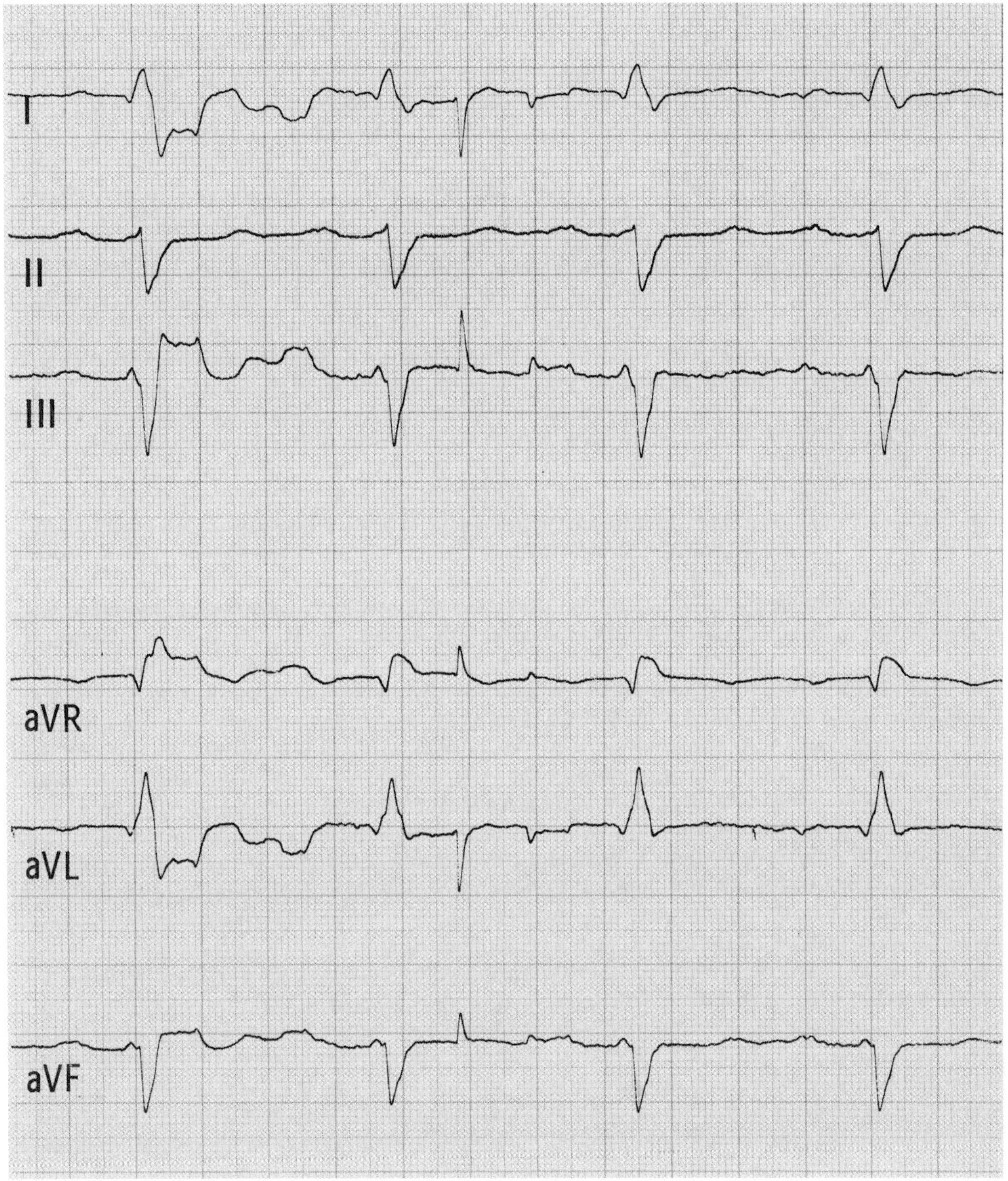
I
II
III
aVR
aVL
aVF

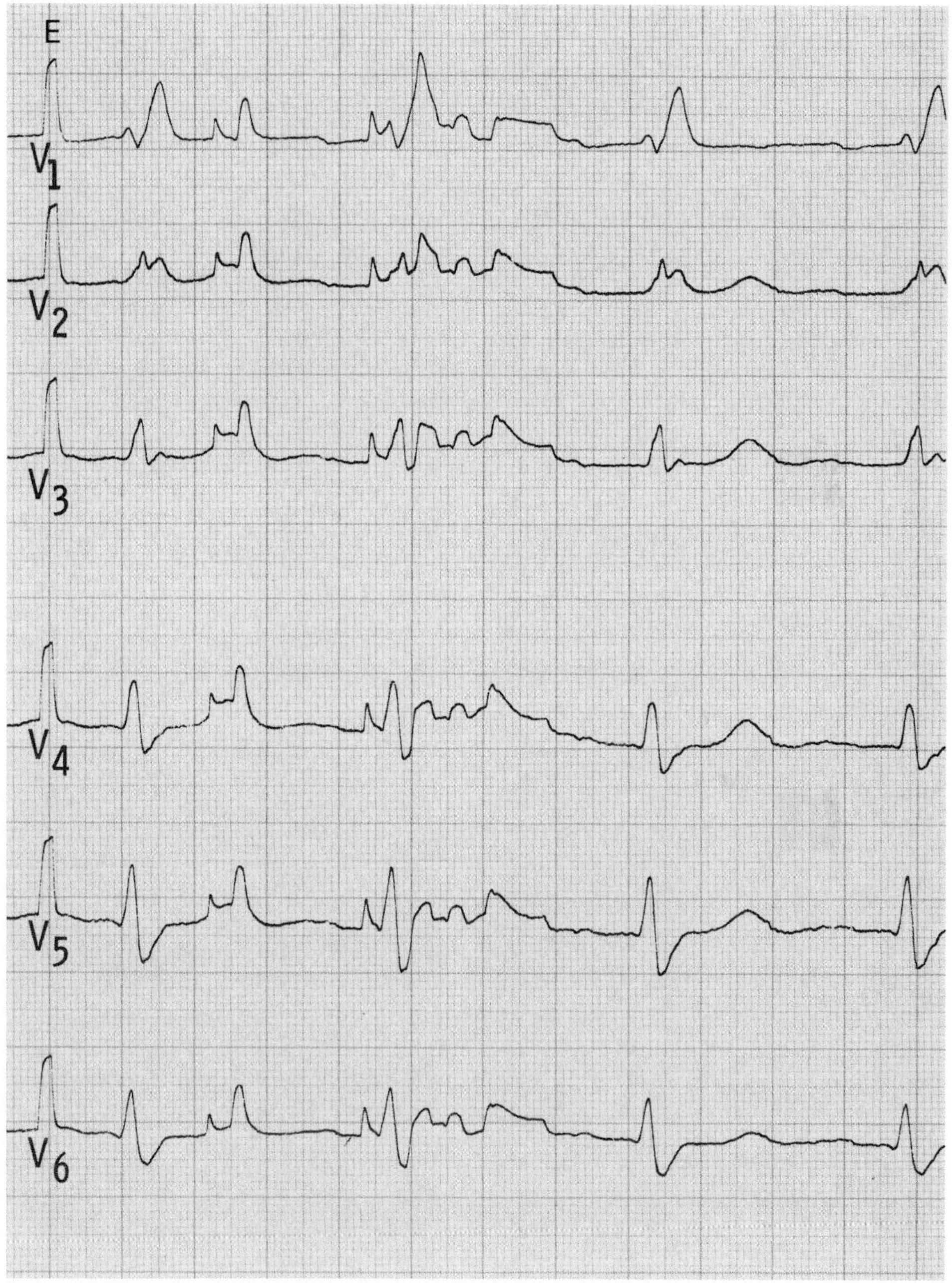
E
V1
V2
V3
V4
V5
V6

Bemerkungen

Auffällig ist die **stark verlängerte QT-Zeit**. In erster Linie ist hier an eine Elektrolytstörung zu denken, zum zweiten an eine Einwirkung durch Antiarrhythmika sowie weitere Medikamente, die unten auf S. 194 aufgelistet sind und zum dritten an das angeborene Romano-Ward-Syndrom, das wegen seiner malignen ventrikulären Rhythmusstörungen gefürchtet ist.

In diesem Fall liefert die Anamnese schon wichtige Hinweise:

Kaliumverlust durch anhaltendes Erbrechen. Die weiteren Elektrolyte hatten im Serum folgende Werte: Natrium 135 (n = 135–155) mmol/l, Chlorid 76 (n = 96–108) mmol/l, Kalzium 2,33 (n = 2,2–2,75) mmol/l, Phosphat 0,94 (n = 0,8–1,4) mmol/l.

Es ist zu vermuten, dass der intrazelluläre Kalziumgehalt ebenfalls stark abgefallen war, obwohl der Serumkalziumspiegel noch normal war, denn für eine Hypokaliämie allein ist eine derartige QT-Verlängerung eher ungewöhnlich. Das unten abgebildete EKG wurde nach viertägiger Elektrolytsubstitution bei normalen Serumelektrolytwerten registriert.

Der **R-Zuwachs** in den BWA ist auch für einen Steiltyp ungewöhnlich schnell. Die R/S-Umschlagzone ist nach rechts verschoben. Die posterioren Ableitung V_7 bis V_9, V_7'' bis V_9'' sowie Nehb D ergaben keinen Hinweis auf einen durchgemachten posterioren Infarkt, an den man bei einem derart schnellen R-Zuwachs in erster Linie denken müsste. Auch echokardiografisch lagen in der Hinterwand keine Bewegungsstörungen vor, sodass der schnelle R-Zuwachs nur als Normvariante angesehen werden kann.

Das unten abgebildete EKG 92a wurde nach Elektrolyt- und Flüssigkeitssubstitution über vier Tage registriert:

Regelmäßiger Sinusrhythmus 83/min,
Zeiten: P: 0,10; PQ: 0,15; QRS: 0,09; QT: 0,34 s

Achsen: P: +60°; QRS: +40°; T: +40°,
Keine Erregungsrückbildungsstörungen

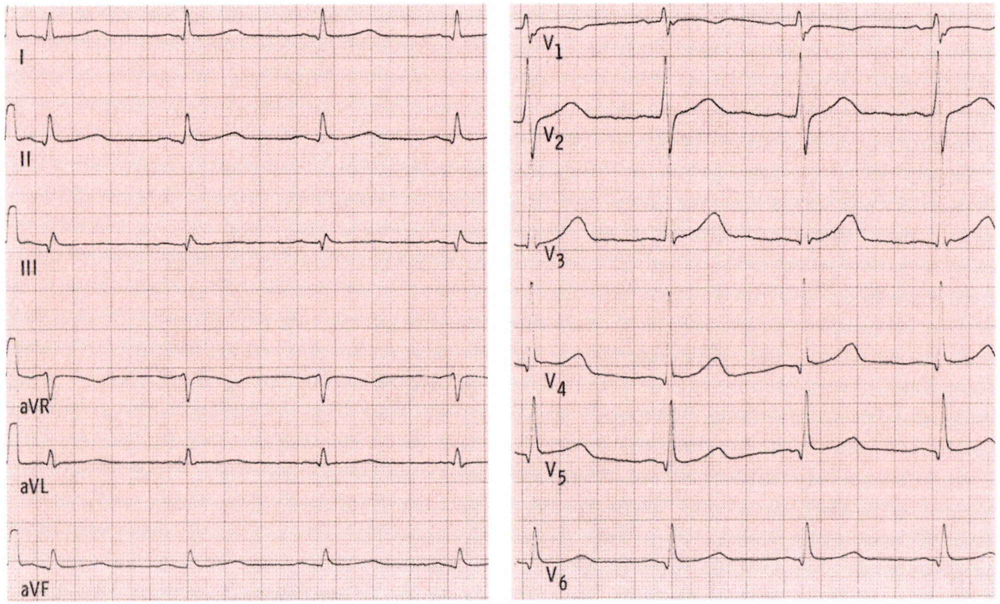

EKG Nr. 92

Angaben zur Person:

Geschl. ♂ / 41 Jahre — 54 kg — 174 cm

Kreatinin: 4,7 (n= 0,4–1,3) mg/dl — Hypertonie: ☐ ja ☒ nein ☐ labile

Kalium: 2,2 (n= 3,5–5,5) mmol/l — aktueller RR: 90/60 mmHg

Herzwirksame Medikamente: keine

Anamnese, Befunde: Seit 2 Jahren rezidivierend Ulcera duodoni. Jetzt anhaltend Erbrechen. Leichte Niereninsuffizienz seit 2 Jahren bekannt. Nierenfunktion jetzt vermutlich durch intestinalen Flüssigkeitsverlust verschlechtert.

Auswertung:

Zeiten: P: 0,11 — PQ: 0,14 — QRS: 0,10 — QT: 0,57 s — Frequenz 65/min

Achsen: P: + 70 ° — QRS: + 70 ° — T: + 50 °

Hypertrophie-Indizes: Lewis: 0,3 mV — Sokolow: 2,3 mV

Q-Zacken in BWA: q V_4–V_6

R-Zuwachs in BWA: ☐ regelmäßig — ☐ langsam — ☒ schnell — ☐ abrupt in V
☐ kein R-Zuwachs von V bis V
☐ R-Reduktion von V bis V
☐ R-Verlust von V bis V

R/S-Umschlagzone: zwischen V_2 und V_3 — bei V — ☐ bis V_6 nicht erreicht

S-Zacken in BWA: bis V_4 — ☒ klein — ☐ mittel — ☐ groß — Voltage: o. B.

Formveränderungen:
P: –
QRS: –
ST: gestreckt konkave ST-Strecken
T: positiv V_2–V_6

Beurteilung: ☒ regelmäßig — ☐ unregelmäßig — ☒ normfrequent

☒ Sinusrhythmus — ☐ absolute Arrhythmie — ☐ — ☐ bradykard — ☐ tachykard

Extrasystolie: –

Intraatriale Leitungsstörungen: –

Überleitungsstörungen: –

Lagetyp: steil

Intraventrikuläre Leitungsstörung: –

Infarkt: –

Hypertrophiezeichen: –

Erregungsrückbildungsstörungen: deutlich verlängerte QT-Zeit: Elektrolytstörung

weitere Diagnosen: –

Hauptdiagnosen: Elektrolytstörung

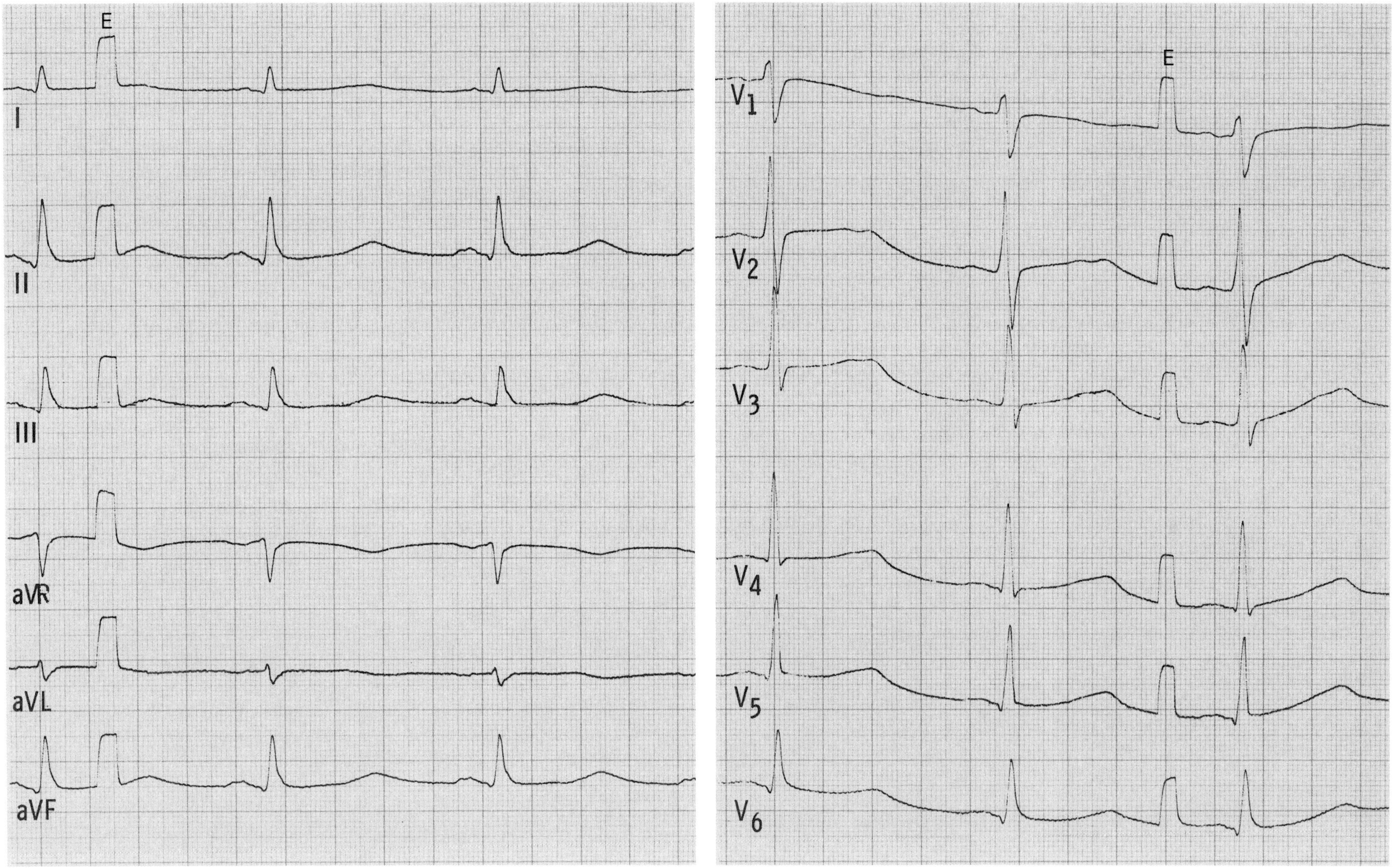
E
I
II
III
aVR
aVL
aVF
V1
E
V2
V3
V4
V5
V6

In den Extremitätenableitungen beträgt die **PQ-Zeit** der ersten Herzaktion 0,14 s, die Achse P ca. + 50 °. In der zweiten Aktion beträgt die PQ-Zeit 0,10 s und die **Achse P** –40 °, in der dritten Aktion: PQ 0,08 sec, Achse P –80 °.

In den BWA ist noch deutlicher zu sehen, dass sich die PQ-Zeit von Aktion zu Aktion ändert, wie auch die Konfiguration der P-Welle wechselt. Bei der vorletzten Aktion liegt das Erregungszentrum sicherlich im supranodalen AV-junktionalen Bereich.

Das **Schrittmacherzentrum wandert** demnach in dem Bereich vom Sinusknoten bis zum AV-junktionalen Bereich hin und her. Dieses Phänomen wird „wandernder Schrittmacher“ genannt.

Das Phänomen des wandernden Schrittmachers wird bei Patienten mit einer ausgeprägten vegetativen Labilität beobachtet, jedoch auch bei Patienten mit einer koronaren Herzkrankheit.

zu Seite 192:

Medikamente, die zu einer QT-Verlängerung führen können:

- Antiarrhythmika
- Antibiotika
- Antihistaminika
- Antidepressiva
- Neuroleptika
- Antikonvulsiva
- andere Psychopharmaka
- Anti-Parkinson-Mittel
- Anti-Malaria-Mittel

EKG Nr. 94a (zu Seite 196)

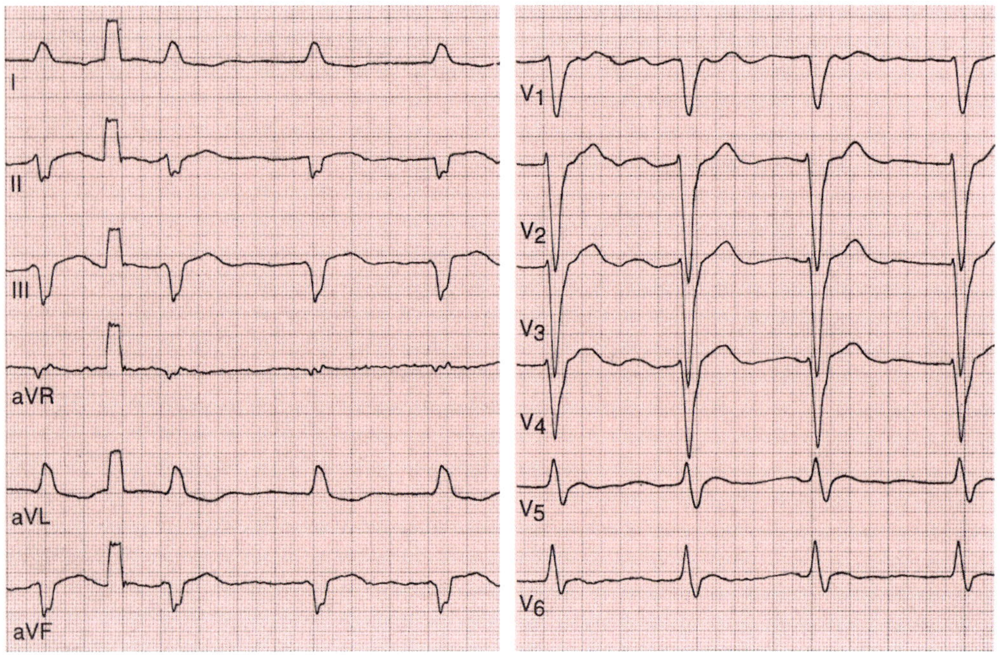

Angaben zur Person:

Geschl. ♀ / 69 Jahre — 68 kg — 165 cm

Kreatinin: 1,1 (n= 0,4–1,3) mg/dl — Hypertonie: ☒ ja ☐ nein ☐ labile

Kalium: 3,6 (n= 3,5–5,5) mmol/l — aktueller RR: 130/75 mmHg

Herzwirksame Medikamente: AT-I-Blocker

Anamnese, Befunde: Diabetes mellitus, insulinpflichtig seit 15 Jahren, arterielle Verschlusskrankheit. Einweisung wegen Blasenentleerungsstörung.

Auswertung:

Zeiten: P: wechselnd — PQ: wechselnd — QRS: 0,09 — QT: 0,36 s — Frequenz 120/min

Achsen: P: wechselnd — QRS: + 10 ° — T: + 10 °

Hypertrophie-Indizes: Lewis: 0,5 mV — Sokolow: 2,6 mV

Q-Zacken in BWA: q V_6

R-Zuwachs in BWA: ☒ regelmäßig ☐ langsam ☐ schnell ☐ abrupt in V__
☐ kein R-Zuwachs von V bis V
☐ R-Reduktion von V bis V
☐ R-Verlust von V bis V

R/S-Umschlagzone: zwischen V_2 und V_3 — bei V — ☐ bis V_6 nicht erreicht

S-Zacken in BWA: bis V_4 — ☐ klein — ☒ mittel — ☐ groß — Voltage: o. B.

Formveränderungen:
P: wechselnde Konfiguration, wechselnde PQ-Zeit
QRS: –
ST: –
T: –

Beurteilung: ☐ regelmäßig ☐ unregelmäßig ☐ normfrequent

☐ Sinusrhythmus — ☐ absolute Arrhythmie — ☒ wandernder Schrittmacher — ☐ bradykard ☐ tachykard

Extrasystolie: –

Intraatriale Leitungsstörungen: wechselnde Erregungsausbreitung bei wechselnden Zentren

Überleitungsstörungen: –

Lagetyp: Linkstyp

Intraventrikuläre Leitungsstörung: –

Infarkt: –

Hypertrophiezeichen: –

Erregungsrückbildungsstörungen: –

weitere Diagnosen: –

Hauptdiagnosen: wandernder Schrittmacher

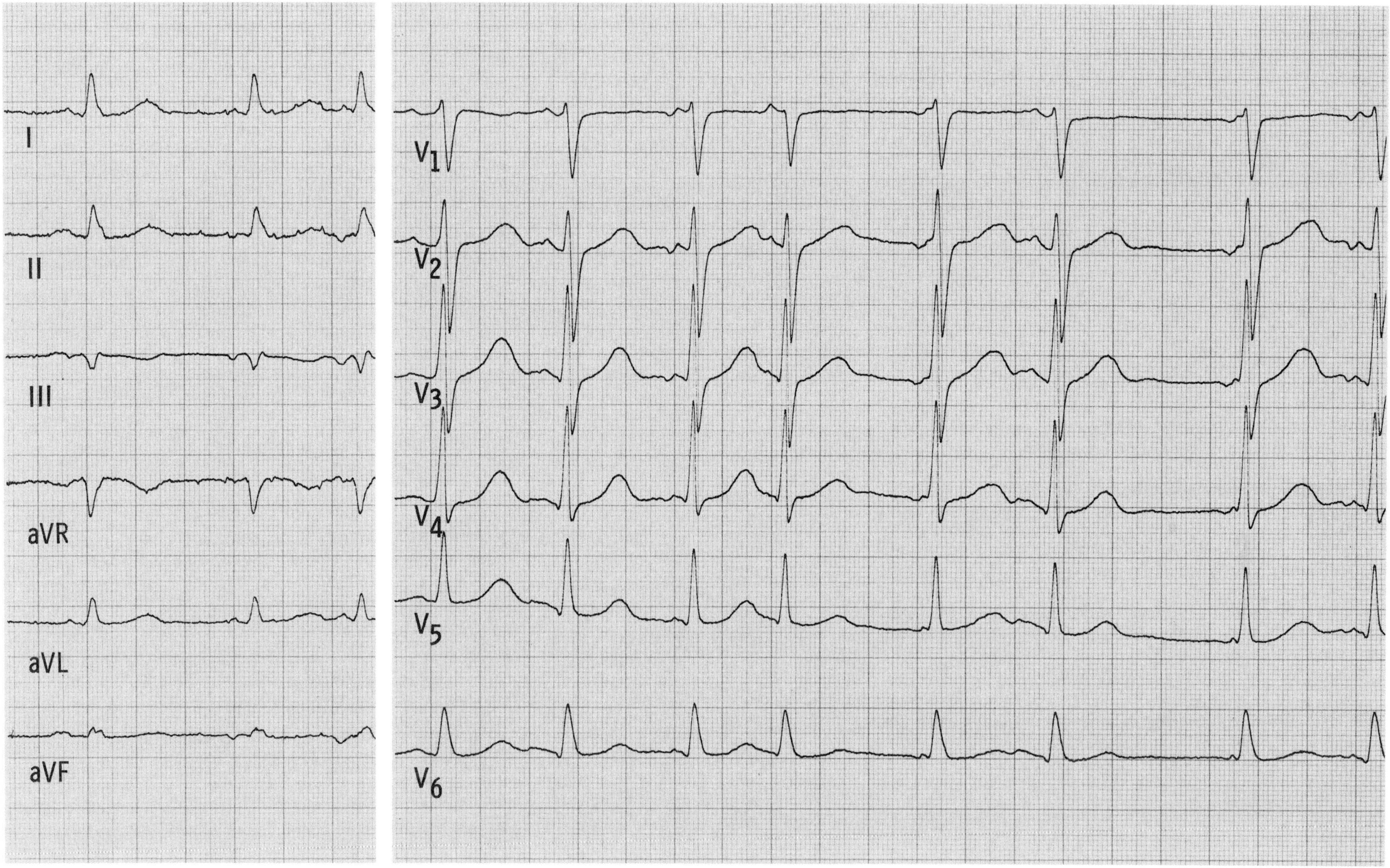
I
II
III
aVR
aVL
aVF
V1
V2
V3
V4
V5
V6

Bemerkungen

EKG Nr. 94

Auf den ersten Blick würde man aus den Extremitätenableitungen die Diagnose „absolute Arrhythmie bei Vorhofflimmern" stellen. In der Ableitung V_2 der BWA sind jedoch regelmäßige Vorhofaktionen nachzuweisen. Sie haben eine Frequenz von 310/min. Dies ist eine Frequenz, die zum Vorhofflimmern passen würde. Beim **Vorhofflimmern** sind jedoch keine regelmäßigen P-Wellen zu sehen, wie sie hier z. B. in Ableitung V_1 vorliegen.

Beim **Vorhofflattern** sieht man dagegen in typischer Weise sägezahnähnliche Grundlinien in den inferioren Ableitungen, wie im EKG Nr. 16. Es fehlen hier die Sägezähne in den inferioren Ableitungen. Man kann auch erwägen, ob es sich um eine **Vorhoftachykardie** handeln könnte. Der Frequenzbereich des Vorhofflatterns liegt mit 140 bis 250 Aktionen/min etwas niedriger als die des Vorhofflimmerns (350–600/min).

Der Befund ist nicht sicher einzuordnen.

Es liegt außerdem eine intraventrikuläre Leitungsstörung vor, ein linksanteriorer Hemiblock. Der QRS-Komplex ist jedoch so stark verbreitert, dass zusätzlich zum linksanterioren Hemiblock eine weitere **intraventrikuläre Leitungsstörung bzw. -verzögerung** vorliegt. Diese kann bedingt sein durch einen alten Vorderwandinfarkt; es kann sich jedoch auch um eine Leitungsstörung bei der bei diesem Patienten bereits bekannten kongestiven Kardiomyopathie handeln. Diese Art Leitungsstörung ist bei Kardiomyopathien neben dem Linksschenkelblock häufig zu beobachten. Infarktbilder und Hinweise auf ein Herzwandaneurysma sind im EKG bei Patienten mit Kardiomyopathien ebenfalls häufig festzustellen, ohne dass im Koronarangiogramm pathologische Veränderungen zu sehen sind.

Tachykarde Vorhof-Rhythmusstörungen
Vorhoftachykardie: ~140–250/min (max 280)
Vorhofflattern: ~250–350/min
Vorhofflimmern: ~350–600/min

Bei dem Patienten, dessen **EKG Nr. 94a unten auf Seite 194** abgebildet ist, wurde ebenfalls durch Herzkatheter eine Kardiomyopathie gesichert. Es besteht eine absolute Arrhythmie bei Vorhofflimmern, man würde hier aufgrund des EKGs einen inferioren Infarkt im Stadium III diskutieren, die Koronararterien waren jedoch vollkommen unauffällig.
Zeitwerte: P: –; PQ: –; QRS: 0,13; QT: 0,35 s; f: 80–90/min.
Achsen: QRS: –60 ° (LAH); T: flach, mit ST verschmolzen.

Angaben zur Person:

Geschl. ♂ / 57 Jahre — 57 kg — 172 cm
Kreatinin: 2,9 (n= 0,4–1,3) mg/dl — Hypertonie: ☐ ja ☒ nein ☐ labile
Kalium: 4,7 (n= 3,5–5,5) mmol/l — aktueller RR: 110/60 mmHg
Herzwirksame Medikamente: Diuretika

Anamnese, Befunde: Seit 6 Jahren kongestive Kardiomyopathie (COCM) bekannt (Untersuchung inklusive Herzkatheter wegen zunehmender Herzgröße und Dyspnoe). Seit 1 Jahr deutliche Verschlechterung des Allgemeinzustandes.

Auswertung:

Zeiten: P: wechselnd — PQ: wechselnd — QRS: 0,12 — QT: 0,33 s — Frequenz 95–120/min, Vorhöfe 310/min
Achsen: P: ? — QRS: –80 ° — T: + 90 °
Hypertrophie-Indizes: Lewis: – mV — Sokolow: – mV — nicht gültig
Q-Zacken in BWA: –
R-Zuwachs in BWA: ☐ regelmäßig — ☐ langsam — ☐ schnell — ☐ abrupt in V
☒ kein R-Zuwachs von V_1 bis V_4
☐ R-Reduktion von V bis V
☐ R-Verlust von V bis V
R/S-Umschlagzone: zwischen V und V — bei V — ☒ bis V_6 nicht erreicht
S-Zacken in BWA: bis V_6 — ☐ klein — ☐ mittel — ☒ groß — Voltage: o. B.
Formveränderungen:
P: –
QRS: QS V_1–V_4
ST: Hebung V_3–V_6
T: positiv V_1–V_5

Beurteilung: ☐ regelmäßig — ☒ unregelmäßig — ☐ normfrequent
☐ Sinusrhythmus — ☐ absolute Arrhythmie — ☒ supraventrikulär (Vorhofflattern) — ☐ bradykard — ☒ tachykard

Extrasystolie: –
Intraatriale Leitungsstörungen: –
Überleitungsstörungen: wechselndes Überleitungsverhältnis
Lagetyp: überdrehter Linkstyp
Intraventrikuläre Leitungsstörung: LAH mit zusätzlicher Erregungsausbreitungsverzögerung
Infarkt: Vorderwandinfarkt Stadium III möglich, Aneurysma?
Hypertrophiezeichen: nicht verwertbar
Erregungsrückbildungsstörungen: –
weitere Diagnosen: –
Hauptdiagnosen: supraventrikuläre Tachykardie (Vorhofflattern bzw. Vorhoftachykardie), intraventrikuläre Leitungsstörung

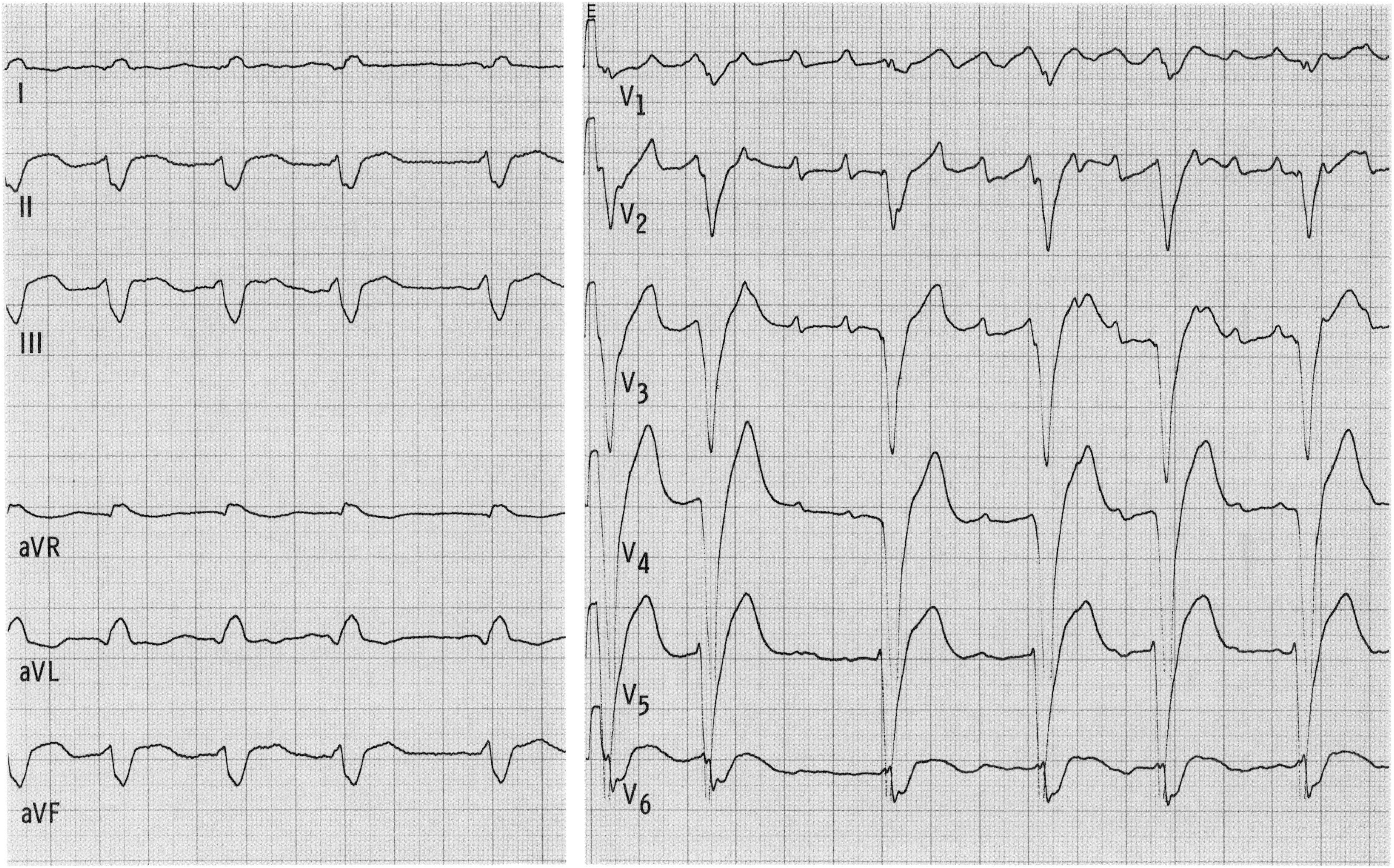
I
II
III
aVR
aVL
aVF
V1
V2
V3
V4
V5
V6

Papiervorlauf: 25 mm/s: In den Extremitätenableitungen sind keine P-Wellen zu sehen. Die QRS-Komplexe sind schlank, die Intervalle zwischen ihnen in etwa gleich lang. Es handelt sich demnach um einen **AV-junktionalen Rhythmus mit infranodal gelegenem Erregungszentrum und normal schneller retrograder Leitung zu den Vorhöfen**, sodass die P-Wellen in den QRS-Komplexen untergehen (frühere Nomenklatur: mittlerer AV-Knoten-Rhythmus). Es ist jeweils eine ventrikuläre Extrasystole interponiert.

In den BWA liegt ein SR vor. Offensichtlich konkurrieren die beiden Zentren im Sinn einer **Pararrhythmie** miteinander. In den BWA fällt auf, dass von V_1 bis V_2 die R-Zacken nicht größer werden. Von V_2 nach V_3 findet jedoch ein deutlicher R-Zuwachs statt. Wenig weist auf einen supraapikalen Vorderwandinfarkt hin. Bei dem Kontroll-EKG allerdings (siehe unten EKG 95 a) sind die Elektroden offensichtlich etwas höher angelegt und es steht außer Zweifel, dass ein **supraapikaler Infarkt im Stadium III** vorliegt. Man sollte es sich zur Regel machen, jedes Mal die BWA zwei ICR höher zusätzlich registrieren zu lassen, wenn kein „gehöriger" R-Zuwachs in den BWA vorliegt. In diesen Ergänzungsableitungen ist dann häufig doch noch die Infarktdiagnose z. B. an path. Q-Zacken zu stellen.

Die Rhythmusstörung ist hier im Rahmen einer KHK zu sehen (kranker Sinusknoten). In den BWA folgen den T-Wellen weitere positive Wellen, hierbei handelt es sich um **U-Wellen**. Siehe hierzu Bemerkungen Seite 176.

Im Kontroll-EKG liegt in dem Extremitätenstreifen eine Sinusbradyarrhythmie vor, in den Brustwandstreifen ein normfrequenter regelmäßiger Sinusrhythmus mit 85/min, 1 SVES.
Zeiten: P: ca. 0,10; PQ: 0,16; QRS: 0,09; QT: 0,38 s.
Achsen: P: ca. + 60 ° (flach); QRS: + 10 °; T: zu flach (ca. 180 °).
In den Brustwandableitungen eindeutiger Hinweis auf einen supraapikalen Vorderwandinfarkt im Stadium III, unspezifische Erregungsrückbildungsstörungen Vorderwand lateral.

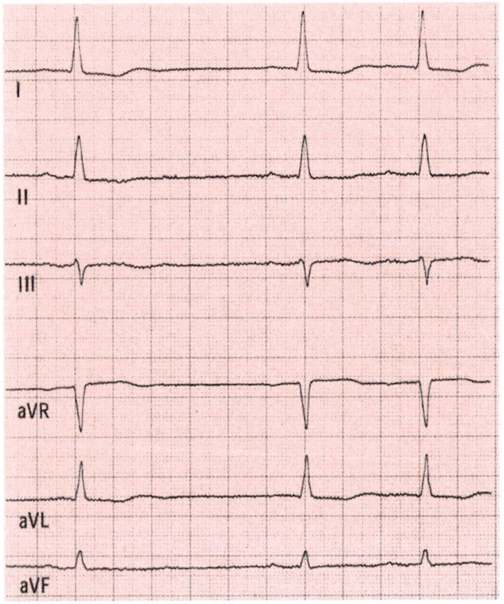

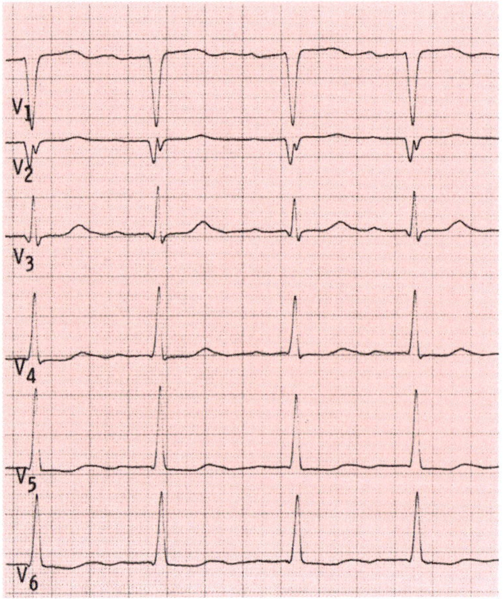

Angaben zur Person:

Geschl. ♀ / 64 Jahre — 94,5 kg — 168 cm

Kreatinin: 2,1 (n= 0,4–1,3) mg/dl — Hypertonie: ☒ ja ☐ nein ☐ labile

Kalium: 4,3 (n= 3,5–5,5) mmol/l — aktueller RR: 185/110 mmHg

Herzwirksame Medikamente: Isosorbiddinitrat und Diuretika

Anamnese, Befunde: Koronare Herzkrankheit bei insulinpflichtigem Diabetes mellitus, Hypertonus, Adipositas, leichte Aortenklappenstenose. Aufnahme zur Diabeteseinstellung, schlechter Allgemeinzustand, zurzeit keine Herzschmerzen.

Auswertung:

Zeiten: P: – PQ: – QRS: 0,08 QT: 0,45 s Frequenz mit SR 51/min mit ES 75/min

Achsen: P: QRS: + 10 ° T: –150 °

Hypertrophie-Indizes: Lewis: 2,0 mV Sokolow: 4,0 mV

Q-Zacken in BWA: q V_6

R-Zuwachs in BWA: ☐ regelmäßig ☐ langsam ☐ schnell ☐ abrupt in V
☒ kein R-Zuwachs von V_1 bis V_2
☐ R-Reduktion von V bis V
☐ R-Verlust von V bis V

R/S-Umschlagzone: zwischen V_2 und V_3 bei V ☐ bis V_6 nicht erreicht

S-Zacken in BWA: bis V_6 ☒ klein ☐ mittel ☐ groß Voltage: o. B.

Formveränderungen:
P: in Extremitätenstreifen keine P-Wellen zu erkennen
QRS: –
ST: von um 0,1 mV gesenktem Abgang flach deszendierend V_3–V_6
T: präterminal negativ V_3–V_6

Beurteilung: ☒ regelmäßig ☐ unregelmäßig ☐ normfrequent

☐ Sinusrhythmus ☐ absolute Arrhythmie ☒ bradykard ☐ tachykard
☒ AV-junktionaler Rhythmus im Wechsel mit SR

Extrasystolie: interponierte, nicht ganz monomorphe VES in der Phase des AV-junktionalen Rhythmus, eine nicht interponierte VES

Intraatriale Leitungsstörungen: –

Überleitungsstörungen: –

Lagetyp: Linkstyp

Intraventrikuläre Leitungsstörung: –

Infarkt: (–) fraglicher supraapikaler VW-Infarkt Stadium III

Hypertrophiezeichen: LVH

Erregungsrückbildungsstörungen: deutliche, vom Innenschichtläsionstyp VW apikal-lateral, deutliche U-Wellen in BWA (V_2 V_3)

weitere Diagnosen: –

Hauptdiagnosen: AV-junktionaler Ersatzrhythmus, interponierte VES
Zusatzableitungen V_1" bis V_6" erforderlich (s. EKG links)

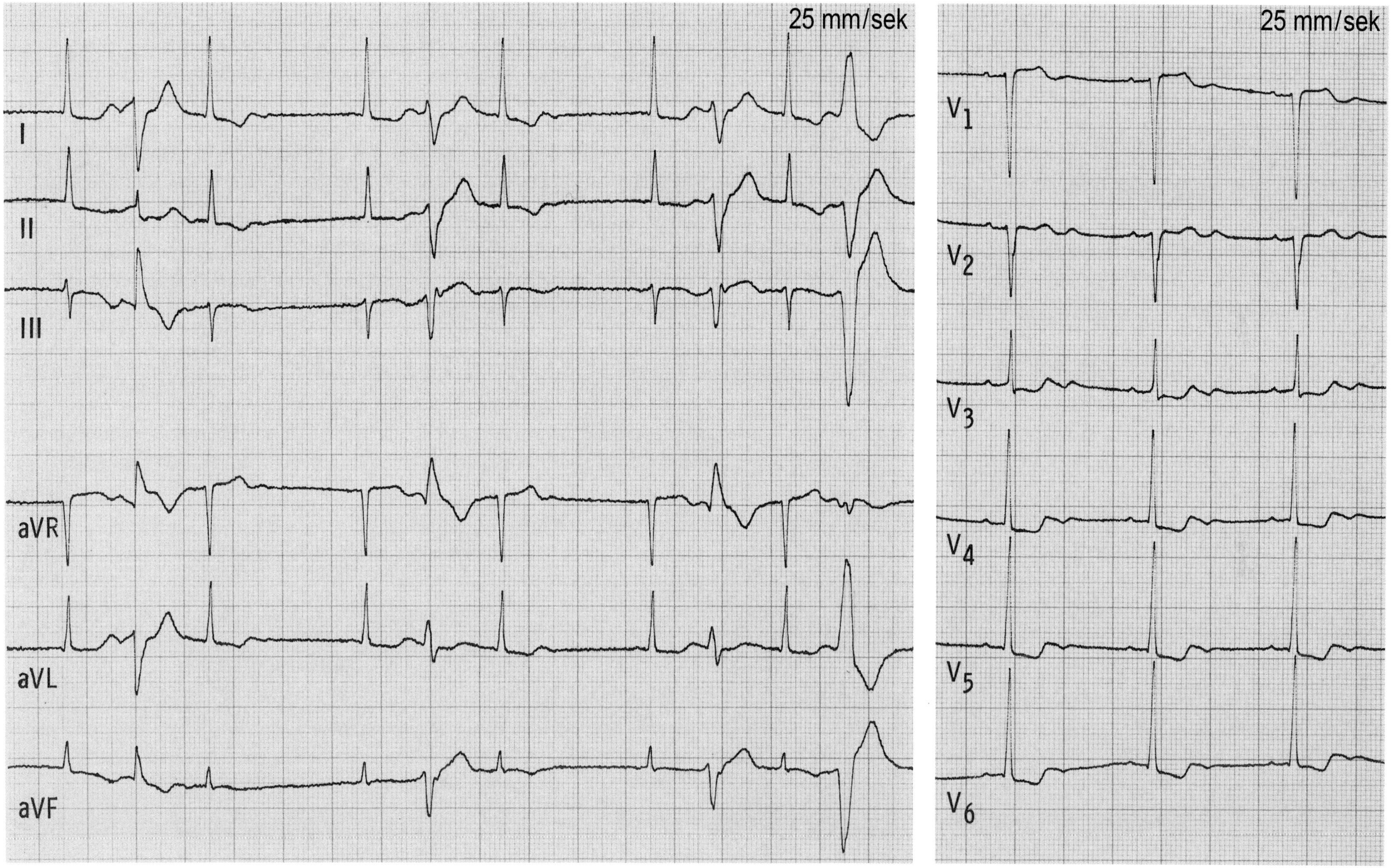
25 mm/sek
25 mm/sek
I
II
III
aVR
aVL
aVF
V_1
V_2
V_3
V_4
V_5
V_6

Bemerkungen

EKG Nr. 96

Es fallen die Erregungsrückbildungsstörungen im supraapikalen Vorderwandbereich auf. Differenzialdiagnostisch ist an einen supraapikalen Vorderwandinfarkt im Stadium I, an eine akute Rechtsherzbelastung und auch an eine Perimyokarditis zu denken.

An erster Stelle sollte in einem solchen Fall immer die **akute Rechtsherzbelastung** (z. B. Lungenembolie) rangieren und dieser **Differenzialdiagnose** unverzüglich und entschieden nachgegangen werden: Anamnese, Suche nach möglichen Emboliequellen inklusive Duplex-Scan der Becken- und Beinvenen, Bestimmung der D-Dimere Echokardiographie, Spiral-CT. Cave: Kontrastmittelallergie (s.u.).

Bei akuten, dramatischen Verläufen kann nur eine sofortige klinische Entscheidung und therapeutische Konsequenz (Lysetherapie) Erfolg bringen.

Aufgrund des nicht erhöhten Troponinwertes war ein Herzinfarkt ausgeschlossen worden. Die CPK ist auch bei einer Lungenembolie häufig mäßig erhöht. Akute Rechtsherzbelastung s. S. 154.

Das **unten abgebildete EKG** wurde am Folgetag registriert, Erregungsrückbildungsstörungen liegen nicht mehr vor, die myokardspezifischen Enzyme waren sämtlich normal. Im Duplex-Scan der Beckenvenen war eine Thrombose nachgewiesen worden, das Echokardiogramm war normal, offensichtlich hat es sich um eine kleine Lungenembolie gehandelt. (Vergleiche auch EKG Nr. 100, hier hat es sich nicht um eine Lungenembolie, sondern um eine koronare Herzkrankheit gehandelt.) Die Differenzialdiagnose ist schwierig. Hinweis: bei Kontrastmittelallergie Lungenszintigraphie.
Zeitwerte: P: 0,10; PQ: 0,14; QRS: 0,08; QT: 0,38 s; f: 73/min. Achsen: P: +50°; QRS: +40°; T: +70°.

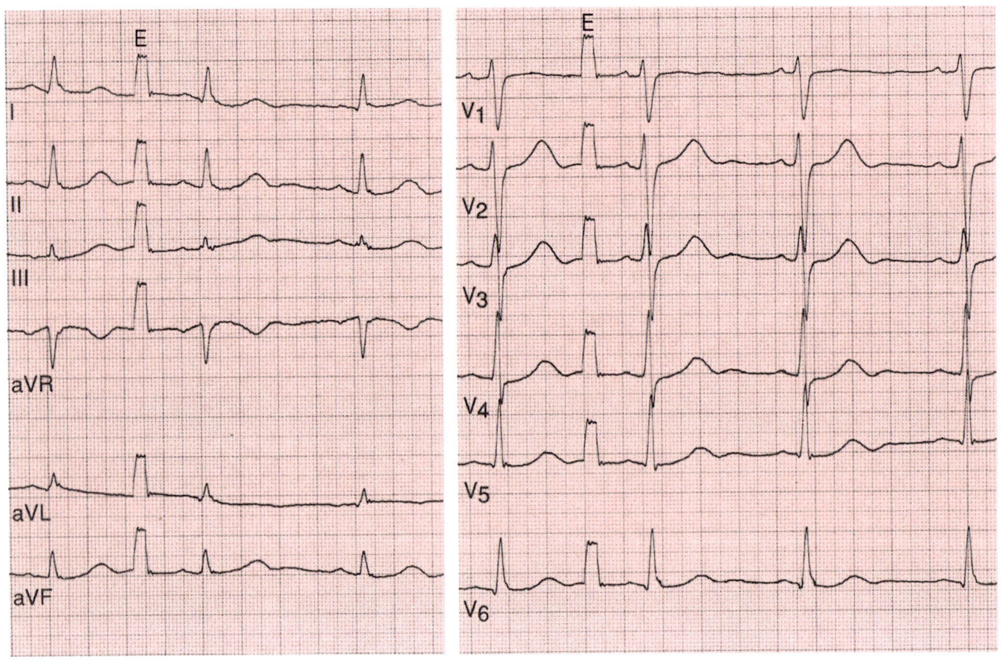

Angaben zur Person:

Geschl. ♂ / 56 Jahre — 84 kg — 168 cm

Kreatinin: 0,86 (n= 0,4–1,3) mg/dl — Hypertonie: ☐ ja ☐ nein ☒ labile

Kalium: 4,1 (n= 3,5–5,5) mmol/l — aktueller RR: 110/80 mmHg

Herzwirksame Medikamente: Heparin

Anamnese, Befunde: Vor 10 Tagen Sturz auf die rechte Hüfte, Ausbildung eines großen Hämatoms bis in den Oberschenkel. 1 Woche weitestgehend Bettruhe. Vor 4 Tagen Belastungsdyspnoe, Herzjagen, linksthorakales Druckgefühl. Einweisung mit Verdacht auf Herzinfarkt.
Koronares Risikoprofil: labiler arterieller Hypertonus, Diabetes mellitus.
Troponin negativ.

Auswertung:

Zeiten: P: 0,10 — PQ: 0,14 — QRS: 0,10 — QT: 0,30 s — Frequenz 115/min

Achsen: P: +60° — QRS: +60° — T: +60°

Hypertrophie-Indizes: Lewis: 0,2 mV — Sokolow: 2,5 mV

Q-Zacken in BWA: q V_6

R-Zuwachs in BWA: ☒ regelmäßig ☐ langsam ☐ schnell ☐ abrupt in V
☒ kein R-Zuwachs von V_2 bis V_4
☐ R-Reduktion von V bis V
☐ R-Verlust von V bis V

R/S-Umschlagzone: zwischen V_4 und V_5 — bei V — ☐ bis V_6 nicht erreicht

S-Zacken in BWA: bis V_6 ☒ klein ☐ mittel ☐ groß — Voltage: unauffällig

Formveränderungen:
P: –
QRS: –
ST: konvexbogig gehoben V_1–V_3, horizontal gesenkt V_6
T: in V_1–V_4 mit ST verschmolzen, positiv in V_5 und V_6

Beurteilung: ☒ regelmäßig ☐ unregelmäßig ☐ normfrequent

☒ Sinusrhythmus ☐ absolute Arrhythmie ☐ ☐ bradykard ☐ tachykard

Extrasystolie: –

Intraatriale Leitungsstörungen: –

Überleitungsstörungen: –

Lagetyp: Indifferenz- bis Steiltyp

Intraventrikuläre Leitungsstörung: –

Infarkt: supraapikaler Vorderwandinfarkt nicht sicher auszuschließen

Hypertrophiezeichen: –

Erregungsrückbildungsstörungen: vom Außenschichtläsionstyp supraapikal, vom Innenschichtläsionstyp Vorderwand lateral

weitere Diagnosen: –

Hauptdiagnosen: am ehesten akute Rechtsherzbelastung, in Zusammenschau mit negativem Troponinwert kein Herzinfarkt

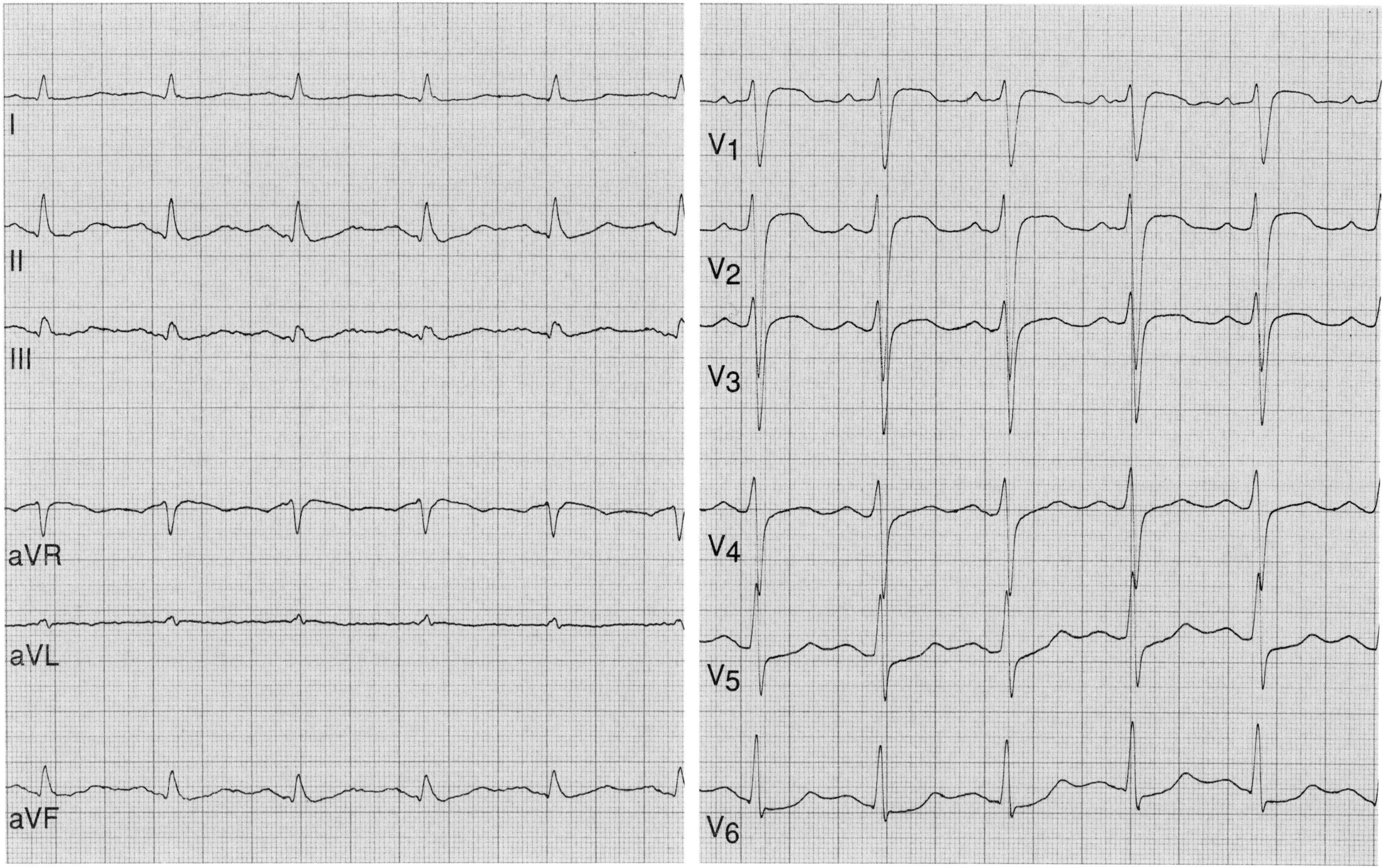
I
II
III
aVR
aVL
aVF
V1
V2
V3
V4
V5
V6

Bemerkungen

EKG Nr. 97

Der R-Verlust von V_1 nach V_2 bzw. der QS-Komplex in V_1 und V_2 ist beweisend für einen abgelaufenen oder ablaufenden, sehr umschriebenen, supraapikalen Vorderwandinfarkt. Die Konfiguration der ST-T-Region spricht für einen frischen Infarkt. Der Troponinwert war negativ. Bei entsprechender Klinik empfiehlt es sich, schnellstmöglich eine Koronarangiographie durchzuführen.

Das **unten abgebildete EKG** wurde 6 Tage später registriert, nachdem die Patientin einen erneuten Angina-pectoris-Anfall erlitten hatte. Man möchte annehmen, dass es zu einem Infarktrezidiv gekommen ist, der Troponinwert stieg jedoch nicht an, offensichtlich handelt es sich um das Bild einer Prinzmetal-Angina (weiterer Verlauf siehe EKG Nr. 102) mit deutlich ascendierenden ST-Hebungen in den Brustwandableitungen.
Zeitwerte: P: 0,10; PQ: 0,14; QRS: 0,07; QT: 0,34 s; f: 79/min.
Achsen: P: ca. + 30 °; QRS: + 40 °; T: + 60 °.

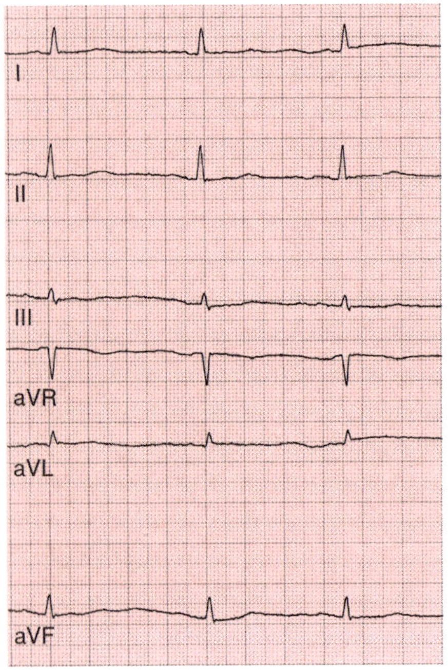

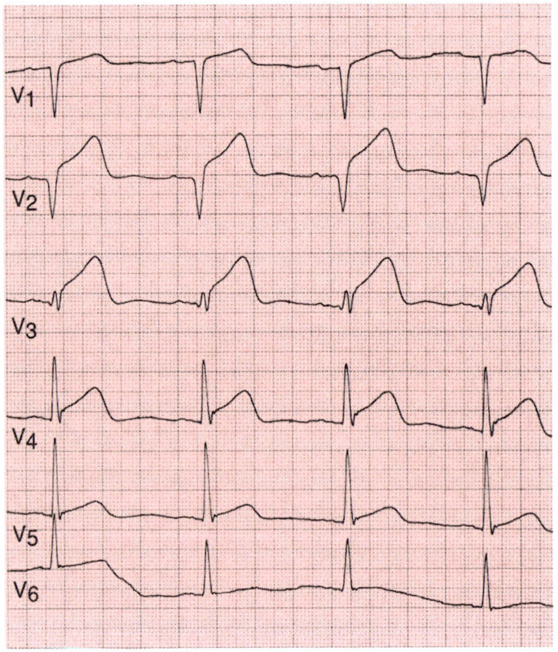

Angaben zur Person:

Geschl. ♀ / 66 Jahre — 61,5 kg — 160 cm

Kreatinin: 0,9 (n= 0,4–1,3) mg/dl — Hypertonie: ☒ ja ☐ nein ☐ labile

Kalium: 3,8 (n= 3,5–5,5) mmol/l — aktueller RR: 170/110 mmHg

Herzwirksame Medikamente: AT-I-Blocker, Kalziumantagonisten, Diuretika

Anamnese, Befunde: Arterieller Hypertonus seit vielen Jahren bekannt (konzentrische linksventrikuläre Hypertrophie im Echo). Seit 2 Wochen rezidivierend retrosternaler Druck, Krampfgefühl im Thorax mit Ausstrahlung in Hals und Kiefer, belastungsunabhängig, verbunden mit Dyspnoe.
Aufnahme wegen erneuter heftiger Beschwerden.
Troponinwert negativ, echokardiografisch apikale Hypokinesie.

Auswertung:

Zeiten: P: 0,10 — PQ: 0,14 — QRS: 0,06 — QT: 0,33 s — Frequenz 76/min

Achsen: P: ~ + 50 ° — QRS: + 50 ° — T: + 90 °

Hypertrophie-Indizes: Lewis: 0,4 mV — Sokolow: 3,3 mV

Q-Zacken in BWA: q V_6

R-Zuwachs in BWA: ☐ regelmäßig ☐ langsam ☐ schnell ☒ abrupt in V_3
☒ kein R-Zuwachs von V_1 bis V_2
☐ R-Reduktion von V bis V
☐ R-Verlust von V bis V

R/S-Umschlagzone: zwischen V_2 und V_3 — bei V — ☐ bis V_6 nicht erreicht

S-Zacken in BWA: bis V_5 — ☒ klein ☐ mittel ☐ groß — Voltage: o. B.

Formveränderungen:
P: –
QRS: QS-Komplex V_1 und V_2
ST: von gehobenem Abgang aszendierend V_2–V_5, maximal in V_2
T: terminal flach negativ in V_4–V_5

Beurteilung: ☒ regelmäßig ☐ unregelmäßig ☒ normfrequent

☒ Sinusrhythmus ☐ absolute Arrhythmie ☐ ☐ bradykard ☐ tachykard

Extrasystolie: –

Intraatriale Leitungsstörungen: –

Überleitungsstörungen: –

Lagetyp: Indifferenztyp

Intraventrikuläre Leitungsstörung: –

Infarkt: EKG wie bei supraapikalem Vorderwandinfarkt Stadium I (bis II), Troponinwert jedoch negativ

Hypertrophiezeichen: –

Erregungsrückbildungsstörungen: vom Außenschichtläsionstyp und vom Außenschichtischämietyp VW supraapikal bis lateral

weitere Diagnosen: –

Hauptdiagnosen: Erregungsrückbildungsstörungen

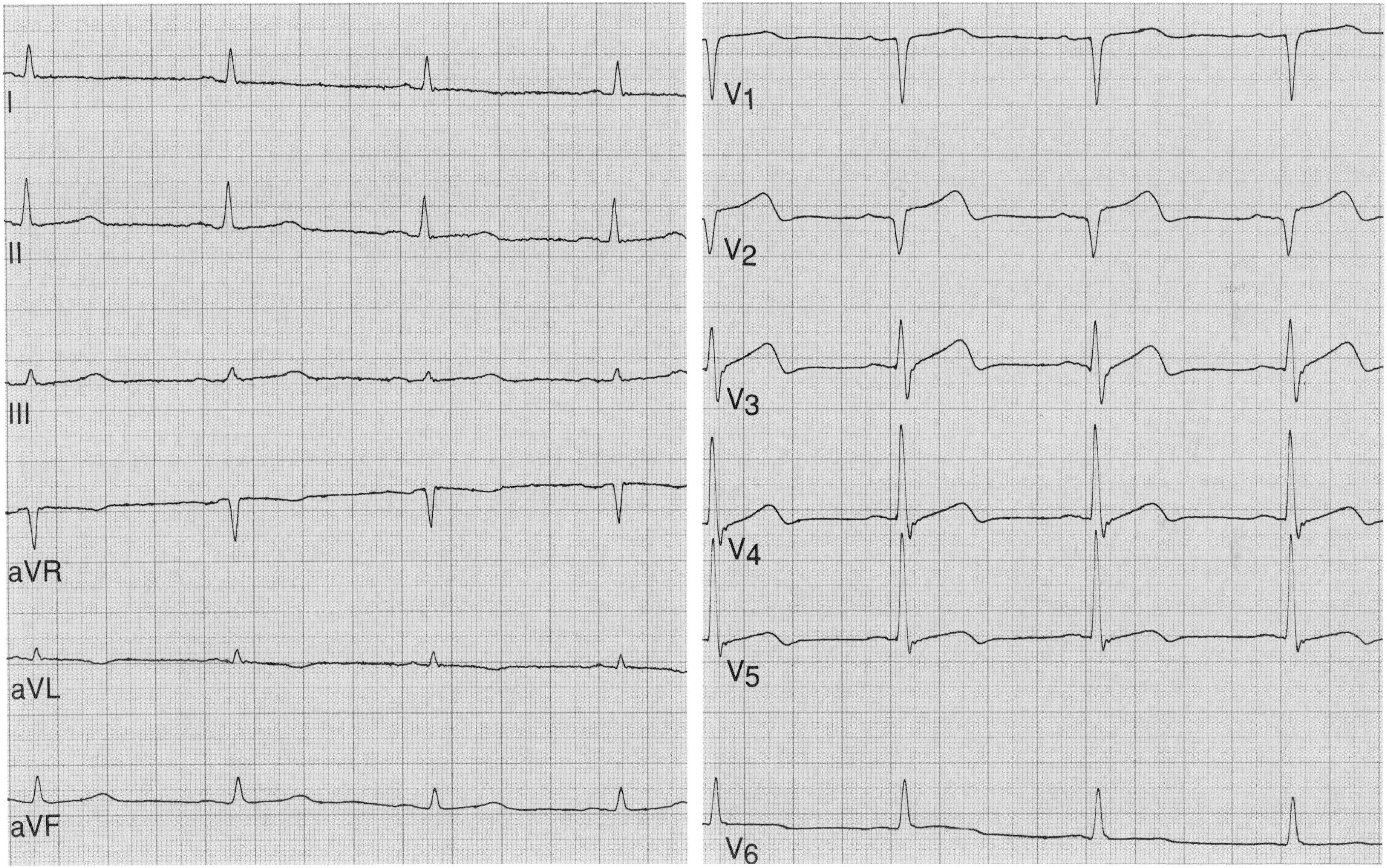
I
II
III
aVR
aVL
aVF
V1
V2
V3
V4
V5
V6

Von V_1 bis V_4 liegen deutlich **überhöhte T-Wellen** vor. Differenzialdiagnostisch muss an ein vegetatives T, an spiegelbildlich überhöhte T-Wellen bei posteriorem Infarkt im Stadium II und an ein Hyperkaliämie-T gedacht werden. Eine Niereninsuffizienz (häufig einhergehend mit Hyperkaliämie) liegt nicht vor, der Kaliumspiegel ist normal.

Die T-Wellen in den Brustwandableitungen der EKGs Nr. 4 und Nr. 98 ähneln sich sehr. In dem hier vorliegenden EKG sind die T-Wellen auf schmaler Basis aufbauend etwas spitzer, ein verlässliches differenzialdiagnostisches Kriterium ist hierin allerdings nicht zu sehen. Koronare Risikofaktoren liegen in beiden Fällen vor. Die Differenzierung zwischen Infarkt-T und vegetativem T kann nur durch die Aufzeichnung von Zusatzableitungen erfolgen (s. u.).

In dem unten abgebildeten EKG sind die posterioren Ableitungen V_7–V_9 und V_7" bis V_9" mit registriert: hier liegen eindeutig pathologische Q-Zacken, konvexbogig verlaufende ST-Strecken sowie terminal negative T-Wellen und somit ein eindeutiger Hinweis auf einen **posterioren Infarkt** im Stadium II vor.

Das Zugrundegehen von im posterioren Bereich liegenden Myokardzellen erklärt den schnellen R-Zuwachs in den Vorderwandableitungen (die Gegenvektoren der posterioren Wand fehlen), auf dieselbe Weise ist die Überhöhung der T-Wellen in den Brustwandableitungen zu erklären.

Zeitwerte: P: 0,11; PQ: 0,13; QRS: 0,10; QT: 0,35 s; f: 77/min.

Achsen: P: +60°; QRS: +50°; / S_I, S_{II}, S_{III}; T: −50°.

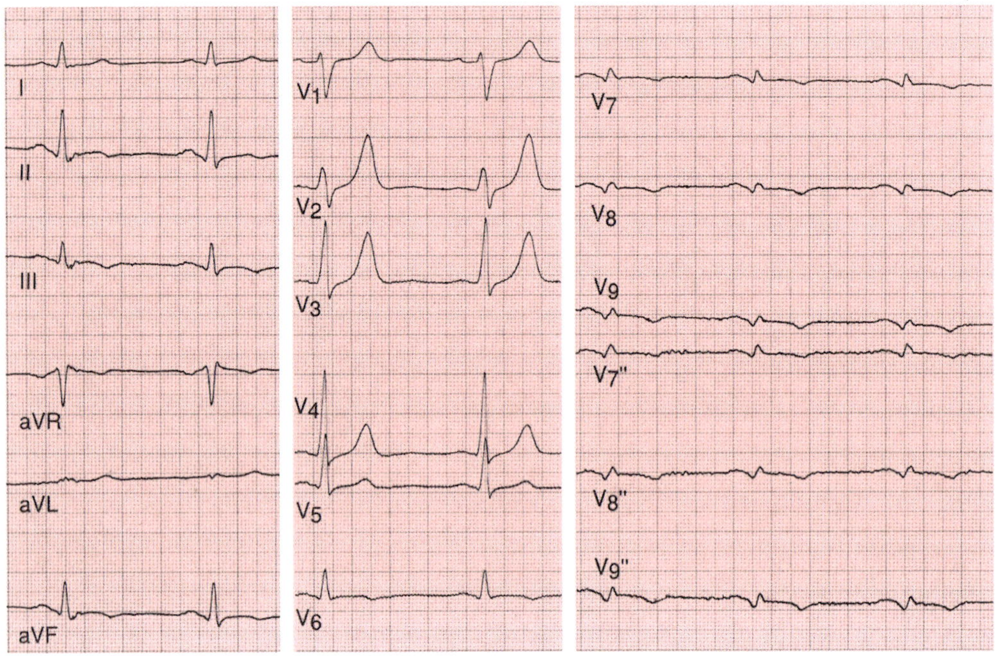

Angaben zur Person:

Geschl. ♂ / 43 Jahre — 62 kg — 172 cm

Kreatinin: 0,92 mg/dl — Hypertonie: ☒ ja ☐ nein ☐ labile

Kalium: 3,9 mmol/l — aktueller RR: 195/80 mmHg

Herzwirksame Medikamente: keine

Anamnese, Befunde: Keine wesentlichen Vorerkrankungen. In den letzten 4 Wochen belastungsabhängige Angina pectoris. Bei Aufnahme starke Schmerzen in der linken Brust ohne Ausstrahlung, ohne vegetative Symptomatik, ohne Dyspnoe.
Koronares Risikoprofil: 80–100 Zigaretten/d seit 3 Jahren, Cholesterin 260 mg%, Blutdruck nie gemessen, war im weiteren Verlauf normal. Troponinwert erhöht.

Auswertung:

Zeiten: P: 0,11 — PQ: 0,14 — QRS: 0,09 — QT: 0,34 s — Frequenz 66/min

Achsen: P: +60° — QRS: initial +50°, dann $S_I S_{II} S_{III}$ — T: +30°

Hypertrophie-Indizes: Lewis: 0,3 mV — Sokolow: 2,2 mV

Q-Zacken in BWA: q V_6

R-Zuwachs in BWA: ☒ regelmäßig ☐ langsam ☒ schnell ☐ abrupt in V
☐ kein R-Zuwachs von V bis V
☐ R-Reduktion von V bis V
☐ R-Verlust von V bis V

R/S-Umschlagzone: zwischen V_2 und V_3 — bei V — ☐ bis V_6 nicht erreicht

S-Zacken in BWA: bis V_6 ☒ klein ☐ mittel ☐ groß — Voltage: o. B.

Formveränderungen:
P: –
QRS: –
ST: –
T: sehr hoch und spitz in V_2–V_4, flach in V_6

Beurteilung: ☒ regelmäßig ☐ unregelmäßig ☒ normfrequent

☒ Sinusrhythmus ☐ absolute Arrhythmie ☐ ☐ bradykard ☐ tachykard

Extrasystolie: –

Intraatriale Leitungsstörungen: –

Überleitungsstörungen: –

Lagetyp: Indifferenz-(Sagittal-)Typ

Intraventrikuläre Leitungsstörung: –

Infarkt: posteriorer Infarkt Stadium II möglich

Hypertrophiezeichen: –

Erregungsrückbildungsstörungen: überhöhte schlanke T-Wellen Vorderwand supraapikal

weitere Diagnosen: –

Hauptdiagnose: posteriorer Infarkt Stadium II

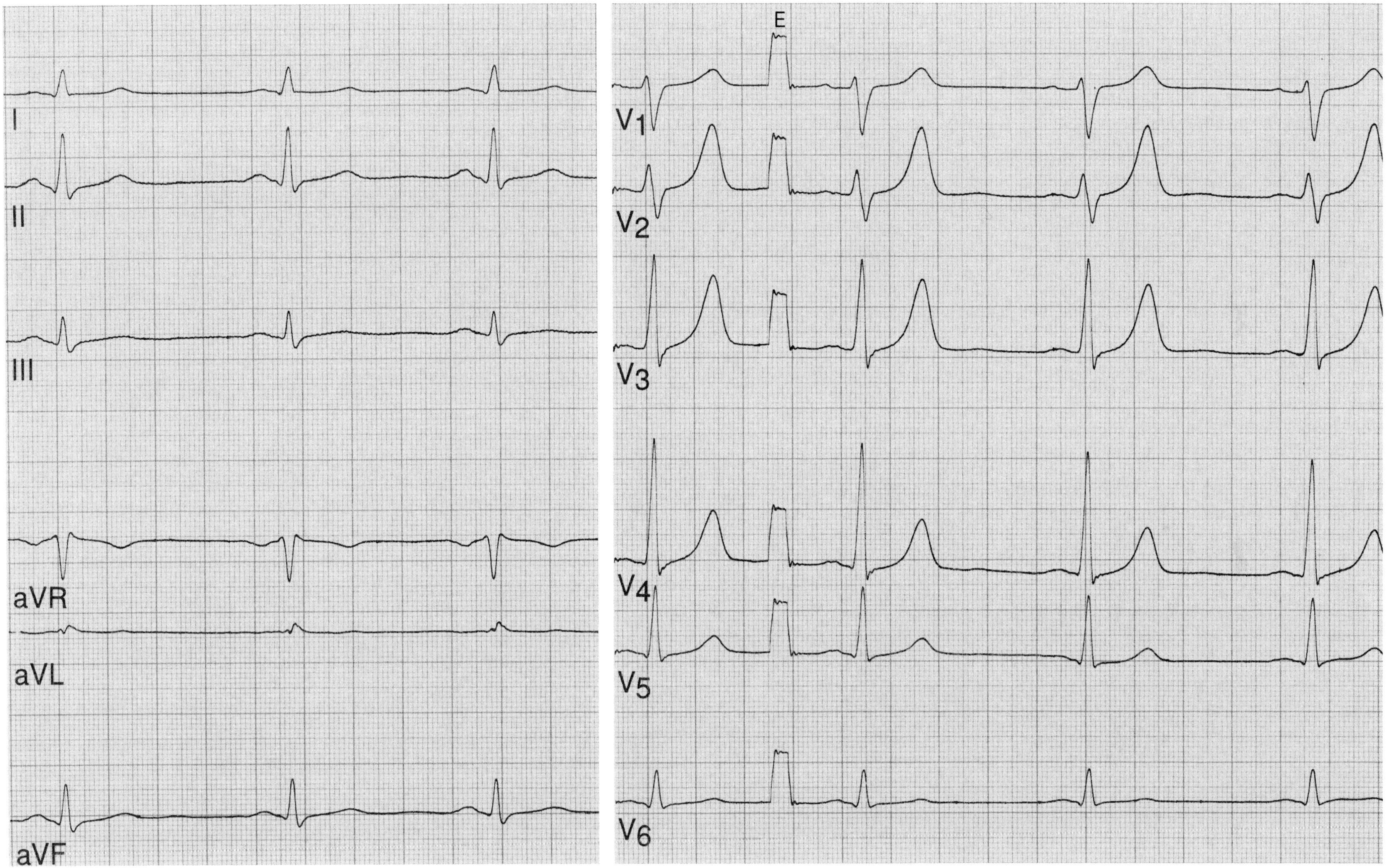

I
II
III
aVR
aVL
aVF
E
V1
V2
V3
V4
V5
V6

Koronare Risikofaktoren liegen vor, darüber hinaus Erregungsrückbildungsstörungen Vorderwand apikal. Auch wenn keine auf eine koronare Herzkrankheit hinweisenden Beschwerden vorliegen, sollte eine Fahrradergometerbelastung durchgeführt werden.

Die **P-Wellen** stehen in den Extremitätenableitungen „auf dem Kopf“, die PQ-Zeit ist normal. Diese Konstellation ist nur damit zu erklären, dass der Vorhofvektor während der gesamten intraatrialen Erregungsausbreitung zum linken Vorhof hinweist, weil dieser verspätet erregt wird. Die Verspätung ist dadurch bedingt, dass das Leitbündel vom rechten zum linken Vorhof – das **Bachmannsche Bündel** – blockiert ist.

In dem am Folgetag registrierten **unten abgebildeten EKG** sehen die P-Wellen wieder „normal“ aus, offensichtlich handelt es sich um eine intermittierend auftretende Blockierung des Bachmannschen Bündels, das vom Sinusknoten zum linken Vorhof führt. Die PQ-Zeit ist unverändert.

Einen Krankheitswert hat diese Erscheinung nicht.

Auch wenn man die Veränderungen der P-Wellen auf den ersten Blick übersieht, so stolpert man bei der Achsenbestimmung sofort über die ungewöhnliche Vorhofachse im EKG Nr. 99.

Zeitwert: P: 0,10; PQ: 0,19; QRS: 0,09; QT: 0,40 s; f: 72/min.

Achsen: P: +30°; QRS: +10°; T: +30°.

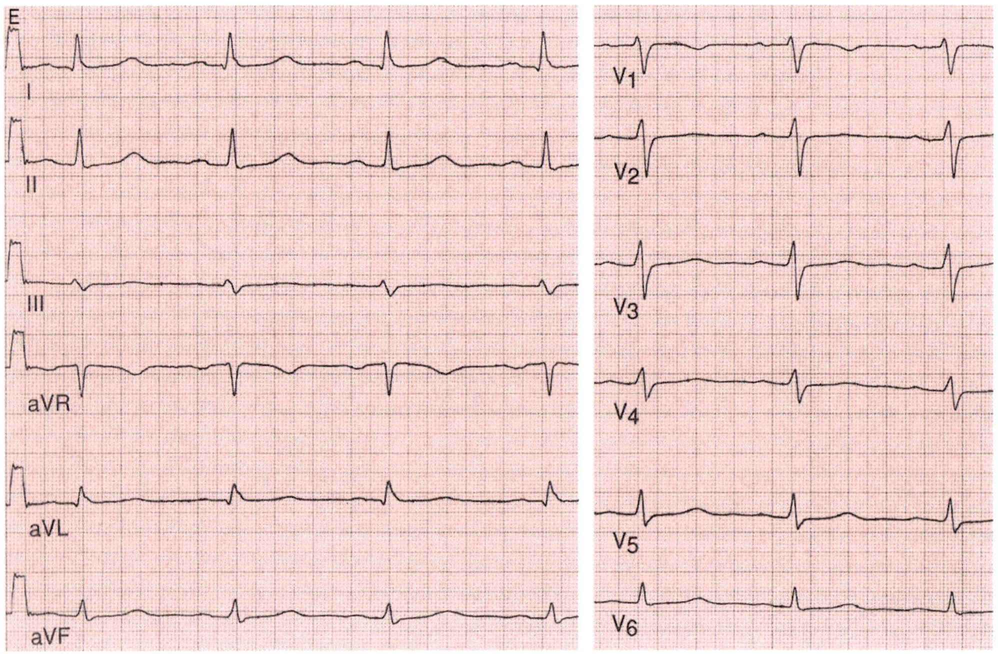

Angaben zur Person:

Geschl. ♀ / 64 Jahre — 75 kg — 168 cm

Kreatinin: 0,8 (n= 0,4–1,3) mg/dl — Hypertonie: ☒ ja ☐ nein ☐ labile

Kalium: 4,0 (n= 3,5–5,5) mmol/l — aktueller RR (aufgeregt): 220/120 mmHg

Herzwirksame Medikamente: Kalziumantagonisten

Anamnese, Befunde: Vor 5 Jahren Varizenoperation.
Hypertonikerfamilie, arterieller Hypertonus seit 4 Jahren bekannt. Nierensteine, Ulkuskrankheit.
Konstante Erhöhung der CPK (ca. 180 U/l, n= 10–80 U/l).

Auswertung:

Zeiten: P: 0,10 — PQ: 0,19 — QRS: 0,09 — QT: 0,40 s — Frequenz 76/min

Achsen: P: –100° — QRS: +10° — T: +30°

Hypertrophie-Indizes: Lewis: 0,9 mV — Sokolow: 1,3 mV

Q-Zacken in BWA: –

R-Zuwachs in BWA: ☐ regelmäßig — ☒ langsam — ☐ schnell — ☐ abrupt in V
☐ kein R-Zuwachs von V bis V
☐ R-Reduktion von V bis V
☐ R-Verlust von V bis V

R/S-Umschlagzone: zwischen V_5 und V_6 — bei V — ☐ bis V_6 nicht erreicht

S-Zacken in BWA: bis V_6 — ☐ klein — ☐ mittel — ☒ groß — Voltage: o. B.

Formveränderungen:
P: „auf dem Kopf stehend“
QRS: –
ST: –
T: deutlich abgeflacht Vorderwand apikal

Beurteilung: ☒ regelmäßig — ☐ unregelmäßig — ☒ normfrequent

☒ Sinusrhythmus — ☐ absolute Arrhythmie — ☐ — ☐ bradykard — ☐ tachykard

Extrasystolie: –

Intraatriale Leitungsstörungen: Blockierung des Bachmannschen Bündels

Überleitungsstörungen: –

Lagetyp: links

Intraventrikuläre Leitungsstörung: –

Infarkt: –

Hypertrophiezeichen: –

Erregungsrückbildungsstörungen: unspezifische, Vorderwand apikal (T abgeflacht)

weitere Diagnosen: –

Hauptdiagnosen: Blockierung des Bachmann-Bündels

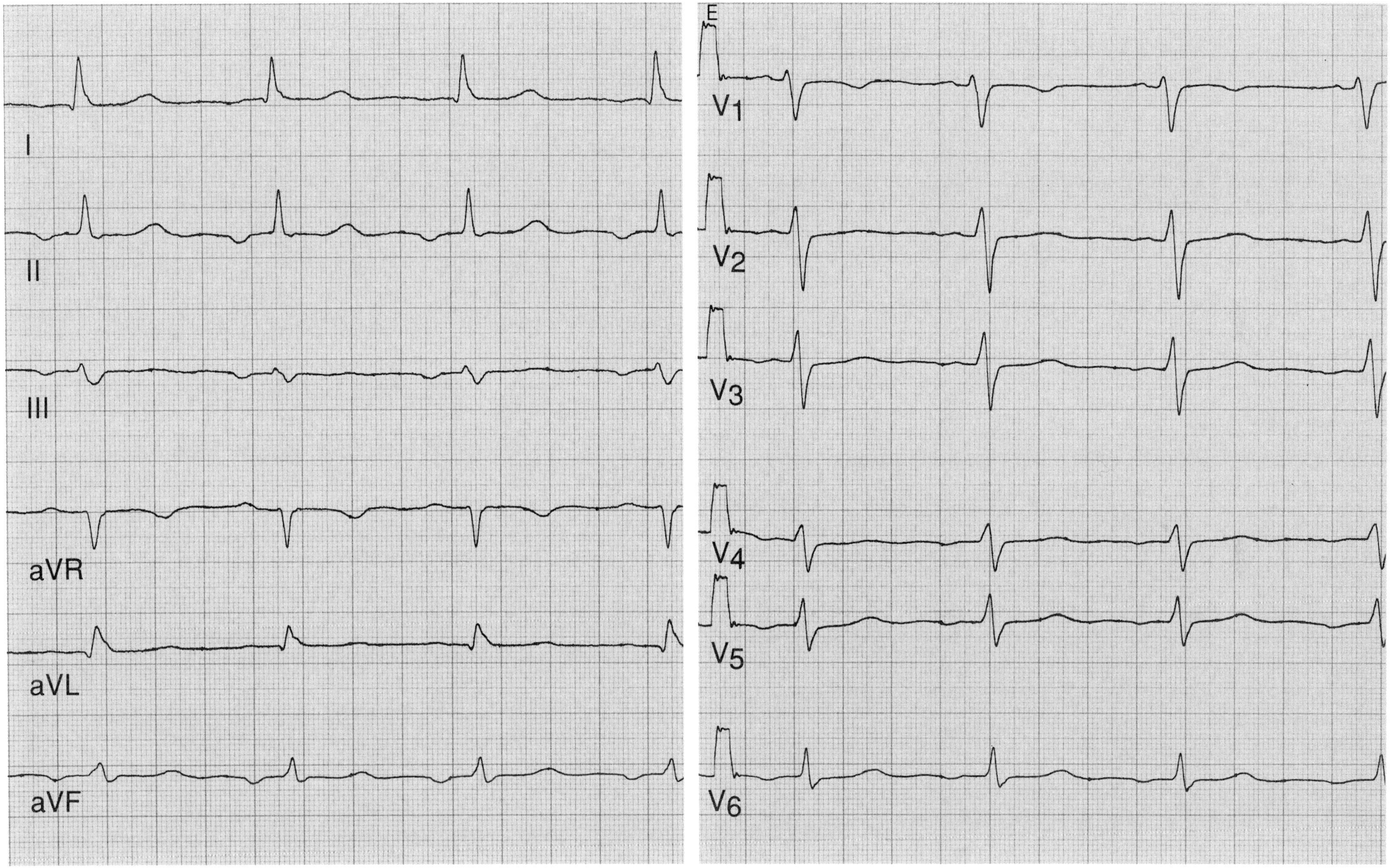
I
II
III
aVR
aVL
aVF
E
V1
V2
V3
V4
V5
V6

Der vor einem Jahr abgelaufene Vorderwandinfarkt ist nicht mehr zu diagnostizieren. Die hier vorliegenden Erregungsrückbildungsstörungen könnten für eine Rechtsherzbelastung sprechen. Bei der Anamnese liegt es jedoch nahe, dass sie Ausdruck einer koronaren Herzkrankheit sind. Wäre der Troponinwert pathologisch, so müsste man von einem ST-Hebungs-Myokard-Infarkt (STEMI) sprechen. Da er negativ war, lagen „nur" **Erregungsrückbildungsstörungen** vor.

In beiden Fällen ist es geboten, sich durch eine Koronarangiografie ein sicheres Bild zu machen. Es bestand eine subtotale Stenose im Ramus interventrikularis anterior (RIVA), auch LAD (Left anteroir descendens) genannt, die mittels Angioplastie erfolgreich dilatiert wurde.

Vergleiche diesen Befund mit dem EKG Nr. 96!

Das **unten abgebildete EKG** wurde nach der erfolgreichen PTCA (perkutane transluminale Koronarangioplastie) des RIVA (Ramus interventricularis anterior) registriert.
Zeitwerte: P: 0,12; PQ: 0,22; QRS: 0,10; QT: 0,35 s; f: 81/min.
Achsen: P: +50°; QRS: –60°; T: +40°.
Vollständige Rückbildung der im EKG Nr. 100 abgebildeten Erregungsrückbildungsstörungen.

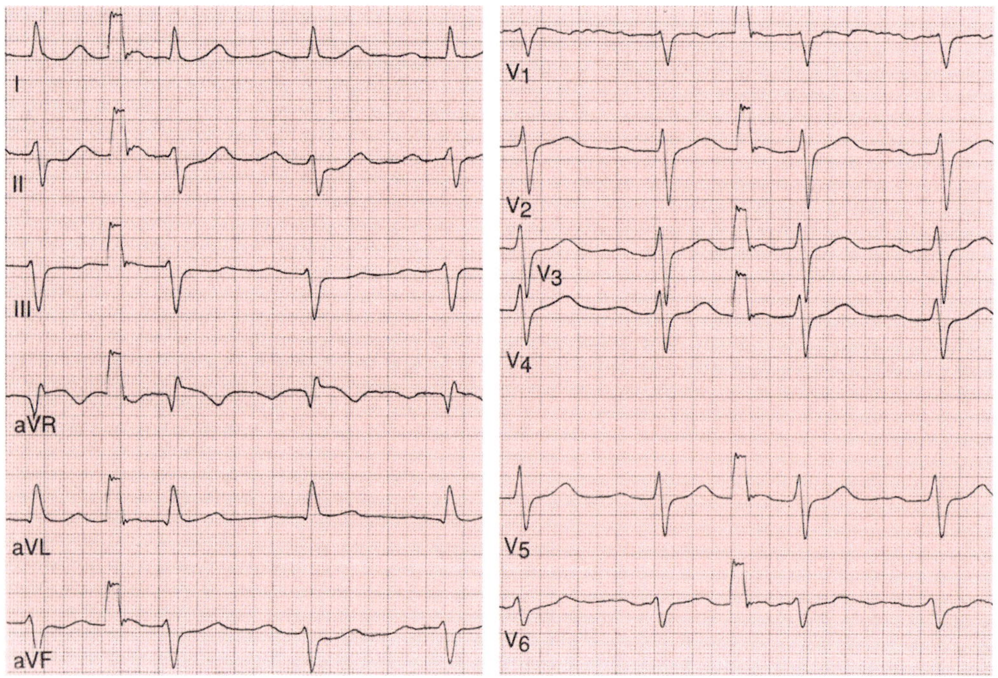

Angaben zur Person:

Geschl. ♂ / 75 Jahre — 73 kg — 172 cm

Kreatinin: 1,0 (n= 0,4–1,3) mg/dl — Hypertonie: ☒ ja ☐ nein ☐ labile

Kalium: 4,3 (n= 3,5–5,5) mmol/l — aktueller RR: 140/100 mmHg

Herzwirksame Medikamente: Kalziumantagonisten, β-Blocker

Anamnese, Befunde: Arterieller Hypertonus seit einigen Jahren mit vor allem erhöhten diastolischen Werten bekannt. Vor einem Jahr umschriebener supraapikaler Vorderwandinfarkt. Jetzt erneut deutliche, belastungsabhängige Angina pectoris, echokardiografisch leicht vergrößerter linker Ventrikel mit guter Kontraktionsfunktion, geringe septale Hypokinesie. Troponin negativ.

Auswertung:

Zeiten: P: 0,11 — PQ: 0,18 — QRS: 0,10 — QT: 0,38 s — Frequenz 68/min

Achsen: P: ~+40° — QRS: –50° — T: +60°

Hypertrophie-Indizes: Lewis: – mV — Sokolow: – mV — nicht gültig

Q-Zacken in BWA: –

R-Zuwachs in BWA: ☐ regelmäßig — ☒ langsam — ☐ schnell — ☐ abrupt in V
☐ kein R-Zuwachs von V bis V
☐ R-Reduktion von V bis V
☐ R-Verlust von V bis V

R/S-Umschlagzone: zwischen V und V bei V — ☒ bis V_6 nicht erreicht

S-Zacken in BWA: bis V_6 — ☐ klein — ☐ mittel — ☒ groß — Voltage: o. B.

Formveränderungen:
P: etwas verbreitert
QRS: –
ST: konvexbogig in V_2–V_4 mit leichter Hebung
T: terminal negativ von V_1 bis V_4

Beurteilung: ☒ regelmäßig — ☐ unregelmäßig — ☒ normfrequent

☒ Sinusrhythmus — ☐ absolute Arrhythmie — ☐ — ☐ bradykard — ☐ tachykard

Extrasystolie: –

Intraatriale Leitungsstörungen: leichte intraartiale Leitungsverzögerung

Überleitungsstörungen: –

Lagetyp: überdrehter Linkstyp

Intraventrikuläre Leitungsstörung: LAH

Infarkt: – (s. u.)

Hypertrophiezeichen: –

Erregungsrückbildungsstörungen: vom Außenschichtischämietyp, Vorderwand apikal bis supraapikal

weitere Diagnosen: –

Hauptdiagnosen: Erregungsrückbildungsstörungen vom Außenschichtischämietyp

Nr. 100

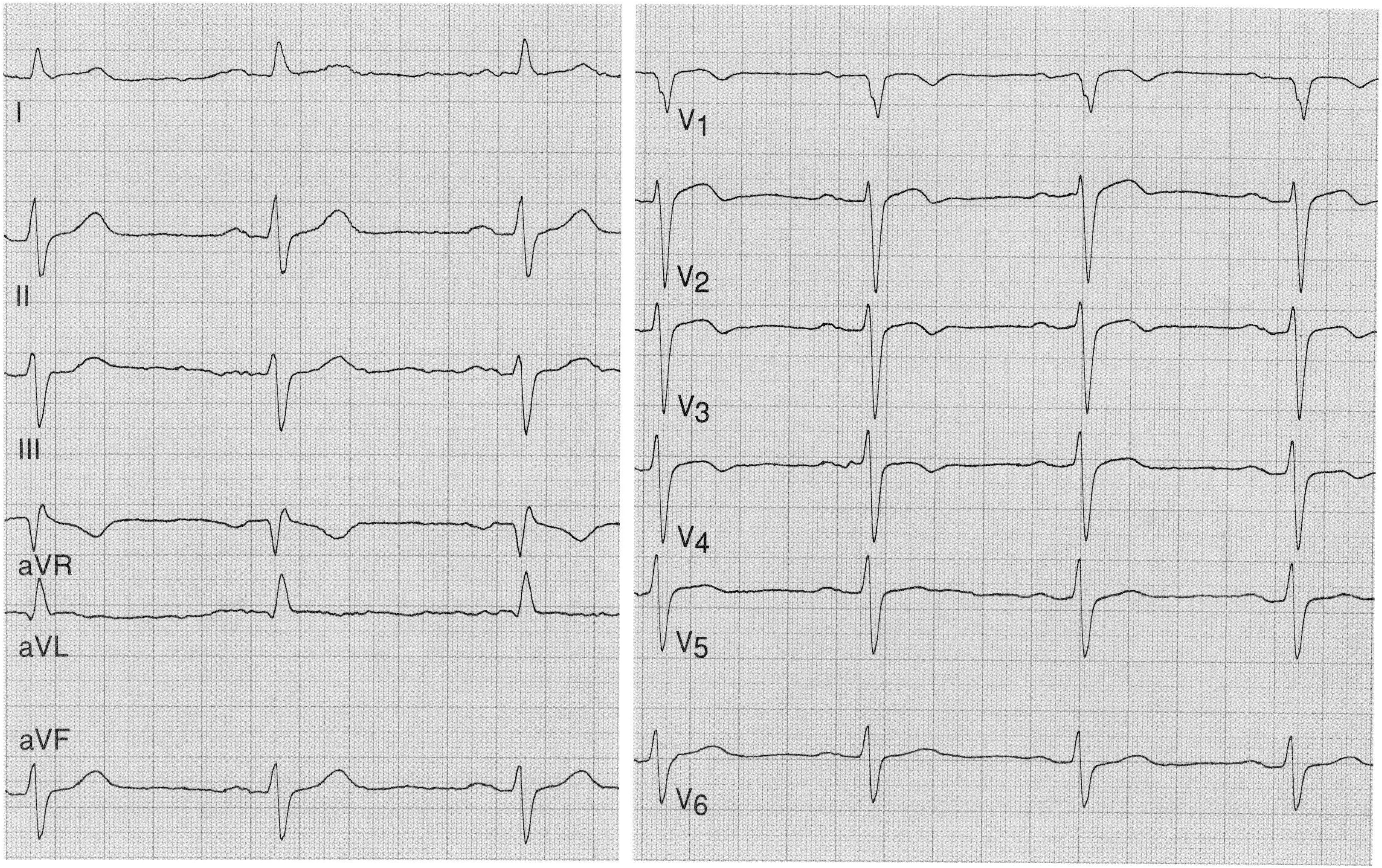

EKG Nr. 101

Aufgrund des EKGs drängt sich die Diagnose **supraapikaler Vorderwandinfarkt im Stadium I** auf. Tage zuvor war eine Beckenvenenthrombose diagnostiziert worden war (s. Fall Nr. 96). Es hätte sein können, dass der Patient erst bei dem jetzigen Ereignis in lebensbedrohlichem Zustand eingewiesen worden wäre und dass keine weiteren Voruntersuchungsergebnisse zur Verfügung gestanden hätten. Über das Infarktbild hinaus liegt ein **Sagittaltyp** vor, der vorher nicht bestanden hatte (s. EKG Nr. 96) und desgleichen ein **Rechtsschenkelblock**. Die 3 Befunde (infarktähnliche Veränderungen im supraapikalen Vorderwandbereich oder im inferioren Bereich, Sagittaltyp und RSB) passen zu einer akuten schweren Rechtsherzbelastung (vergleiche auch EKG Nr. 73). Eine halbe Stunde später trat ein Kammerflimmern auf, die Reanimationsmaßnahmen blieben erfolglos. Es hatte sich um eine fulminante Lungenembolie (Obduktionsergebnis) gehandelt.

Das **unten abgebildete EKG 101a** wurde 12 Stunden nach dem EKG Nr. 96 und 12 Stunden vor dem EKG Nr. 96a registriert. Vergleiche auch hierzu noch einmal die Brustwandableitungen in dem EKG Nr. 100, die Differenzialdiagnose „nicht transmuraler Infarkt", Erregungsrückbildungsstörungen als Ausdruck einer koronaren Herzkrankheit und bei Zustand nach akuter Rechtsherzbelastung ist anhand des EKGs allein nicht zu treffen.
Zeitwerte: P: 0, 10; PQ: 0,16; QRS: 0,08; QT: 0,38 s; f: 80/min. Achsen: P: + 30 °; QRS: + 10 °; T: + 50 °.

Verlauf

1. EKG Nr. 96	Erstbefund	3. EKG Nr. 96 a	weitere 12 Stunden später
2. EKG Nr. 101 a	12 Stunden später	4. EKG Nr. 101	2 Wochen später

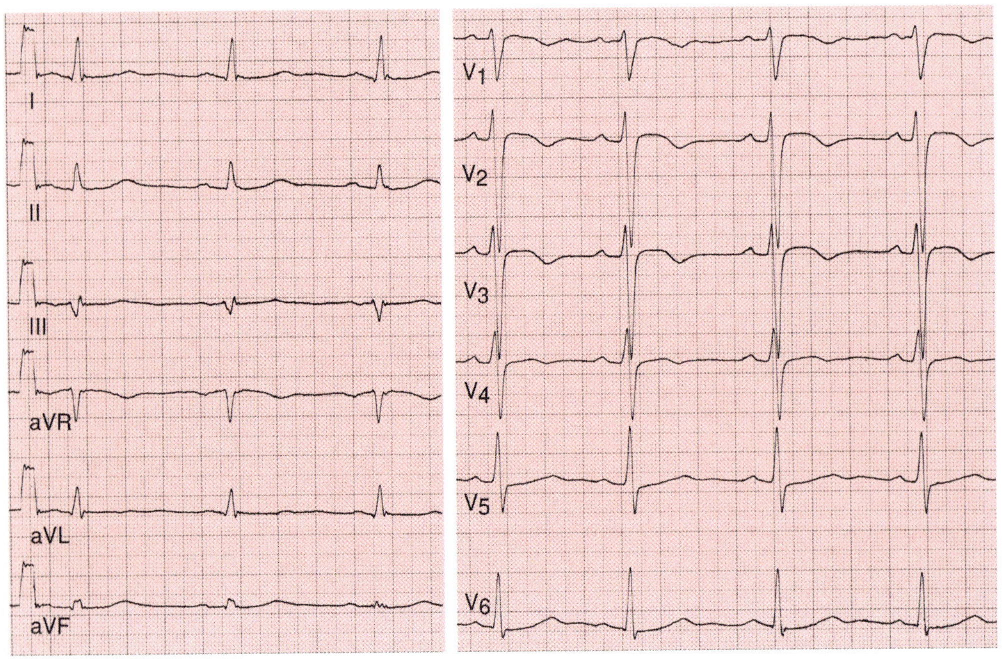

Angaben zur Person:

Geschl. ♂ / 56 Jahre	84 kg 168 cm
Kreatinin: 0,86 (n = 0,4–1,3) mg/dl	Hypertonie: ☐ ja ☐ nein ☒ labile
Kalium: 4,1 (n = 3,5–5,5) mmol/l	aktueller RR: 140/90 mmHg

Herzwirksame Medikamente: keine (Euglucon)

Anamnese, Befunde: Vor 2 Wochen Sturz mit Ausbildung eines großen Hämatoms im Bereich der rechten Hüfte. Vor 1 Woche Angina pectoris, Belastungsdyspnoe und Herzjagen. Einweisung mit Verdacht auf Herzinfarkt. Troponinwert nicht erhöht, es bestanden Erregungsrückbildungsstörungen vom Außenschichtläsionstyp supraapikal, die sich zurückbildeten. Bei erneut aufgetretener schwerster Angina pectoris wurde dieses EKG geschrieben.

Auswertung:

Zeiten:	P: 0,10	PQ: 0,13	QRS: ~0,10	QT: 0,27 s	Frequenz 135/min
Achsen:	P: + 50 °	QRS: $S_I Q_{III}$	T: + 50 °		
Hypertrophie-Indizes:	Lewis: – mV		Sokolow: – mV		
Q-Zacken in BWA:	–				
R-Zuwachs in BWA:	☐ regelmäßig	☒ ab V_2 langsam ☐ kein R-Zuwachs von V ☒ R-Reduktion von V_1 ☐ R-Verlust von V	 bis V bis V_2 bis V	☐ schnell	☐ abrupt in V
R/S-Umschlagzone:	zwischen V und V		bei V	☒ bis V_6 nicht erreicht	
S-Zacken in BWA:	bis V_6	☐ klein	☐ mittel	☒ groß	Voltage: unauffällig
Formveränderungen:	P: QRS: ST: T:	– rSR' in V_1, S_I Q_{III} um maximal 0,5 mV gehoben V_1–V_3 verschmolzen mit ST in V_1–V_3, positiv V_4–V_6			

Beurteilung:

	☒ regelmäßig	☐ unregelmäßig	☐ normfrequent	
☒ Sinusrhythmus	☐ absolute Arrhythmie	☐	☐ bradykard	☐ tachykard

Extrasystolie:	–
Intraatriale Leitungsstörungen:	–
Überleitungsstörungen:	–
Lagetyp:	Sagittaltyp
Intraventrikuläre Leitungsstörung:	Rechtsschenkelblock
Infarkt:	supraapikale Vorderwand, Stadium I
Hypertrophiezeichen:	–
Erregungsrückbildungsstörungen:	vom Außenschichtläsionstyp supraapikal
weitere Diagnosen:	–
Hauptdiagnosen:	schwere akute Rechtsherzbelastung: S_I-Q_{III}-Typ, Rechtsschenkelblock und infarkttypische Veränderungen Vorderwand supraapikal, z. B. Lungenembolie

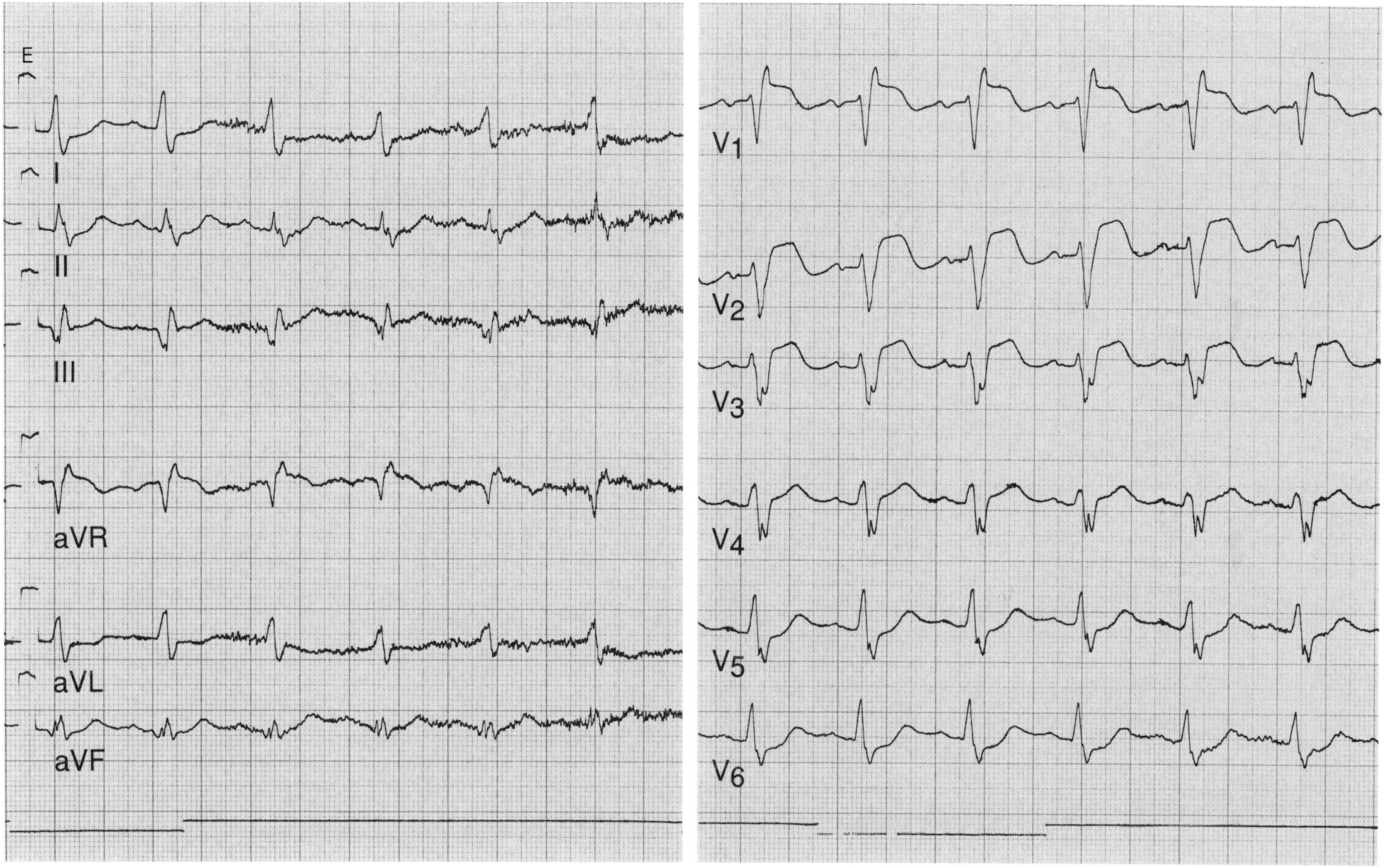
E
I
II
III
aVR
aVL
aVF
V1
V2
V3
V4
V5
V6

Bemerkungen

Dieses EKG wurde einen Tag nach dem EKG Nr. 97 a registriert. Es ist zu keinen weiteren QRS-Veränderungen gekommen, die für einen transmuralen Infarkt sprechen könnten. Jedoch sind die T-Wellen in V_1 bis V_5 jetzt deutlich gleichschenklig negativ.

Bei ST-Hebungs-Infarkten, bei Nicht-ST-Hebungs-Infarkten, aber auch bei einer instabilen Angina pectoris ist schnellstmöglich eine Koronarangiografie anzustreben.

Das **unten abgebildete, 18 Monate später registrierte EKG** weist keinerlei Infarktveränderungen mehr auf, auch nicht in den Brustwandableitungen 2 ICR höher. Die Patientin blieb beschwerdefrei.

Auffällig sind die spitzen positiven T-Wellen in V_2 bis V_6. Die posterioren Ableitungen zeigten keine pathologischen Veränderungen, also keinen posterioren Infarkt, wie man hätte vermuten können.

Zeitwerte: P: 0,10; PQ: 0,14; QRS: 0,09; QT: 0,38 s; f: 62/min.

Achsen: P: +40 °; QRS: +40 °; T: +50 °

Verlauf	
EKG Nr. 97	Erstbefund
EKG Nr. 97 a	6 Tage später
EKG Nr. 102	1 weiterer Tag später
EKG Nr. 102 a	1½ Jahre später

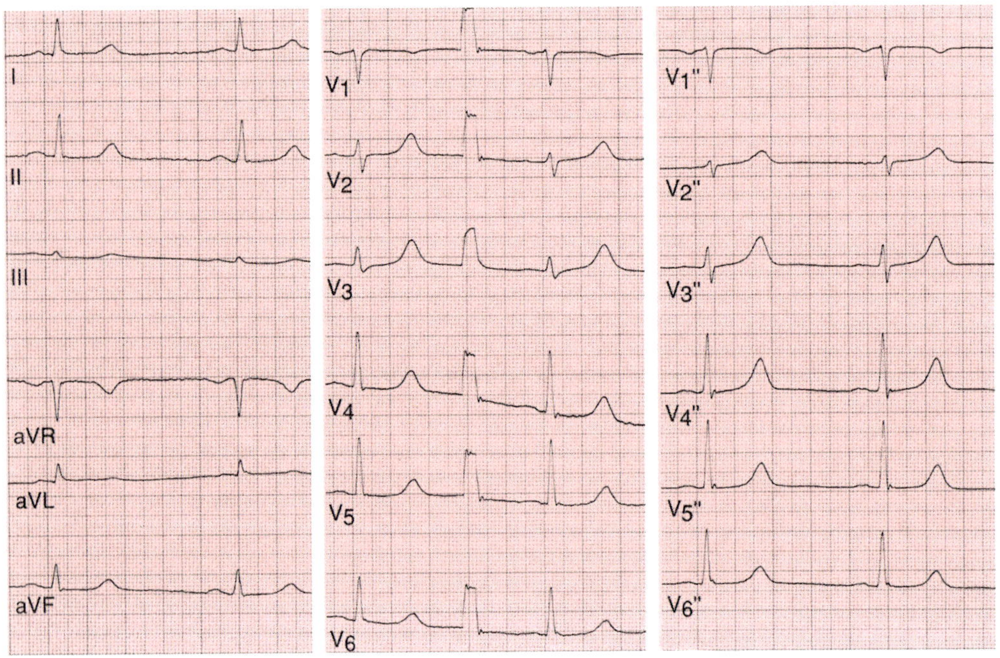

Angaben zur Person:

Geschl. ♀ / 66 Jahre — 61,5 kg — 160 cm

Kreatinin: 0,9 (n= 0,4–1,3) mg/dl — Hypertonie: ☒ ja ☐ nein ☐ labile

Kalium: 3,8 (n= 3,5–5,5) mmol/l — aktueller RR: 140/80 mmHg

Herzwirksame Medikamente: Nitratunverträglichkeit, deshalb Mosidomin; β-Blocker, Kalziumantagonisten

Anamnese, Befunde: Siehe EKG Nr. 97
Behandlung auf Intensivstation über 3 Tage, dann Verlegung auf Normalstation. Beschwerden weitestgehend, jedoch nicht vollständig abgeklungen, jetzt unter Belastungsbedingungen leichter retrosternaler Druck, Troponin erhöht. Koronarangiografisch wurde eine signifikante RIVA-Stenose festgestellt und mittels einer PTCA bis auf eine minimale Reststenose aufgeweitet.

Auswertung:

Zeiten:	P: 0,10	PQ: 0,14	QRS: 0,07	QT: 0,34 s	Frequenz 69/min
Achsen:	P: +40 °	QRS: +50 °	T: +120 °		
Hypertrophie-Indizes:	Lewis: 0,3 mV		Sokolow: 2,7 mV		
Q-Zacken in BWA:	q V_6; mikro-q V_2; QS V_1				
R-Zuwachs in BWA:	☒ regelmäßig	☐ langsam	☐ schnell	☐ abrupt in V	
		☐ kein R-Zuwachs von V	bis V		
		☐ R-Reduktion von V	bis V		
		☐ R-Verlust von V	bis V		
R/S-Umschlagzone:	zwischen V_2 und V_3		bei V	☐ bis V_6 nicht erreicht	
S-Zacken in BWA:	bis V_5	☒ klein	☐ mittel	☐ groß	Voltage: o. B.

Formveränderungen:
- P: –
- QRS: QS V_1, qrS in V_2
- ST: konvexbogig in V_1–V_5, angedeutet in I und aVL, jeweils ohne Hebung
- T: terminal negativ V_1–V_5, maximal in V_2 und V_3

Beurteilung: ☒ regelmäßig ☐ unregelmäßig ☒ normfrequent

☒ Sinusrhythmus ☐ absolute Arrhythmie ☐ ☐ bradykard ☐ tachykard

Extrasystolie:	–
Intraatriale Leitungsstörungen:	–
Überleitungsstörungen:	–
Lagetyp:	Indifferenztyp
Intraventrikuläre Leitungsstörung:	–
Infarkt:	sehr umschriebener supraapikaler im Stadium II
Hypertrophiezeichen:	–
Erregungsrückbildungsstörungen:	schwere, vom Außenschichtischämietyp, Vorderwand apikal bis supraapikal
weitere Diagnosen:	–
Hauptdiagnosen:	Außenschicht-Infarkt, VW

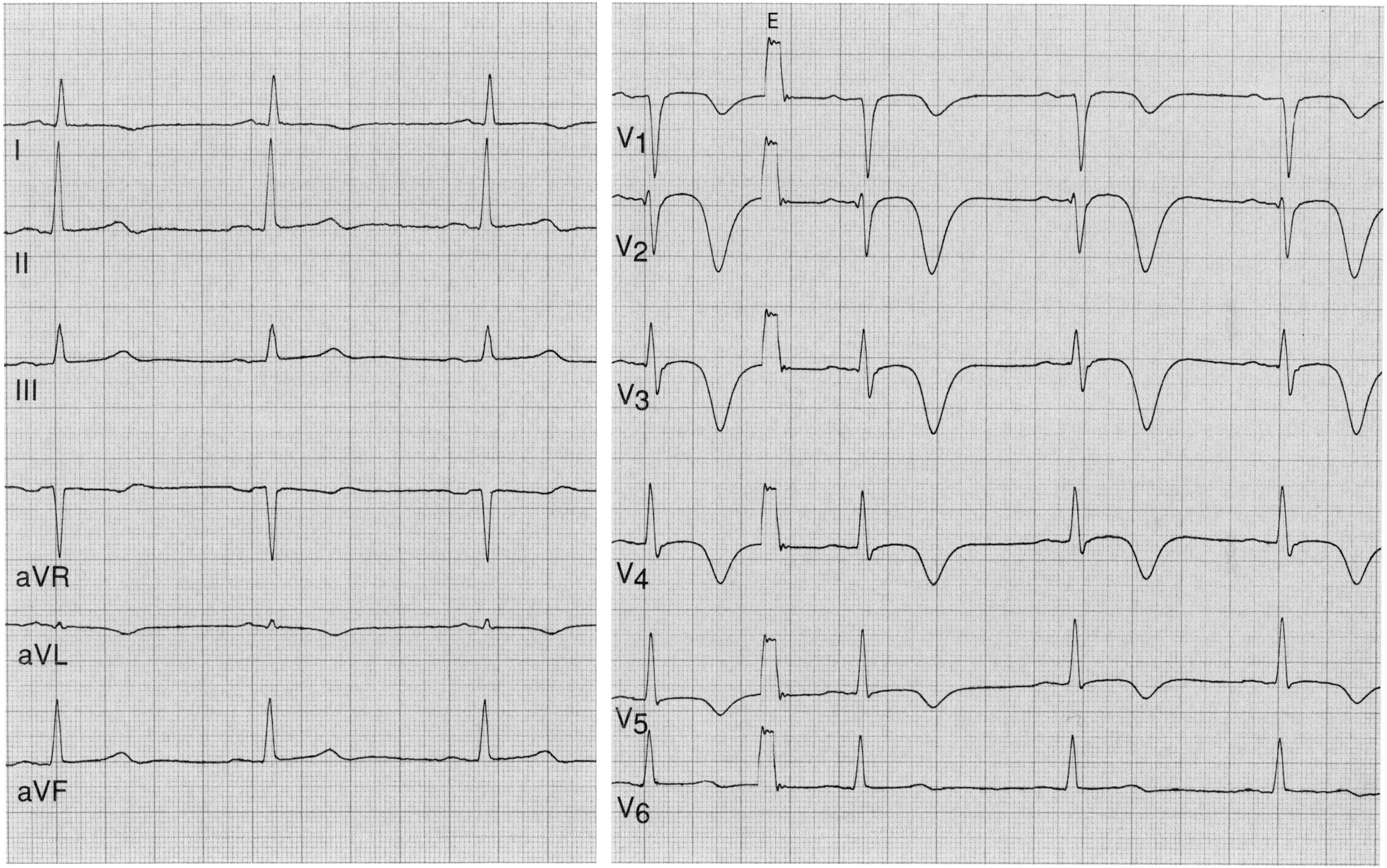
I
II
III
aVR
aVL
aVF
E
V1
V2
V3
V4
V5
V6

Bemerkungen

Es liegt nahe, die im Vorderwand-lateral-Bereich vorliegenden **Erregungsrückbildungsstörungen** mit den vom Patienten geklagten Angina-pectoris-Beschwerden in Verbindung zu bringen. Es besteht damit ein hochgradiger Verdacht auf eine koronare Herzkrankheit, der durch die **starke Achsendivergenz** erhärtet wird.

Echokardiografisch war eine leichte linksventrikuläre Hypertrophie und eine leichte linksventrikuläre Dilatation zu erkennen, umschriebene Wandbewegungsstörungen lagen nicht vor. Der Befund war am ehesten durch eine hypertensive Herzkrankheit zu erklären, dieser Befund wurde durch Linksherzkatheter bestätigt, eine koronare Herzkrankheit wurde ausgeschlossen, Wandbewegungsstörungen waren angiografisch nicht festzustellen.

Elektrokardiografisch ist eine Differenzierung zwischen hypertensiver und koronarer Herzkrankheit nicht möglich.

Das **unten abgebildete EKG** wurde von demselben Patienten 7 Jahre zuvor registriert, er war damals 50 Jahre alt.

Auch hier sind schon, wenn auch in schwächerer Ausprägung, dieselben Erregungsrückbildungsstörungen festzustellen.

Therapeutische Konsequenz: sorgfältigste Blutdruckeinstellung.

Zeitwerte: P: 0,10; PQ: 0,16; QRS: 0,09; QT: 0,42 s; f: 64/min.

Achsen: P: +60 °; QRS: 0 °; T: flach.

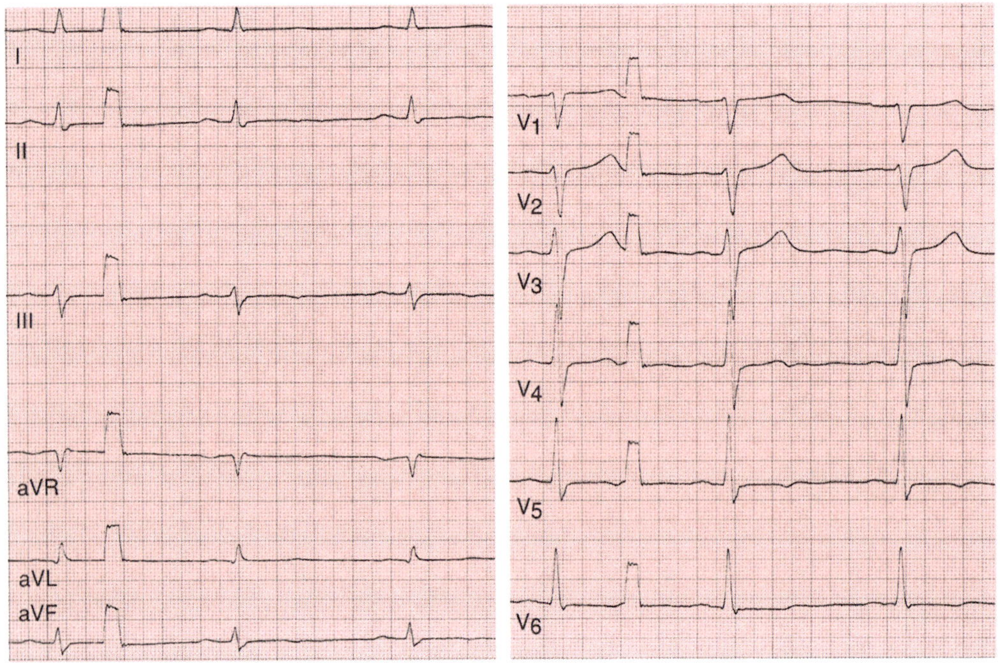

Angaben zur Person:

Geschl. ♂ / 57 Jahre — 86 kg — 175 cm

Kreatinin: 3,19 (n= 0,4–1,3) mg/dl — Hypertonie: ☒ ja ☐ nein ☐ labile

Kalium: 4,6 (n= 3,5–5,5) mmol/l — aktueller RR: 180/85 mmHg

Herzwirksame Medikamente: Nitrate, Kalziumantagonisten, Diuretika

Anamnese, Befunde: Arterieller Hypertonus seit vielen Jahren. Niereninsuffizienz seit 3 Jahren (mit ansteigenden Kreatininwerten). Rezidivierend Kollapszustände mit Schwindel, Schweißausbruch und Flimmern vor den Augen. Bei einer derartigen Attacke vor 3 Monaten Sturz mit Patellarsehnenabriss. Hypertriglyzeridämie, Hyperurikämie, A.-carotis-interna-Abgangsstenose rechts 70 %, gelegentlich Angina pectoris seit 4 Jahren.

Auswertung:

Zeiten: P: 0,10 — PQ: 0,14 — QRS: 0,09 — QT: 0,36 s — Frequenz 82/min

Achsen: P: + 60 ° — QRS: –10 ° — T: –120 °

Hypertrophie-Indizes: Lewis: 1,5 mV — Sokolow: 2,4 mV

Q-Zacken in BWA: q V_6

R-Zuwachs in BWA: ☐ regelmäßig ☒ langsam ☐ schnell ☐ abrupt in V
☐ kein R-Zuwachs von V bis V
☐ R-Reduktion von V bis V
☐ R-Verlust von V bis V

R/S-Umschlagzone: zwischen V_4 und V_5 — bei V — ☐ bis V_6 nicht erreicht

S-Zacken in BWA: bis V_5 — ☐ klein ☒ mittel ☐ groß — Voltage: o. B.

Formveränderungen:
P: –
QRS: –
ST: leicht konvexbogig in V_5, V_6, I, II und aVF
T: terminal negativ in V_5, V_6, I, II und aVF

Beurteilung: ☒ regelmäßig ☐ unregelmäßig ☒ normfrequent

☒ Sinusrhythmus ☐ absolute Arrhythmie ☐ ☐ bradykard ☐ tachykard

Extrasystolie: –

Intraatriale Leitungsstörungen: –

Überleitungsstörungen: –

Lagetyp: links

Intraventrikuläre Leitungsstörung: –

Infarkt: –

Hypertrophiezeichen: –

Erregungsrückbildungsstörungen: vom Außenschichtischämietyp lateral, starke Achsendivergenz

weitere Diagnosen: –

Hauptdiagnosen: Erregungsrückbildungsstörungen

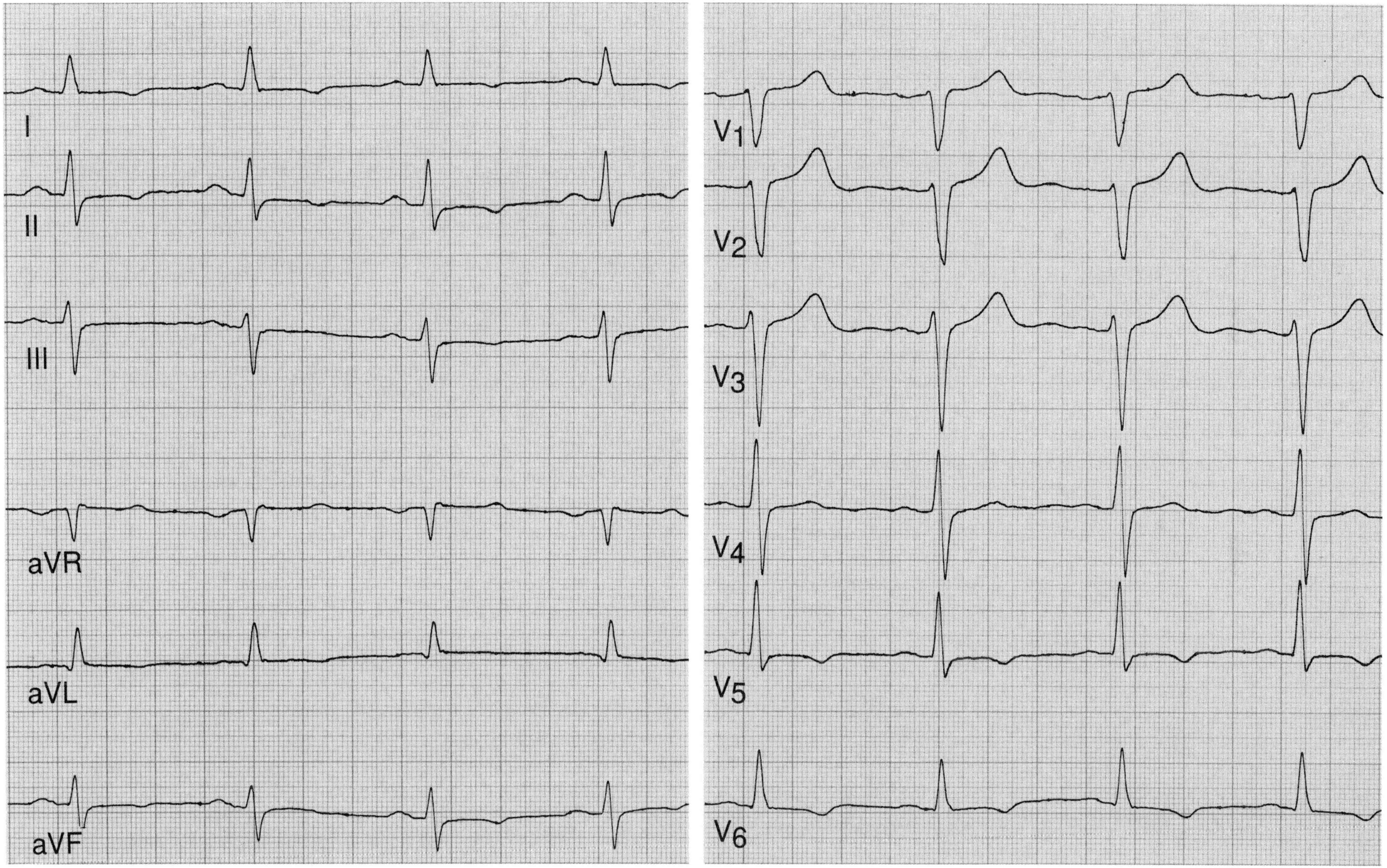
I
II
III
aVR
aVL
aVF
V1
V2
V3
V4
V5
V6

Bemerkungen

EKG Nr. 104

Bei flüchtigem Blick wird man eine **ventrikuläre Extrasystolie** vermuten, insbesondere beim Rhythmusstreifen unten. Dann fällt allerdings die eigenartige Deformierung der QRS-Komplexe auf mit der **typischen Deltawelle**. Das Bild trügt zusätzlich durch die relativ lange PQ-Zeit: Eine Folge der **intraatrialen Erregungsausbreitungsverzögerung**, die zu einer Verbreiterung der P-Wellen auf 0,14 s führt. Im Rhythmusstreifen ist insbesondere in der Ableitung I deutlich zu sehen, dass der QRS-Komplex gleichsam aus der P-Welle herauswächst.

Ein **intermittierendes WPW-Syndrom** ist keine Rarität. Häufiger liegt die Präexzitation allerdings konstant vor oder sie wechselt phasenweise über kurze oder auch längere Zeiträume.

Ob sich ein Kentsches Bündel durch intravenöse Applikation von Ajmalin unterbinden lässt oder nicht, hat keinerlei prognostische Bedeutung. Da Ajmalin bei manchen Patienten zu einer schwersten intraventrikulären Erregungsausbreitungsstörung mit letalem Ausgang führen kann, muss vor diesem Test energisch gewarnt werden (s. EKG Nr. 105).

Die Präexzitation kann – muss aber nicht – zu paroxysmalen supraventrikulären Tachykardien führen. Sind diese medikamentös nicht zu beherrschen, so kann im Rahmen einer elektrophysiologischen Untersuchung eine zumeist erfolgreiche Ablation des Kent-Bündels erfolgen.

In dem **Rhythmusstreifen unten** weisen die ersten beiden Aktionen eine Präexzitation auf, in den nachfolgenden besteht ein konstanter Wechsel: intermittierend wirksames Kentsches Bündel. Scheinbar verbreiterter QRS-Komplex in jeder zweiten Aktion.

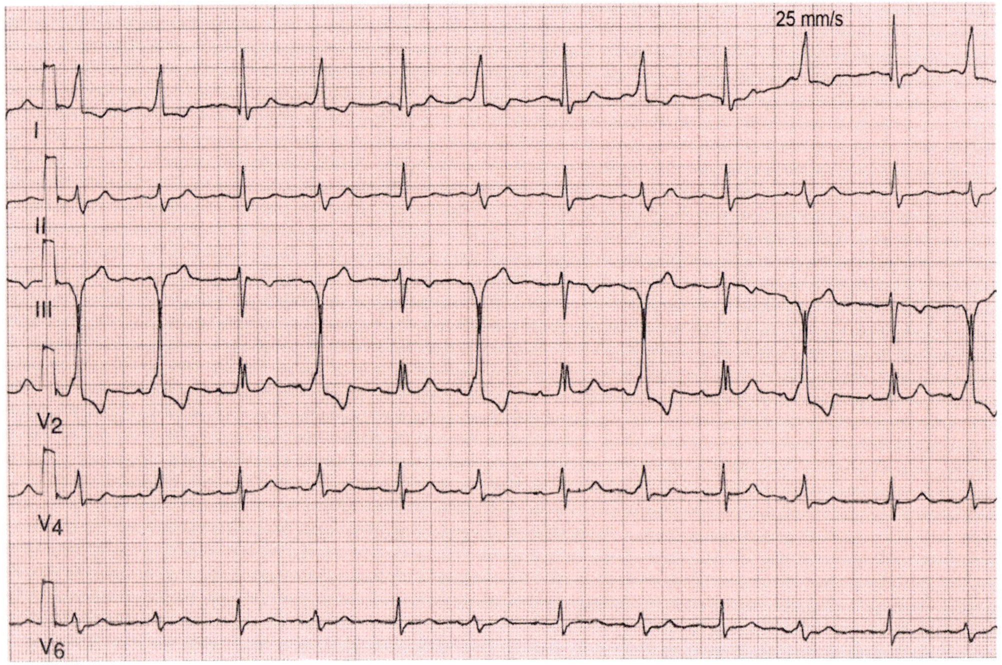

Angaben zur Person:

Geschl. ♀ / 71 Jahre 66 kg 163 cm

Kreatinin: 1,0 (n= 0,4–1,3) mg/dl

Hypertonie: ☐ ja ☒ nein ☐ labile

Kalium: 3,9 (n= 3,5–5,5) mmol/l

aktueller RR: 150/95 mmHg

Herzwirksame Medikamente: keine

Anamnese, Befunde: Keine kardiale Vorgeschichte, Röntgenaufnahmen des Thorax und Echokardiogramm unauffällig. Morbus Meulengracht, Hypercholesterinämie, anamnestisch kein arterieller Hypertonus

Auswertung:

Zeiten: P: ~0,14 PQ: 0,20 QRS: 0,10 QT: 0,44 s Frequenz 65/min

Achsen: P: 0 ° QRS: −10 ° T: 0 °

Hypertrophie-Indizes: Lewis: – mV Sokolow: – mV

Q-Zacken in BWA: q V_6

R-Zuwachs in BWA: ☐ regelmäßig ☒ langsam ☐ schnell ☐ abrupt in V
☐ kein R-Zuwachs von V bis V
☐ R-Reduktion von V bis V
☐ R-Verlust von V bis V

R/S-Umschlagzone: zwischen V_3 und V_4 bei V ☐ bis V_6 nicht erreicht

S-Zacken in BWA: bis V_6 ☐ klein ☒ mittel bis ☒ groß Voltage: o. B.

Formveränderungen:
P: sehr verbreitert ohne deutlichen 2. negativem Anteil in V_1 und V_2
QRS: in BWA 2 QRS-Komplexe verbreitert durch Deltawelle
ST: in V_5 und V_6 etwas starr
T: präterminal flach negativ

Beurteilung: ☒ Vorhöfe regelmäßig ☒ unregelmäßig durch intermittierende vorzeitige Ventrikelerregung
☒ normfrequent

☒ Sinusrhythmus ☐ absolute Arrhythmie ☐ ☐ bradykard ☐ tachykard

Extrasystolie: –

Intraatriale Leitungsstörungen: deutliche Ausbreitungsverzögerung, kein typisches P-mitrale

Überleitungsstörungen: intermittierende Präexzitation, Deltawelle in der 1. u. 3. Aktion in BWA

Lagetyp: Linkstyp

Intraventrikuläre Leitungsstörung: intermittierend durch Deltawelle verbreiterte QRS-Komplexe bei intermittierendem WPW-Syndrom

Infarkt: –

Hypertrophiezeichen: –

Erregungsrückbildungsstörungen: unspezifische Vorderwand lateral

weitere Diagnosen: –

Hauptdiagnosen: Intermittierendes WPW-Syndrom

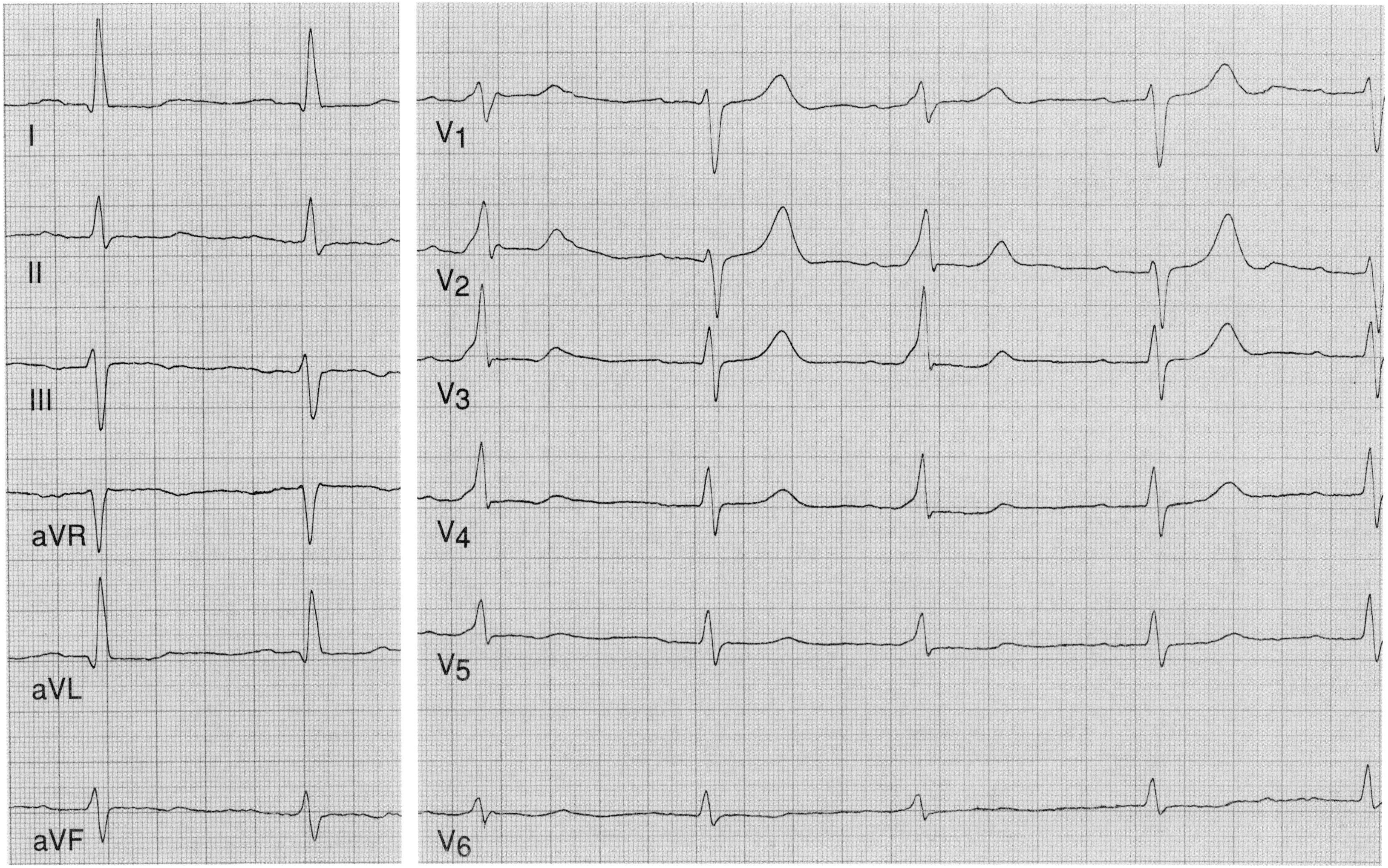
I
II
III
aVR
aVL
aVF
V1
V2
V3
V4
V5
V6

Bemerkungen

Die **QRS-Komplexe sind extrem verbreitert**, die Erregungsrückbildung ist wie bei einer schwersten Elektrolytstörung verändert. Man kann sich vorstellen, dass der QRS-Komplex immer breiter wird, bis er sich quasi „auf die isoelektrische Linie legt“. Aus dem Grund muss man bei jedem Patienten, dem man Ajmalin i. v. injiziert, damit rechnen, dass diese Injektion einen letalen Ausgang haben kann. Eine derartige Reaktion ist selten, dennoch sollte Ajmalin nur als Ultima ratio eingesetzt werden.

Es ist selten, dass ein Patient, dessen elektrische Abläufe im Herzen derart auf Ajmalin reagieren, die Applikation übersteht. Als glücklicher Umstand für diesen Patienten ist hier wohl anzusehen, dass er Ajmalin nicht als Injektion, sondern als Infusion bekommen hat, sodass man die Infusion sofort stoppen konnte (s. EKG unten).

Das **EKG unten links** wurde 9 Stunden nach Abstellen der Infusion registriert, die QRS-Komplexe sind hier nur noch 0,14 s breit. Das **EKG unten rechts** wurde 24 Stunden nach Absetzen der Ajmalininfusion registriert, die QRS-Komplexe sind wieder normal schlank, der Rechtsschenkelblock hat sich zurückgebildet, es liegt das Bild eines inferioren Infarktes im Stadium II–III vor.

Vergleiche Ausgangsbefund EKG Nr. 28 a.

Verlauf

1. EKG Nr. 28 a	Ausgangsbefund	3. EKG Nr. 105 a links	9 Stunden nach 2
2. EKG Nr. 105	3 Tage später	4. EKG Nr. 105 a rechts	15 Stunden nach 3

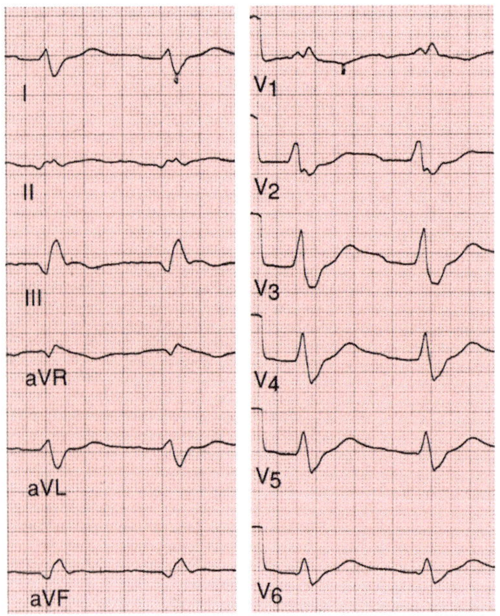

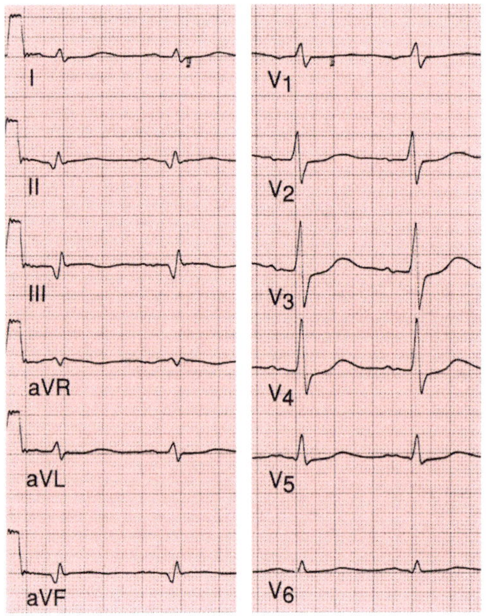

Angaben zur Person:

Geschl. ♂ / 63 Jahre — 74 kg — 172 cm

Kreatinin: 1,0 (n= 0,4–1,3) mg/dl — Hypertonie: ☐ ja ☒ nein ☐ labile

Kalium: 4,6 (n= 3,5–5,5) mmol/l — aktueller RR: 120/70 mmHg

Herzwirksame Medikamente: keine

Anamnese, Befunde: Aufnahme vor 3 Tagen wegen seit 1 Stunde bestehender heftigster retrosternaler Schmerzen: EKG Nr. 28 a: frischer inferiorer Infarkt. Troponin hoch positiv. Lysetherapie. Gabe von ASS und Heparin. Wegen VES Xylocain. Am Folgetag Defibrillation bei Kammerflimmern, 12 Stunden später wurde das hier vorliegende EKG unter einer Infusion mit Ajmalin (2000 mg/24 h) registriert.

Auswertung:

Zeiten: P: ~0,10 — PQ: ~0,24 — QRS: ~0,30 — QT: 0,54 s — Frequenz 75/min

Achsen: P: flach — QRS: + 140 ° — T: ~–30 °

Hypertrophie-Indizes: Lewis: – mV — Sokolow: – mV — nicht verwertbar

Q-Zacken in BWA: –

R-Zuwachs in BWA: ☒ regelmäßig — ☐ langsam — ☐ schnell — ☐ abrupt in V
☐ kein R-Zuwachs von V bis V
☒ R-Reduktion von V_3 bis V_6
☐ R-Verlust von V bis V

R/S-Umschlagzone: zwischen V und V — bei V — ☒ bis V_6 nicht erreicht

S-Zacken in BWA: bis V_6 — ☐ klein — ☐ mittel — ☒ groß — Voltage: o. B.

Formveränderungen:
P: –
QRS: extrem verbreitert, rechtsschenkelblockartig deformiert
ST: möwenschwingenartig
T: mit ST verschmolzen, positiv in V_2–V_6

Beurteilung: ☒ regelmäßig — ☐ unregelmäßig — ☒ normfrequent

☒ Sinusrhythmus — ☐ absolute Arrhythmie — ☐ — ☐ bradykard — ☐ tachykard

Extrasystolie: –

Intraatriale Leitungsstörungen: –

Überleitungsstörungen: AV-Block I

Lagetyp: Rechtstyp

Intraventrikuläre Leitungsstörung: schwerste intraventrikuläre Ausbreitungsverzögerung über RSB-Bild hinaus

Infarkt: –

Hypertrophiezeichen: –

Erregungsrückbildungsstörungen: wie bei schwerer Elektrolytstörung

weitere Diagnosen: –

Hauptdiagnosen: Toxisch bedingte Erregungsausbreitungs- und Rückbildungsstörung.
Die EKGs 28 a, 105 und 105 a wurden freundlicherweise von Dr. med. Martin Geiger aus Moers, einem ehemaligen Kursteilnehmer, zur Verfügung gestellt.

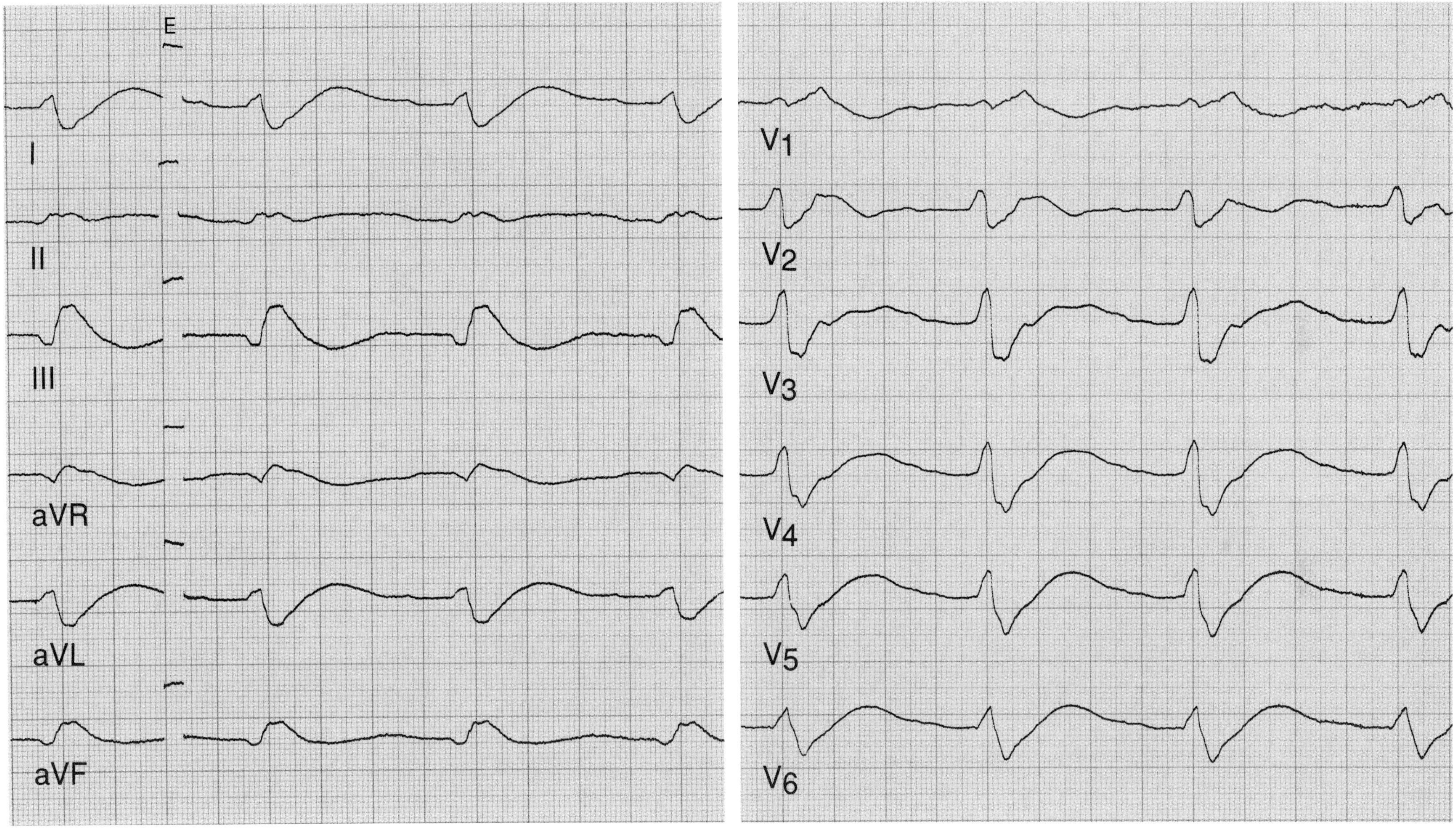
E
I
II
III
aVR
aVL
aVF
V1
V2
V3
V4
V5
V6

Der „Rhythmusstreifen“ ist mit einer Vorlaufgeschwindigkeit von 25 mm/s geschrieben.

Der **Rhythmus** ist regelmäßig, schlanke QRS-Komplexe erscheinen in einem Abstand von 1,44 s, entsprechend einer Herzfrequenz von 41 Aktionen in der Minute.

In unregelmäßigem Abstand vor dem QRS-Komplex erscheinen normal konfigurierte P-Wellen. Bei der zweiten, der vierten und der sechsten Aktion hat man den Eindruck, dass die P-Wellen in die QRS-Komplexe hineinwandern. Diese Tatsache lässt darauf schließen, dass P-Wellen und QRS-Komplexe unabhängig voneinander agieren. Es handelt sich um eine **AV-Dissoziation**. Das Zentrum der ventrikulären Erregung liegt oberhalb der Aufteilung des His-Bündels.

Der **Sokolow-Index ist positiv**, man müsste also von einer linksventrikulären Hypertrophie ausgehen. Bei jugendlichen Patienten mit einer steiltypischen Herzachse ist der Sokolow-Index recht häufig falsch positiv – so auch in diesem Fall: der echokardiografische Befund war vollkommen unauffällig.

In Ableitung V_2 und V_4 sind gleich im Anschluss an die T-Wellen flachere positive Wellen zu sehen. Hierbei handelt es sich um **U-Wellen** (siehe Bemerkungen zu EKG Nr. 84!).

Das **unten abgebildete EKG Nr. 106 a** ist eine Verlängerung des EKG-Streifens Nr. 106. Hier würde man mit flüchtigem Blick einen Sinusrhythmus annehmen, der jedoch nicht vorliegt. Die Intervalle zwischen P-Wellen und QRS-Komplexen schwanken erheblich, ohne dass eine AV-Blockierung vorliegt.

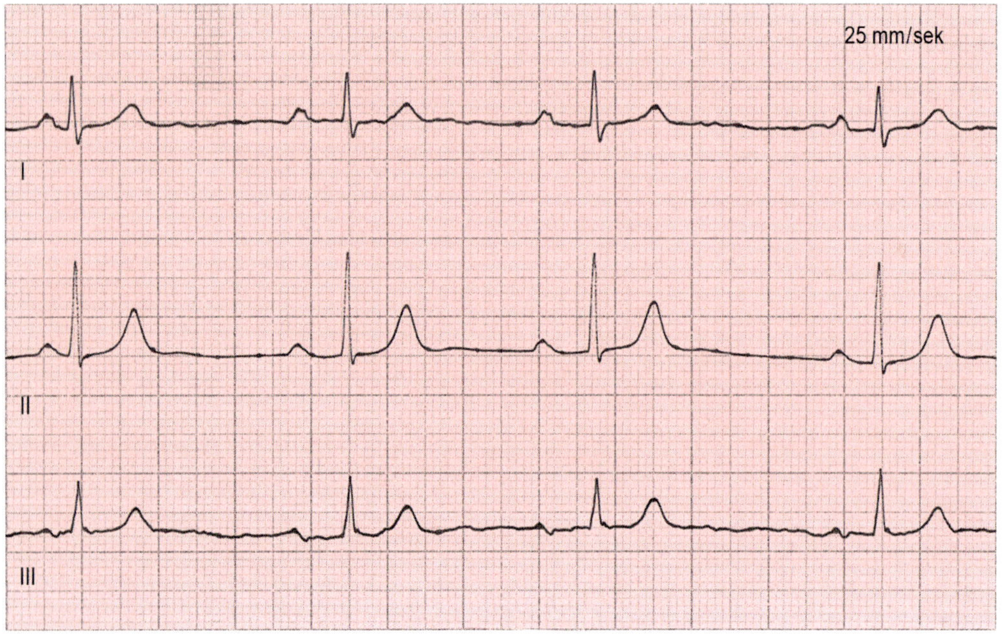

Angaben zur Person:

Geschl. ♂ / 24 Jahre — 71 kg — 184 cm

Kreatinin: 1,34 (n= 0,4–1,3) mg/dl — Hypertonie: ☐ ja ☒ nein ☐ labile

Kalium: 4 (n= 3,5–5,5) mmol/l — aktueller RR: 120/80 mmHg

Herzwirksame Medikamente: keine

Anamnese, Befunde: Vor 4 Jahren längere Krankheitsphase, es wurde der Verdacht auf eine Myokarditis geäußert. Patient fühlt sich gesund, kommt zur Einstellungsuntersuchung. Im EKG vor 2 Jahren Sinusrhythmus mit AV-Block I. Grades.

Auswertung:

Zeiten: P: 0,10 — PQ: 0,06–0,17 — QRS: 0,10 — QT: 0,44 s — Frequenz 41/min

Achsen: P: + 50 ° — QRS: + 80 ° — T: + 70 °

Hypertonie-Indizes: Lewis: –0,1 mV — Sokolow: 4,1 mV

Q-Zacken in BWA: q V_6

R-Zuwachs in BWA: ☒ regelmäßig ☐ langsam ☐ schnell ☐ abrupt in V
☐ kein R-Zuwachs von V bis V
☐ R-Reduktion von V bis V
☐ R-Verlust von V bis V

R/S-Umschlagzone: zwischen V und V bei V_4 ☐ bis V_6 nicht erreicht

S-Zacken in BWA: bis V_6 ☒ klein ☐ mittel ☐ groß Voltage: o. B.

Formveränderungen:
P: –
QRS: –
ST: –
T: positive Wellen gleich im Anschluss an T-Wellen in den Ableitungen V_2 und V_4

Beurteilung: ☒ regelmäßig ☐ unregelmäßig ☐ normfrequent

☐ Sinusrhythmus ☐ absolute Arrhythmie ☒ bradykard ☐ tachykard
☒ AV-junktionaler Rhythmus bei AV-Dissoziation

Extrasystolie: –

Intraatriale Leitungsstörungen: –

Überleitungsstörungen: keine Überleitung, AV-Dissoziation

Lagetyp: Steiltyp

Intraventrikuläre Leitungsstörung: –

Infarkt: –

Hypertrophiezeichen: Sokolow positiv

Erregungsrückbildungsstörungen: –

weitere Diagnosen: –

Hauptdiagnosen: AV-Dissoziation

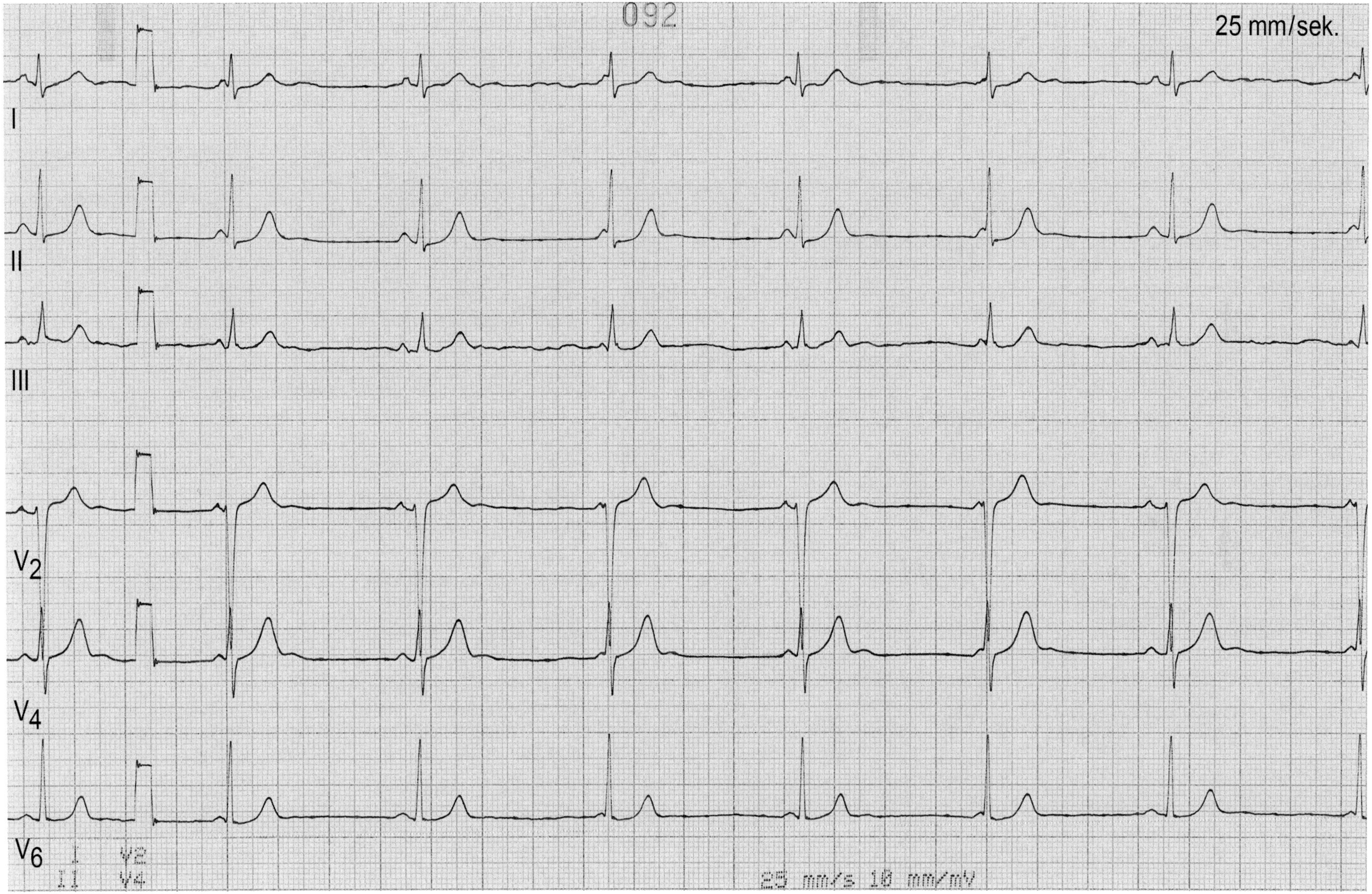
092
25 mm/sek.
I
II
III
V2
V4
V6
I
II
V2
V4
25 mm/s 10 mm/mV

Der Troponinwert ist erhöht, damit scheint die Diagnose „Herzinfarkt" zu stehen, und zwar ein „**NSTEMI**", ein Nicht-ST-Strecken-Hebungs-Myokard-Infarkt im Vorderwandbereich.

Zwei Faktoren lassen an dieser Diagnose Zweifel aufkommen: Das Fehlen einer Angina-pectoris-Symptomatik bei einer Nicht-Diabetikerin und die ungewöhnlich „dramatischen" **ST-T-Veränderungen** mit einer QT-Zeit-Verlängerung von 0,72 s ohne jegliche Veränderung des QRS-Komplexes.

Differenzialdiagnostisch muss eine Medikamenteneinwirkung erwogen werden. Sie ist jedoch wenig wahrscheinlich, da unter seit Jahren gleichbleibender Medikation das **unten abgebildete EKG Nr. 107 a** zwei Monate zuvor registriert worden war. (Vergleiche auch EKG mit Medikamenteneinwirkung Nr. 105.)

Ebenso sollte man an eine **QT-Verlängerung** bei Elektrolytentgleisung und an ein **QT-Syndrom** denken, bei denen es jedoch nicht zu einer so extremen ST-T-Veränderung kommt.

Die Ursache dieser außergewöhnlichen Erregungsrückbildungsstörung war eine **Subarachnoidalblutung**, an die bei derartig extremen ST-T-Veränderungen immer gedacht werden muss.

Das **EKG Nr. 107 a** wurde zwei Monate zuvor bei einer Routinekontrolle registriert.
Zeitwerte: P: 0,10; PQ: 0,17; QRS: 0,09; QT: 0,39 s
Achsen: P: + 40 °; QRS: –20 °; T: –150 °
Regelmäßiger normfrequenter SR, Linkstyp, linksventrikuläre Hypertrophie (Lewis-Index 1,9 mV).
ERBS vom Außenschichtischämietyp Vorderwand supraapikal bis lateral (terminal negative T-Wellen von V_3 bis V_6).

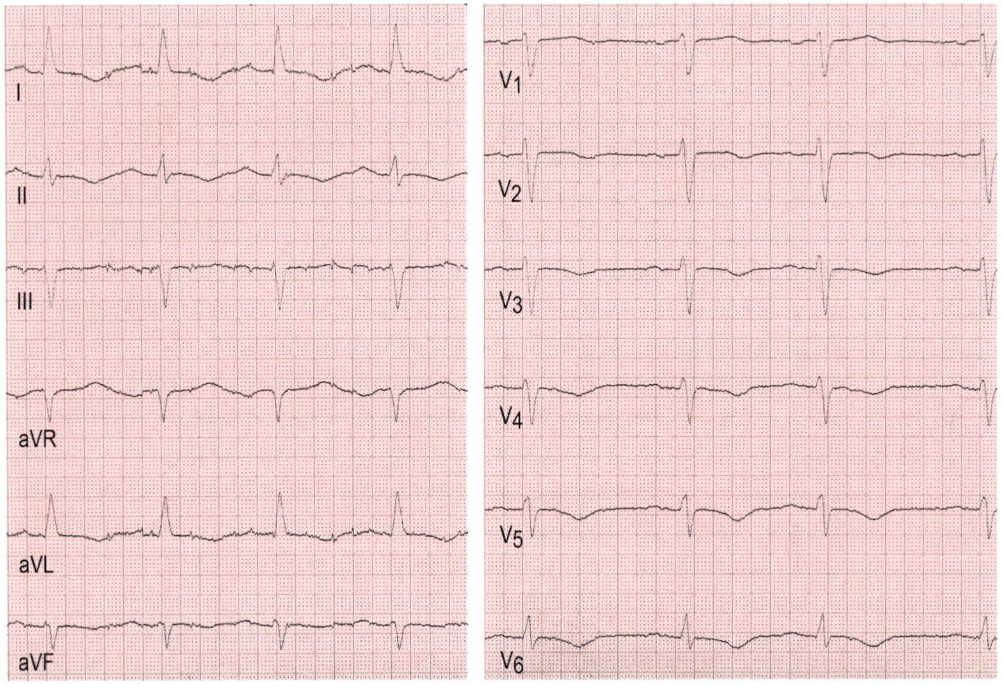

Angaben zur Person:

Geschl. ♀ / 64 Jahre — 72 kg — 164 cm

Kreatinin: 0,7 (n= 0,4–1,3) mg/dl — Hypertonie. ☒ ja ☐ nein ☐ labile

Kalium: 3,8 (n= 3,5–5,5) mmol/l — aktueller RR: 170/100 mmHg

Herzwirksame Medikamente: ACE-Hemmer, Diuretika, Antidepressiva

Anamnese, Befunde: Endogene Depression seit 15 Jahren, Hyperlipoproteinämie, arterielle Hypertonie seit 8 Jahren, medikamentös gut eingestellt. Symptomfreie KHK.
Aufnahme wegen einer seit Stunden bestehenden Wesensveränderung, jetzt Somnolenz. Keine Zephalgie, keine Angina pectoris oder Dyspnoe, Troponin leicht erhöht.

Auswertung:

Zeiten: P: 0,09 — PQ: 0,14 — QRS: 0,10 — QT: 0,72 s — Frequenz 62/min

Achsen: P: + 30 ° — QRS: –10 ° — T: –150 °

Hypertrophie-Indizes: Lewis: 1,1 mV — Sokolow: 1,1 mV

Q-Zacken in BWA: q V_5 und V_6

R-Zuwachs in BWA: ☐ regelmäßig ☒ langsam ☐ schnell ☐ abrupt in V
☐ kein R-Zuwachs von V bis V
☐ R-Reduktion von V bis V
☐ R-Verlust von V bis V

R/S-Umschlagzone: zwischen V_4 und V_5 — bei V — ☐ bis V_6 nicht erreicht

S-Zacken in BWA: bis V_6 — ☒ klein ☐ mittel ☐ groß — Voltage: normal

Formveränderungen:
P: –
QRS: –
ST: möwenschwingenartiger ST-T-Verlauf in I, II, aVL, aVF sowie in V_2 bis V_6
T: in denselben Ableitungen terminal negativ

Beurteilung: ☒ regelmäßig ☐ unregelmäßig ☒ normfrequent

☒ Sinusrhythmus ☐ absolute Arrhythmie ☐ ☐ bradykard ☐ tachykard

Extrasystolie: –

Intraatriale Leitungsstörungen: –

Überleitungsstörungen: –

Lagetyp: Linkstyp

Intraventrikuläre Leitungsstörung: –

Infarkt: Troponin positiv, atypischer ST-T-Verlauf in der Vorderwand

Hypertrophiezeichen: –

Erregungsrückbildungsstörungen: s. o. unter ST/T

weitere Diagnosen:

Hauptdiagnosen: Verdacht auf zerebrale Blutung

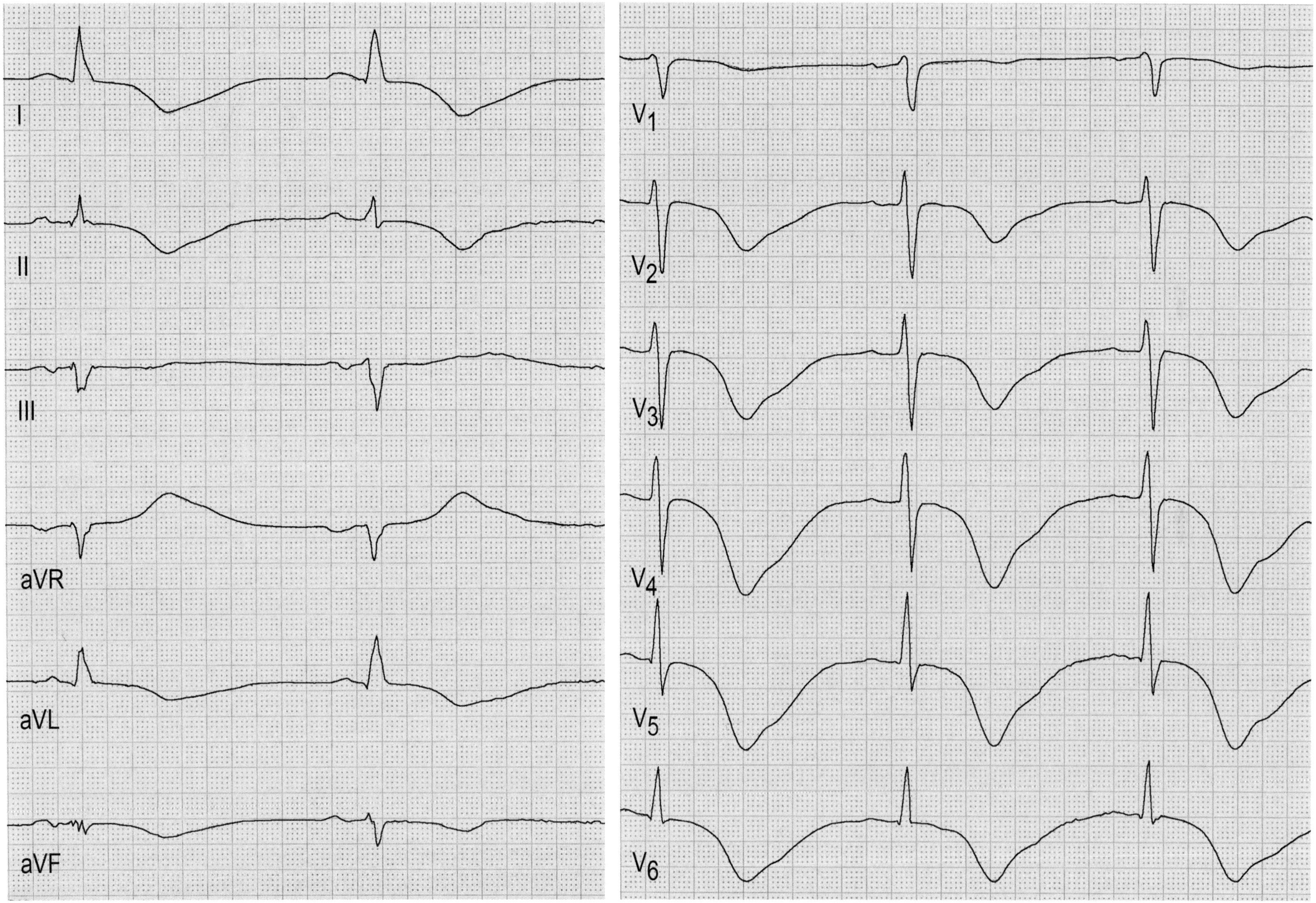
I
II
III
aVR
aVL
aVF
V1
V2
V3
V4
V5
V6

Bemerkungen

EKG Nr. 108

1992 haben die Geschwister Pedro und Josep Brugada eine genetisch fixierte primäre Natriumionen-Kanal-Erkrankung beschrieben, die insbesondere bei jüngeren Patienten (< 40 Jahre) zu Synkopen bis zum plötzlichen Herztod führen kann.

Im EKG sieht man eine **Rechtsverspätung** oder einen inkompletten Rechtsschenkelblock mit **sattelförmiger oder zeltförmiger ST-Hebung und einer sehr flachen ST-Deszension**. Diese Veränderungen müssen nicht konstant vorliegen, insofern sind Mehrfach-Registrierungen sowohl bei den Patienten selbst als auch bei deren erstgradig verwandten Angehörigen erforderlich. Zusätzlich sollten die Ableitungen V_1'' bis V_3'' mitregistriert werden, da die Veränderungen in diesen Ableitungen manchmal besser zu sehen sind.

Strukturelle Veränderungen des Herzmuskels liegen nicht vor. Es handelt sich um eine primär elektrische Erkrankung, die genetisch fixiert ist. Bei jungen Patienten (< 40 Jahren) mit Synkopen oder synkopenähnlichen Zuständen oder solchen, die reanimiert werden mussten und die die oben aufgeführten EKG-Veränderungen aufweisen, muss nach Ausschluss der auf **S. 230** aufgelisteten Erkrankungen eine molekulargenetische Untersuchung durchgeführt werden.

Das **unten abgebildete EKG Nr. 108a** zeigt Veränderungen der Repolarisation, die drei Minuten nach Injektion eines Antiarrhythmikums eingetreten sind. Die ST-Hebung ist noch deutlich ausgeprägter konvexbogig-zeltförmig gehoben. Der positive Ausfall des Testes bestätigt die Verdachtsdiagnose, ein negativer Ausfall schließt die Diagnose jedoch nicht aus. Der Test sollte sofort abgebrochen werden, wenn er als positiv anzusehen ist, sobald eine QRS-Verbreiterung von 30 % eingetreten ist und wenn Rhythmus- bzw. Erregungsüberleitungsstörungen aufgetreten sind.

Die bei der Patientin durchgeführte elektrophysiologische Untersuchung ergab keine pathologischen Befunde. Es wurde ein Cardioverter/Defibrillator (AICD) implantiert und eine humangenetische Untersuchung eingeleitet.

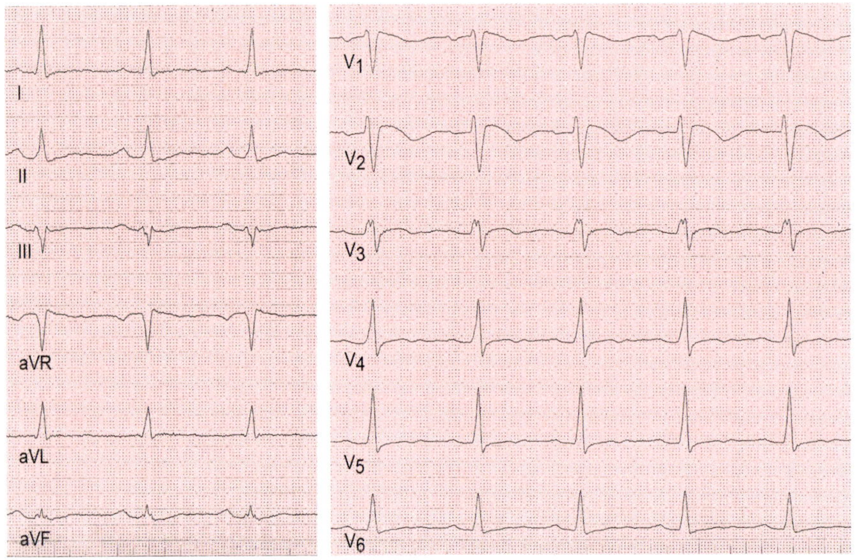

Angaben zur Person:

Geschl. ♀ / 36 Jahre — 66 kg — 161 cm

Kreatinin: 0,7 (n= 0,4–1,3) mg/dl — Hypertonie: ☐ ja ☒ nein ☐ labile

Kalium: 3,9 (n= 3,5–5,5) mmol/l — aktueller RR: 110/70 mmHg

Herzwirksame Medikamente: Betasympathikomimetika

Anamnese, Befunde: Asthma bronchiale seit ca. 10 Jahren. Gelegentlich Palpitationen, die auf die Betasympathikomimetika zurückgeführt wurden. Sonst keine besonderen Vorerkrankungen. Gute Belastbarkeit.
Aktuell Synkope im Supermarkt, Reanimation durch in unmittelbarer Nähe befindliche Rettungswache erfolgreich. Röntgenbild und Echokardiogramm unauffällig.
Das EKG wurde am Tag nach der Reanimation aufgezeichnet.

Auswertung:

Zeiten:	P: 0,10	PQ: 0,16	QRS: 0,08	QT: ~ 0,40 s	Frequenz 94/min
Achsen:	P: + 60 °	QRS: + 10 °	T: + 30 ° (flach)		
Hypertrophie-Indizes:	Lewis: 2,0 mV		Sokolow: 3,4 mV		
Q-Zacken in BWA:	q V_5 und V_6				
R-Zuwachs in BWA:	☒ regelmäßig	☐ langsam	☐ schnell	☐ abrupt in V	
		☐ kein R-Zuwachs von V	bis V		
		☐ R-Reduktion von V	bis V		
		☐ R-Verlust von V	bis V		
R/S-Umschlagzone:	zwischen V	und V	bei V_3	☐ bis V_6 nicht erreicht	
S-Zacken in BWA:	bis V_6	☒ klein	☐ mittel	☐ groß	Voltage: o. B.

Formveränderungen:
- P: 0,3 mV hoch, andeutungsweise zuckerhutförmig in inferioren Ableitungen, zweiter negativer Anteil V_1
- QRS: rSr` V_1, V_2
- ST: leicht gehoben und konvexbogig in V_1 mit Deszension
- T: Abflachung in der Frontalebene und V_5, V_6

Beurteilung: ☒ regelmäßig ☐ unregelmäßig ☒ normfrequent

☒ Sinusrhythmus ☐ absolute Arrhythmie ☐ ☐ bradykard ☐ tachykard

Extrasystolie:	–
Intraatriale Leitungsstörungen:	P-pulmonale
Überleitungsstörungen:	–
Lagetyp:	Linkstyp
Intraventrikuläre Leitungsstörung:	Rechtsverspätung
Infarkt:	–
Hypertrophiezeichen:	positiver Lewis-Index
Erregungsrückbildungsstörungen:	leichte ST-Hebung mit Deszension in V_1 (!)
weitere Diagnosen:	–
Hauptdiagnosen:	Verdacht auf Brugada-Brugada-Syndrom

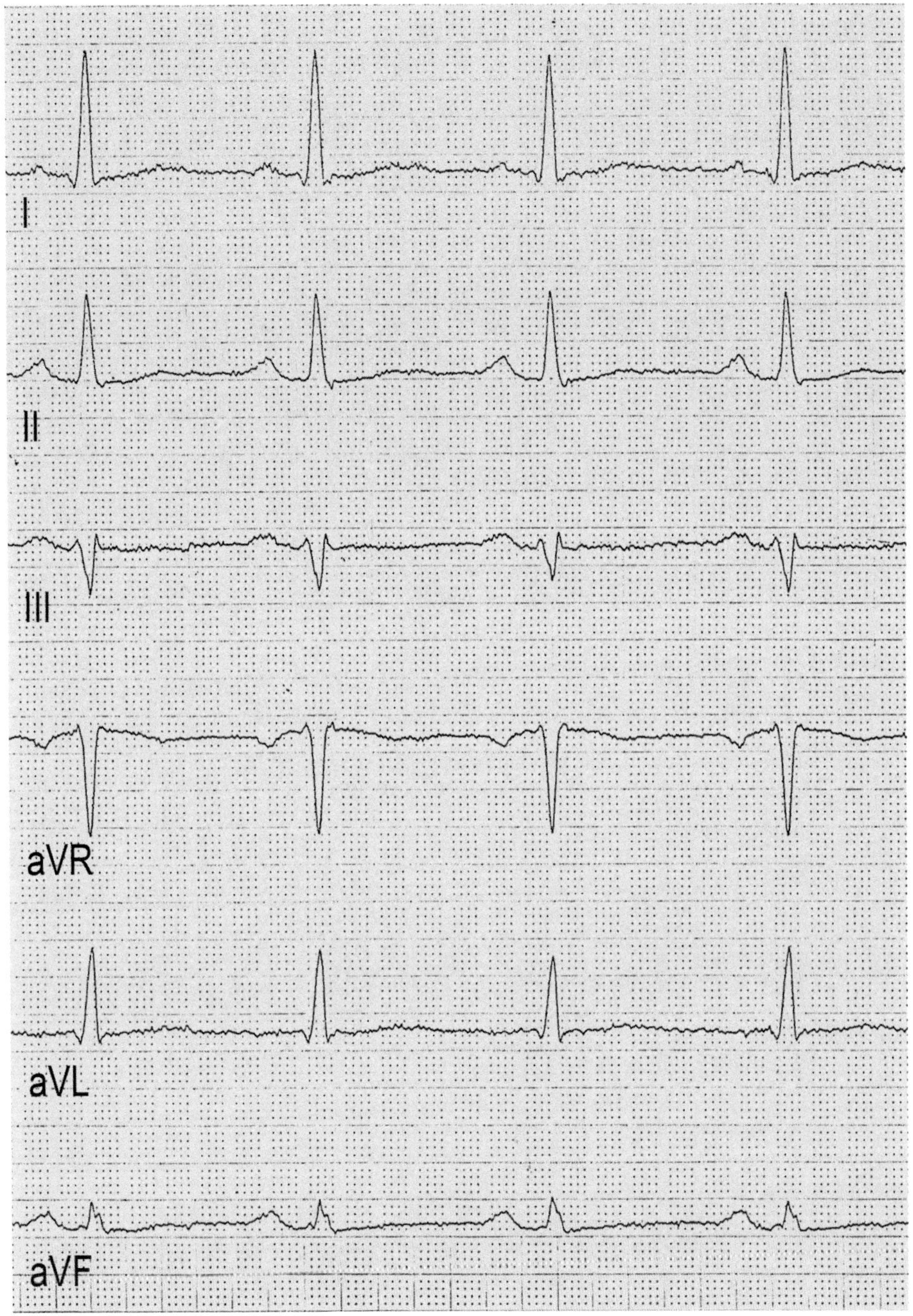
I
II
III
aVR
aVL
aVF

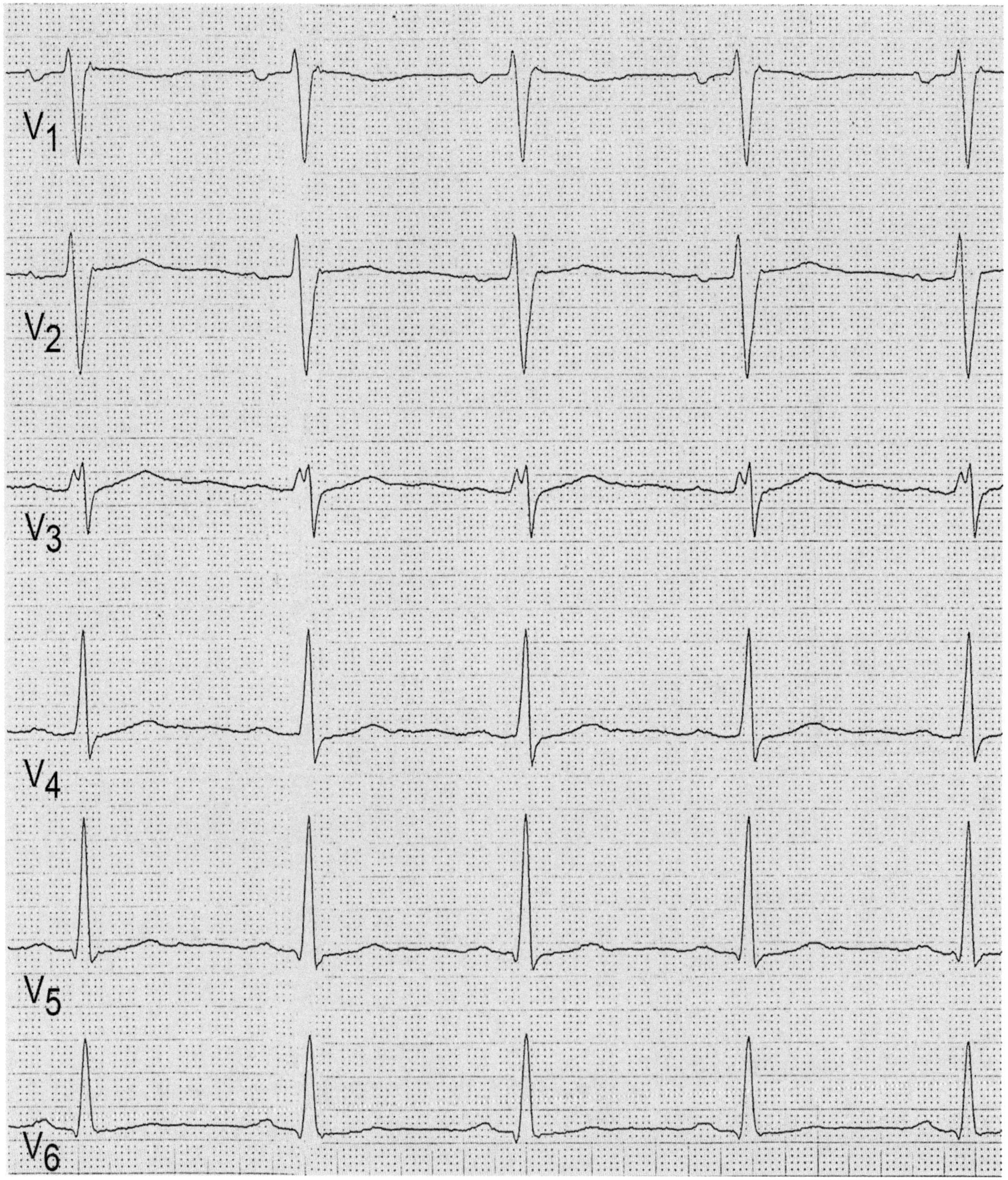
V1
V2
V3
V4
V5
V6

Bemerkungen

Auf den ersten Blick vermutet man, dass ein regelmäßiger, relativ schneller Kammereigenrhythmus vorliegt, ein **akzelerierter idioventrikulärer Rhythmus**. Beim genauen Hinsehen erkennt man jedoch – allerdings nur in den Ableitungen V_2 bis V_5 – vor jedem der breiten QRS-Komplexe einen knappen 0,1 mV großen **Minispike**. Es handelt sich also eindeutig um ein Schrittmacher-EKG.

Die Besonderheiten dieses Schrittmachers sind die bipolaren Elektroden, die als sicherer gelten, aber den Nachteil haben, dass man im EKG die Spikes, da sie so winzig sind, sehr leicht übersieht.

In den Ableitungen II und V_2 sieht man in konstantem Abstand vor dem QRS-Komplex eine P-Welle, die ebenfalls schrittmacherinduziert ist.

Es ist zu hoffen, dass in Zukunft Schrittmacher mit bipolaren Sonden besser sichtbare Spikes in den EKGs produzieren.

Bei dem **unten abgebildeten EKG Nr. 109 a** handelt es sich ebenfalls um ein Schrittmacher-EKG.

Dem 59-jährigen Patienten wurde nach einer Synkope im Rahmen einer ventrikulären Tachykardie bei dilatativer Kardiomyopathie ein AICD-Schrittmacher (automatischer implantierbarer Cardioverter Defibrillator) eingesetzt. Dieser verfügt über zwei Funktionen: Er kann kardiovertieren und auch als Schrittmacher fungieren. Es handelt sich um einen DDD-Schrittmacher, der bedarfsentsprechend programmiert wird, z. B. als DDD- oder als VVI-Schrittmacher. Leider haben auch diese AICD-Schrittmacher bipolare Sonden, sodass die Schrittmacherspikes kaum sichtbar sind.

Hier im EKG sind am Ende der P-Wellen direkt vor den verbreiterten QRS-Komplexen Minispikes vor allem in den Ableitungen II, III, aVF und V_3 V_4 V_5 (siehe Pfeile) zu sehen.

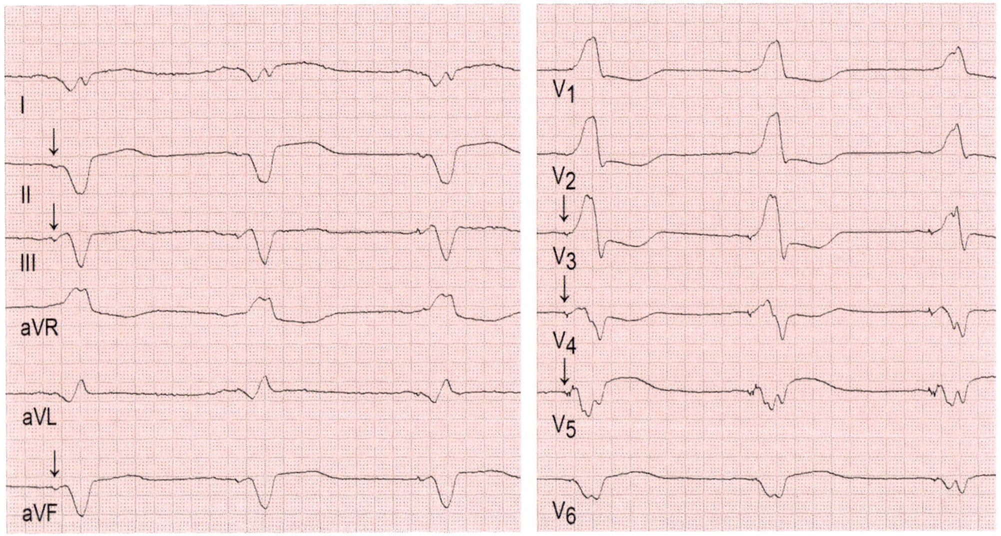

Angaben zur Person:

Geschl. ♂ / 86 Jahre — 75 kg — 177 cm

Kreatinin: 1,1 (n= 0,4–1,3) mg/dl — Hypertonie: ☒ ja ☐ nein ☐ labile

Kalium: (n= 3,5–5,5) mmol/l — aktueller RR: 140/85 mmHg

Herzwirksame Medikamente: ACE-Hemmer, β-Blocker, Diuretika

Anamnese, Befunde: Arterielle Hypertonie seit 20 Jahren, Diabetes mellitus Typ II.
Thrombozytopenie mit stabilen Thrombozytenzahlen.
Vor drei Jahren Aortenklappenersatz (Bioprothese) bei hochgradiger Aortenklappenstenose.
Intermittierend AV-Blockierungen, Pausen bis 4 Sekunden, Schrittmacherimplantation.

Auswertung:

Zeiten:	P: 0,06 (?)	PQ: 0,13 (?)	QRS: 0,17	QT: 0,46 s	Frequenz 70/min
Achsen:	P: ?	QRS: –110 °	T: + 60 °		
Hypertrophie-Indizes:	Lewis: – mV		Sokolow: – mV	nicht verwertbar	
Q-Zacken in BWA:	QS II, III aVF				
R-Zuwachs in BWA:	☐ regelmäßig	☐ langsam ☒ kein R-Zuwachs von V_1 bis V_4 ☐ R-Reduktion von V bis V ☐ R-Verlust von V bis V	☐ schnell	☐ abrupt in V	
R/S-Umschlagzone:	zwischen Vund V		bei V	☒ bis V_6 nicht erreicht	
S-Zacken in BWA:	bis V_6	☐ klein	☐ mittel	☒ groß	Voltage: o. B.

Formveränderungen:
- P: keine konstanten P-Wellen
- QRS: in V_2 bis V_5 dem QRS ein Spike von 0,1 mV vorangehend
- ST: von gehobenem Abgang in konkavem Bogen aszendierend V_2 bis V_4
- T: hoch positiv V_2 bis V_4

Beurteilung: ☒ regelmäßig ☐ unregelmäßig — ☒ normfrequent

☐ Sinusrhythmus — ☐ absolute Arrhythmie — ☒ vorhofgesteuerter Schrittmacherrhythmus — ☐ bradykard ☐ tachykard

Extrasystolie:	–
Intraatriale Leitungsstörungen:	nur Mini-P-Wellen ohne sichtbare Spikes in Ableitung II
Überleitungsstörungen:	kurze Überleitung
Lagetyp:	überdrehter Linkstyp
Intraventrikuläre Leitungsstörung:	deutliche intraventrikuläre Leitungsverzögerung
Infarkt:	–
Hypertrophiezeichen:	–
Erregungsrückbildungsstörungen:	nach Erregungsausbreitungsstörung nicht beurteilbar
weitere Diagnosen:	–
Hauptdiagnosen:	DDDR-SM mit bipolaren Sonden (!)

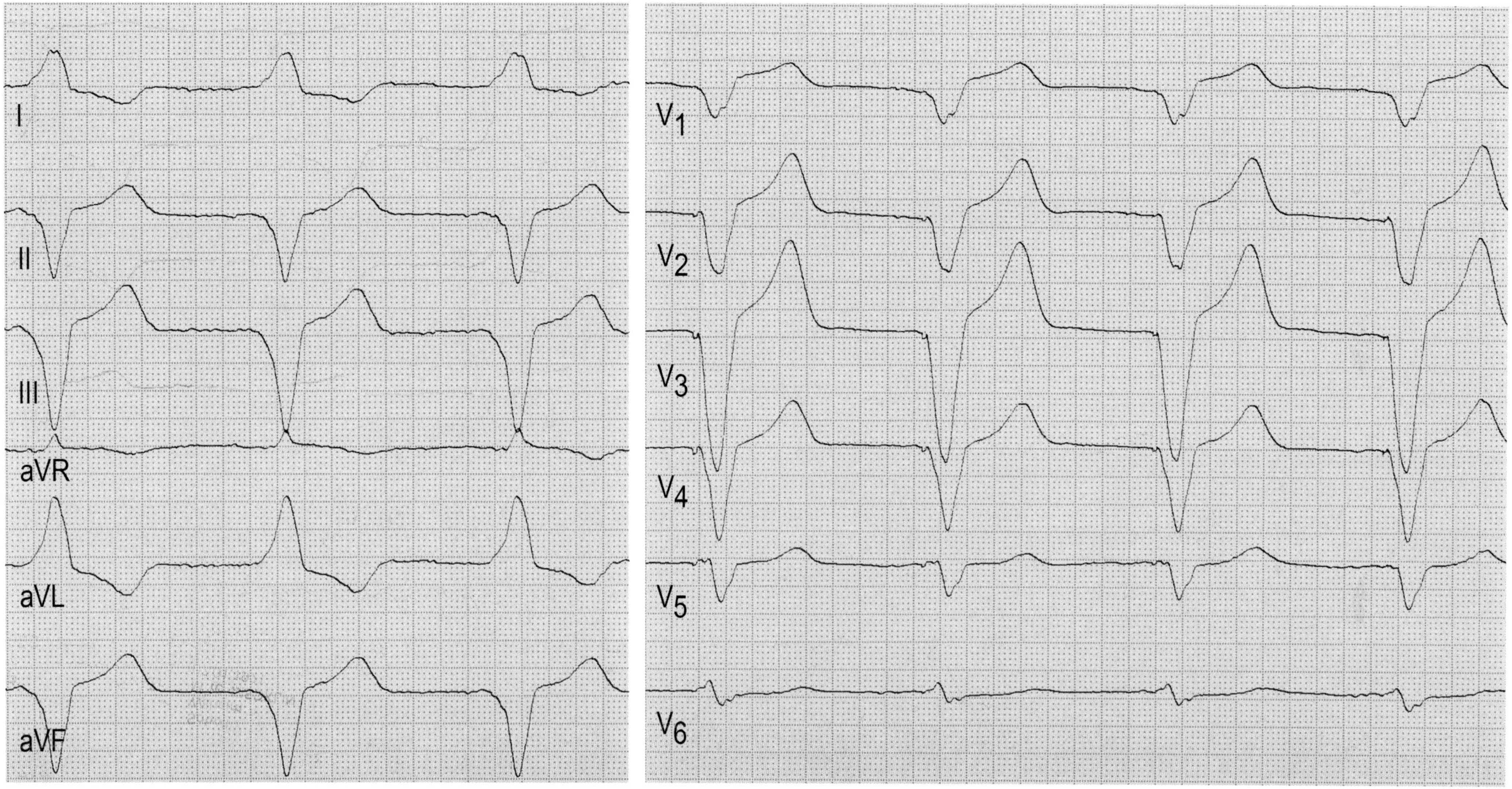
I
II
III
aVR
aVL
aVF
V_1
V_2
V_3
V_4
V_5
V_6

Regelmäßige Schrittmacherspikes. Sie zeigen mal nach oben, mal nach unten: dies bedeutet keine Dysfunktion und relativ häufig. Der **Abstand von den Spikes zu den QRS-Komplexen** ist jedoch inkonstant, er ist manchmal so lang, dass eine Überleitung nicht anzunehmen ist. Den kurz vor den QRS-Komplexen stehenden Spikes folgt der QRS-Komplex in unterschiedlichen Intervallen. Beides spricht dafür, dass ein Stimulations- bzw. ein **Pacing-Defekt** vorliegt.

Darüber hinaus bemerkt der Schrittmacher die herzeigenen Aktionen nicht (Sensing-Defekt). Das Intervall z. B. von dem dritten QRS-Komplex in den Extremitätenableitungen zum darauffolgenden Schrittmacherspike beträgt 0,60 s; dies entspricht einer Schrittmacherfrequenz von 100 Aktionen in der Minute, eine Frequenz, auf die ein Schrittmacher nicht einprogrammiert wird.

Offensichtlich war durch die Vernarbung an der Schrittmacherinsertionsstelle die Schrittmacherfunktion gestört.

Die **Abbildung 110a (unten)** zeigt das EKG nach Erhöhung der Schrittmacherimpulsstärke. Die Schrittmacherfrequenz ist mit 80 Aktionen in der Minute in Anbetracht der bestehenden Herzsuffizienz höher als normal gestellt. Die herzeigene Frequenz links auf dem Streifen beträgt ca. 105 Aktionen in der Minute, bei Frequenzabfall im direkten Anschluss übernimmt der Schrittmacher mit einer Frequenz von 80 Aktionen in der Minute die Führung.
Bei der vierten Schrittmacheraktion in Folge handelt es sich um eine Kombinationssystole.

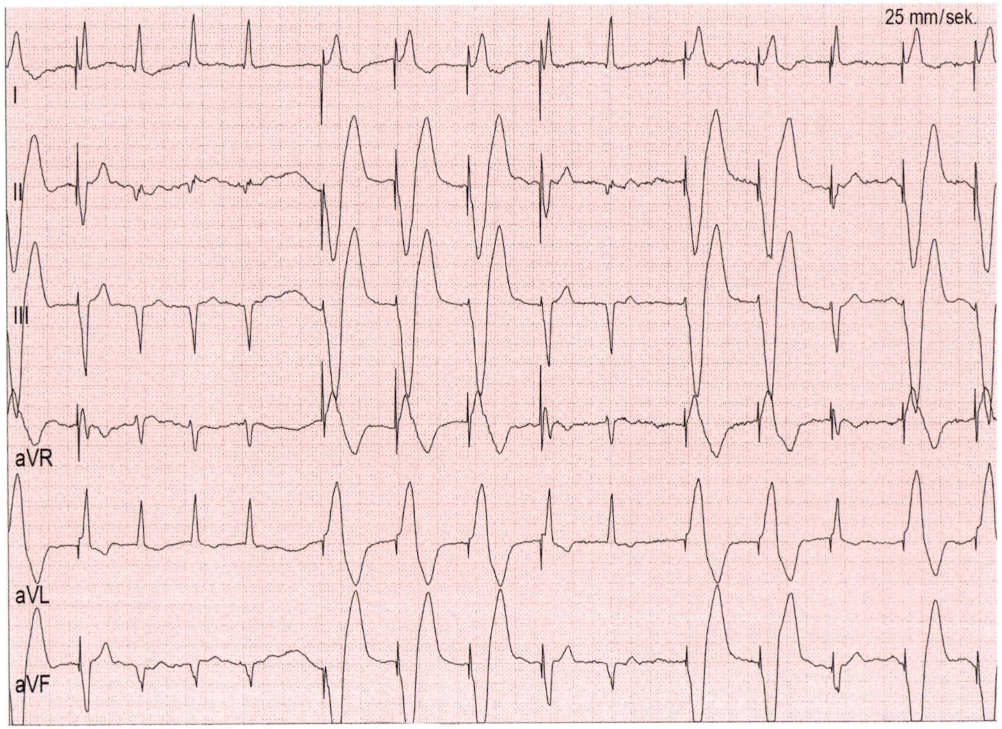

Angaben zur Person:

Geschl. ♂ / 80 Jahre — 88,6 kg — 178 cm

Kreatinin: 1,8 (n = 0,4–1,3) mg/dl — Hypertonie: ☒ ja ☐ nein ☐ labile

Kalium: 5,8 (n = 3,5–5,5) mmol/l — aktueller RR: 140/90 mmHg

Herzwirksame Medikamente: Digoxin, ACE-Hemmer, Nitrate, Schleifendiuretika, Aldosteronantagonisten

Anamnese, Befunde: 3-Gefäß-KHK. Inferiorer Infarkt seit 20 Jahren. Vorderwandinfarkt mit konsekutiver Aneurysmabildung vor 16 Jahren.
Arterielle Hypertonie, Diabetes Typ II, Diabetische Nephropathie, Schrittmacherimplantation vor zwei Jahren bei Bradyarrhythmia absoluta.
Patient bei der Rückkehr von einer Feier vor der Haustür zusammengebrochen, kurzzeitig bewusstlos, bei Aufnahme ansprechbar.

Auswertung:

Zeiten: P: – PQ: – QRS: 0,11 QT: 0,35 s Frequenz 75–85/min

Achsen: P: – QRS: –10° T: +100°

Hypertrophie-Indizes: Lewis: – mV Sokolow: – mV

Q-Zacken in BWA: Q V_4, bis V_6 abnehmend, q II, Q aVF, QS III

R-Zuwachs in BWA: ☐ regelmäßig ☐ langsam ☐ schnell ☐ abrupt in V
☒ kein R-Zuwachs von V_1 bis V_3
☐ R-Reduktion von V bis V
☐ R-Verlust von V bis V

R/S-Umschlagzone: zwischen V_4 und V_5 bei V ☐ bis V_6 nicht erreicht

S-Zacken in BWA: bis V_3 ☐ klein ☐ mittel ☒ groß Voltage: o. B.

Formveränderungen:
P: Vorhofflimmern. Schrittmacherspikes mal nach oben, mal nach unten, regelmäßig.
QRS: Intervall Spike-QRS unterschiedlich
ST: leicht gehoben V_4
T: abgeflacht V_5, V_6

Beurteilung: ☐ regelmäßig ☒ unregelmäßig ☒ normfrequent

☐ Sinusrhythmus ☒ absolute Arrhythmie ☐ bradykard ☐ tachykard
☒ regelmäßige, nicht beantwortete SM-Impulse f 82/min

Extrasystolie: –

Intraatriale Leitungsstörungen: Vorhofflimmern

Überleitungsstörungen: –

Lagetyp: Linkstyp

Intraventrikuläre Leitungsstörung: intraventrikuläre Leitungsverzögerung durch:

Infarkt: inferiorer, Stadium III; anteriorer mit Verdacht auf Aneurysma

Hypertrophiezeichen: –

Erregungsrückbildungsstörungen: pathologische Achsendivergenz, unspezifische VW lateral in Form von T-Abflachung

weitere Diagnosen: Schrittmacherdysfunktion

Hauptdiagnosen: Sensing- und Pacing-Defekt eines VVI-Schrittmachers, Herzinfarkte, VW-Aneurysma

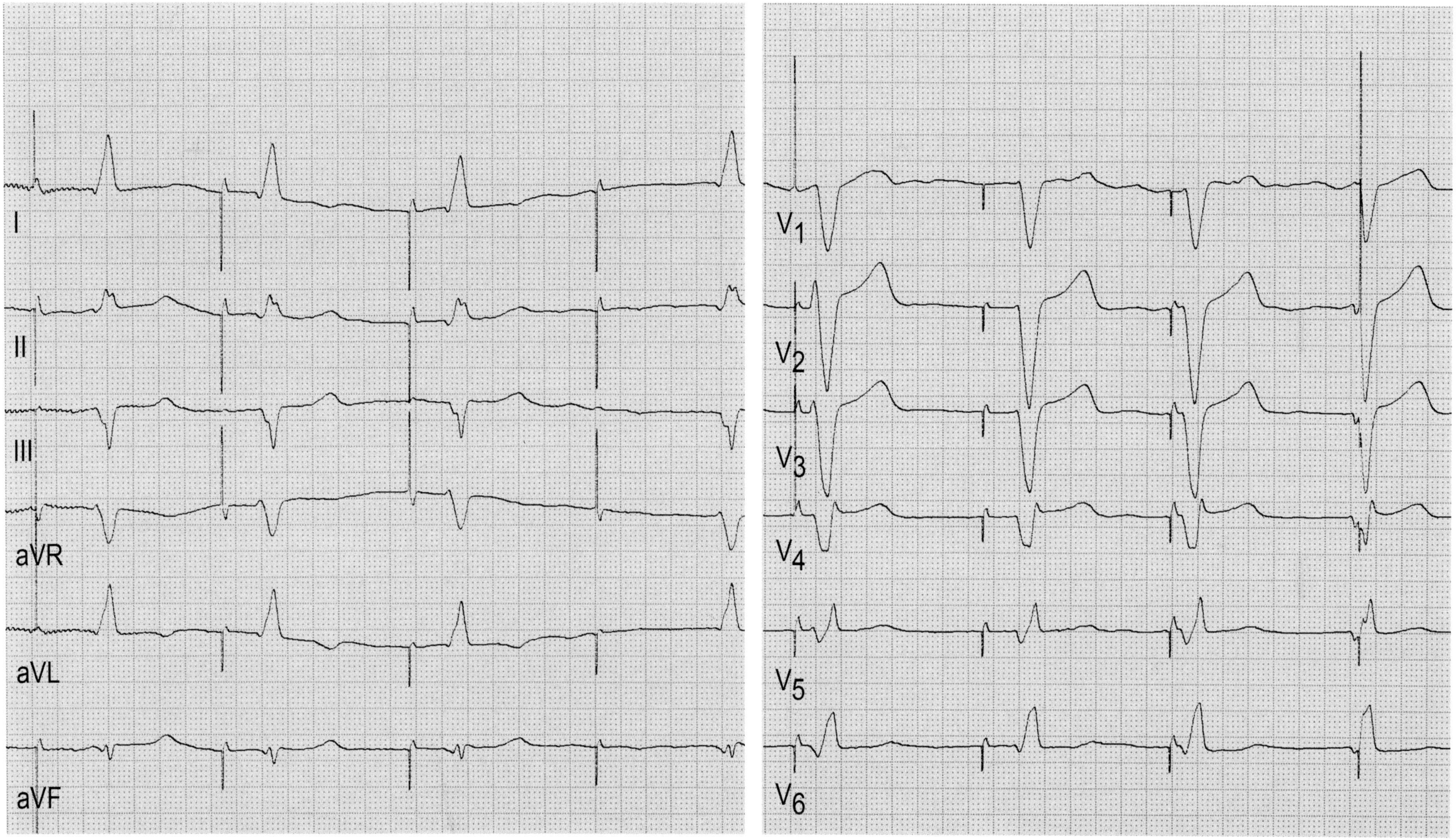
I
II
III
aVR
aVL
aVF
V1
V2
V3
V4
V5
V6

Diagnostisches Vorgehen bei Verdacht auf ein Brugada-Brugada-Syndrom

- Rhythmus-Anamnese
- diesbezügliche Familienanamnese
- Ausschluss anderer Erkrankungen, die zu Synkopen führen können:

kreislaufbedingte Synkopen	Belastungs-EKG
neurologisch bedingte Synkopen	neurologische Abklärung
hypertrophische obstruktive Kardiomyopathie	Echokardiografie
arrhythmogene rechtsventrikuläre Kardiomyopathie	Elektrophysiologische Untersuchung
bradykardiebedingte Synkopen	Langzeit-EKG

Ursachen für einen plötzlichen Herztod

Ältere Patienten:	Jüngere Patienten:
Koronare Herzkrankheit	hypertrophische obstruktive Kardiomyopathie
dilatative Kardiopathie	arrhythmogene ventrikuläre Kardiomyopathie
	primäre elektrische Erkrankungen: • Long-QT-Syndrom • Short-QT-Syndrom • Brugada-Brugada-Syndrom • katecholaminerge polymorphe ventrikuläre Tachykardie

Belastungs-EKGs

Belastungs-EKG

Das Belastungs-EKG hat nach wie vor einen sehr hohen Stellenwert in der Diagnostik der **koronaren Herzkrankheit** und in der Diagnostik sowie Therapiekontrolle der **arteriellen Hypertonie**. Weitere Indikationen für eine Fahrradergometerbelastung sind im Folgenden aufgeführt:

1. Abklärung einer **koronaren Herzkrankheit**
   a. Diagnostik
      - Erfassen von objektiven Zeichen, wie z. B. ST-Strecken-Senkung
      - Objektivierung der Angabe, dass Angina-pectoris-Beschwerden unter Belastung auftreten

   b. Therapiekontrolle (ausreichende Medikation, nach PTCA oder Bypass-Operation)
2. Beurteilung des **Blutdruckverhaltens** unter Belastung
   a. Diagnostik (labiler Hypertonus, unter Belastung manifest?)
   b. Therapiekontrolle (ausreichende Medikation?)
3. Beurteilung der **körperlichen Belastbarkeit**
   – unabhängig von einer koronaren Herzkrankheit
   – bei koronarer Herzkrankheit (auch postoperativ)
4. Erfassen von unter Belastung auftretenden **Rhythmusstörungen** oder von unter Belastung sistierenden Rhythmusstörungen
5. Nachweis einer **vagotoniebedingten Überleitungsstörung**, die unter Belastung abnimmt.
6. Beurteilung belastungsinduzierter **symptomatischer Herzrhythmusstörungen**.
7. Beurteilung der **Funktion physiologischer Schrittmacher**
8. Nachweis von sog. **„Defektheilungen“** nach entzündlichen Herzerkrankungen (umstritten)

Auf eine detaillierte Darstellung wird hier verzichtet, es werden lediglich die für die Durchführung und Auswertung einer Belastung wichtigen Fakten wiedergeben (Tab. 1.1 bis Tab. 1.5). Zur Einführung in die Thematik empfehlen wir EKG-Bücher, die das Belastungs-EKG ausführlich mit abhandeln und eine genaue Anleitung zur Durchführung bieten.

Es gibt verschiedene Belastungsmethoden, unter allen hat sich die Fahrradergometerbelastung als die Geeignetste herausgestellt.

Es werden hier elf Belastungs-EKGs demonstriert, in denen es um die Fragestellung „koronare Herzkrankheit“ geht. Das vor der Belastung registrierte Ruhe-EKG ist auf der gegenüberliegenden Seite in verkleinerter Form abgebildet. Darüber sind die klinischen Angaben und Befunde abgedruckt. Zusätzlich finden Sie hier neben der standardisierten Auswertung des Belastungs-EKGs Bemerkungen zu der durchgeführten Ergometerbelastung, Ergänzungsbefunde wie die Koronarangiografie und eine Schilderung des weiteren Verlaufs.

Zur Auffrischung der Kenntnisse der **Anatomie der Koronararterien** finden Sie im Anschluss an die Tab. 2 bis Tab. 6 eine kurze Beschreibung.

Vor der Durchführung eines Belastungs-EKGs mit der Fragestellung „koronare Herzkrankheit“ sollte sorgfältig geprüft werden, ob eine der folgenden **Kontraindikationen für eine Ergometerbelastung** vorliegen:

- Patienten mit einem **akuten Koronarsyndrom** bzw. einem akuten Herzinfarkt
- Patienten mit **Erregungsrückbildungsstörungen** im Ruhe-EKG, die in Zusammenschau mit der Klinik bereits als Ausdruck einer koronaren Minderdurchblutung angesehen werden müssen
- Patienten mit einer **elektrischen Instabilität**, wie z. B. QT-Syndrom, Hypokaliämie etc.
- Patienten mit einer schweren **Herzinsuffizienz** (Kardiomegalie)
- Patienten mit schwerer **pulmonaler Insuffizienz**
- Patienten mit **hohem** aktuellem **Blutdruck**. Es ist schwer, eine sichere obere Grenze anzugeben. Als grobe Faustregel mag gelten, dass ein Patient mit einem systolischen Ruheblutdruck über 200 mmHg und einem diastolischen über 110 mmHg nicht höher belastet werden sollte. Es kommt dann auf das Blutdruckverhalten in den ersten Belastungsminuten auf niedriger Belastungsstufe an.
- Patienten mit symptomatischer, schwerer **Aortenklappenstenose** (plötzlicher Herztod bei Belastung!)
- Patienten mit schwerer **pulmonaler Hypertonie**, sofern nicht durch einen liegenden Pulmonalarterien-Katheter der Pulmonalarterien-Mitteldruck laufend kontrolliert werden kann.
- Patienten mit akuten **entzündlichen Herz- und Allgemeinerkrankungen**
- Patienten mit zahlreichen **ventrikulären Extrasystolen** im Ruhe-EKG (mit Einschränkung) oder polytopen ventrikulären Extrasystolen sowie Couplets, ventrikulären Salven sowie tachykarden ventrikulären Rhythmusstörungen.
- Patienten mit **Herzwandaneurysma**, mit signifikanten **Aortenaneurysmata** mit nachgewiesener Durchmesserzunahme

Tab. **2** Wattzahl und Leistung.

Wattzahl	Leistung
25 Watt	Spazieren gehen, ebenerdig; Gehen, ebenerdig 4 km/h
50 Watt	Marschieren; Radfahren 10 km/h; langsames Treppensteigen; Schwimmen 20 m/min
75 Watt	schnelles Treppensteigen, Radfahren mit mäßiger Steigung, Schaufeln, Geschlechtsverkehr
100 Watt	schnelles Treppensteigen, 2 Stufen auf einmal; schnelles Laufen
90–120 Watt	Tanzen
125–150 Watt	Geländelauf; steiles Bergangehen
150–175 Watt	Skiwandern 7–10 km/h; Radfahren 20 km/h
165 Watt	Laufen 9 km/h
190 Watt	Brustschwimmen 50 m/min
225 Watt	Fußballspielen; Laufen 15 km/h
230 Watt	Kraulschwimmen 50 m/min
250 Watt	Schwerarbeit (z. B. Bergbau)

Zudem müssen bei der Durchführung einer Belastung die folgenden **Medikamente und technischen Hilfsmittel** zur Reanimation verfügbar sein.

- Defibrillator
- Intubationsbesteck
- Guedel-Tubus
- Ambubeutel
- Atropin, Alupent, Xylocain, Verapamil, β-Rezeptoren-Blocker, kurzwirkendes Barbiturat, Nitrate, Kalziumantagonisten, Infusionsbesteck, Infusionslösung
- Hilfskräfte müssen ohne Verzögerung hinzugezogen werden können

Tab. **3** Maximal erreichbare Herzfrequenz.

	Alter (in Jahren)												
	20	25	30	35	40	45	50	55	60	65	70	75	80
	Physiologisch bei Untrainierten												
MHF*	197	195	193	191	189	187	184	182	180	178	176	174	172
90 % MHF	177	175	173	172	170	168	166	164	162	160	158	157	155
80 % MHF	158	156	154	153	151	150	147	146	144	142	141	139	138
60 % MHF	118	117	115	114	113	112	110	109	108	107	106	104	103
	Physiologisch bei Trainierten												
MHF													
90 % MHF	190	188	186	184	182	180	177	175	173	171	169	167	165
80 % MHF	182	180	178	177	174	172	170	169	166	164	162	160	159
60 % MHF	143	141	140	138	137	135	133	131	130	128	127	125	124

* = Maximale Herzfrequenz (In Bezug auf das Alter und den Trainingszustand des Patienten maximal erreichbare Herzfrequenz und deren Prozentzahlen.)
Von der maximal erreichbaren Frequenz sollen zur Abklärung einer koronaren Herzkrankheit durch die Ergometerbelastung über 80 % (85–90 %) erreicht werden (modifiziert nach Sheffield u. a.)

Tab. **4** Maximale Leistung bei ansteigender Belastung.

Männer	Alter (Jahre)								
	20–24	25–29	30–34	35–39	40–44	45–49	50–54	55–59	60–64
Gewicht (kg)	Watt								
60–65	200	210	200	185	175	170	155	150	135
66–69	225	215	205	195	180	175	160	155	140
70–73	230	220	210	200	190	180	165	160	145
74–77	235	225	215	205	195	185	170	165	150
78–81	240	230	220	200	190	180	170	160	150
82–85	245	235	225	215	205	195	185	175	160
86–89	250	240	230	220	210	200	190	180	170
90–93	255	245	235	225	215	205	195	185	175
94–97	260	250	240	230	220	210	200	190	180
98–101	265	255	245	235	225	215	205	195	185
102–105	270	260	250	240	230	220	210	200	190
106–109	280	270	260	250	235	225	215	205	195

Tab. **5** Maximale Leistung bei ansteigender Belastung.

Frauen	Alter (Jahre)								
	20–24	25–29	30–34	35–39	40–44	45–49	50–54	55–59	60–64
Gewicht (kg)	Watt								
40–45	110	105	100	95	90	90	85	75	75
46–49	115	110	105	100	100	95	90	85	80
50–53	120	115	110	105	100	100	95	90	85
54–57	125	120	120	115	110	105	100	100	95
58–61	130	125	125	120	115	110	105	100	100
62–65	135	135	130	125	120	120	115	110	105
66–69	140	140	135	130	130	125	120	115	110
70–73	150	145	140	135	130	130	125	120	115
74–77	155	150	145	140	135	135	130	125	120
78–81	160	155	150	150	145	140	135	130	130
82–85	165	160	155	150	150	145	140	140	135
86–89	170	165	160	160	155	150	145	140	140

Tab. **6** Anhaltspunkte zur Belastbarkeit der Patienten. (Anhalts-)Schema zur Durchführung einer Belastung. Mit der Belastungssteigerung soll am Ende der Belastung 80 bis 90 % der maximal erreichbaren Herzfrequenz erreicht sein und möglichst zwei Minuten gehalten werden.

	Trainierter Patient unter ca. 40 Jahre	Untrainierter Patient unter 50 Jahre oder trainierter Patient über 50 Jahre	Asthenischer Patient unter 50 oder untrainierter Patient über 50 Jahre	Extrem asthenischer Patient oder biologisch „alter“ Patient
1. EKG in Ruhe (Blutdruckwert) Belastung nach:	0 Watt	0 Watt	0 Watt	0 Watt
2. EKG 1 min	75 Watt	50 (75) Watt	50 Watt	25 Watt
3. EKG 2 min	75 Watt	50 (75) Watt	50 Watt	25 Watt
4. EKG 3 min	100 Watt	75 Watt	75 Watt	50 Watt
5. EKG 4 min	100 Watt	75 Watt	(75) Watt	50 Watt
6. EKG 5 min	150 Watt	100 Watt	100 Watt	75 Watt
7. EKG 6 min	150 Watt evtl. höhere Stufe erforderlich	100 Watt	100 Watt	75 Watt
8. EKG gleich nach Belastung (Blutdruckwert)			–	–
9. EKG 1 min nach Belastung (Blutdruckwert)			–	–
10. EKG 3 min nach Belastung (Blutdruckwert)			–	–
11. EKG 5 min nach Belastung (Blutdruckwert)			–	–

Abbruchkriterien bei einer Fahrradergometerbelastung:

- zunehmende, retrosternale oder an anderen Prädilektionsstellen auftretende Schmerzen, auch ohne für eine koronare Herzkrankheit typische EKG-Veränderungen
- Auftreten von horizontalen ST-Strecken-Verlagerungen von mindestens 0,2 mV
- Auftreten von Herzrhythmusstörungen
  - gehäufte, polytope, ventrikuläre Extrasystolen (→ Langzeit-EKG)
  - mehrfach Couplets (2 ventrikuläre Extrasystolen hintereinander) oder Salven von ventrikulären Extrasystolen (→ Langzeit-EKG)
  - vereinzelte Extrasystolen, die in die T-Welle der vorangegangenen Herzaktion einfallen (vulnerable Phase!) (→ Langzeit-EKG)
- Auftreten von Vorhofflimmern oder Vorhofflattern aus einem Sinusrhythmus heraus
- schwerwiegende Erregungsüberleitungsstörungen, wie AV-Block II. und III. Grades
- Erregungsausbreitungsstörungen, z. B. Schenkelblockbilder
- Anstieg des systolischen Blutdrucks über 240 mmHg systolisch und 120 mmHg diastolisch (bei älteren Patienten über 220 mmHg systolisch, 110 mmHg diastolisch)
- inadäquat langsamer oder fehlender Frequenzanstieg unter Belastung zusammen mit Dyspnoe
- Inadäquat langsamer oder fehlender Blutdruckanstieg oder sogar Blutdruckabfall während der Belastung

Beurteilung der Belastungsuntersuchung bezüglich KHK:
Als pathologisch gelten:

I: unter Belastung auftretende typische Angina-pectoris-Beschwerden = pathologischer (positiver) Belastungsversuch

II: Blutdruckabfall auf einer Belastungsstufe mit niedriger Wattzahl

III: negative U-Wellen unter Belastung: Rarität

IV: **pathologische EKG-Veränderungen**: pathologisches (positives) Belastungs-EKG

1. horizontale ST-Strecken-Senkungen > 0,1 mV
2. ST-Strecken-Hebungen in Ableitung ohne Q-Zacken oder QS-Komplexe und ohne in Ruhe vorbestehende ST-Strecken-Hebungen in diesen Ableitungen
3. deszendierende ST-Strecken-Senkungen, wenn diese mindestens 80 ms nach dem J-Punkt > 1 mV betragen (s. Abb. 1.1)
4. aszendierende ST-Strecken-Senkungen, wenn diese 80 ms nach dem J-Punkt noch > 1 mV betragen
5. QRS-Verbreiterung unter Belastung
6. Auftreten von ventrikulären Extrasystolen unter Belastung
7. T-Inversion
8. Aufrichten bzw. Positivierung von vor der Belastung negativen T-Wellen
9. höhergradige PQ-Verlängerungen

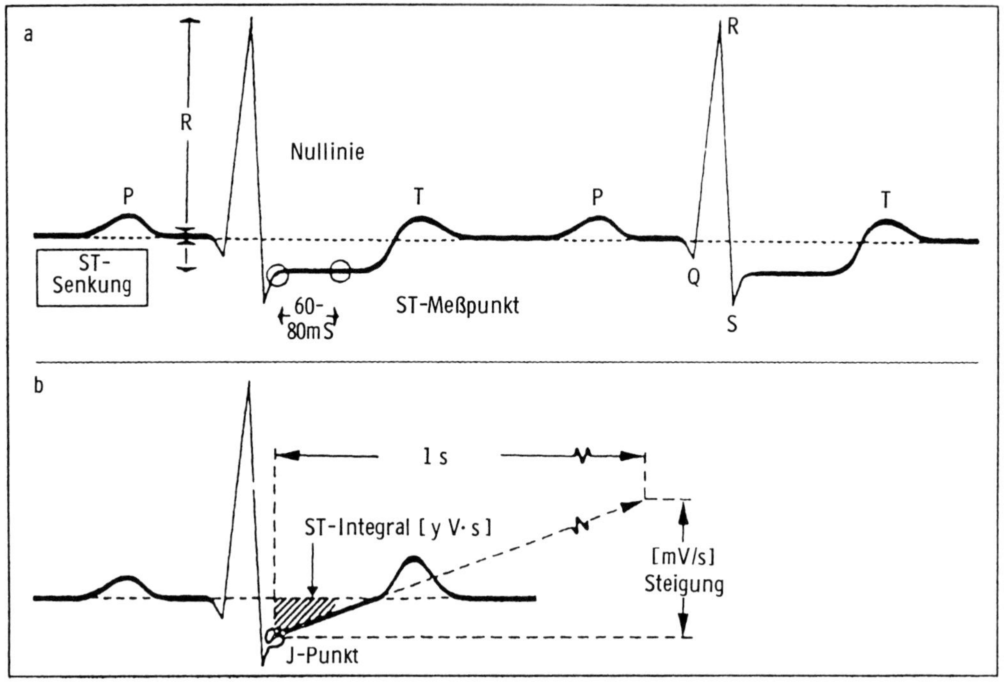

Abb. 1.1 Messkriterien der ST-Strecke
a horizontaler Verlauf
b aszendierender Verlauf. Messpunkte für die R-Zackenhöhe. J-Punkt und ST-Strecke (60–80 m nach J) sowie Anstiegsbeurteilung der ST-Strecke (b) (nach Samek u. Roskamm).

Beurteilung der Belastungsuntersuchung bezüglich arterieller Hypertonie.
Als pathologisch gelten:

1. hoher Blutdruckanstieg schon bei Belastungsstufe mit niedriger Wattzahl
2. unter 75 Watt Blutdruck > 180/95 mmHg
3. unter 100 Watt Blutdruck > 200/100 mmHg

Anatomie der Koronararterien
In den Bemerkungen zu den Belastungs-EKGs und auch zu mehreren Ruhe-EKGs sind die Koronarangiografie-Befunde aufgeführt. Um dem Leser das Verständnis dieser Befunde zu erleichtern, wird hier kurz auf die Anatomie der Koronararterien eingegangen.

Rechte Koronararterie
Die rechte Koronararterie entspringt aus der Aorta vorn und im rechten koronaren Sinus. In der obersten Etage gibt sie die Konusarterie (KA) sowie die Sinusknotenarterie (SKA) ab (in 40 % der Fälle entspringt diese allerdings vom R. circumflexus der linken Koronararterie), in der mittleren Etage den rechtsventrikulären Ast, R. ventricularis dexter (RVD), sowie den rechten Vorhofast, R. atrialis dexter (RAD).

In der untersten Etage gibt der R. circumflexus dexter (RCD) den R. posterolateralis dexter (RPLD), die AV-Knoten-Arterie (AVKA) und den R. interventricularis posterior dexter (RIVPD) ab. Der R. marginalis dexter (RMD) stellt die äußerste Randbegrenzung dar.

Linke Koronararterie

Die linke Koronararterie entspringt oben hinten im linken Sinus coronarius und teilt sich nach einem Hauptstamm von ca. 1 bis 4 cm Länge in den R. interventricularis anterior (RIVA) und den R. circumflexus (CX) auf. Der R. interventricularis anterior (RIVA) wird auch R. descendus anterior (RAD) oder Left anterior descendens (LAD) genannt. Vom RIVA gehen einerseits die septalen Äste (Rr. Septales: RS) und anderseits die Diagonaläste (Rr. diagonales: RD) ab. Der R. circumflexus (CX oder RX) gibt proximal einen R. diagonalis und einen R. marginalis ab, im weiteren Verlauf Posterolateraläste (PLA) sowie den R. interventricularis posterior der Zirkumflexaarterie.

Die Abb. 1.2 und Abb. 1.3 zeigen die Koronararterien jeweils in rechts-schräger bzw. links-schräger Position.

Die nachfolgenden **Tab. 7** und **Tab. 8** zeigen die arterielle Versorgung der Herzwandregionen sowie deren Repräsentationen im EKG sowie die arterielle Versorgung des Erregungsbildungs- und Leitungssystems.

Es muss bemerkt werden, dass die Koronaranatomie sehr variabel ist, es wird deshalb bei der Befunddemonstration immer angegeben, ob es sich um einen balancierten Typ, um einen Rechtsversorgungstyp oder um einen Linksversorgungstyp handelt, je nachdem, welche Koronararterie dominiert.

In knapp über 60 % der Fälle dominiert die rechte Koronararterie. Sie überquert die Crux cordis (gebildet vom Sulcus interventricularis posterior), hier kommt es zu einer Aufteilung der rechten Koronararterie in Form einer U-Schlinge.

In 15 % der Fälle dominiert die linke Koronararterie, die A. circumflexa überquert die Crux cordis, der R. interventricularis posterior der Zirkumflexaarterie ist besonders stark ausgebildet und versorgt die gesamte Hinterwand des linken Ventrikels, das interventrikuläre Septum sowie einen Teil des rechten Ventrikels.

Beim balancierten (ausgeglichenen) Versorgungstyp reichen sowohl die rechte Koronararterie als auch der R. circumflexus der linken Koronararterie in etwa gleicher Stärke bis zur Kreuzungsstelle.

Der Sinusknoten wird in der Regel von einem Ast der rechten Koronararterie versorgt, er kann jedoch auch durch einen Ast der A. circumflexa (40 % der Fälle) versorgt werden.

Beim **Linksherzkatheter** wird vor der Koronarangiografie stets eine **Ventrikulografie** durchgeführt. Hierbei ist die Größe des linken Ventrikels genau zu bestimmen, die Flussrichtung des Kontrastmittels zu sehen sowie die Kontraktionsfunktion der Ventrikelwand am besten zu beurteilen. Folgende Begriffe werden unterschieden:

- Hypokinesie: Reduktion der Wandbewegung
- Akinesie: völliger Verlust der Kontraktilität
- Dyskinesie: paradox systolische Auswärtsbewegung

Tab. **7** Versorgungsbereich der Herzkranzarterien.

	Rechte Koronararterie		**Linke Koronararterie**	
	R. circumflexus dexter	R. interventricularis posterior	R. circumflexus	R. interventricularis anterior
Myokard	basale mediale Hinter- und Unterwand LV Vorderwand RV rechter Vorhof	Hinterwand RV dorsales Drittel des Kammerseptums	Seitenwand LV linker Vorhof	Vorderwand LV und benachbarte Vorderwand RV Herzspitze LV vordere zwei Drittel des Kammerseptums spitzennahe Bezirke der Unterwand
Erregungsbildungs- und -leitungssystem	Sinusknoten (60 %) AV-Knoten His-Bündel	LPF periphere Verzweigung des RF	Sinusknoten (40 %)	LAF oberer Abschnitt RF

LAF = linksanteriorer Faszikel
LPF = linksposteriorer Faszikel
LV = linker Ventrikel
RF = rechter Faszikel (rechter Tawara-Schenkel)
RV = rechter Ventrikel
R = Ramus (Arm)

Tab. **8** Herzwandregion, arterielle Versorgung und Repräsentation im EKG.

Region		**Arterie**	**EKG-Ableitungen**
Vorderwandspitze	antero-apikal	R. interventricularis anterior der linken Koronararterie	V_3, V_4, I, aVL
Vorderwandseptum	supraapikal-anteroseptal	Äste des R. interventricularis anterior der linken Koronararterie	V_1, V_2, V_3
Seitenwand	lateral	R. circumflexus der linken Koronararterie	V_5, V_6, V_7, I, aVL
Unterwand	inferior, diaphragmal	rechte Koronararterie	II, III, aVF
Unterseitenwand	infero-lateral	rechte Koronararterie oder R. circumflexus der linken Koronararterie	V_5, V_6, V_7, II, III, aVF
Hinterwand	posterior	R. circumflexus der linken Koronararterie	V_8, V_9, V_8``, $V_9$``, spiegelbildliche Veränderungen in V_1, V_2, V_3 (hohe R-Amplitude, ST-Senkung)
Hinterseitenwand	postero-lateral	R. circumflexus der linken Koronararterie	V_7, V_8, V_9

Die **Lokalisation der Störung und deren Ausdehnung** werden jeweils vermerkt.

Die Tab. 1.6 zeigt die arterielle Versorgung der angegebenen Abschnitte der Ventrikelwände auf sowie die arterielle Versorgung der Strukturen des Erregungsbildungs- und -leitungssystems. Die Tab. 1.7 nennt zusätzlich die Zuordnung von EKG-Ableitungen zu bestimmten Herzwandregionen.

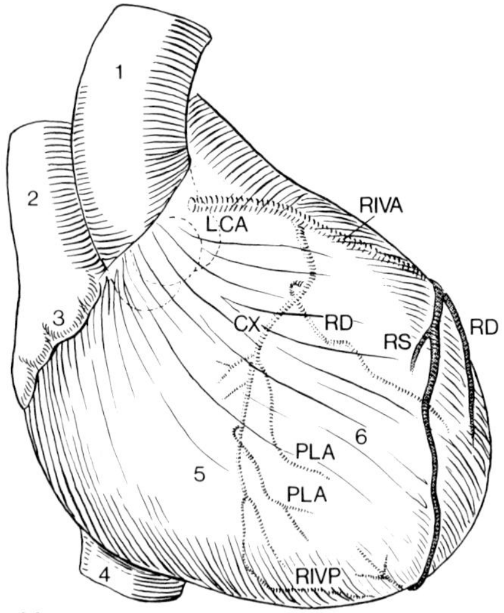

Abb. 1.2a

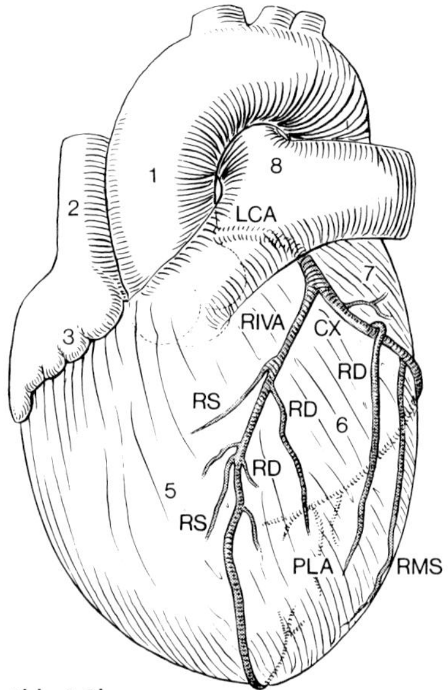

Abb. 1.2b

Koronararterien

Abb. 1.**2**
CX = A. circumflexa
LCA = linke Koronararterie
PLA = Posterolateralast
RD = R. diagonalis
RIVA = R. interventricularis anterior
RIVP = R. interventricularis posterior
RMS = R. marginalis septalis
RS = R. septalis
1 = Aorta
2 = V. cava superior
3 = rechter Vorhof
4 = V. cava inferior
5 = rechter Ventrikel
6 = linker Ventrikel
7 = linker Vorhof
8 = A. pulmonalis

a in rechts-schräger Position
b in links-schräger Position

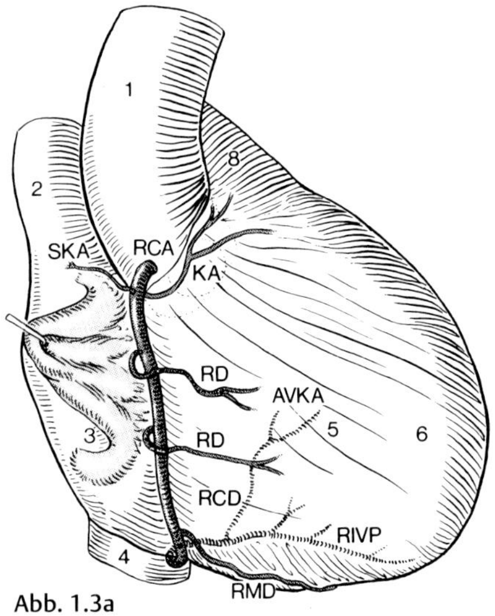

Abb. 1.3a

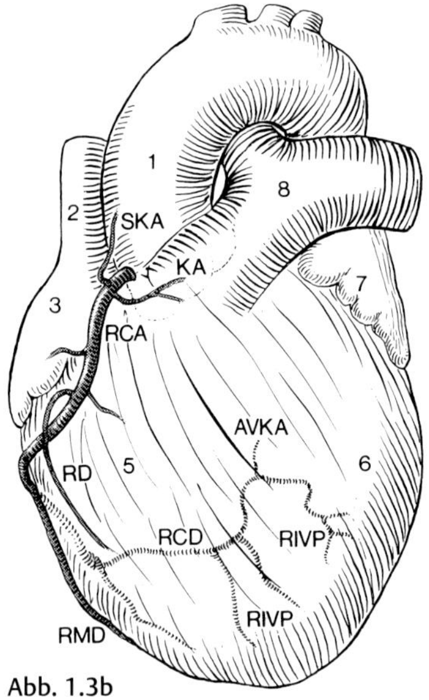

Abb. 1.3b

Koronararterien

Abb. 1.**3**
AVKA = AV-Knoten-Arterie
KA = Konusarterie
RCA = rechte Koronararterie
RCD = R. circumflexus dexter
RD = R. diagonalis
RIVP = R. interventricularis posterior
RMD = R. marginalis dexter
SKA = Sinusknotenarterie
1 = Aorta
2 = V. cava superior
3 = rechter Vorhof
4 = V. cava inferior
5 = rechter Ventrikel
6 = linker Ventrikel
7 = linker Vorhof
8 = A. pulmonalis

a in rechts-schräger Position
b in links-schräger Position

Für das Studium der nachfolgenden Belastungs-EKGs empfehlen wir folgendes Vorgehen

1. Lektüre der „Angaben zur Person, der „Anamnese“, der „klinischen Angaben“ und der „Befunde“
2. Beurteilung des Ruhe-EKGs, Vergleich mit der links oben angegebenen Beurteilung
3. Durchsicht und Beurteilung der Belastungsstreifen auf der rechten Seite
4. Durchsicht des Belastungsprotokolls
5. Beurteilung des Befundes
6. Vergleich mit der ausgedruckten Beurteilung
7. Studium der „Bemerkungen“ zur Ergometerbelastung auf der linken Seite
8. Durchsicht der „Weiteren Befunde“
9. Durchsicht der therapeutischen Konsequenzen bzw. des „Weiteren Verlaufes“

Belastungs-EKG Nr. 1

Ruhe-EKG vor Belastung (s. u.)

Normfrequenter regelmäßiger Sinusrhythmus, Steiltyp, kurze Überleitungszeit, langsamer R-Zuwachs, T-Abflachung V_5 und V_6. Auffällig: pathologische Achsendivergenz: Achse QRS + 60°, Achse T + 80° und damit rechts der Achse vom QRS.

Bemerkungen zur Ergometerbelastung

Das EKG im Sitzen (auf dem Fahrradergometer) ist unverändert. Die T-Wellen in V_2 sind hoch und spitz. Bis zur 4. Minute der Belastung haben sich die T-Wellen in V_4 und V_6 aufgerichtet. Die Belastung musste wegen Angina-pectoris-Beschwerden abgebrochen werden („**pathologischer Belastungsversuch**"). Die ST-Strecken-Senkung gleich nach Belastung beträgt 0,1 mV und ist damit nicht signifikant. Die Belastung wurde unter einer Medikation von Kalziumantagonisten durchgeführt.

Weitere Befunde

Echokardiogramm: unauffällig.
Myokardszintigramm: Normalbefund
Koronarangiogramm: RCA: distal 50 %ige Stenose. LCA: Hauptstamm unauffällig. RIVA: nach R. septalis und R. diagonalis total verschlossen. CX: Posterolateralast 90 %ige Stenose, R. interventricularis posterior 60 %ige Stenose.

Weiterer Verlauf

Es wurde ein 3facher aorto-koronarer Venenbypass gelegt.

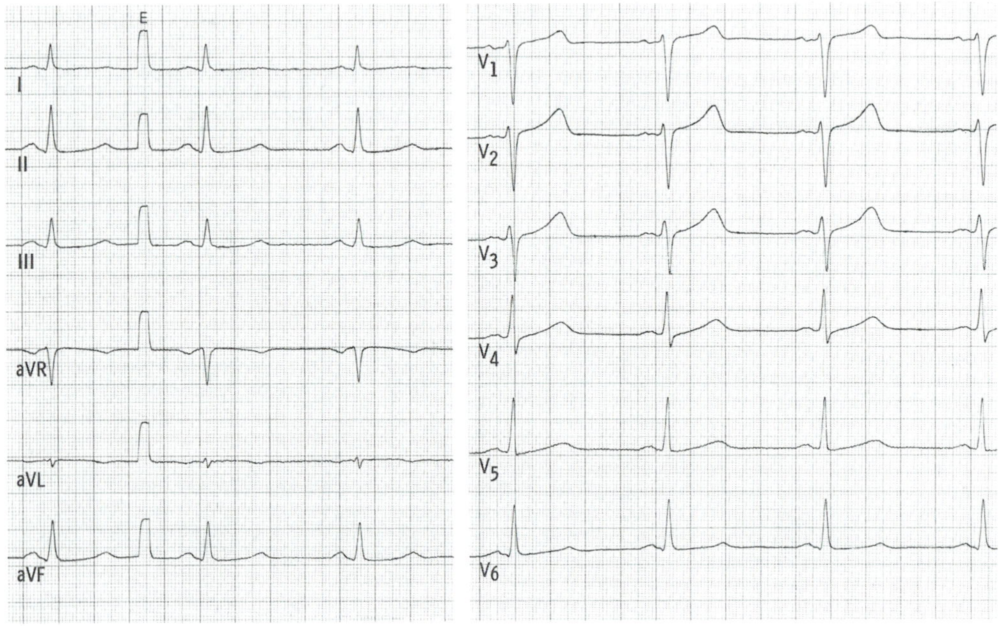

Angaben zur Person:

Geschl. ♂ / 46 Jahre	78 kg	174 cm
Kreatinin: 1,0 (n= 0,4–1,3 mg/dl)	Hypertonie: ☒ ja ☐ nein ☐ labile	
Kalium: 3,7 (n= 3,5–5,5 mmol/l)	aktueller RR: 115/90 mmHg	
Herzwirksame Medikamente:	Kalziumantagonisten, Betablocker, Diuretika	

Anamnese, klinische Angaben, Befunde: Vor 4 Jahren Lungentuberkulose, seitdem rezidivierende abdominelle Beschwerden. Jetzt zunehmend belastungsabhängige, vom Abdomen aufsteigende Beschwerden, die auch zum Sternum hochziehen und bis zum Hals ausstrahlen.
Herz und Lunge auskultatorisch, perkutorisch und röntgenologisch unauffällig.
Koronare Risikofaktoren: psychischer Stress durch Arbeitslosigkeit, Cholesterinämie grenzwertig.

Min	Watt	Frequenz	RR	Erbs.	ES	Beschwerden
0.	–	105	130/90	–	–	
1.	75	120	170/110	–	–	
2.	75	125	180/110	–	–	
3.	75	130	180/100	–	–	
4.	75	130	190/120	–	–	
4, 5.	75	133	180/100	ST-Senkung um ca. 0,1 mV in V_6		Angina pectoris, Patient bricht ab
sof. n. Belastung		135	180/100	T hoch pos. V_2	–	
1.' n. Belastung		117	180/110	"	–	
2.' n. Belastung		110	150/100	"	–	
3.' n. Belastung		105	130/90	"	–	
4.' n. Belastung		103	130/90	"	–	
5.' n. Belastung		105	140/90	"	–	

85 % MHF = 155 Aktionen/min

Beurteilung: ca. 70 % der MHF wurden erreicht. 90 % MHF = 166 Aktionen/min

KHK betreffend
Belastungsversuch: ☒ pathologisch ☐ physiologisch ☐
Belastungs-EKG: ☐ pathologisch ☐ physiologisch ☒ erz. Frequenz nicht ausreichend
Herzrhythmusstörungen: –
Blutdruckverhalten: regelrecht
Frequenzverhalten: regelrecht, jedoch gewünschte Frequenz nicht erreicht
Belastbarkeit:

Hauptdiagnosen: Hinweis auf koronare Herzkrankheit (pathologischer Belastungsversuch), EKG wegen unzureichender Herzfrequenz nicht beurteilbar

EKGs zu den rot unterrasterten Spalten sind abgebildet.

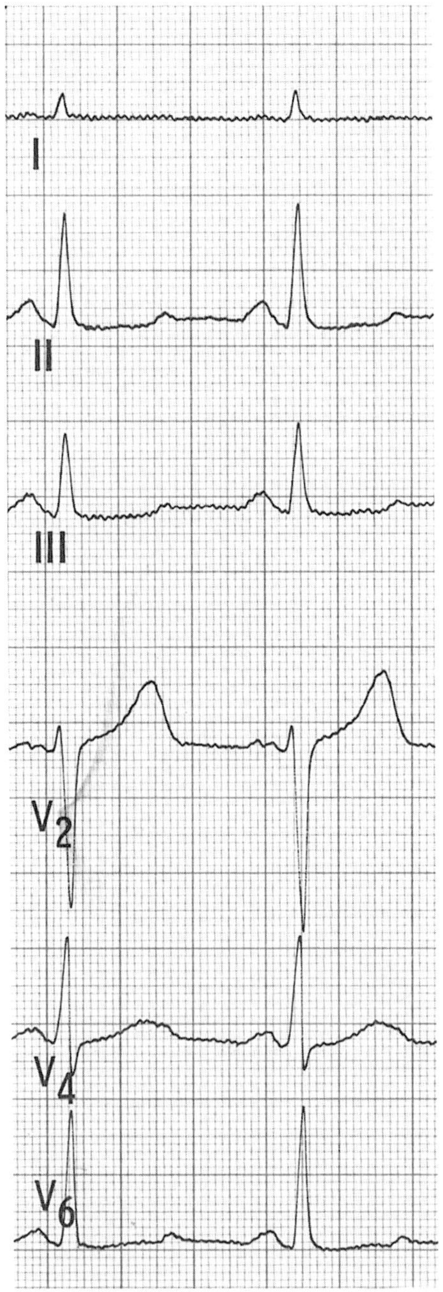

Vor Belastung im Sitzen
105/min 130/90 mm Hg

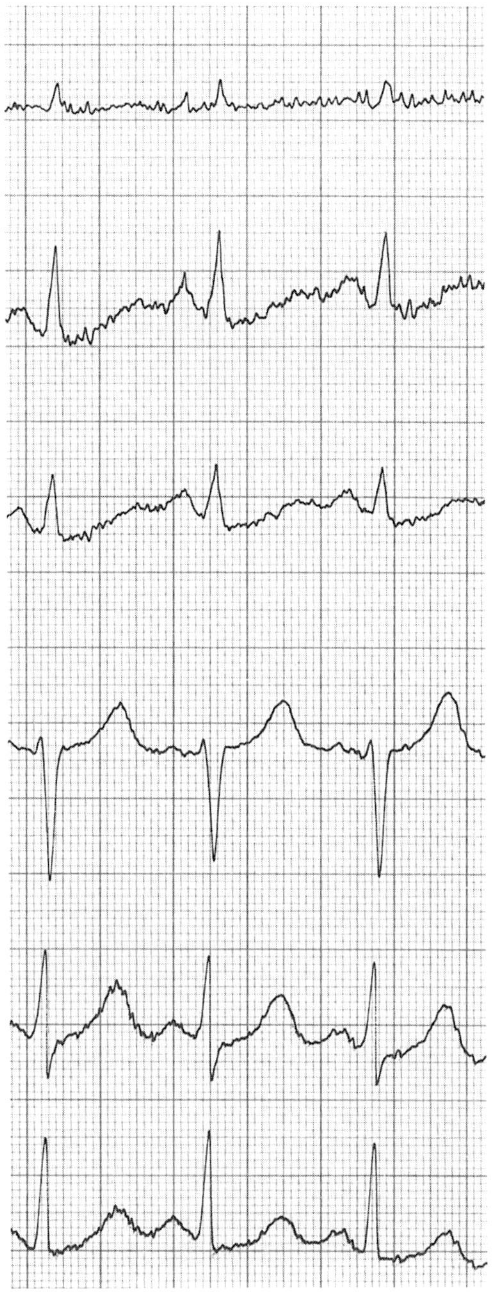

4,5 min 75 Watt
130/min 180/100 mm Hg

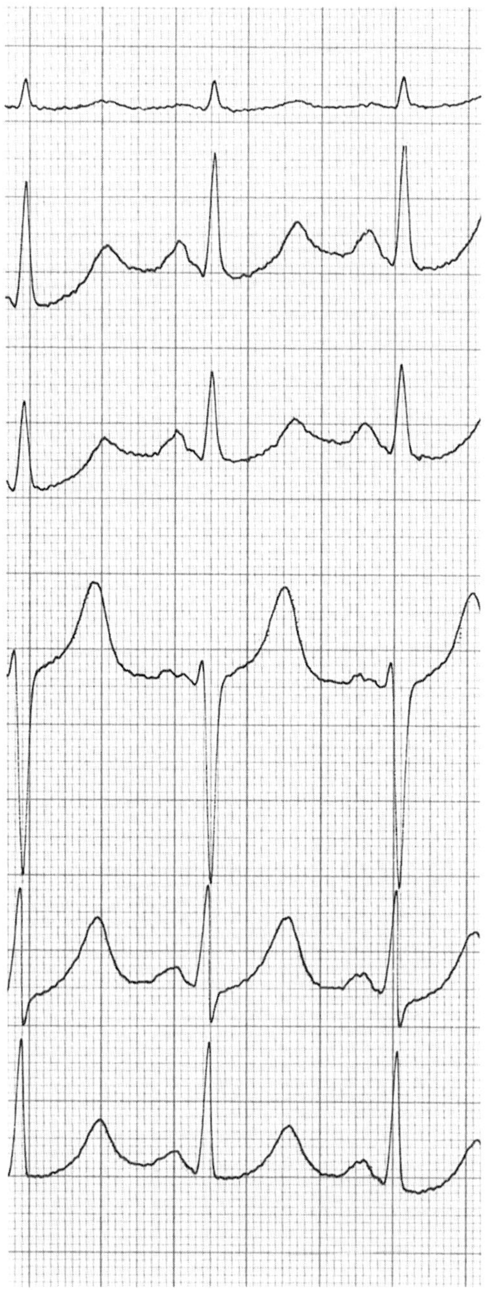

sofort nach Belastung
135/min 180/100 mm Hg

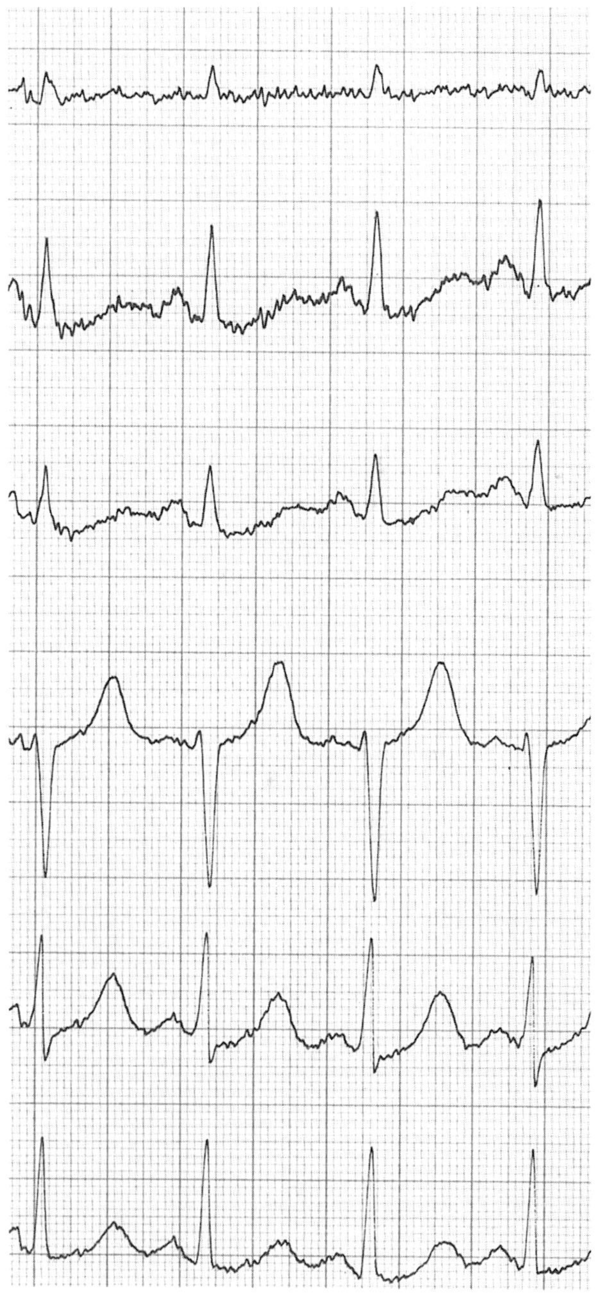

1 min nach Belastung
117/min 180/110 mm Hg

Belastungs-EKG Nr. 2

Ruhe-EKG vor Belastung (s. u.)

Normfrequenter regelmäßiger Sinusrhythmus, Linkstyp, P-mitrale, i. LSB (?), linksventrikuläre Hypertrophie (?)

Erbs. vom Außenschichtischämietyp, Vorderwand lateral, pathologische Achsendivergenz, QRS + 20°, T + 170°; damit Achse rechts der Achse QRS.

Bemerkungen zur Ergometerbelastung

Im Sitzen auf dem Fahrrad vor Belastung sind nur unspezifische Erregungsrückbildungsstörungen in V_6 zu erkennen. In der 10. Minute der Belastung sind die ST-Strecken um ca. 0,2 mV gesenkt und verlaufen flach deszendierend. Nach Belastung liegen keine signifikanten Erregungsrückbildungsstörungen mehr vor.

Weitere Befunde

Echokardiogramm: sehr großer linker Ventrikel, nicht vergrößerter linker Vorhof

Myokardszintigramm: vergrößerter linker Ventrikel, diffus verminderte Perfusion anteroseptal und inferior.

Rechtsherzkatheter mit hämodynamischer Untersuchung: Anstieg des Pulmonalarterienmitteldrucks von 10 mmHg auf 27 mmHg bei Hochlegen der Beine, auf 50 mmHg bei einer Belastung mit 100 Watt, die beschwerdefrei geleistet wurde.

Koronarangiogramm: kein Hinweis auf eine koronare Herzkrankheit.

Lävokardiogramm: sehr großer linker Ventrikel, Kontraktionen wie bei **kongestiver Kardiomyopathie**, Verdacht auf intrakavitäre Thromben.

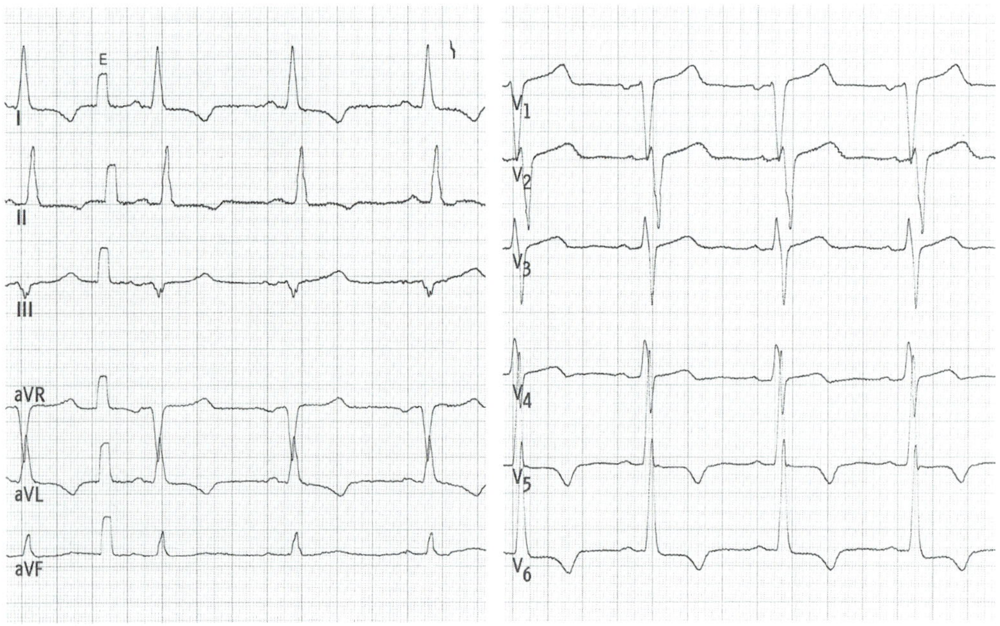

Angaben zur Person:

Geschl.: ♂ / 52 Jahre — 80 kg — 170 cm

Kreatinin: 0,9 (n= 0,4–1,3 mg/dl) — Hypertonie: ☐ ja ☐ nein ☒ labile

Kalium: 4,2 (n= 3,5–5,5 mmol/l) — aktueller RR: 120/80 mmHg

Herzwirksame Medikamente: keine

Anamnese, klinische Angaben, Befunde: Als Kind Masern und Tonsillitis. Vor 3 Monaten Stiche in der Herzgegend, Angstgefühl, Dyspnoe beim Treppensteigen. Am Aufnahmetag heftigste Angina pectoris, Dyspnoe, kalter Schweißausbruch, dabei Blutdruck 240/130 mmHg.
Spätere Diagnostik: Herz linksverbreitert, mittelgradige Lungenstauung.
Koronares Risikoprofil: labiler Hypertonus, Nikotin- und Alkoholabusus

Min	Watt	Frequenz	RR	Erbs.	ES	Beschwerden
0.		78	150/100	flache ST-Desz. in V_6	8 VES	
1.	50	95	140/80	"	11 VES	
2.	50	99	150/80	"		
3.	50	103	170/100	"	7 VES	
4.	50	104	165/100	"	3 VES	
5.+6.	75	106	170/100	"	1 VES	
7.	100	115	170/100	"	–	
8.+9.	125	131	185/100	ST-Desz. v. um knapp 0,2 mV gesenktem Abgang in V_6	1 VES	erschöpft,
10.	125	142	200/100		1 Couplet	keine Schmerzen
sof. n. Belastung		140	200/100	"		
1.' n. Belastung		113	150/90	"	5 VES 1 Couplet	
2.' n. Belastung						
3.' n. Belastung		103	140/90	vom leicht gesenktem Abgang dez. in V_6		
5.' n. Belastung		100	130/90			
6.' n. Belastung		98	140/90	"		

85 % MHF = 155 Aktionen/min

Beurteilung: knapp 80 % der MHF wurden erreicht. — 90 % MHF = 166 Aktionen/min

KHK betreffend — Belastungsversuch: ☐ pathologisch ☒ physiologisch ☐

Belastungs-EKG: ☐ pathologisch ☐ physiologisch ☒ grenzwertig

Herzrhythmusstörungen: belastungsinduzierte Extrasystolie

Blutdruckverhalten: regelrecht

Frequenzverhalten: langsamer Frequenzanstieg

Belastbarkeit: eingeschränkt

Hauptdiagnosen: Hinweise auf koronare Herzkrankheit; durch koronare Herzkrankheit bedingte Extrasystolie? ES anderer Ursache?

EKGs zu den rot unterrasterten Spalten sind abgebildet.

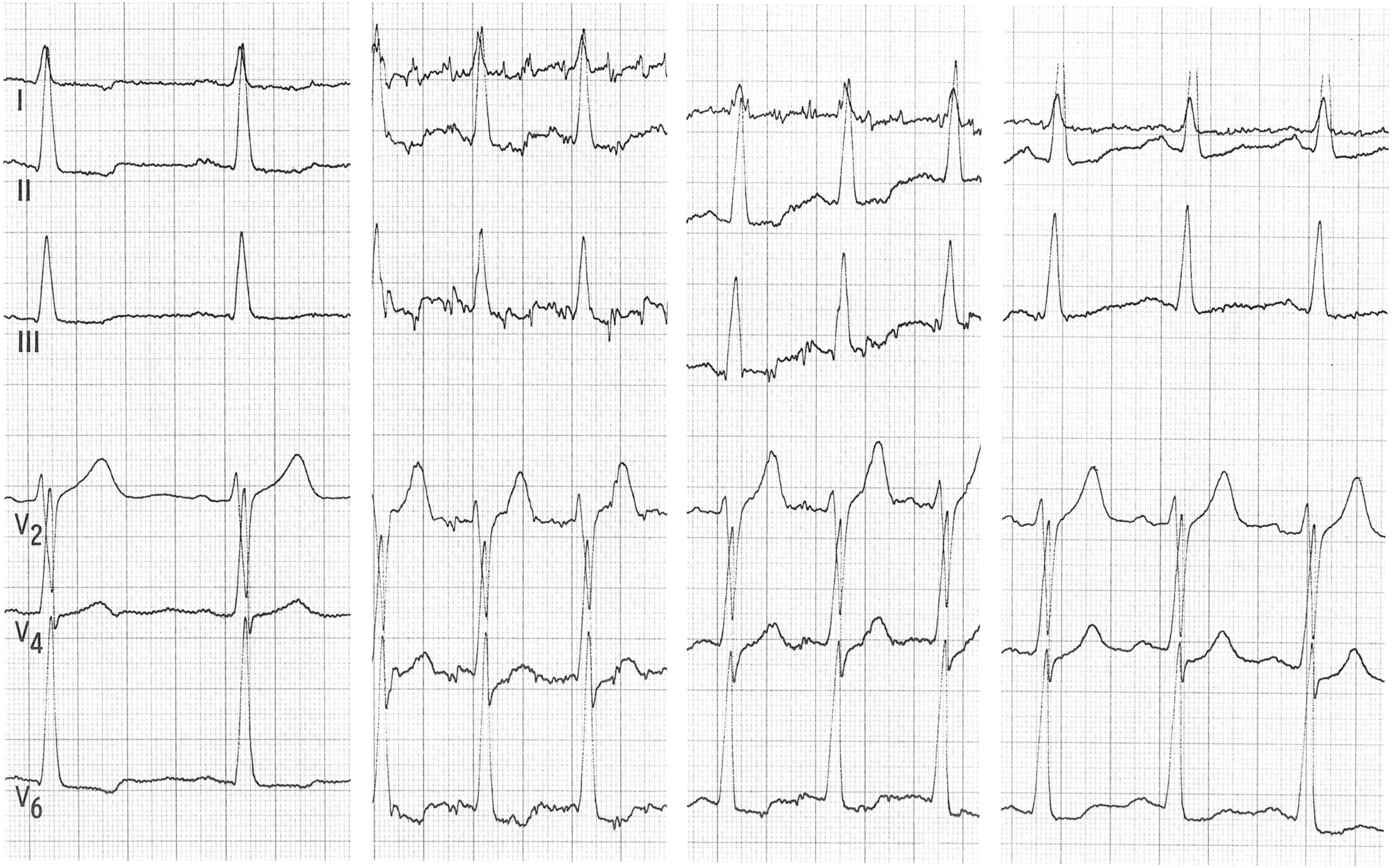

Vor Belastung im Sitzen
78/min 140/95 mm Hg

10. min 125 Watt
142/min 200/100 mm Hg

sofort nach Belastung
140/min 200/100 mm Hg

1. min. nach Belastung
113/min 150/190 mm Hg

Belastungs-EKG Nr. 3

Ruhe-EKG vor Belastung (s. u.)

Bradykarder regelmäßiger Sinusrhythmus, Linkstyp, linksventrikuläre Hypertrophie (Lewis-Index positiv).

Bemerkungen zur Ergometerbelastung

In der 4. Minute hat sich der ST-Abgang besonders in V_4 gesenkt, die ST-Strecken aszendieren steil (nicht pathologisch).

In der 7. Minute der Belastung liegen deutlich gesenkte ST-Strecken vor. Die ST-Strecken sind in V_6 um fast 0,2 mV gesenkt. In V_4 scheint die ST-Strecken-Senkung noch ausgeprägter zu sein, eine genaue Angabe ist wegen der Grundlinienschwankung nicht möglich.

Weitere Befunde

Echokardiogramm: o. B., normale Dimensionen.

Herzinnenraumszintigramm: normale Ejektionsfraktion, jedoch ohne Anstieg unter Belastung.

Thallium-Myokardszintigramm mit Belastung: unauffällig.

Koronarangiogramm: RCA: groß, o. B. LCA: Hauptstamm o. B. RIVA: am Abgang des ersten R. septalis 75 %ige Stenose. CX: unauffällig.

Weiterer Verlauf

Es wurde eine Ballondilatation durchgeführt, es verblieb eine Reststenose von 50%, nach 3 Monaten traten erneut heftige Angina-pectoris-Beschwerden auf und es wurde eine aortokoronare Venenbypass-Operation zum RIVA durchgeführt.

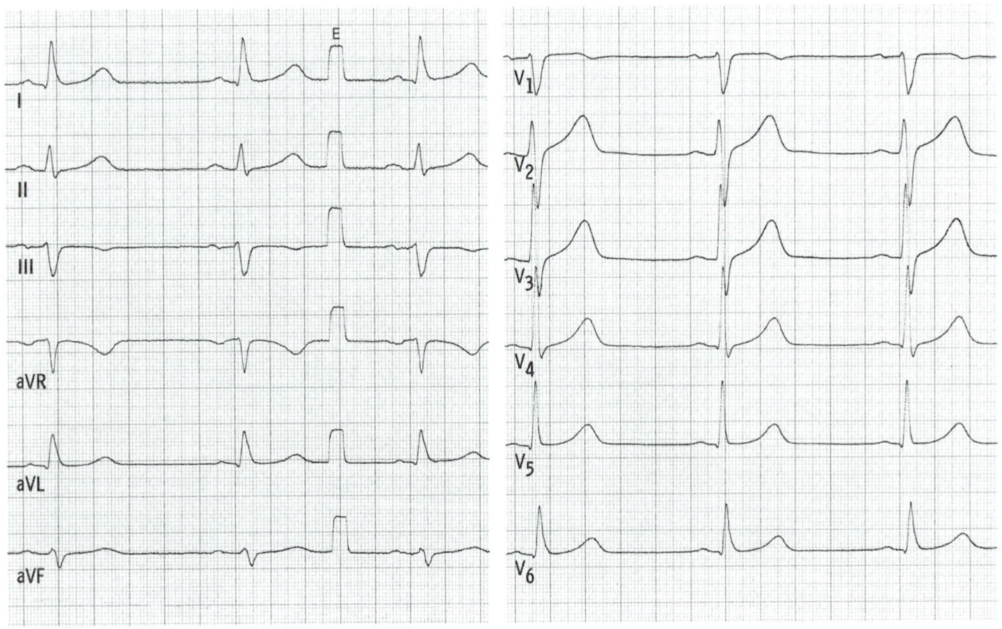

Angaben zur Person:

Geschl.: ♂ / 48 Jahre — 70 kg — 168 cm

Kreatinin: 0,6 (n= 0,4–1,3 mg/dl) — Hypertonie: ☐ ja ☐ nein ☒ labile

Kalium: 4,2 (n= 3,5–5,5 mmol/l) — aktueller RR: 170/110 mmHg

Herzwirksame Medikamente: Nitrate

Anamnese, klinische Angaben, Befunde: Keine wesentlichen Vorerkrankungen. Seit einem Jahr rezidivierend linksthorakale Schmerzen mit Ausstrahlung in den linken und rechten Arm bis zur Ellenbeuge. Die Beschwerden treten sowohl bei psychischer als auch bei physischer Belastung auf. Wenige Stunden bevor das links abgebildete EKG registriert wurde, kam es zu heftigen Schmerzen sowie zu Schwindelgefühl und Schweißausbruch. Dieses Mal bemerkte der Patient nur eine geringe Besserung auf Nitropräparate. Koronarer Risikofaktor: labiler Hypertonus.

Min	Watt	Frequenz	RR	Erbs.	ES	Beschwerden
0.		75	130/95	–	–	
1.	50	110	170/110	–	–	
2.	75	122	210/110	–	–	
3.	75	125	230/110	–	–	
4.	100	130	230/110	ST v. ges. Abgang aszendierend V_4	–	präkardiale Schmerzen, zunehmend
5.	100	140	240/120	ST in V_4 u. V_6 um 0,2 mV ges.	–	↓
6.	150	140	240/120	"	–	↓
7.	150	150	220/100	"	–	↓
sof. n. Belastung		135	210/100	"	–	
1.' n. Belastung		111	210/90	–	–	keine Schmerzen mehr
2.' n. Belastung					–	
3.' n. Belastung		98	170/90	–	–	
5.' n. Belastung		91	160/90	–	–	
7.' n. Belastung		93	130/90	–	–	

85 % MHF = 155 Aktionen/min

Beurteilung: ~82 % der MHF wurden erreicht. — 90 % MHF = 166 Aktionen/min

KHK betreffend — Belastungsversuch: ☒ pathologisch ☐ physiologisch ☐

Belastungs-EKG: ☒ pathologisch ☐ physiologisch ☐

Herzrhythmusstörungen:

Blutdruckverhalten: pathologischer Blutdruckanstieg

Frequenzverhalten: regelrecht

Belastbarkeit: gut

Hauptdiagnosen: hochgradiger Verdacht auf koronare Herzkrankheit

EKGs zu den rot unterrasterten Spalten sind abgebildet.

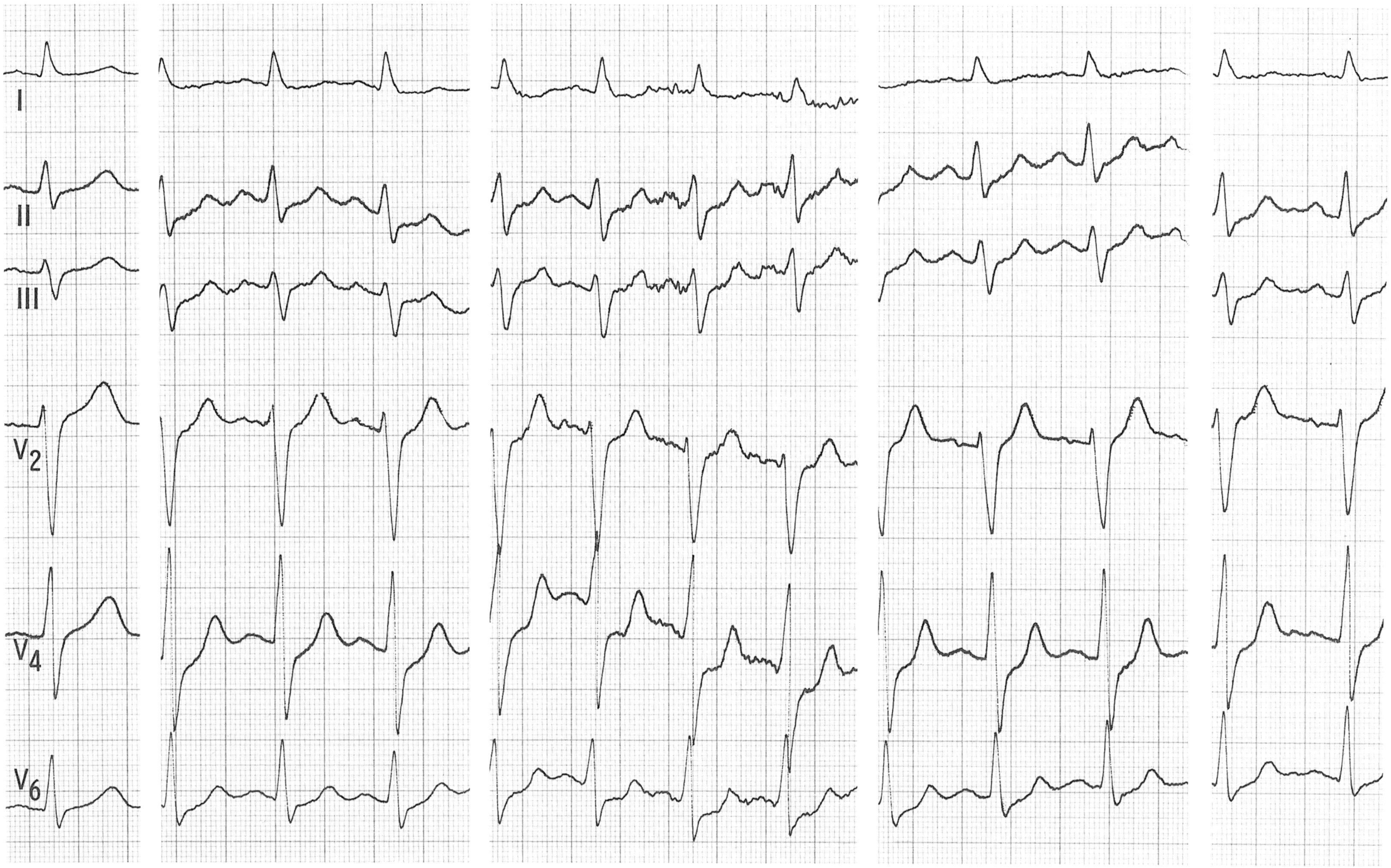

vor Belastung
75/min 130/95 mm Hg

4. min 100 Watt
130/min 230/110 mm Hg

7. min 150 Watt
150/min 220/100 mm Hg

sofort nach Belastung
135/min 210/100 mm Hg

1. min nach Belastung
111/min 210/90 mm Hg

Belastungs-EKG Nr. 4

Ruhe-EKG vor Belastung (s. u.)
Normfrequenter regelmäßiger Sinusrhythmus, AV-Block I, Linkstyp, Verdacht auf inferioren Infarkt im Stadium III (Q in Ableitung III). Etwas langsamer R-Zuwachs in BWA.

Bemerkungen zur Ergometerbelastung
Im Sitzen sind die Q-Zacken in Ableitung III – vermutlich durch die Drehung der elektrischen Herzachse um 20 ° nach rechts – nicht mehr zu sehen. Damit relativiert sich der Verdacht auf einen inferioren Infarkt im Stadium III. In der 7. Minute der Belastung verlaufen die ST-Strecken in V_6 um 0,2 mV gesenkt, sodass das Belastungs-EKG als pathologisch hinzustellen ist.

Weitere Befunde
Echokardiogramm: unauffällig.

Thallium-Myokardszintigramm: Speicherminderung inferior bis apikal, partielle Redistribution.

Koronarangiogramm: RCA: mehrfach 75 %ige Stenosen. LCA: Hauptstamm o. B. RIVA: 75 %ige Stenose. CX: 50 %ige Stenose.

Weiterer Verlauf
Es wurde eine aorto-koronare Venenbypass-Operation durchgeführt.

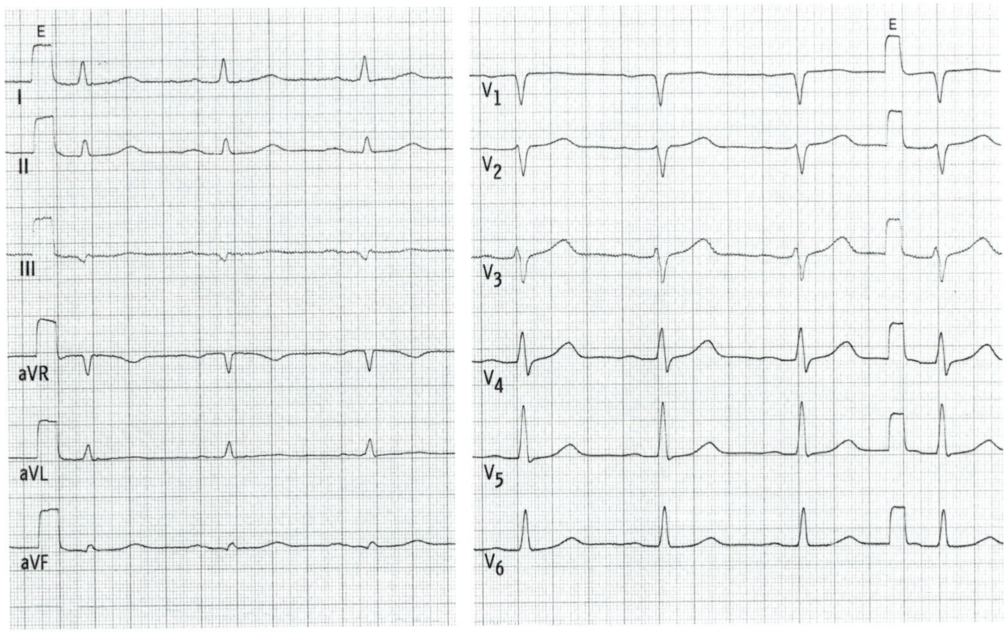

Angaben zur Person:

Geschl.: ♂ / 52 Jahre — 88 kg — 178 cm

Kreatinin: 1,4 (n= 0,4–1,3 mg/dl) — Hypertonie: ☒ ja ☐ nein ☐ labile

Kalium: 4,1 (n= 3,5–5,5 mmol/l) — aktueller RR: 140/95 mmHg

Herzwirksame Medikamente: Betablocker, Nitrate

Anamnese, klinische Angaben, Befunde: Seit 10 Jahren Hypertonus (essenziell). Seit einigen Wochen Angina-pectoris-Beschwerden bei Belastung mit retrosternalem Brennen und Schweißausbrüchen. Cholesterin grenzwertig, Nichtraucher. Herz und Lunge auskultatorisch, perkutorisch und röntgenologisch unauffällig.

Min	Watt	Frequenz	RR	Erbs.	ES	Beschwerden
0.		84	150/110	–	–	
1.	50	97	180/120	–	–	
2.	50	100	190/120	–	–	
3.	75	105	200/120	minimale ST-Senkung V_6	–	
4.	75	108	200/120	"	–	
5.	100	122	220/130	"		
6.	125	130	230/140	ST ↓ 0,15 mV in V_6	–	Abbruch wegen Hypertension
7.	125	140	240/140	ST ↓ 0,2 mV in V_6	–	
						keine Beschwerden ↕
sof. n. Belastung		134	230/120	ST ↓ um 0,1 mV aszend. V_6	–	
1.' n. Belastung		100	220/120	ST minimal gesenkt V_6	–	
2.' n. Belastung						
3.' n. Belastung		92	180/130	–	–	
5.' n. Belastung		88	160/120	–	–	

85 % MHF = 155 Aktionen/min

Beurteilung: knapp 80 % der MHF wurden erreicht. — 90 % MHF = 166 Aktionen/min

KHK betreffend

Belastungsversuch: ☐ pathologisch ☒ physiologisch ☐

Belastungs-EKG: ☒ pathologisch ☐ physiologisch ☐

Herzrhythmusstörungen: keine

Blutdruckverhalten: pathologischer Blutdruckanstieg

Frequenzverhalten: langsamer Frequenzanstieg, sonst o. B.

Belastbarkeit:

Hauptdiagnosen: Hinweise auf koronare Herzkrankheit

EKGs zu den rot unterrasterten Spalten sind abgebildet.

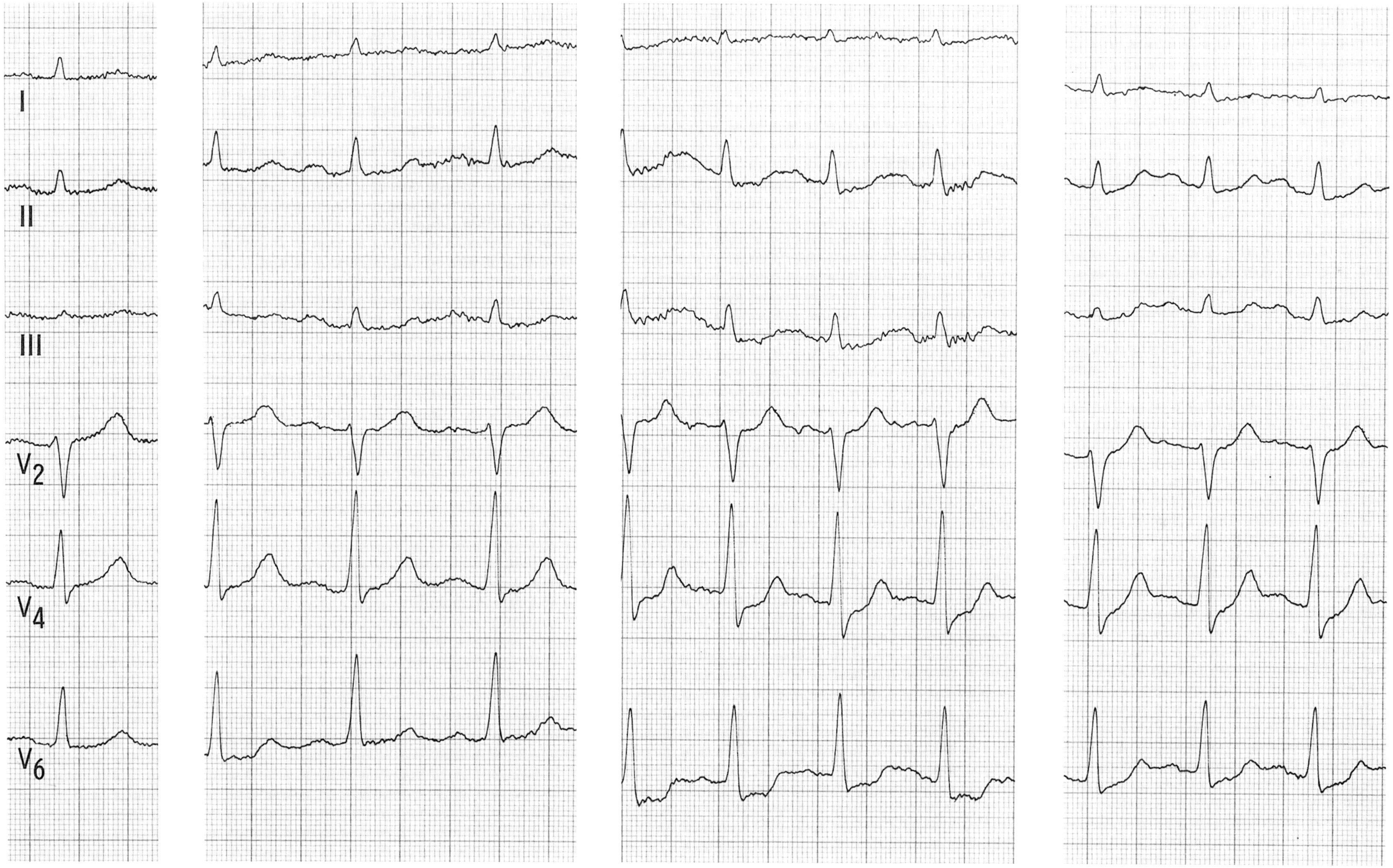

vor Belastung
84/min 150/110 mm Hg

3. min 75 Watt
105/min 200/120 mm Hg

7. min 125 Watt
140/min 240/140 mm Hg

sofort nach Belastung
134/min 230/120 mm Hg

Belastungs-EKG Nr. 5

Ruhe-EKG vor Belastung (s. u.)

Normfrequenter regelmäßiger Sinusrhythmus, Steil-Rechtstyp, Erregungsrückbildungsstörungen vom Außenschichtläsions- und -ischämietyp Vorderwand apikal bis lateral. (Perimyokarditis?)

Bemerkungen zur Ergometerbelastung

Im Sitzen sind die Erregungsrückbildungsstörungen im Vergleich zum Ruhe-EKG stärker ausgeprägt. Unter Belastung scheinen die T-Wellen in der 3. Minute flacher negativ zu werden, sie sind jedoch in der 4. Minute und sofort nach Belastung genauso tief wie zuvor, desgleichen in der 5. Minute nach Belastung. Eine T-Negativierung allein stellt keinen charakteristischen Befund dar. Der Belastungsversuch musste wegen der unter Belastung auftretenden Beschwerden als pathologisch hingestellt werden, eine weitere Diagnostik war indiziert.

Weitere Befunde

Echokardiogramm: Normalbefund.

Thallium-Myokardszintigramm: nach Belastung Minderanreicherung apikal, geringe Redistribution apikal. Hinweise auf Ischämiezone im Vorderwand-Spitzen-Bereich.

Koronarangiogramm: kein Anhaltspunkt für eine koronare Herzkrankheit.

Lävokardiogramm: apikale Hypokinesie. (Befund vereinbar mit einem Zustand nach Perimyokarditis.)

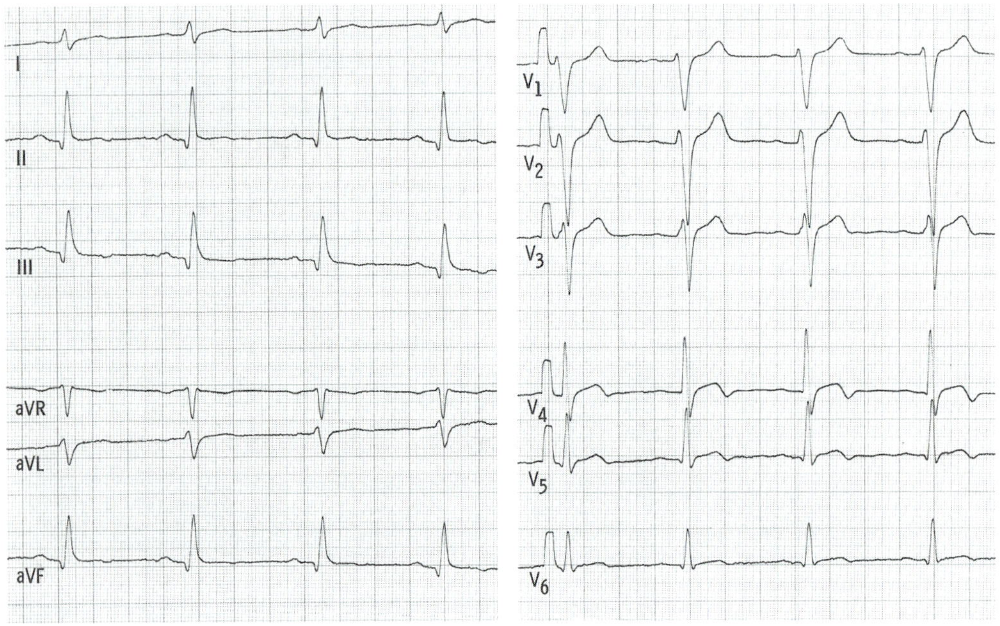

Angaben zur Person:

Geschl.: ♂ / 21 Jahre — 65 kg — 185 cm

Kreatinin: 0,8 (n= 0,4–1,3 mg/dl) — Hypertonie: ☒ ja ☐ nein ☐ labile

Kalium: 4,3 (n= 3,5–5,5 mmol/l) — aktueller RR: 140/80 mmHg

Herzwirksame Medikamente: keine

Anamnese, klinische Angaben, Befunde: Vor 2 bis 3 Jahren gelegentlich linksthorakale Stiche. Seit 3 Wochen belastungsabhängig linksthorakales Druckgefühl, keine Dyspnoe. Seit 1 Woche Krankheitsgefühl mit vermehrtem Schwitzen. Koronare Risikofaktoren: seit 6 Jahren 40 Zigaretten pro Tag, Belastungshypertonus, Arbeitslosigkeit.
Bei der Untersuchung wird ein embryonales Hodenkarzinom festgestellt, ein großer chirurgischer Eingriff ist erforderlich. Der Herz- und Lungenbefund ist auskultatorisch und röntgenologisch unauffällig.

Min	Watt	Frequenz	RR	Erbs.	ES	Beschwerden
0.		103	140/80	T terminal tief negativ V_4, V_6		
1.	25	125	160/100	"		
2.	50	120	170/90	"		
3.	50	135	180/90	" etwas flacher negativ		angestrengt
4.	50	130	180/95	"		
5.	75	135	180/90	"		
6.	75	137				Schmerzen retrosternal, in die linke Schulter und den linken Arm ausstrahlend Abbruch
sof. n. Belastung		135	170/90	" wie vor Belastung		"
1.' n. Belastung						
2.' n. Belastung		110	160/100	" "		"
3.' n. Belastung		103	145/100	" "		" Nitro
4.' n. Belastung		110	150/90	" "		" – nachlassend
5.' n. Belastung		110	140/90	" "		

85 % MHF = 168 Aktionen/min

Beurteilung: 70 % der MHF wurden erreicht. 90 % MHF = 177 Aktionen/min

KHK betreffend
- Belastungsversuch: ☒ pathologisch ☐ physiologisch ☐
- Belastungs-EKG: ☐ pathologisch ☐ physiologisch ☒ gewünschte Frequenz nicht erreicht
- Herzrhythmusstörungen: keine
- Blutdruckverhalten: regelrecht
- Frequenzverhalten: regelrecht
- Belastbarkeit: (?)

Hauptdiagnosen: koronare Herzkrankheit unwahrscheinlich, (Zustand nach) Peri-Myokarditis wahrscheinlicher

EKGs zu den rot unterrasterten Spalten sind abgebildet.

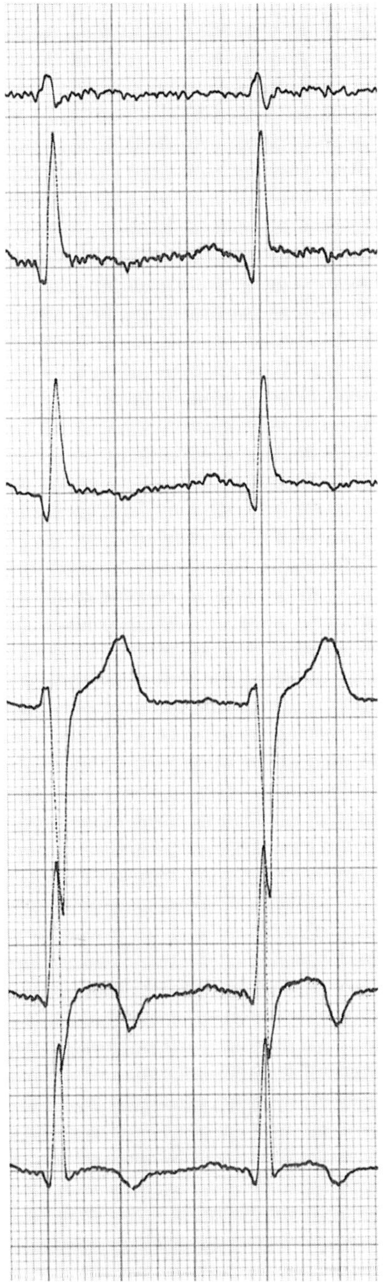

vor Belastung im Sitzen
103/min 140/80 mm Hg

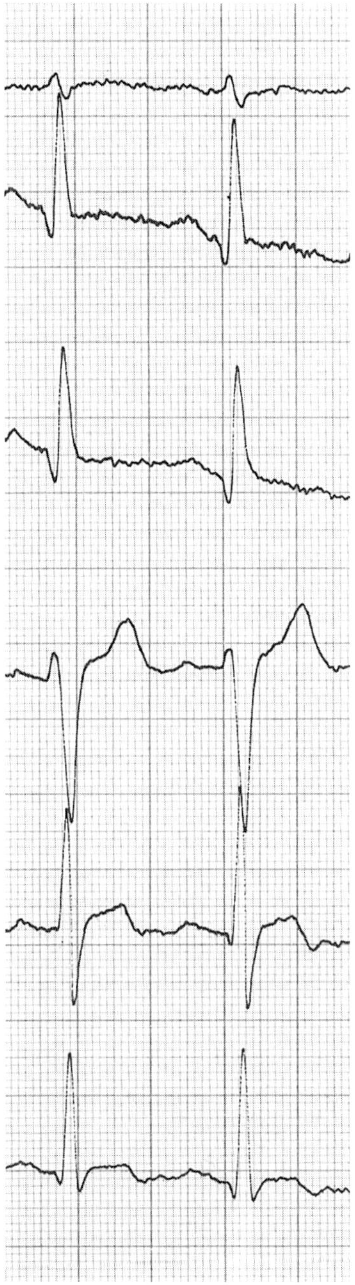

3. min 50 Watt
135/min 180/90 mm Hg

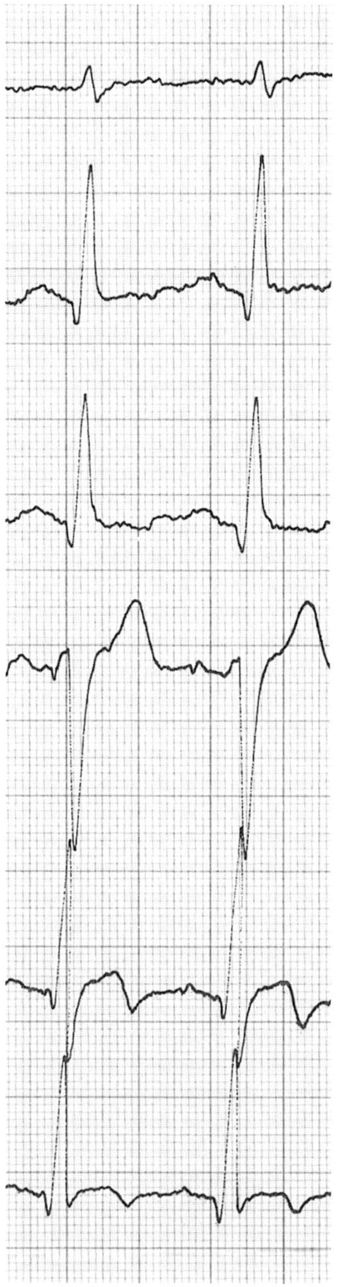

4. min 50 Watt
130/min 180/95 mm Hg

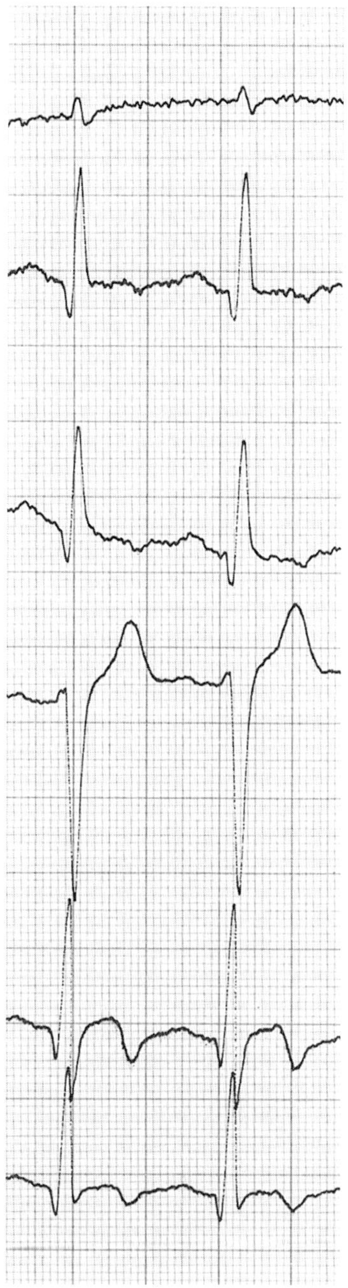

sofort nach Belastung
135/min 170/90 mm Hg

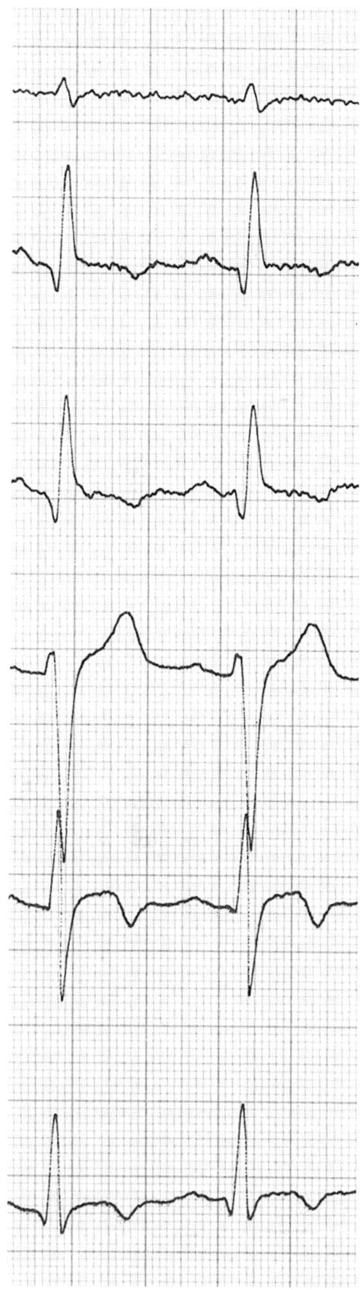

5. min nach Belastung
110/min 140/90 mm Hg

Belastungs-EKG Nr. 6

Ruhe-EKG vor Belastung (s. u.)

Normfrequenter regelmäßiger Sinusrhythmus, Indifferenztyp, Erregungsrückbildungsstörungen vom Außenschichtischämietyp Vorderwand apikal bis supraapikal. Pathologische Achsendivergenz.

Bemerkungen zur Ergometerbelastung

Das Ruhe-EKG zeigt die auffälligen leicht konvexbogig gesenkten ST-Strecken mit den nachfolgenden terminal negativen T-Wellen, die vor Belastung im Sitzen nicht mehr zu sehen sind. Unter höherer Belastung kommt es zu einer ST-Strecken-Hebung mit Aszension zu positivem T in V_2. In der 4. Minute nach Belastung scheint sich auch die ST-Strecke in V_4 zu heben. Angina-pectoris-Beschwerden treten erst nach Belastung auf. Diese sind auch unabhängig von den vorangegangenen EKG-Veränderungen als pathologisch anzusehen.

Zwei Tage vor dem vereinbarten Koronarangiografie-Termin erlitt der Patient einen ST-Hebungs-Infarkt im Vorderwandbereich.

Patienten mit ST-Strecken-Hebungen unter Belastungsbedingungen oder gleich nach Belastung gelten als hochgradig gefährdet und sollten einer sofortigen Koronarangiographie zugeführt werden.

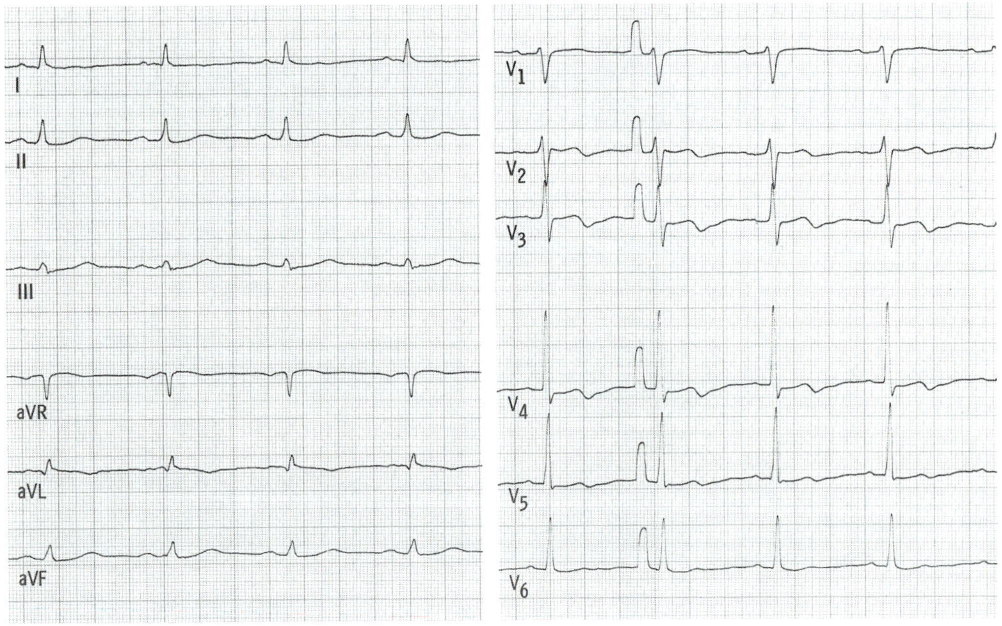

Angaben zur Person:

Geschl.: ♂ / 72 Jahre — 66 kg — 168 cm

Kreatinin: 1,2 (n= 0,4–1,3 mg/dl) — Hypertonie: ☐ ja ☒ nein ☐ labile

Kalium: 3,8 (n= 3,5–5,5 mmol/l) — aktueller RR: 130/80 mmHg

Herzwirksame Medikamente: keine

Anamnese, klinische Angaben, Befunde: Bis auf eine Schussverletzung vor über 40 Jahren ist die Anamnese leer. Seit 3 Wochen bestehen zunehmende belastungsabhängige Brustschmerzen mit Ausstrahlung in den linken Arm und zwischen die Schulterblätter. Ruhe führt zur sofortigen Besserung. Keine koronaren Risikofaktoren.
Herzbefund auskultatorisch, echokardiografisch und radiologisch o. B.

Min	Watt	Frequenz	RR	Erbs.	ES	Beschwerden
0.		118	120/70	–	3 SVES	–
1.	50	125	140/80	–	4 SVES	–
2.	75	130		–	3 SVES	–
3.	75	138	170/80	–	1 VES 3 SVES	–
4.	100	152	170/80	–	1 VES	–
5.	100	160		leichte ST-Hebung V_2, Mulde II, III	3 VES	Beine werden lahm
6.	100	165	170/90	ST-Hebung 0,2 mV V_2, Senkung II, III	1 VES	
sof. n. Belastung		168	160/80	"	1 Kombin. Systole	½ min nach Belastung Ziehen zwischen Schulterblättern
1.' n. Belastung		158	150/90	" weniger ausgeprägt		
2.' n. Belastung		130	110/70	ST-Hebung > 0,2 mV in V_2		" zusätzlich Schmerzen in der Herzgegend
4.' n. Belastung		130	120/70	"	2 SVES 1 VES	
6.' n. Belastung		126	100/60	"	1 SVES	
7.' n. Belastung		127	110/70	–	3 SVES	Beschwerden lassen nach
8.' n. Belastung		124	100/70	–	3 SVES 2 VES	
10.' n. Belastung		100	90/70	–	4 SVES	sieht Ringe vor den Augen. Hinlegen. Erneut leichtes Ziehen *)

*) s. EKG Seite 260 85 % MHF = 150 Aktionen/min

Beurteilung: 95 % der MHF wurden erreicht. 90 % MHF = 158 Aktionen/min

KHK betreffend
- Belastungsversuch: ☒ pathologisch ☐ physiologisch ☐
- Belastungs-EKG: ☒ pathologisch ☐ physiologisch ☐
- Herzrhythmusstörungen: SVES und VES vor, während und nach Belastung
- Blutdruckverhalten: geringer Blutdruckanstieg, Abfall 10 min nach Belastung
- Frequenzverhalten: regelrecht bei hoher Ausgangsfrequenz
- Belastbarkeit: eingeschränkt

Hauptdiagnosen: Hinweise auf koronare Herzkrankheit; Blutdruckabfall 10 min nach Belastung. Vgl. EKG im Liegen nach Belastung (EKG Seite 260)

EKGs zu den rot unterrasterten Spalten sind abgebildet.

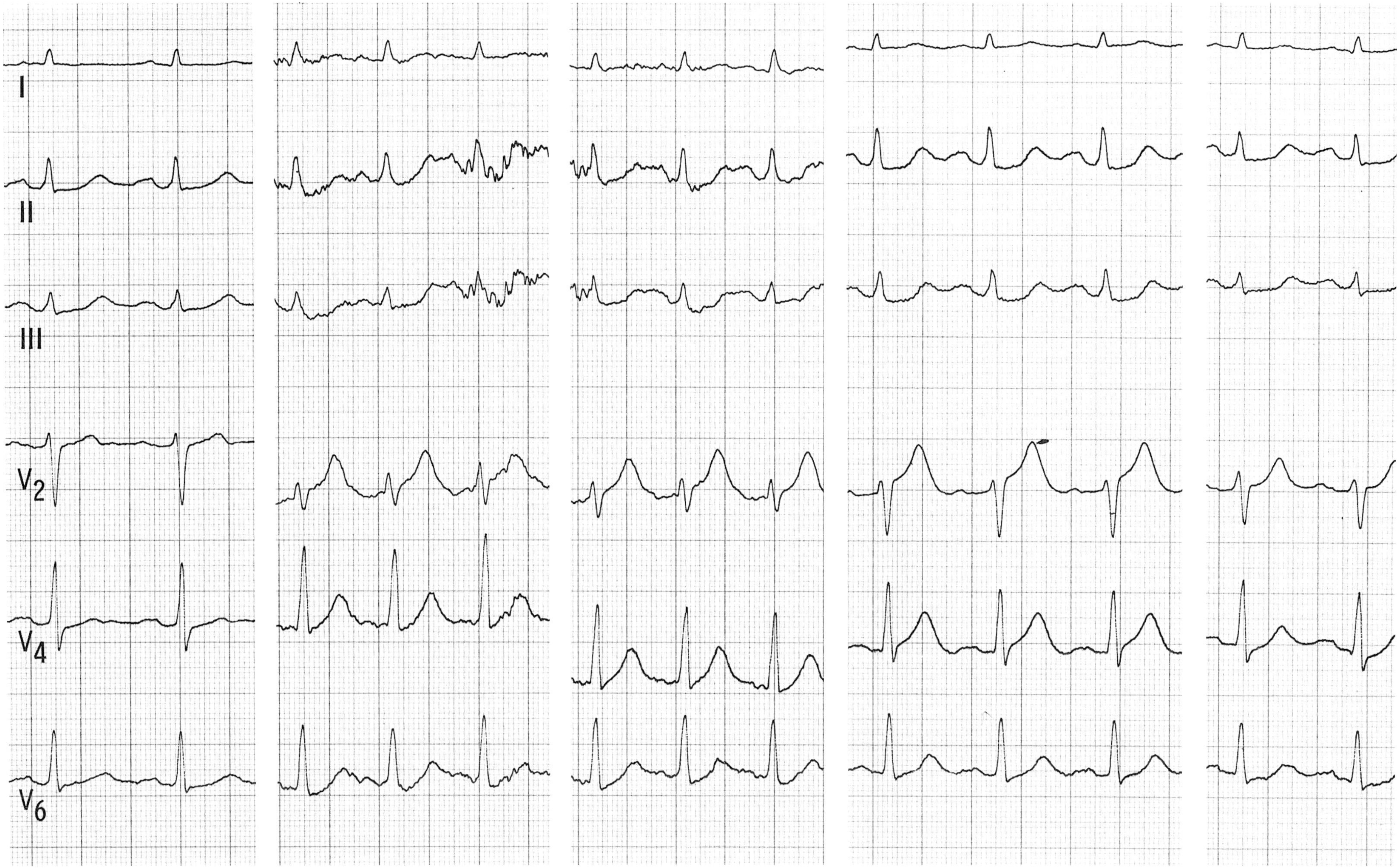

vor Belastung im Sitzen
118/min 120/70 mm Hg

6. min 100 Watt
165/min 170/90 mm Hg

sofort nach Belastung
168/min 160/80 mm Hg

4. min nach Belastung
130/min 120/70 mm Hg

7. min nach Belastung
127/min 110/70 mm Hg

Belastungs-EKG Nr. 7

Ruhe-EKG vor Belastung (s. u.)

Normfrequenter regelmäßiger Sinusrhythmus, Indifferenztyp. Deutliche Erregungsrückbildungsstörungen vom Außenschichtischämietyp Vorderwand supraapikal bis lateral.

Bemerkungen zur Ergometerbelastung

Die Erregungsrückbildungsstörungen vom Außenschichtischämietyp sind im Sitzen auf dem Fahrradergometer genauso ausgeprägt wie im Liegen (s. EKG unten). In der 5. Minute der Belastung haben sich die T-Wellen aufgerichtet, in der 7. Minute nach Belastung sind sie fast so ausgeprägt wie zuvor. Einen derartigen Befund kann man nicht als charakteristisch für einen „Zustand nach Perimyokarditis oder Myokarditis“ hinstellen, wie die weiterführende Diagnostik und der Verlauf zeigten. Es handelt sich in diesem Fall um eine koronare Herzkrankheit.

Weitere Befunde

Echokardiogramm: unauffällig.

Myokardszintigramm: belastungsinduzierte Ischämie im Vorderwand-Spitzen-Bereich.

Wirbelsäule: deutliche Torsionsskoliose der Wirbelsäule.

Weiterer Verlauf

Drei Wochen nach dem oben angegebenen Untersuchungen vor dem geplanten Koronarangiografie-Termin erlitt die Patientin einen transmuralen Infarkt.

Koronarangiogramm (nach Infarkt): RCA: mittleres Drittel 80%ige Stenose. LCA: Hauptstamm o. B. RIVA: proximal subtotal stenosiert. CX: nur Wandunregelmäßigkeiten.

Es wurde eine aorto-koronare Venenbypass-Operation zum RIVA und zur RCA durchgeführt.

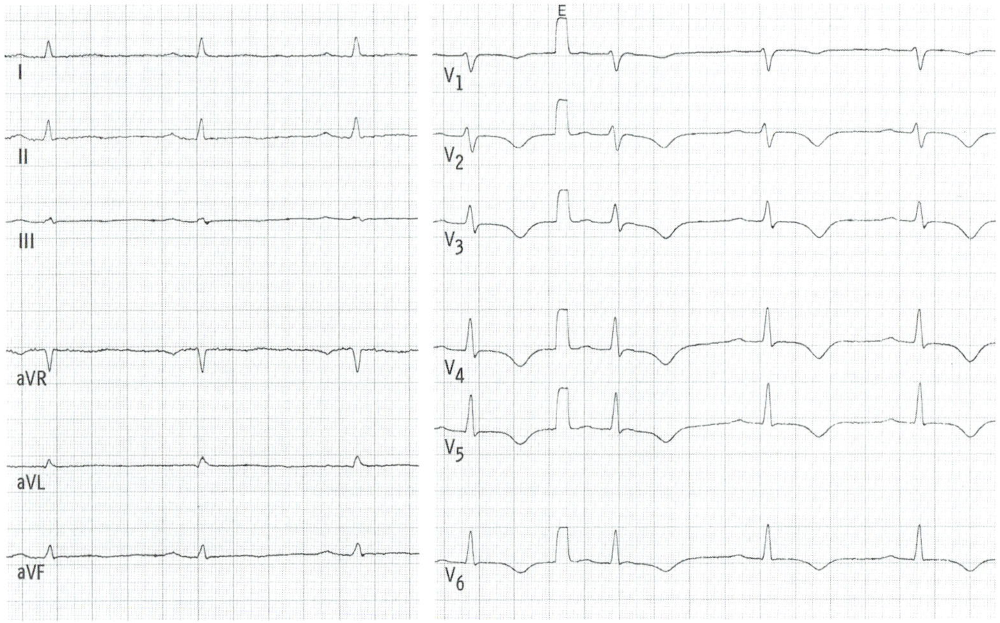

Angaben zur Person:

Geschl.: ♀ / 59 Jahre — 71 kg — 165 cm

Kreatinin: 1,1 (n= 0,4–1,3 mg/dl) — Hypertonie: ☐ ja ☒ nein ☐ labile

Kalium: 4,1 (n= 3,5–5,5 mmol) — aktueller RR: 110/70 mmHg

Herzwirksame Medikamente: keine

Anamnese, klinische Angaben, Befunde: Vorerkrankungen: Diphtherie, Hepatitis, Appendektomie, Tonsillektomie, Nephrolithiasis, Sinusitis frontalis, Uterusexstirpation inklusive Adnexe, degenerative Veränderungen der Halswirbelsäule, Diabetes mellitus seit 6 Jahren sowie Hyperlipidämie. Nichtraucherin seit 9 Jahren. Belastungsdyspnoe seit 30 Jahren, seit einem Jahr beidseitig thorakale und punktförmig lokalisierte retrosternale Schmerzen belastungsunabhängig. Herzbefund unauffällig.

Min	Watt	Frequenz	RR	Erbs.	ES	Beschwerden
0.		79	110/90	T negativ V_2, V_4, V_6	–	–
1.	25	120	140/90	″	–	–
2.	25	124	160/100	″ weniger ausgeprägt	–	–
3.	50	128	180/110	″ ″	–	–
4.	50	120	180/110	″ noch weniger ausgeprägt	–	Dyspnoe
5.	50	125	180/100	T isoelektrisch	–	″ zunehmend → Abbruch
sof. n. Belastung		79	170/100	T flach positiv V_2, V_4, V_6		–
1.′ n. Belastung		77	140/80	″		–
2.′ n. Belastung		78		″		–
3.′ n. Belastung		77	120/100	T präterminal negativ V_2, V_4, V_6		
5.′ n. Belastung		70	120/100	↓		leichtes linksthorakales Druckgefühl
7.′ n. Belastung		75	100/80	T negativ V_2, V_4, V_6		

85 % MHF = 150 Aktionen/min

Beurteilung: 70 % der MHF wurden erreicht. 90 % MHF = 162 Aktionen/min

KHK betreffend

Belastungsversuch: ☒ pathologisch ☐ physiologisch ☐

Belastungs-EKG: ☐ pathologisch ☒ physiologisch ☐

Herzrhythmusstörungen: keine

Blutdruckverhalten: regelrecht

Frequenzverhalten: fehlender Frequenzzuwachs ab 2. Belastungsminute! =chronotrope Inkompetenz

Belastbarkeit: schlecht

Hauptdiagnosen: Zustand nach Myokarditis? Koronare Herzkrankheit?

EKGs zu den rot unterrasterten Spalten sind abgebildet.

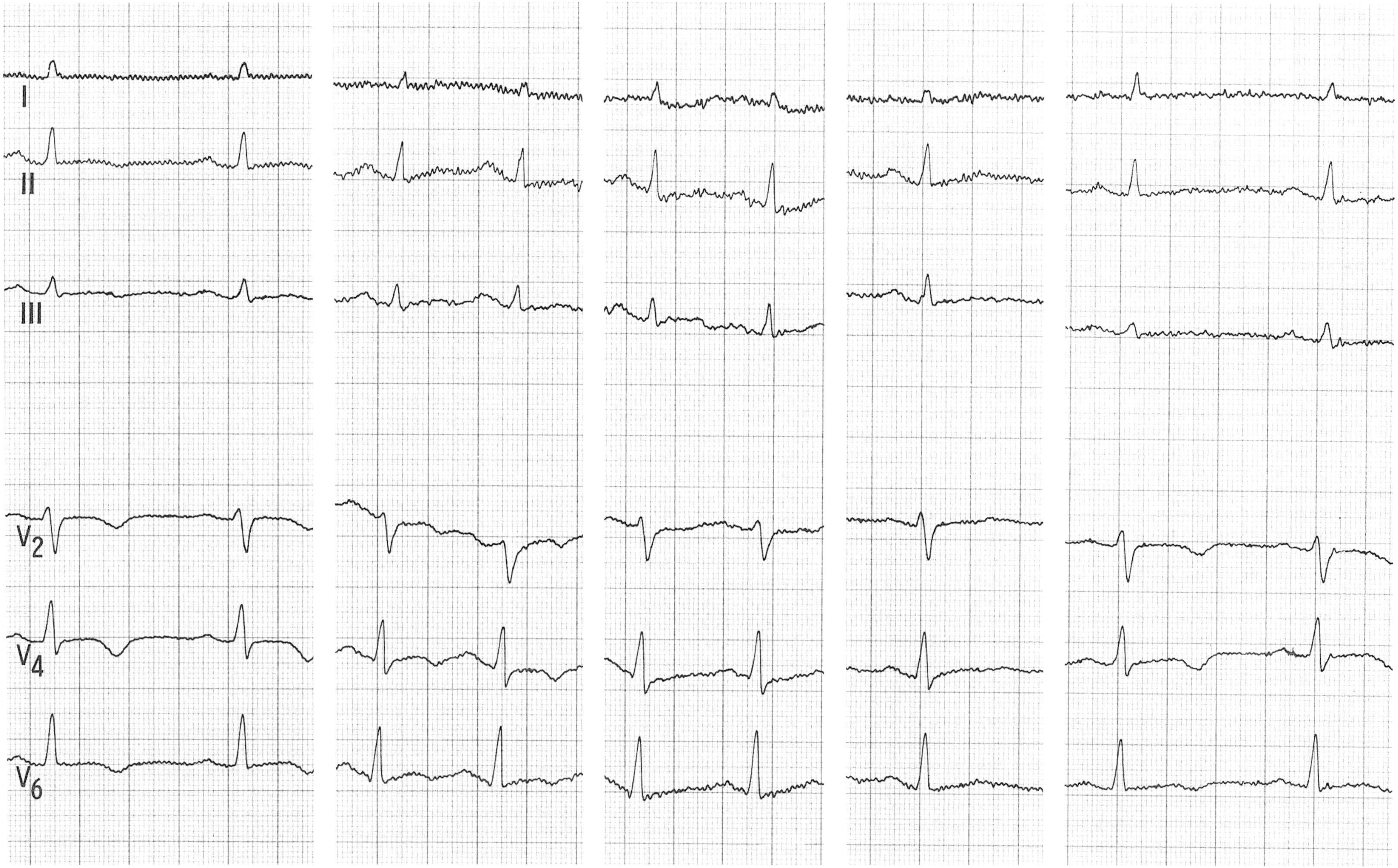

vor Belastung im Sitzen
79/min 110/90 mm Hg

2. min 25 Watt
124/min 160/100 mm Hg

5. min 50 Watt
125/min 180/100 mm Hg

sofort nach Belastung
79/min 170/100 mm Hg

7. min nach Belastung
75/min 100/80 mm Hg

Belastungs-EKG Nr. 8

Ruhe-EKG vor Belastung (s. u.)

Normfrequenter regelmäßiger Sinusrhythmus, Linkstyp. Sehr schneller R-Zuwachs, pathologische Achsendivergenz. Verdacht auf posterioren Infarkt im Stadium III.

Bemerkungen zur Ergometerbelastung

In Ruhe und in der 2. Minute bei 50 Watt keine nennenswerten Erregungsrückbildungsstörungen. In der 4. Minute (75 Watt) zeichnet sich in Ableitung V_4 und V_6 eine leichte ST-Strecken-Senkung ab, die in der 5. Minute (100 Watt) in V_6 noch weiter zugenommen hat. Sofort nach Belastung deutliche ST-Strecken-Senkung in V_4 und V_6, die sich in V_4 1 Minute nach Belastung schon weitestgehend zurückgebildet hat.

Aufgrund des Ruhe-EKGs dieses Patienten (s. u.) wurde in Anbetracht des zu schnellen R-Zuwachses in den BWA ein posteriorer Infarkt im Stadium III diskutiert, war jedoch in den posterioren Ableitungen nicht eindeutig nachweisbar. Der hier erhobene Befund steht nicht im Zusammenhang mit einem möglicherweise im posterioren Bereich abgelaufenen Infarkt.

Das Belastungs-EKG ist eindeutig pathologisch, die vom Patienten angegebenen „thorakalen Stiche" sind nicht unbedingt typisch für eine Angina pectoris, die Tatsache, dass diese Beschwerden belastungsabhängig auftreten und nitropositiv sind, spricht jedoch für eine koronare Herzkrankheit.

Weitere Befunde

Koronarangiografiebefund: Hochgradige Einengung im Hauptstamm der linken Koronararterie, sonst unauffälliges Koronarangiogramm.

Weiteres Prozedere

unverzügliche Bypass-OP

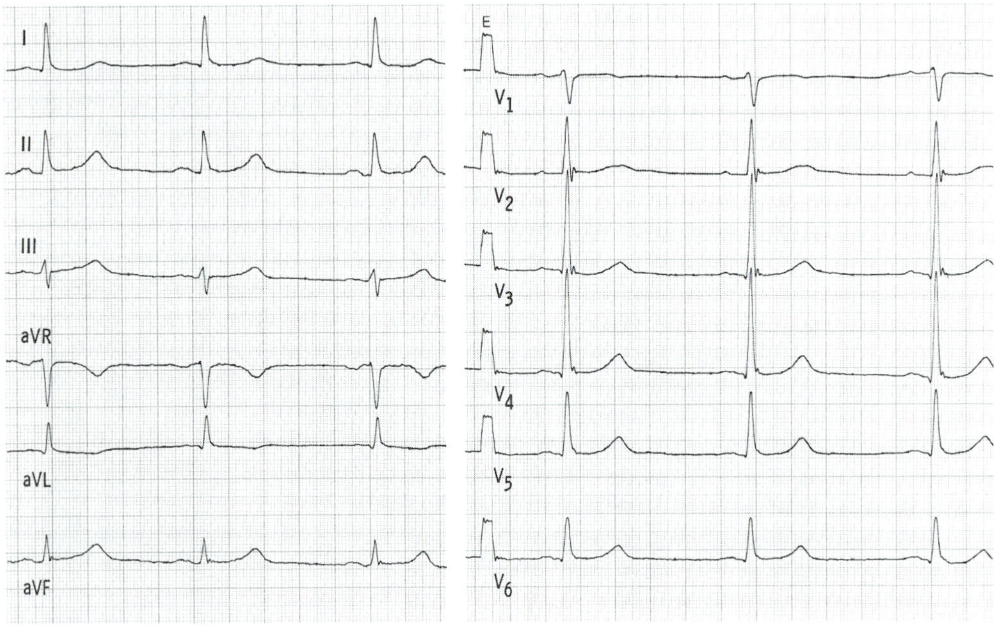

Angaben zur Person:

Geschl.: ♂ / 58 Jahre		74 kg	170 cm
Kreatinin:	1,51 (n = 0,4–1,3 mg/dl)	Hypertonie: ☒ ja ☐ nein ☐ labile	
Kalium:	3,5 (n = 3,5–5,5 mmol)	aktueller RR: 180/100 mmHg	
Herzwirksame Medikamente:		Betablocker, Diuretika, ACE-Hemmer, Nitrate	

Anamnese, klinische Angaben, Befunde: Arterieller Hypertonus seit 3 Jahren. „Schwindeldiagnostik" vor 3 Jahren (angiologisch, HNO-ärztlicher Befund, neurologischer Befund inkl. MRT) unauffällig. Am Vortag zunehmendes Engegefühl im Thorax, unter Belastung zunehmend, nach Nitro nachlassend. Derartige Beschwerden seit 6 Monaten zunehmend. Vor einer Woche Ehescheidung.
Herz regelmäßig, Auskultation unauffällig, Gefäßstatus regelrecht. Cholesterin 288 (HDL 35, LDL 180) mg%, psychischer Stress.

Min	Watt	Frequenz	RR	Erbs.	ES	Beschwerden
0.		68	110/80	–	–	
1.	50	82	140/80	–	–	
2.	50	87	140/90	–	–	
3.	75	93	150/90	–	–	
4.	75	96	145/90	desz. $\overline{ST}$ ↓	–	
5.	100	97	150/90	" zunehmend > 0,2 mV V_4/V_6	–	Abbruch wegen linksthorakaler Stiche und Erschöpfung
sof. n. Belastung		94	130/80	"	–	–
1.' n. Belastung		81	150/90	$\overline{ST}$ ↓ 0,2 mV V_6	–	–
2.' n. Belastung		77	150/85	Rückbildung	–	–
3.' n. Belastung		76	150/80	"	–	–

85 % MHF = 144 Aktionen/min

Beurteilung: < 80 % der MHF wurden erreicht. 90 % MHF = 162 Aktionen/min

KHK betreffend
- Belastungsversuch: ☒ pathologisch? ☐ physiologisch ☐
- Belastungs-EKG: ☒ pathologisch ☐ physiologisch ☐
- Herzrhythmusstörungen: –
- Blutdruckverhalten: unauffällig
- Frequenzverhalten: langsamer Anstieg
- Belastbarkeit: eingeschränkt

Hauptdiagnosen: Hinweis auf koronare Herzkrankheit

EKGs zu den rot unterrasterten Spalten sind abgebildet.

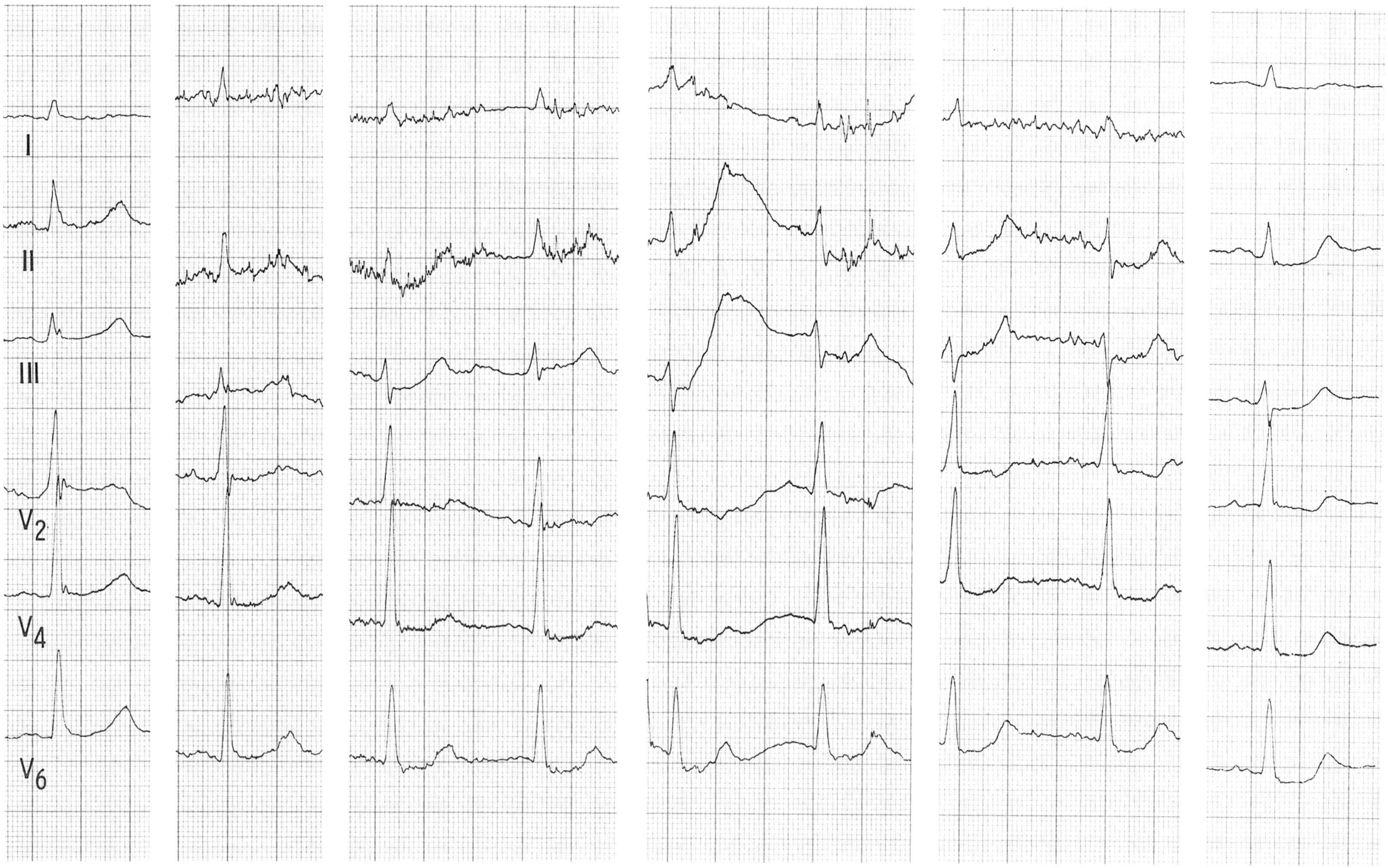

vor Belastung i. Sitzen
70/min 120/80 mm Hg

2. min 50 Watt
87/min 140/90 mm Hg

4. min 75 Watt
95/min 145/90 mm Hg

5. min 100 Watt
97/min 150/90 mm Hg

sofort nach Belastung
94/min 130/80 mm Hg

1. min nach Belastung
81/min 150/90 mm Hg

Belastungs-EKG Nr. 9

Ruhe-EKG vor Belastung (s. u.)
Bradykarder regelmäßiger Sinusrhythmus, Indifferenztyp, leichte unspezifische Erregungsrückbildungsstörungen Vorderwand apikal bis lateral, (starre ST-Strecken), pathologische Achsendivergenz.

Bemerkungen zur Ergometerbelastung
Keine wesentlichen pathologischen Veränderungen vor Belastung im Sitzen und in der 2. Minute bei 50 Watt. In der 4. Minute (75 Watt) sind die ST-Strecken in V_2 und V_4 leicht gesenkt, in V_6 von gesenktem Abgang aszendierend. In der 5. Minute (75 Watt) liegt eine eindeutig pathologische ST-Strecken-Senkung in V_4 und V_6 vor, nur eine leichte ST-Strecken-Senkung in V_2.

Das EKG ist eindeutig pathologisch, der Belastungsversuch ist ebenfalls als pathologisch einzustufen, da belastungsabhängig linksthorakale Schmerzen auftraten.

Weiterer Verlauf
Bei der Koronarangiografie wurde eine 1-Gefäß-Erkrankung nachgewiesen mit proximalem Verschluss des RIVA. Bei guter Kollateralisation und ohne Wandbewegungsstörungen wurde weiter konservativ vorgegangen und die Patientin mittels EKG, Belastungs-EKG und Echokardiografie unter intensivierter Therapie weiter beobachtet.

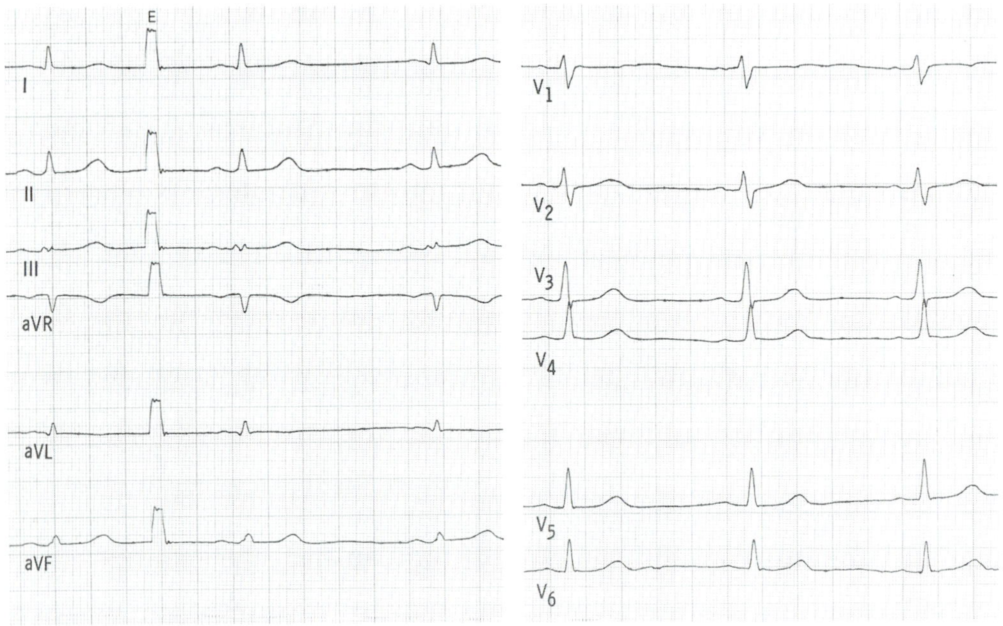

Angaben zur Person:

Geschl.: ♀ / 59 Jahre	66 kg	162 cm
Kreatinin: 1,0 (n= 0,4–1,3 mg/dl)	Hypertonie: ☐ ja ☒ nein ☐ labile	
Kalium: 4,0 (n= 3,5–5,5 mmol)	aktueller RR: 160/80 mmHg	
Herzwirksame Medikamente:	Nitrate	

Anamnese, klinische Angaben, Befunde: Seit ½ Jahr belastungsabhängig thorakale Schmerzen mit Engegefühl und Ausstrahlung in den linken Ellenbogen.
Hypercholesterinämie seit Jahren bekannt, unter Lipidsenkern Cholesterin 227 mg%. Guter Allgemeinzustand, Gefäßstatus unauffällig, Herz regelmäßig, Auskultationsbefund von Herz und Lunge unauffällig. Echokardiografisch diastolische Compliancestörung.

Min	Watt	Frequenz	RR	Erbs.	ES	Beschwerden
0.		61	100/80	–	–	–
1.	25	88	150/85	–	–	–
2.	25	85	130/80 ?	–	–	–
3.	50	100	160/85	–	–	–
4.	50	102	160/85	–	–	–
5.	75	118	170/85	beg. $\overline{ST}$ ↓ V_4, V_6	–	–
6.	75	131	170/90	$\overline{ST}$ ↓ 0,2 mV V_4	–	linksthorakale Schmerzen
7.	75	141	180/90	"	–	: Abbruch
sof. n. Belastung		136	160/80	$\overline{ST}$ ↓ 0,1 mV V_2		
1.' n. Belastung				0,2 mV V_4 (V_6)		
2.' n. Belastung						
3.' n. Belastung						
4.' n. Belastung						
5.' n. Belastung						

85 % MHF = Aktionen/min

Beurteilung: % der MHF wurden erreicht. 90 % MHF = Aktionen/min

KHK betreffend
Belastungsversuch: ☒ pathologisch ☐ physiologisch ☐
Belastungs-EKG: ☒ pathologisch ☐ physiologisch ☐
Herzrhythmusstörungen: keine
Blutdruckverhalten: unauffällig
Frequenzverhalten: unauffällig
Belastbarkeit: deutlich eingeschränkt

Hauptdiagnosen: Hinweise auf koronare Herzkrankheit

EKGs zu den rot unterrasterten Spalten sind abgebildet.

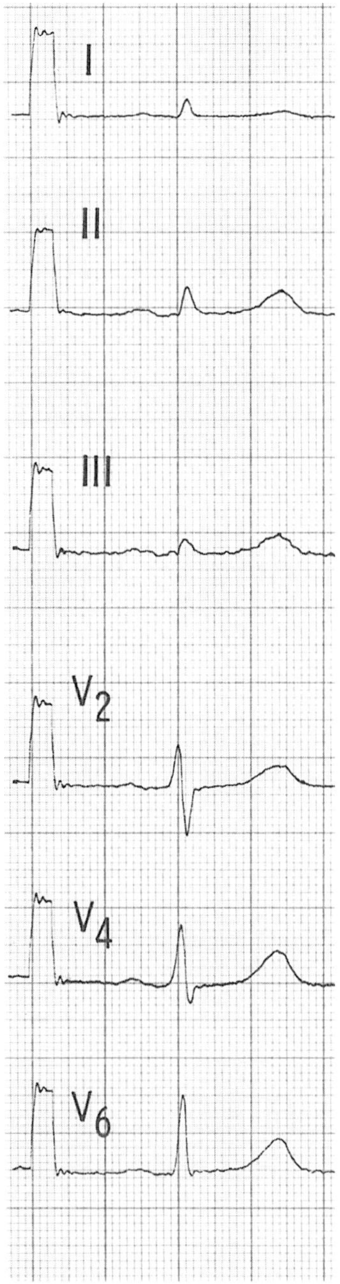

vor Belastung im Sitzen
61/min 100/80 mm Hg

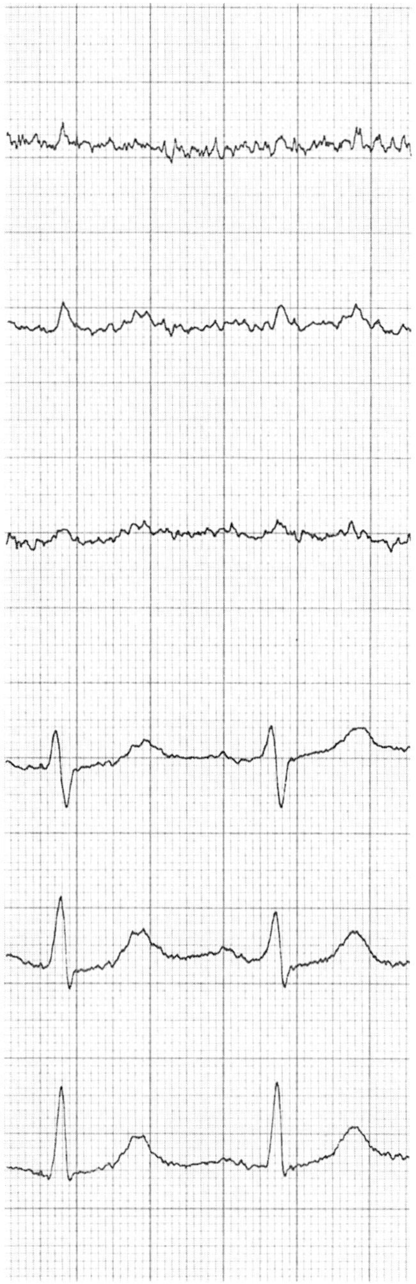

2. min 50 Watt
102/min 100/85 mm Hg

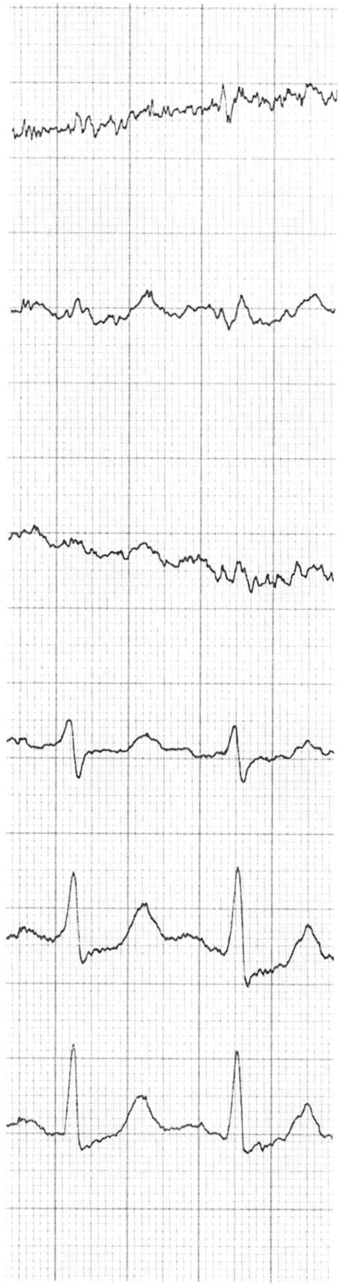

4. min 75 Watt
131/min 160/90 mm Hg

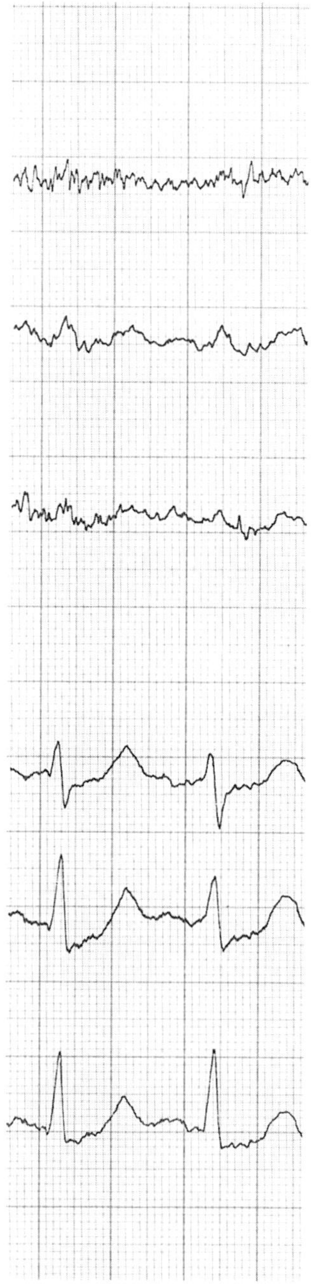

5. min 75 Watt
141/min 180/90 mm Hg

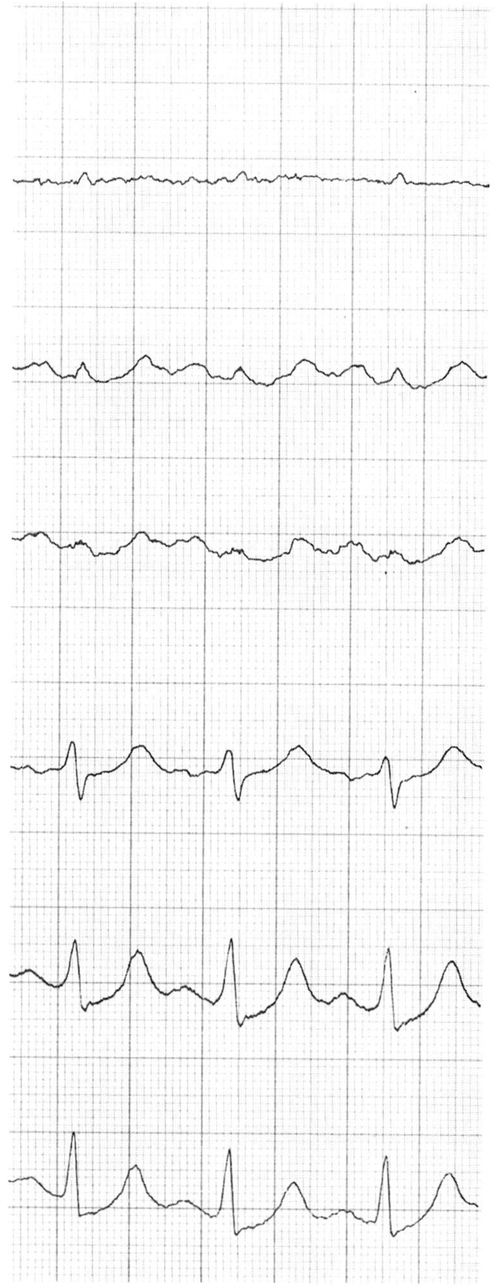

sofort nach Belastung
136/min 160/80 mm Hg

Belastungs-EKG Nr. 10

Ruhe-EKG vor Belastung (s. u.)
Normfrequenter regelmäßiger Sinusrhythmus, überdrehter Linkstyp, inkompletter Rechtsschenkelblock, weitere Erregungsausbreitungsverzögerung durch inferolateralen Infarkt, Stadium (I–)II.

Bemerkungen zur Ergometerbelastung
Befund im Liegen: inferolateraler Myokardinfarkt im Stadium II, inkompletter Rechtsschenkelblock.

In der 4. und 6. Belastungsminute kommt es zu einer erneuten leichten Hebung der ST-Strecken infero-lateral. Dies ist allein durch die gesteigerte Herzfrequenz zu erklären und bedeutet kein zusätzliches Phänomen. Eindeutig pathologisch dagegen ist in der 7. Minute die ST-Strecken-Senkung in den Ableitungen V_2 und V_4, die auch nach Belastung, hier allerdings deutlich nur noch in V_2 zu sehen ist.

Dieser Befund einer ST-Strecken-Senkung in den apikalen und supraapikalen Ableitungen ist mit dem durchgemachten inferolateralen Infarkt nicht zu erklären. Es besteht der Verdacht, dass über die Stenose der Herzkranzarterie, die zu dem inferolateralen Infarkt geführt hat, hinaus noch weitere Stenosen in anderen Koronargefäßen vorliegen.

Weitere Befunde
Lävokardiografie und Koronarangiografie: Ausgedehnte Hinterwandakinesie, nach posterolateral übergreifend, mittelgradig eingeschränkte linksventrikuläre Funktion. Der Befund bestätigt den o. g. Verdacht einer höhergradigen RIVA-Stenose.

Weiteres Prozedere
Bypassoperation.

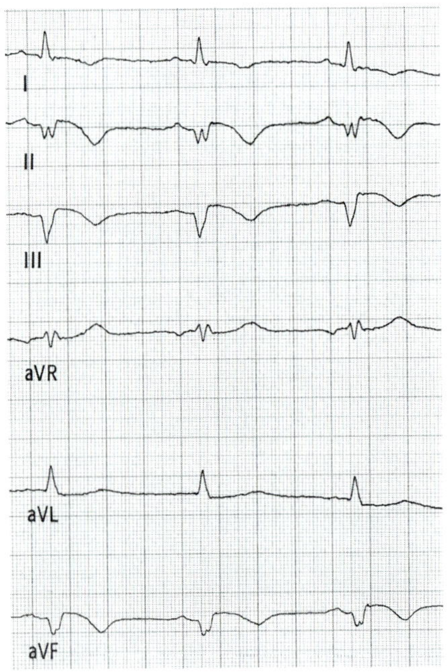

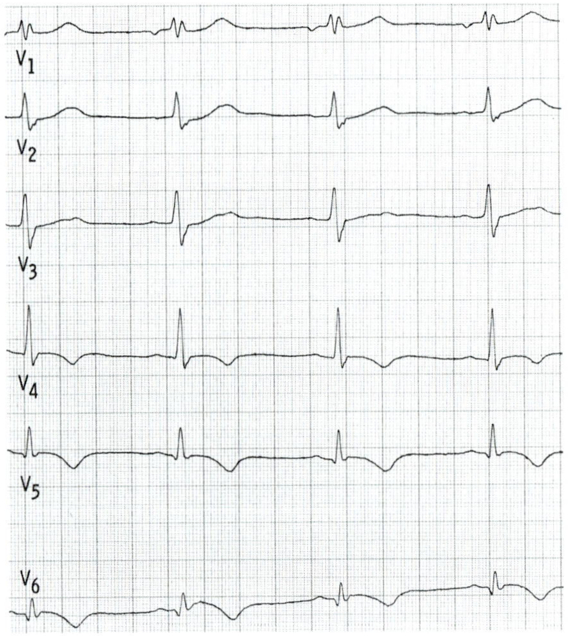

Angaben zur Person:

Geschl.: ♂ / 52 Jahre — 70 kg — 165 cm

Kreatinin: 1,1 (n= 0,4–1,3 mg/dl) — Hypertonie: ☒ ja ☐ nein ☐ labile

Kalium: 3,7 (n= 3,5–5,5 mmol/l) — aktueller RR: 180/100 mmHg

Herzwirksame Medikamente: ACE-Hemmer, Betablocker, Nitrate

Anamnese, klinische Angaben, Befunde: Arterieller Hypertonus, Adipositas, Hypercholesterinämie, Nephrolithiasis, inferolateraler Herzinfarkt vor 2 ½ Wochen. Komplikationsloser Verlauf, zwischenzeitlich hartnäckiger Singultus, sonografischer und gastroskopischer Befund unauffällig. Herzbefund auskultatorisch unauffällig, radiologisch und echokardiografisch leicht linksverbreitertes Herz. Belastungs-EKG vor Reha-Maßnahmen.

Min	Watt	Frequenz	RR	Erbs.	ES	Beschwerden
0.		60	110/70	wie oben	–	–
1.	25	83	135/70	"	–	–
2.	25	87	145/85	"	–	–
3.	50	93	130/85	"	–	–
4.	50	94	130/80	"	–	–
5.	75	112	165/80	"	–	–
6.	75	111	170/85	"	–	–
7.	100	120	185/85	ST ↓ > 0,2 mV V_2 und V_4	–	diskrete Dyspnoe
sof. n. Belastung		116	150/80	"	–	–
1.' n. Belastung		79	150/80	"	–	–
2.' n. Belastung		83	125/75	Rückbildung	–	–
3.' n. Belastung		86	140/55	"	–	–

85 % MHF = 148 Aktionen/min

Beurteilung: 70 % der MHF wurden erreicht. 90 % MHF = Aktionen/min

KHK betreffend
- Belastungsversuch: ☐ pathologisch ☒ physiologisch ☐
- Belastungs-EKG: ☒ pathologisch ☐ physiologisch ☐
- Herzrhythmusstörungen: keine
- Blutdruckverhalten: normoton
- Frequenzverhalten: unauffällig
- Belastbarkeit: relativ gut

Hauptdiagnosen: Verdacht auf Stenose im Verlauf der linken Koronararterie

EKGs zu den rot unterrasterten Spalten sind abgebildet.

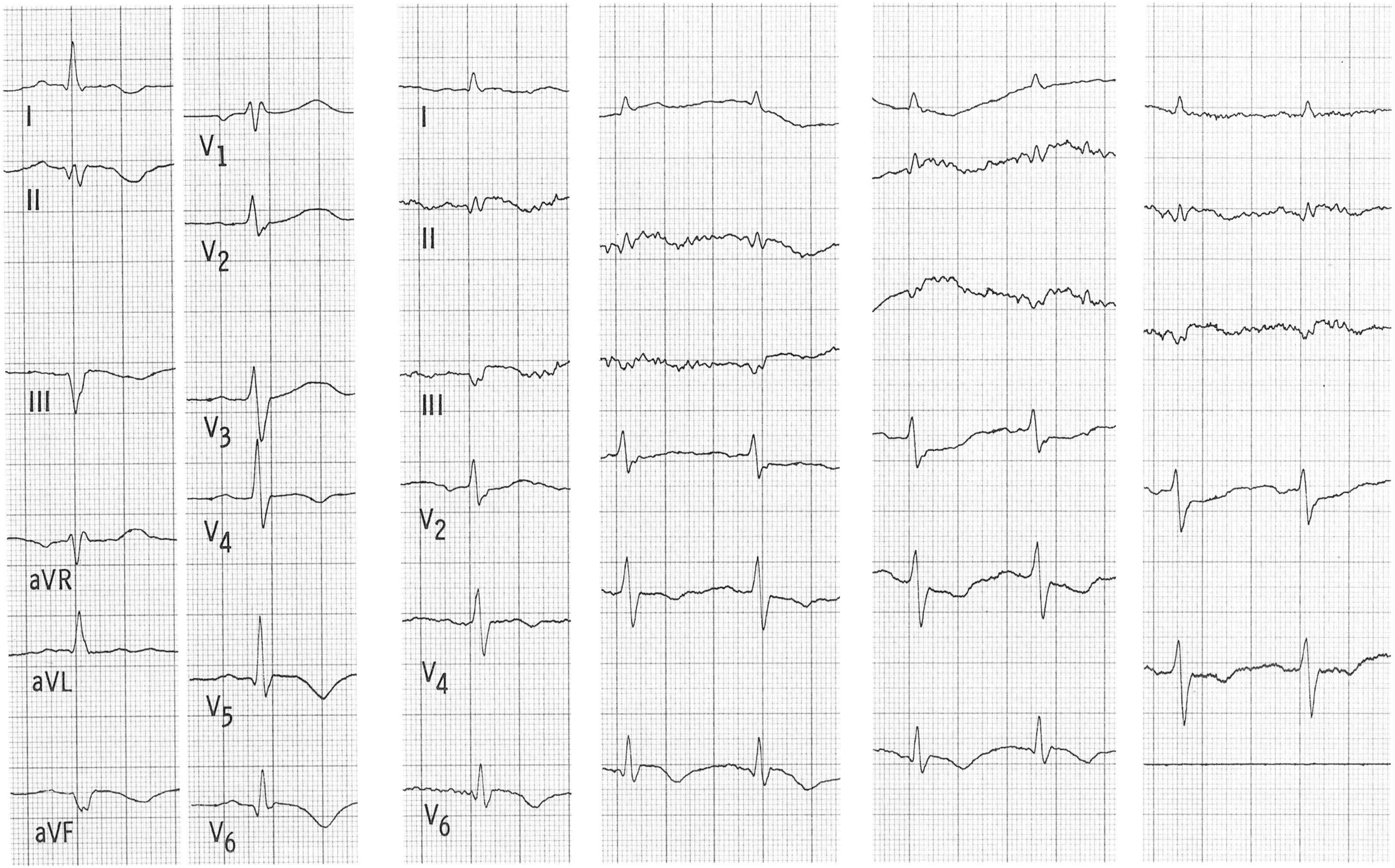

vor Belastung im Liegen
60/min 110/70 mm Hg

4. min 50 Watt
99/min 130/80 mm Hg

6. min 75 Watt
111/min 170/85 mm Hg

7. min 100 Watt
120/min 180/80 mm Hg

sofort nach Belastung
116/min 150/80 mm Hg

Belastungs-EKG Nr. 11

Ruhe-EKG vor Belastung (s. u.)
Bradykarder regelmäßiger Sinusrhythmus, Indifferenz- bis Steiltyp, vegetative Erregungsrückbildungsstörungen (hohe spitze T-Wellen V_2–V_6).

Bemerkungen zur Ergometerbelastung
Die Belastbarkeit ist sehr gut, die Erregungsrückbildung in der 8. Minute bei 125 Watt normal. In der 10. Minute scheint die ST-Strecke in V_4 und V_6 gesenkt zu sein, die Grundlinien schwanken jedoch hin und her, sodass eine sichere Beurteilung in den hier abgebildeten kurzen Streifen nicht möglich ist. Sofort nach Belastung ist jedoch eine eindeutige signifikante ST-Strecken-Senkung in V_4 und V_6 nachzuweisen (0,2 mV). Beschwerden traten nicht auf (negativer Belastungsversuch), das Belastungs-EKG ist jedoch eindeutig als pathologisch zu werten.

Weitere Befunde
Lävokardiografie: normales Kontraktionsverhalten des linken Ventrikels.

Koronarangiografie: Linke Koronararterie: diffuse Arteriosklerose, ca. 60 %ige Stenose des größeren ersten Posterolateralastes, mäßige Abgangsstenose des ersten Diagonalastes, ca. 60 %ige weit distal gelegene RIVA-Stenose.

Rechte Kranzarterie: in gesamter Länge sehr schmalkalibriges schwer diffus verändertes Gefäß, das am Abgang längerstreckig signifikant stenosiert ist. Der Abgang ist enger als die Katheterspitze und kann deswegen nicht intubiert werden.

Der Befund unterstreicht die Wichtigkeit der Ergometerbelastung in der Diagnostik und auch den Vorzug der Fahrradergometerbelastung gegenüber dem Laufbandtest, bei der sofort nach Belastung ein gut auswertbares EKG geschrieben werden kann.

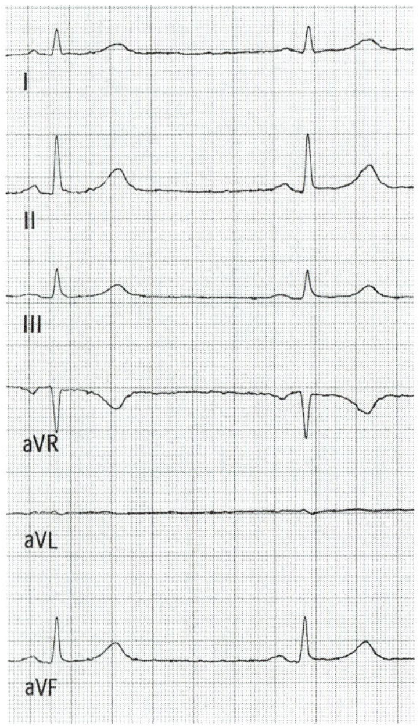

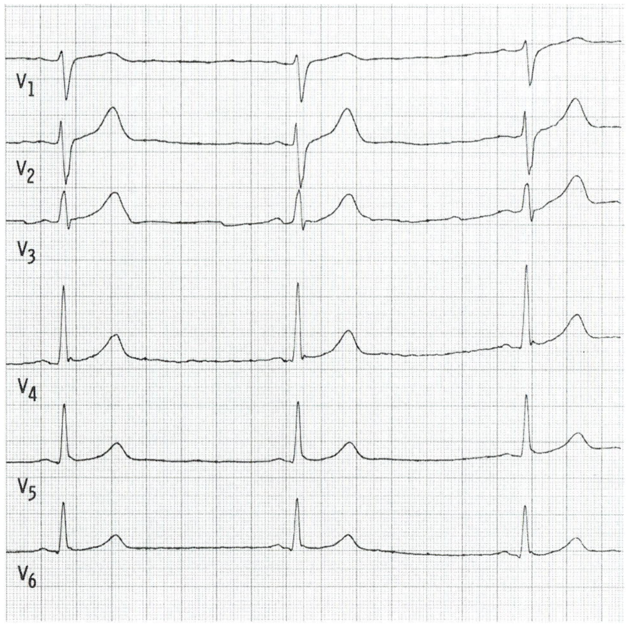

Angaben zur Person:

Geschl.: ♂ / 57 Jahre — 67 kg — 171 cm

Kreatinin: 1,3 (n= 0,4–1,3 mg/dl) — Hypertonie: ☐ ja ☒ nein ☐ labile

Kalium: 4,0 (n= 3,5–5,5 mmol/l) — aktueller RR: 130/80 mmHg

Herzwirksame Medikamente: keine

Anamnese, klinische Angaben, Befunde: Als Kind schwere Diphtherie-Erkrankung, vom 14. bis 17. Lebensjahr Asthma bronchiale, rezidivierend allergische Hauterscheinungen, Morbus Scheuermann. Ausgiebige sportliche Betätigung neben angespannter selbständiger beruflicher Tätigkeit. Hyperreagibles Bronchialsystem, deutliche Plaquesklerose der Carotisstrombahn bds. ohne hämodynamisch relevante Stenosen. Nichtraucher, Cholesterin 204 (HDL 25, LDL 152) mg%.
Keine Beschwerden, vorsorgliche Untersuchung.

Min	Watt	Frequenz	RR	Erbs.	ES	Beschwerden
0.		46	120/85	–	–	–
1.	50	75	145/80	–	–	–
2.	50	76	130/80	–	–	–
3.	75	85	150/85	–	–	–
4.	75	84	150/90	–	–	–
5.	100	90	170/90	–	–	–
6.	100	113	170/95	–	–	–
7.	125	126	180/95	–	–	–
8.	125	126	180/95	–	–	–
9.	150	132	185/100	–	–	nicht ausbelastet
10.	150	141	195/105	$\overline{ST}\downarrow V_4, V_6$	–	〃
sof. n. Belastung		138	170/85	$\overline{ST}\downarrow$ >0,2 mV V_4, V_6	–	–
1.' n. Belastung		103	195/85		–	–
2.' n. Belastung		77	155/80	Rückbildung	–	–
3.' n. Belastung		68	130/80	–	–	–

85 % MHF = 146 Aktionen/min

Beurteilung: 75 % der MHF wurden erreicht. 90 % MHF = 164 Aktionen/min

KHK betreffend
- Belastungsversuch: ☐ pathologisch ☒ physiologisch ☒ nicht ausbelastet
- Belastungs-EKG: ☒ pathologisch ☐ physiologisch ☐
- Herzrhythmusstörungen: keine
- Blutdruckverhalten: unauffällig
- Frequenzverhalten: langsamer Anstieg (trainierter Patient)
- Belastbarkeit: sehr gut

Hauptdiagnosen: Verdacht auf koronare Herzkrankheit.

EKGs zu den rot unterrasterten Spalten sind abgebildet.

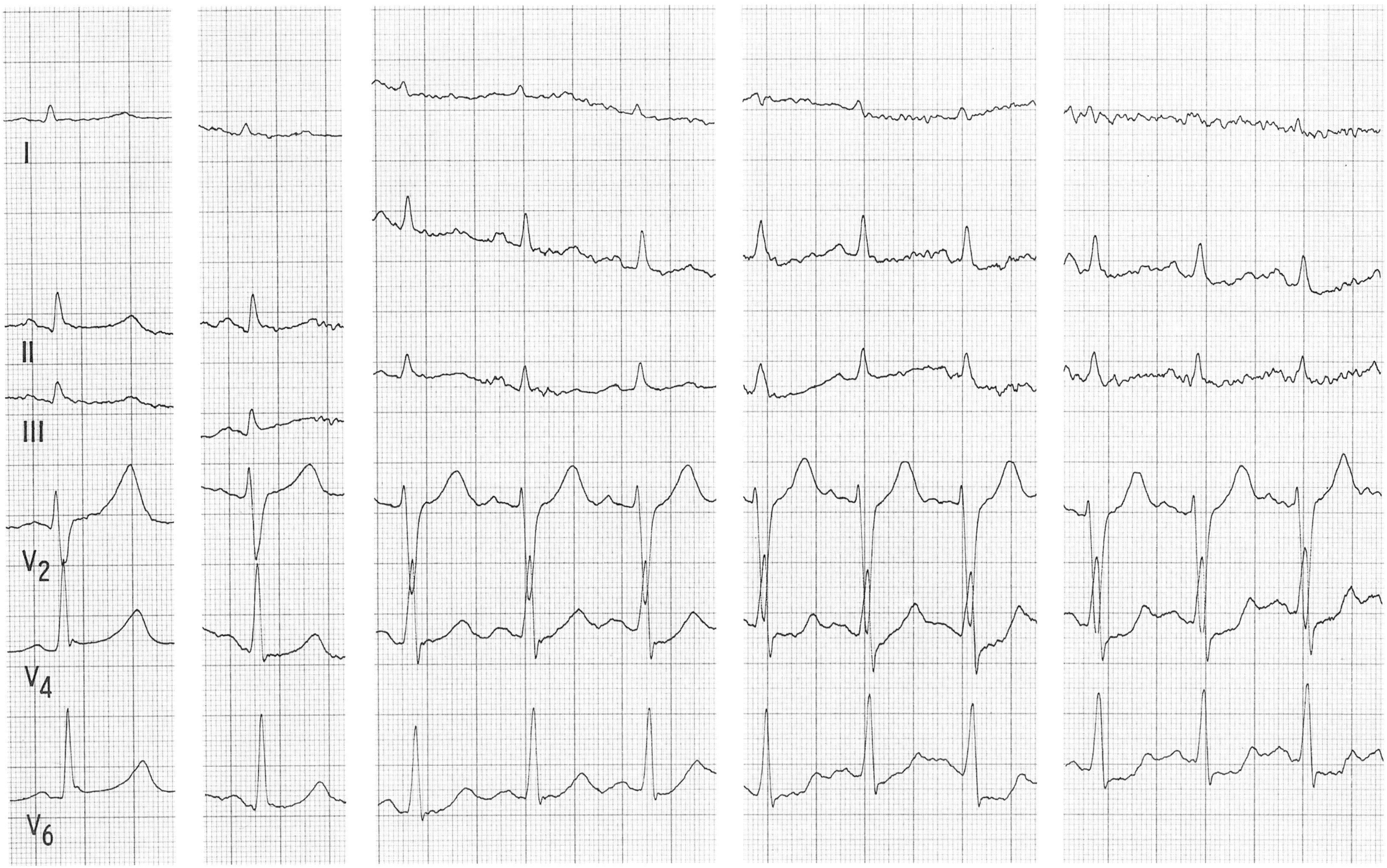

vor Belastung im Sitzen
46/min 120/85 mm Hg

6. min 100 Watt
90/min 170/90 mm Hg

8. min 125 Watt
126/min 180/95 mm Hg

10. min 150 Watt
141/min 195/105 mm Hg

sofort nach Belastung
138/min 170/85 mm Hg

Zu Belastungs-EKG Nr. 6 auf Seite 248

EKG im Liegen gleich nach Belastung

Auswertung:
Regelmäßiger Sinusrhythmus 108 Aktionen/min
Zeiten: P 0,10, PQ 0,14, QRS 0,08, QT 0,33 sec.
Achsen: P +60°, QRS +40°, T +80°
Hypertrophie-Indices: negativ
Schneller R-Zuwachs
R/S-Umschlagzone: V2/V3
Kleine S-Zacken bis V4
St-Hebung um gut 0,2 mV in V2 und V3
T positiv in V1 bis V6

Befund:
Regelmäßige Sinustachykardie
Indifferenztyp
ERBS vom Außenschichtischämietyp VW-supraapikal
Pathologische Achsendifferenz

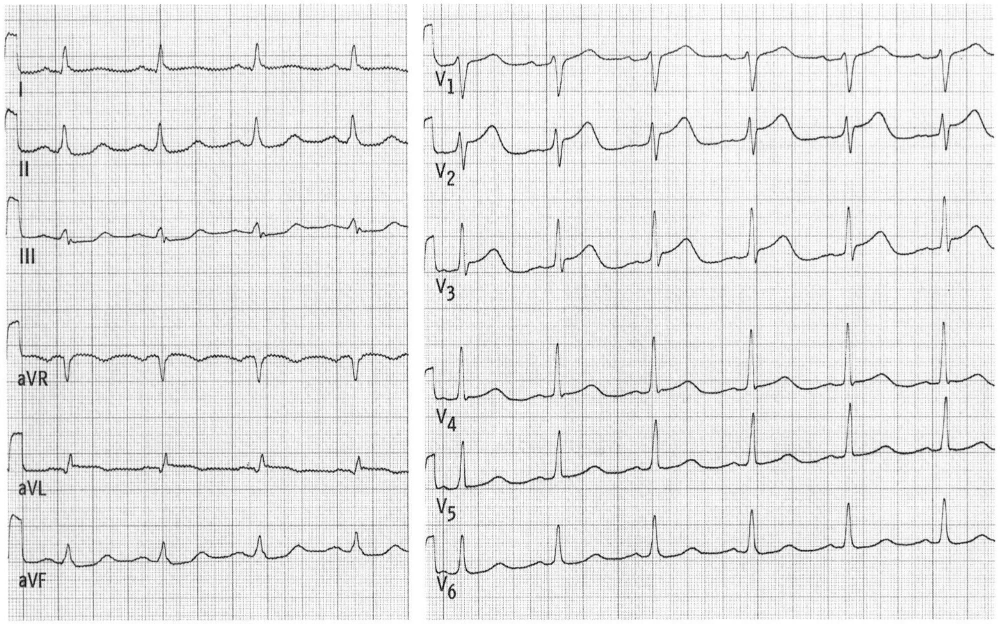

C

D

E

F

G

H

I

J

K

T

U

V

W

X

Z

EKG Nr.:

Angaben zur Person:

Geschl. ______/______ Jahre ______ kg ______ cm

Kreatinin: ______ mg/dl Hypertonie: ☐ ja ☐ nein ☐ labile

Kalium: ______ mmol/l aktueller RR: ______ mmHg

Herzwirksame Medikamente: ______

Anamnese, Befunde: ______

Auswertung:

Zeiten: P: ______ PQ: ______ QRS: ______ QT: ______ s Frequenz: ______/min

Achsen: P: ______ ° QRS: ______ ° T: ______ °

Hypertrophie-Indizes: Lewis: ______ mV Sokolow: ______ mV

Q-Zacken in BWA:

R-Zuwachs in BWA: ☐ regelmäßig ☐ langsam ☐ schnell ☐ abrupt in V

☐ kein R-Zuwachs von V bis V

☐ R-Reduktion von V bis V

☐ R-Verlust von V bis V

R/S-Umschlagzone: zwischen V__ und V__ ☐ bei V__ ☐ bis V_6 nicht erreicht

S-Zacken in BWA: bis V__: ☐ klein ☐ mittel ☐ groß Voltage: ______ mV

Formveränderungen: P: ______

QRS: ______

ST: ______

T: ______

Beurteilung: ☐ regelmäßig ☐ unregelmäßig ☐ normfrequent

☐ Sinusrhythmus ☐ absolute Arrhythmie ☐ bradykard

☐ ☐ tachykard

Extrasystolie: ______

Intraatriale Leitungsstörungen: ______

Überleitungsstörungen: ______

Lagetyp: ______

Intraventrikuläre Leitungsstörung: ______

Infarkt: ______

Hypertrophiezeichen: ______

Erregungsrückbildungsstörungen: ______

weitere Diagnosen, Bemerkungen: ______

______

Hauptdiagnosen: ______

______

Angaben zur Person:

Geschl.: __________ / __________ Jahre __________ kg __________ cm

Kreatinin: ___ (n= 0,4–1,3 mg/dl) Hypertonie: ☐ ja ☐ nein ☐ labile

Kalium: ___ (n= 3,5–5,5 mmol/l) aktueller RR: ______ mmHg

Herzwirksame Medikamente: keine

Anamnese, klinische Angaben, Befunde:

Min	Watt	Frequenz	RR	Erbs.	ES	Beschwerden
0.						
1.						
2.						
3.						
4.						
5.						
6.						
7.						
8.						
9.						
10.						
sof. n. Belastung						
1.' n. Belastung						
2.' n. Belastung						
3.' n. Belastung						
4.' n. Belastung						
5.' n. Belastung						

85 % MHF = __________ Aktionen/min

Beurteilung: __________ % der MHF wurden erreicht. 90 % MHF = __________ Aktionen/min

KHK betreffend
Belastungsversuch: ☐ pathologisch ☐ physiologisch ☐ nicht ausbelastet
Belastungs-EKG: ☐ pathologisch ☐ physiologisch ☐

Herzrhythmusstörungen: __________

Blutdruckverhalten: __________

Frequenzverhalten: __________

Belastbarkeit: __________

Hauptdiagnosen: __________